全国高职高专院校护理类专业核心教材

# 妇产科护理

（供护理、助产等专业用）


主　编　王　玉

副主编　杨春红　徐洁欢　袁　芳

编　者　（以姓氏笔画为序）

王　玉（山东医学高等专科学校）

王旭艳（楚雄医药高等专科学校）

任延艳（泰山护理职业学院）

许兴芳（山东医学高等专科学校）

杨春红（长春医学高等专科学校）

张玉红（江苏医药职业学院）

张煜欣（山东省青岛第二卫生学校）

周珂羊（遵义医药高等专科学校）

袁　芳（重庆三峡医药高等专科学校）

徐洁欢（长沙卫生职业学院）

蒋　佩（重庆三峡医药高等专科学校）

熊冬梅（重庆医药高等专科学校）



中国健康传媒集团

中国医药科技出版社

## 内容提要

本教材是“全国高职高专院校护理类专业核心教材”之一，共22章，介绍了妇产科学基础知识、正常妊娠及分娩妇女的护理、异常妊娠及分娩妇女的护理、妇科疾病患者的护理、计划生育妇女的护理及妇产科护理操作技术等相关内容。在教材中融入思想道德教育和社会实践教育，注重护士的职业素质培养，体现护理人文关怀，适当拓展了中医药的基本知识和应用，内容对接产业需求，全面实用，有序衔接本科教学。本教材为书网融合教材，即纸质教材有机融合电子教材、教学配套资源、题库系统、数字化教学服务。

本教材可供高职高专院校护理类及相关专业师生使用，也可作为医药行业成人教育、培训和自学用书。

**图书在版编目（CIP）数据**

妇产科护理/王玉主编．—北京：中国医药科技出版社，2021.12

全国高职高专院校护理类专业核心教材

ISBN 978-7-5214-2924-4

Ⅰ.①妇…　Ⅱ.①王…　Ⅲ.①妇产科-护理学-高等职业教育-教材　Ⅳ.①R473

中国版本图书馆CIP数据核字（2021）第253605号

**美术编辑**　陈君杞

**版式设计**　友全图文

出版　**中国健康传媒集团**｜中国医药科技出版社

地址　北京市海淀区文慧园北路甲22号

邮编　100082

电话　发行：010-62227427　邮购：010-62236938

网址　www.cmstp.com

规格　889mm×1194mm 1/16

印张　20 1/2

字数　641千字

版次　2021年12月第1版

印次　2023年12月第2次印刷

印刷　三河市万龙印装有限公司

经销　全国各地新华书店

书号　ISBN 978-7-5214-2924-4

**定价　59.00元**

# 出版说明

党的二十大报告指出，要办好人民满意的教育，全面贯彻党的教育方针，落实立德树人根本任务，培养德智体美劳全面发展的社会主义建设者和接班人。教材是教学的载体，高质量教材在传播知识和技能的同时，对于践行社会主义核心价值观，深化爱国主义、集体主义、社会主义教育，着力培养担当民族复兴大任的时代新人发挥巨大作用。

为了贯彻党的二十大精神，落实国务院《国家职业教育改革实施方案》文件精神，将“落实立德树人根本任务，发展素质教育”的战略部署要求贯穿教材编写全过程，充分体现教材育人功能，深入推动教学教材改革，中国医药科技出版社在院校调研的基础上，于2020年启动“全国高职高专院校护理类、药学类专业核心教材”的编写工作。在教育部、国家药品监督管理局的领导和指导下，在本套教材建设指导委员会和评审委员会等专家的指导和顶层设计下，根据教育部《职业教育专业目录（2021年）》要求，中国医药科技出版社组织全国高职高专院校及其附属机构历时1年精心编撰，现该套教材即将付梓出版。

本套教材包括护理类专业教材共计32门，主要供全国高职高专院校护理、助产专业教学使用；药学类专业教材33门，主要供药学类、中药学类、药品与医疗器械类专业师生教学使用。其中，为适应教学改革需要，部分教材建设为活页式教材。本套教材定位清晰、特色鲜明，主要体现在以下几个方面。

**1. 体现职业核心能力培养，落实立德树人**

教材应将价值塑造、知识传授和能力培养三者融为一体，融入思想道德教育、文化知识教育、社会实践教育，落实思想政治工作贯穿教育教学全过程。通过优化模块，精选内容，着力培养学生职业核心能力，同时融入企业忠诚度、责任心、执行力、积极适应、主动学习、创新能力、沟通交流、团队合作能力等方面的理念，培养具有职业核心能力的高素质技能型人才。

**2. 体现高职教育核心特点，明确教材定位**

坚持“以就业为导向，以全面素质为基础，以能力为本位”的现代职业教育教学改革方向，体现高职教育的核心特点，根据《高等职业学校专业教学标准》要求，培养满足岗位需求、教学需求和社会需求的高素质技术技能型人才，同时做到有序衔接中职、高职、高职本科，对接产业体系，服务产业基础高级化、产业链现代化。

### 3. 体现核心课程核心内容，突出必需够用

教材编写应能促进职业教育教学的科学化、标准化、规范化，以满足经济社会发展、产业升级对职业人才培养的需求，做到科学规划教材标准体系、准确定位教材核心内容，精炼基础理论知识，内容适度；突出技术应用能力，体现岗位需求；紧密结合各类职业资格认证要求。

### 4. 体现数字资源核心价值，丰富教学资源

提倡校企“双元”合作开发教材，积极吸纳企业、行业人员加入编写团队，引入一些岗位微课或者视频，实现岗位情景再现；提升知识性内容数字资源的含金量，激发学生学习兴趣。免费配套的“医药大学堂”数字平台，可展现数字教材、教学课件、视频、动画及习题库等丰富多样、立体化的教学资源，帮助老师提升教学手段，促进师生互动，满足教学管理需要，为提高教育教学水平和质量提供支撑。

编写出版本套高质量教材，得到了全国知名专家的精心指导和各有关院校领导与编者的大力支持，在此一并表示衷心感谢。出版发行本套教材，希望得到广大师生的欢迎，对促进我国高等职业教育护理类和药学类相关专业教学改革和人才培养做出积极贡献。希望广大师生在教学中积极使用本套教材并提出宝贵意见，以便修订完善，共同打造精品教材。

# 数字化教材编委会


主　编　王　玉

副主编　杨春红　徐洁欢　袁　芳

编　者　（以姓氏笔画为序）

王　玉（山东医学高等专科学校）

王旭艳（楚雄医药高等专科学校）

任延艳（泰山护理职业学院）

许兴芳（山东医学高等专科学校）

杨春红（长春医学高等专科学校）

张玉红（江苏医药职业学院）

张煜欣（山东省青岛第二卫生学校）

周珂羊（遵义医药高等专科学校）

袁　芳（重庆三峡医药高等专科学校）

徐洁欢（长沙卫生职业学院）

蒋　佩（重庆三峡医药高等专科学校）

熊冬梅（重庆医药高等专科学校）

# 前言

本教材为“全面高职高专院校护理类专业核心教材”之一，由来自10所高职高专院校的12位具有丰富教学及临床经验的一线教师精心设计和编写而成，可供高职高专院校护理类及相关专业师生使用。

本教材以培养高素质技能型人才为目标，坚持“以就业为导向，以全面素质为基础，以能力为本位”的现代职业教育教学改革方向，紧密结合《职业教育专业目录（2021年）》人才培养一体化要求，结合护士执业资格考试大纲，以职业能力培养为根本，对接产业需求，体现高职教育的核心特点，力求满足岗位需要、产业需要和社会需要。

《妇产科护理》共22章，其中含5个操作项目，介绍了妇产科学基础知识、正常妊娠及分娩妇女的护理、异常妊娠及分娩妇女的护理、妇科疾病患者的护理、计划生育妇女的护理及妇产科护理操作技术等方面的相关内容，精炼基础理论知识，突出课程的核心内容和技能应用能力，内容适度，必需够用。本教材在内容上遵循整体护理程序框架，概述疾病基本知识，对患者进行全面评估，提出护理诊断，制订护理目标，实施护理措施，更符合岗位真实工作流程，避免了某些内容的重复和冗余；教材中融入主动学习、执行力、创新能力、人际交往、团队协作等方面的理念，注重培养学生职业核心能力；注重知识的内在逻辑和前后衔接，合理安排章节顺序，便于学生理解记忆、融会贯通及灵活应用；将护士的素质培养贯穿于课程全过程，体现护理人文关怀，在教材中融入思想道德教育，落实思想政治工作贯穿教育教学的全过程；适当融入教育部“1+X”职业技能等级证书课程内容，以满足经济社会发展、产业升级对职业人才培养的需求；适当拓展了中医药的基本知识和应用，内容全面实用。同时在教材中设置了“看一看”“想一想”“护爱生命”“目标检测”等模块，有助于学生边学边练，加深所学内容的印象。

本教材为书网融合教材，即纸质教材有机融合电子教材、教学配套资源（PPT、微课、视频、图片等）、题库系统、数字化教学服务。通过“医药大学堂”服务平台，搭载丰富多样化、立体化教学资源，使教材内容更加生动化、形象化。引入岗位微课或视频，实现岗位情景再现，让学生提前了解岗位需求。提升知识性内容数字资源的含金量，激发学生学习兴趣。促进师生互动，满足教学管理需要，为提高教育教学水平和质量提供支撑。

本教材的编写工作得到了各参编院校的指导和大力支持，在此一并表示诚挚的谢意！由于受编者知识容量所限，在编写过程中难免存在一些疏漏和不足之处，恳请广大师生和读者批评指正，以便修订时进行纠正。

编　者

2021年9月

# 目录

# 第一章 女性生殖系统解剖

PPT

**学习目标**

**知识目标：**

**1. 掌握** 内、外生殖器的解剖及功能；女性骨盆的结构；骨盆的平面及径线。

**2. 熟悉** 内、外生殖器与邻近器官的关系；女性骨盆的特点。

**3. 了解** 生殖系统的血管、淋巴及神经；骨盆底。

**技能目标：**

1. 学会辨认女性骨盆及骨盆底的解剖结构。

2. 学会辨认内外生殖器的解剖特点。

**素质目标：**

具有爱伤意识和良好的人际沟通能力，能充分尊重患者，保护其隐私。

## 导学情景

**情景描述：**王女士，27 岁，婚后 1 年，未孕。至生殖门诊咨询，想了解女性的生殖器官、女性骨盆特点与怀孕之间的关系等相关知识，以便为孕育和顺利分娩一个健康的宝宝做好充分准备。

**情景分析：**女性生殖器解剖与妊娠分娩的关系是备孕女士非常关心的问题，对于优生优育也有重要意义。

**讨论：**助产专业人员应对王女士做哪些方面的知识宣教呢？

**学前导语：**女性生殖系统的解剖特点是基础知识，与女性妊娠、分娩及生殖系统炎症、肿瘤等各种疾病密切相关。

## 第一节 外生殖器

女性外生殖器又称外阴（vulva），是指生殖器官外露部分，位于两股内侧之间，前为耻骨联合，后为会阴（图 1－1）。

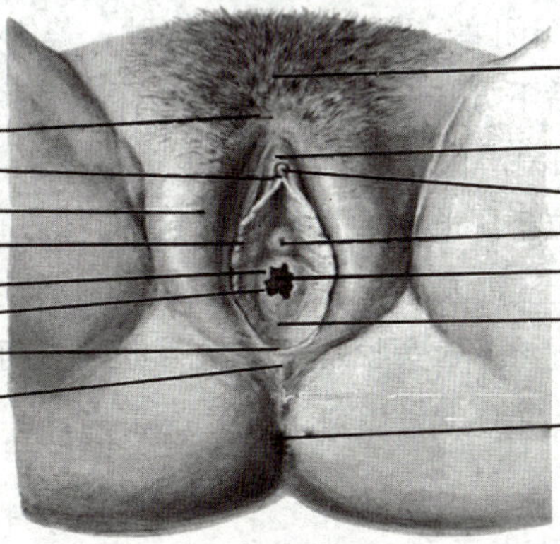


**图 1－1 女性外生殖器**

## 一、阴阜

阴阜（mons pubis）即耻骨联合前面隆起的脂肪垫，青春期该部皮肤开始生长阴毛，分布呈尖端向下的倒三角形。阴毛疏密、粗细、色泽存在个体和种族差异。

## 二、大阴唇

大阴唇（labium majus）为邻近两股内侧的一对隆起的纵行皮肤皱襞。两侧大阴唇前端为子宫圆韧带终点，起自阴阜并融合形成阴唇前联合，后端在会阴体前相融合形成阴唇后联合。大阴唇外侧面为皮肤，青春期长出阴毛，内有皮脂腺和汗腺；内侧面皮肤湿润似黏膜。大阴唇皮下脂肪层含丰富血管、淋巴管和神经。局部受伤时，发生出血易形成大阴唇血肿。未产妇女的两侧大阴唇自然合拢，遮盖阴道口及尿道外口；经产妇大阴唇因分娩影响向两侧分开；绝经后大阴唇呈萎缩状，阴毛较稀疏。

## 三、小阴唇

小阴唇（labium minus）为位于大阴唇内侧的一对薄皱襞。表面湿润，无毛，呈褐色，富含神经末梢。两侧小阴唇前端相互融合，并分为前后两叶包绕阴蒂，前叶形成阴蒂包皮，后叶会合形成阴蒂系带。小阴唇后端与大阴唇后端相会于正中线形成一条横皱襞，称为阴唇系带，经产妇受分娩影响此系带不明显。

## 四、阴蒂

阴蒂（clitoris）位于两小阴唇顶端的联合处下方，与男性阴茎同源，由海绵体组织构成，具有勃起功能。它分为 3 部分：前端为阴蒂头，显露于外阴，富含神经末梢，极敏感；中部为阴蒂体；后部分为两个阴蒂脚，分别附着于两侧耻骨支上。

## 五、阴道前庭

阴道前庭（vaginal vestibule）为两小阴唇之间的菱形区域，前为阴蒂，后为阴唇系带。在此区域内，前方有尿道外口，后方有阴道口 ，阴道口与阴唇系带之间有一浅窝，称为舟状窝，又称阴道前庭窝。经产妇受分娩影响，此窝消失。在此区域内有以下结构。

**1. 前庭球** 又称球海绵体，位于前庭两侧，由具有勃起性的静脉丛构成，其前部与阴蒂相接，后部与前庭大腺相邻，表面为球海绵体肌覆盖。

**2. 前庭大腺** 又称巴氏腺，位于大阴唇后部，如黄豆大，左右各一，亦为球海绵体肌所覆盖。腺管细长（1 ~ 2cm），向内侧开口于前庭后方小阴唇与处女膜之间的沟内。性兴奋时分泌黏液起润滑作用。正常情况下不能触及此腺。若腺管开口闭塞，形成前庭大腺囊肿；若伴有感染，可形成前庭大腺脓肿。

**3. 尿道外口** 位于阴蒂头的后下方，圆形。其后壁上有一对并列腺体，称为尿道旁腺，其分泌物有润滑尿道口作用，但此腺常为细菌潜伏之处。

**4. 阴道口及处女膜** 阴道口位于尿道口后方的前庭后部。阴道口周缘附有一层较薄黏膜皱襞，称为处女膜。处女膜的两面为鳞状上皮所覆盖，含结缔组织、血管与神经末梢。其有一小孔位于中央，孔的形状、大小及膜的厚薄因人而异。处女膜常为环状，也可见间隔状、筛状，甚至闭锁。处女膜可因剧烈运动或性交而破裂，破裂时可有少量出血。受分娩影响，产后仅残留部分乳头状突起，称为处女膜痕。

# 第二节　内生殖器

女性内生殖器（图1-2）包括阴道、子宫、输卵管及卵巢，后两者合称为子宫附件（uterine adnexa）。

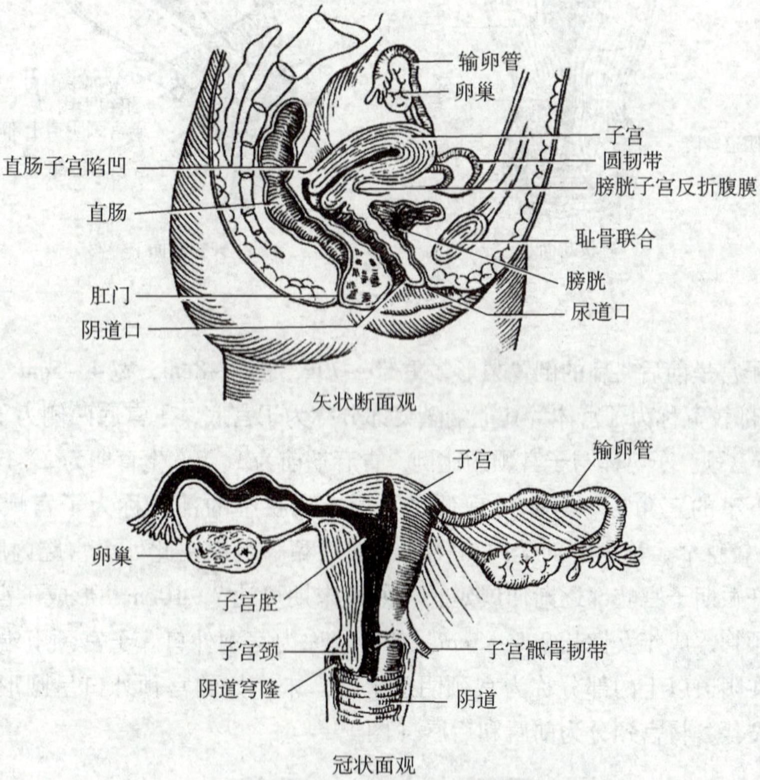


**图1-2　女性内生殖器**

## 一、阴道

阴道（vagina）是性交器官，也是月经血排出及胎儿娩出的通道。

**1. 位置与形态**　阴道位于真骨盆下部中央，外阴与子宫颈之间，呈上宽下窄的管道。上端包绕宫颈，下端开口于阴道前庭后部。前壁较短，为7~9cm，与膀胱和尿道相邻；后壁较长，为10~12cm，与直肠贴近。环绕宫颈周围的部分称为阴道穹隆（vaginal fornix），分为前、后、左、右4部分，其中后穹隆最深，与直肠子宫陷凹紧密相邻，临床上可经此处行穿刺或引流，是某些疾病诊断和手术实施的途经部位。

**2. 组织结构**　阴道壁由黏膜层、肌层和纤维组织膜构成，有很多横行皱襞，伸展性大。阴道黏膜由复层鳞状上皮细胞覆盖，无腺体，呈淡红色。其在性激素影响下呈周期性变化。幼女及绝经后女性的阴道黏膜上皮较薄，皱襞少，伸展性较小，容易受创伤而感染。阴道肌层由两层平滑肌纤维构成，内层环行，外层纵行，在肌层的外面是一层纤维组织膜。阴道壁因富有静脉丛，创伤后易出血或形成血肿。

## 二、子宫

子宫（uterus）是有腔、壁厚的肌性器官。腔内覆盖子宫内膜，其中，致密层和海绵层青春期后受性激素影响发生周期性改变并产生月经。子宫是精子到达输卵管的通道；孕期为胎儿发育的部位；分娩时子宫收缩使胎儿及其附属物娩出（图1-3）。

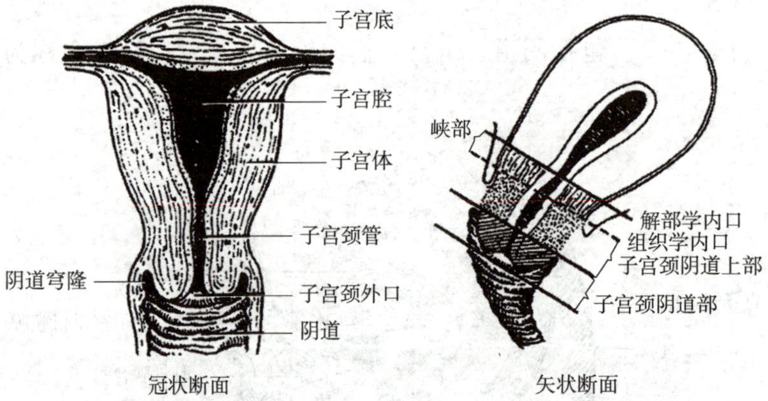


图1-3　子宫各部

**1. 形态**　成人子宫呈前后略扁的倒置梨形，重50~70g，长7~8cm，宽4~5cm，厚2~3cm，子宫腔容量约5ml。子宫上部较宽称为子宫体，其上端隆突部分称为子宫底，子宫底两侧为子宫角。子宫下部较窄呈圆柱状，称为子宫颈。子宫体与子宫颈的比例，青春期前为1∶2，生育期为2∶1，绝经后为1∶1。

子宫腔为上宽下窄的三角形。宫体与宫颈之间形成最狭窄的部分称为子宫峡部，在非孕期长约1cm，上端因解剖上较狭窄，称为解剖学内口；其下端因黏膜组织在此处由宫腔内膜转变为宫颈黏膜，称为组织学内口。妊娠期子宫峡部逐渐伸展延长，妊娠末期可达7~10cm，形成子宫下段。子宫颈内腔呈梭形，称为子宫颈管，成年女性长2.5~3cm，其下端称为宫颈外口。子宫颈下端伸入阴道内的部分称为宫颈阴道部，在阴道以上的部分称为宫颈阴道上部。未产妇的宫颈外口呈圆形；经产妇的宫颈外口受分娩影响呈横裂状，将宫颈分为前唇和后唇（图1-4）。

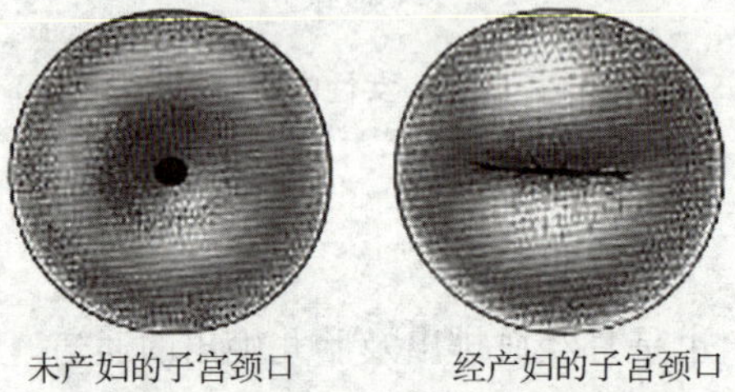


图1-4　未产妇与经产妇的宫颈外口

**2. 组织结构**

（1）子宫体　子宫体壁由内向外由3层组织构成，依次为子宫内膜层、肌层和浆膜层。①子宫内膜层：为一层粉红色黏膜组织，无内膜下组织，可分致密层、海绵层和基底层3层。内膜表面2/3为致密层和海绵层，合称为功能层，从青春期开始受卵巢激素影响发生周期性剥脱。基底层为下1/3靠近子宫肌层的内膜，不受卵巢激素影响，不发生周期性变化。②肌层：较厚，非孕时厚约0.8cm，由平滑肌组织及弹性纤维组成。大致分3层，外层肌纤维多纵行排列，中层肌纤维多各方交织纵横交错如网状，内层肌纤维环行排列。子宫收缩时血管被压迫，能有效制止子宫出血。③浆膜层：为覆盖宫底部及子宫前后面的脏腹膜，与肌层紧贴。在子宫前面近子宫峡部处，腹膜与子宫壁结合较疏松，向前反折覆盖膀胱，形成膀胱子宫陷凹，覆盖此处的腹膜称为膀胱子宫反折腹膜，与前腹壁腹膜相连续。在子宫后面，腹膜沿子宫壁向下，至宫颈后方再反折覆盖直肠，形成直肠子宫陷凹，亦称道格拉斯腔（图1-2）。

（2）子宫颈　主要由结缔组织构成，内含少量血管、平滑肌纤维及弹力纤维。宫颈管黏膜上皮细胞呈单层柱状上皮，黏膜层内有许多腺体能分泌碱性黏液，形成宫颈管内的黏液栓，将宫颈管与外界隔开防止细菌侵入宫腔，其成分及性状受性激素影响发生周期性变化。宫颈阴道部为复层鳞状上皮覆盖，表面光滑。宫颈外口柱状上皮与鳞状上皮交界处是子宫颈癌的好发部位。

**3. 位置**　子宫位于盆腔中央，膀胱与直肠之间，下端接阴道，两侧有输卵管和卵巢。直立时子宫底位于骨盆入口平面以下，子宫颈外口位于坐骨棘水平稍上方。当膀胱空虚时，成人子宫的正常位置呈轻度前倾前屈位。子宫的正常位置主要靠子宫韧带、骨盆底肌和筋膜的支托作用。

**4. 子宫韧带**　共有4对。

（1）圆韧带　呈圆条索状，由结缔组织与平滑肌组成。起自双侧子宫角的前面、输卵管近端的下方，向前下方伸展达两侧骨盆壁，再穿过腹股沟管终止于大阴唇前端。圆韧带肌纤维与子宫肌纤维连接，表面为阔韧带前叶的腹膜层覆盖。有维持子宫前倾位置的作用。

（2）阔韧带　覆盖于子宫前后壁的腹膜自子宫侧缘向两侧延伸达到骨盆壁，形成一对翼形双层腹膜皱襞。阔韧带分为前后两叶，其上缘游离，内2/3部包围输卵管（伞部无腹膜遮盖），外1/3部从输卵管伞端伸至骨盆壁，形成骨盆漏斗韧带，又称卵巢悬韧带，卵巢动、静脉由此穿过。在输卵管以下、卵巢附着处以上的阔韧带称为输卵管系膜，卵巢与阔韧带后叶相接处称为卵巢系膜。卵巢内侧与宫角之间的阔韧带稍增厚，称为卵巢固有韧带或卵巢韧带。在子宫体两侧的阔韧带中有丰富的血管、淋巴、神经和大量疏松结缔组织，称为宫旁组织。子宫动、静脉和输尿管均从阔韧带基底部穿过。阔韧带的作用主要是维持子宫在盆腔正中的位置。

（3）主韧带　在阔韧带的下部，横行于宫颈两侧和骨盆侧壁之间，为一对坚韧的平滑肌与结缔组织纤维束，又称子宫颈横韧带，是固定子宫颈位置、防止子宫脱垂的主要结构。

（4）宫骶韧带　起自子宫颈与子宫体交界处后面的上侧方，向两侧绕过直肠到达第2～3骶椎前面的筋膜上，外有腹膜遮盖，短厚有力，将宫颈向后向上牵引，间接维持子宫处于前倾位置。

## 三、输卵管

输卵管（fallopian tube，oviduct）为一对细长而弯曲的肌性管道，是卵子与精子受精的场所及运送受精卵的管道（图1－5）。位于子宫阔韧带的上缘内，内侧与子宫角相通，外端游离呈伞状，与卵巢接近，全长8～14cm。输卵管根据形态由内向外可分为4部分：①间质部，为潜行于子宫壁内的部分，长约1cm，管腔最窄；②峡部，在间质部外侧，长2～3cm，管腔较窄；③壶腹部，在峡部外侧，长5～8cm，管腔较宽大，受精常发生于此；④伞部，形似漏斗，也称为漏斗部，长1～1.5cm，开口于腹腔，管口处有许多指状突起，有“拾卵”作用。

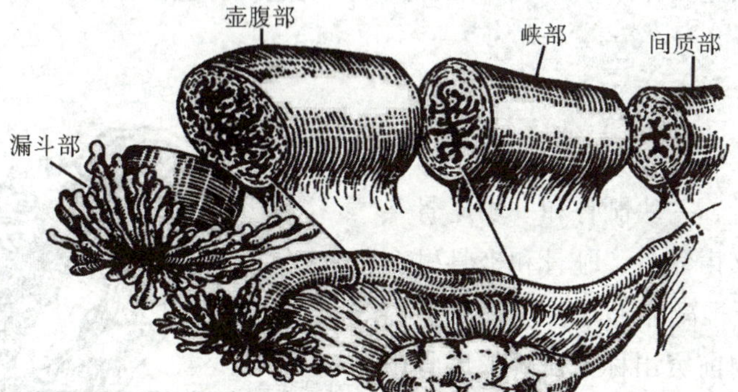


**图1－5　输卵管各部**

输卵管壁由3层构成：外层为浆膜层，为腹膜的一部分，亦为阔韧带上缘；中层为平滑肌层，该层肌肉的收缩引起输卵管由远端向近端的蠕动，有协助拾卵、运送受精卵的作用；内层为黏膜层，由单层高柱状上皮覆盖。上皮细胞分为纤毛细胞、无纤毛细胞、楔状细胞和未分化细胞4种。纤毛细胞的纤毛摆动有助于运送受精卵；无纤毛细胞有分泌作用，又称分泌细胞。输卵管肌肉的收缩和黏膜上皮细胞的形态、分泌和纤毛摆动，均受性激素影响而有周期性变化。

## 四、卵巢

卵巢（ovary）为一对扁椭圆形的性腺，具有生殖和内分泌功能，能产生和排出卵细胞及分泌性激素。青春期前，卵巢表面光滑；青春期排卵后，卵巢表面逐渐凹凸不平；成年女性的卵巢约4cm×3cm×1cm大，重5~6g，呈灰白色；绝经后卵巢萎缩变小、变硬。卵巢大小可因个体和月经周期不同阶段而不同。卵巢外侧以骨盆漏斗韧带与骨盆壁连接，内侧以卵巢固有韧带与子宫连接，位于输卵管的后下方。以卵巢系膜连接于阔韧带后叶的部位称为卵巢门，卵巢血管与神经由此处出入（图1-6）。

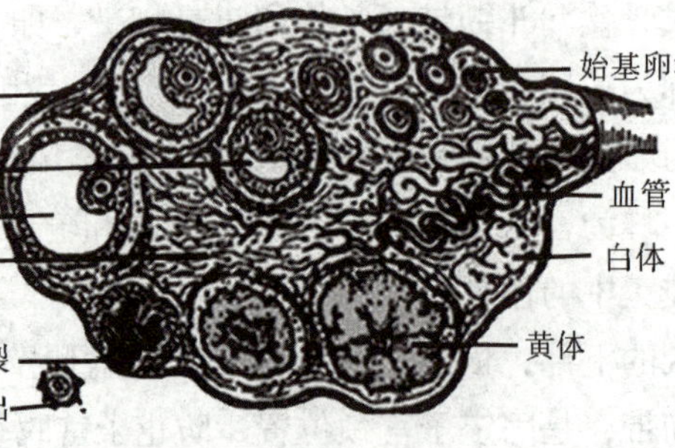


图1-6　卵巢

卵巢表面无腹膜，由单层立方上皮覆盖，称为生发上皮，其内有一层纤维组织称为卵巢白膜。白膜下卵巢组织分为皮质与髓质。外层为皮质，是卵巢的主体，其中有大小不等的各级卵泡、黄体和它们退化形成的残余结构及间质组织；内层为髓质，无卵泡，由疏松结缔组织及丰富的血管、神经、淋巴管及少量与卵巢悬韧带相连续的平滑肌纤维构成。

# 第三节　骨　盆

女性骨盆（pelvis）是胎儿自阴道娩出时必经的骨性产道，为躯干和下肢之间的骨性连接，具有支持躯干和保护盆腔脏器的重要作用，其大小、形状对分娩过程有直接影响。

## 一、骨盆的组成

### （一）骨盆的骨骼

骨盆由左右两块髋骨、一块骶骨和一块尾骨共同组成。其中每块髋骨又由髂骨、耻骨和坐骨融合而成；骶骨由5~6块骶椎融合而成，呈楔形、内凹外凸，第1骶椎上缘向前突出称为骶岬；尾骨由4~5块尾椎组成（图1-7）。

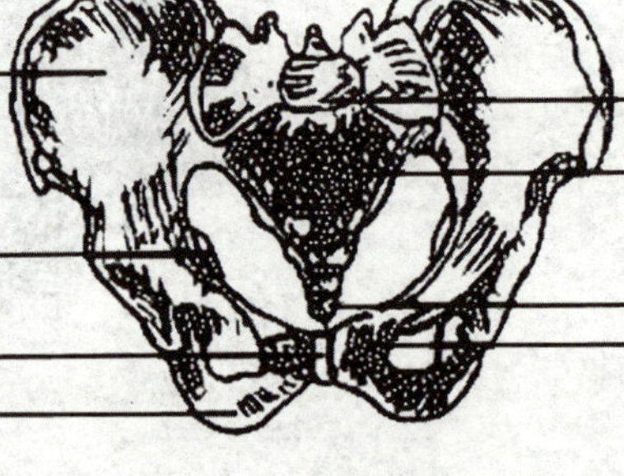


图1-7　女性骨盆

### （二）骨盆的关节

骨盆的关节有耻骨联合、骶髂关节和骶尾关节。在骨盆前方的两耻骨之间由纤维软骨相连，称为耻骨联合；位于骨盆后方的两髂骨与骶骨相连，称为骶髂关节；骶骨末端与尾骨相连，形成骶尾关节，有一定活动度。

### （三）骨盆的韧带

连接骨盆各部之间的韧带中，有两对重要的韧带，一对是骶、尾骨与坐骨结节之间的骶结节韧带，另一对是骶、尾骨与坐骨棘之间的骶棘韧带，骶棘韧带的宽度即坐骨切迹宽度，是判断中骨盆是否狭窄的重要指标。妊娠期受性激素影响，韧带较松弛，有利于分娩（图1－8）。

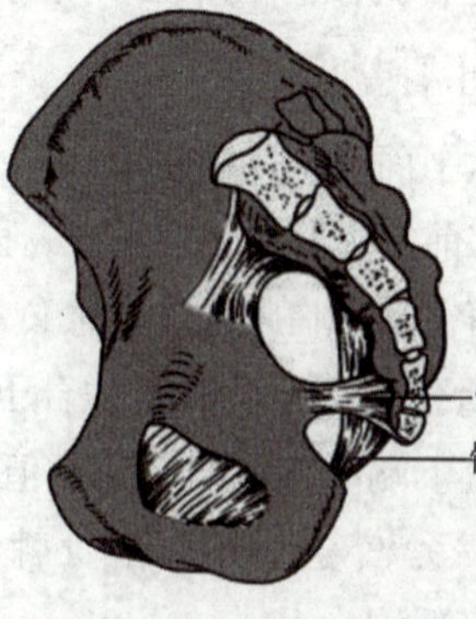


图1－8　骨盆的韧带

## 二、骨盆的分界 微课

以耻骨联合上缘、髂耻缘及骶岬上缘的连线为界，将骨盆分为上、下两部分。上部为大骨盆，又称假骨盆，为腹腔的一部分，其前为腹壁下部，两侧为髂翼，其后为第5腰椎，假骨盆与分娩产道无直接关系。下部为小骨盆，又称真骨盆，有上、下两口，即骨盆入口与骨盆出口，两口之间为骨盆腔。骨盆腔的后壁是骶骨与尾骨，两侧为坐骨、坐骨棘和骶棘韧带，前壁为耻骨联合和耻骨支。坐骨棘位于真骨盆中部，可经肛诊或阴道检查触及。两坐骨棘连线的长度是衡量中骨盆大小的重要径线，同时坐骨棘又是分娩过程中衡量胎先露下降程度的重要标志。耻骨联合下缘与两侧耻骨降支的前部形成耻骨弓，正常角度为90°。

**护爱生命**

骨盆被誉为女人的“第二生命”，是人体躯干的根基，稳定的骨盆可以很好地承托脊柱及躯干内脏，并保护其中的脏器功能正常运行，对健康具有重要意义。我们常说人有三宝“精、气、神”，这个精的源头就在骨盆之中。“精、气、神”是以精为主导地位的。女性的孕前准备不只是骨盆的准备，更包括整个脊柱的调养。骨盆的调整不仅对体态有着最直观的改变，还可以调整与之对应的疼痛、活动功能障碍。临床上几乎所有与腰、臀有关的病症在调整骨盆或骨盆上附着的软组织后都会好转或治愈。

## 三、骨盆的平面及其径线

为便于描述分娩过程中胎儿通过骨产道的机制，骨盆可人为地分成3个假想平面，每个平面有特殊的形态和不同径线。

### （一）入口平面

入口平面（pelvic inlet plane）即真、假骨盆的分界面，为横椭圆形。前方为耻骨联合上缘，两侧为髂耻缘，后方为骶岬上缘。该平面有4条径线（图1－9）。

**1. 入口前后径**　又称真结合径，从耻骨联合上缘中点至骶岬上缘正中间的距离，正常值平均为11cm。此径线与胎儿先露入盆关系密切。

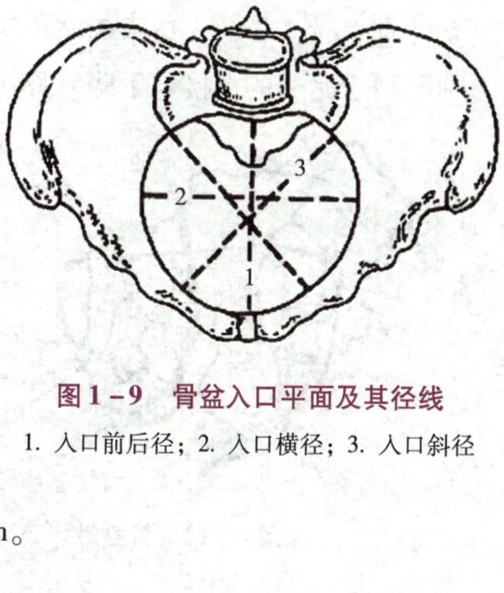


图1－9　骨盆入口平面及其径线

1. 入口前后径；2. 入口横径；3. 入口斜径

**2. 入口横径**　左右髂耻缘间的最大距离，正常值平均为13cm。

**3. 入口斜径** 左右各一。左骶髂关节至右髂耻隆突间的距离为左斜径；右骶髂关节至左髂耻隆突间的距离为右斜径。正常值平均为12.75cm。

### （二）中骨盆平面

中骨盆平面（mid－plane of pelvis）为骨盆最小平面，呈纵椭圆形，其前方为耻骨联合下缘，两侧为坐骨棘，后方为骶骨下端。该平面在产科临床有重要意义，有2条径线（图1－10）。

**1. 中骨盆前后径** 耻骨联合下缘中点通过两侧坐骨棘连线中点至骶骨下端间的距离，正常值平均约11.5cm。

**2. 中骨盆横径** 又称坐骨棘间径，指两侧坐骨棘间的距离，正常值平均为10cm。

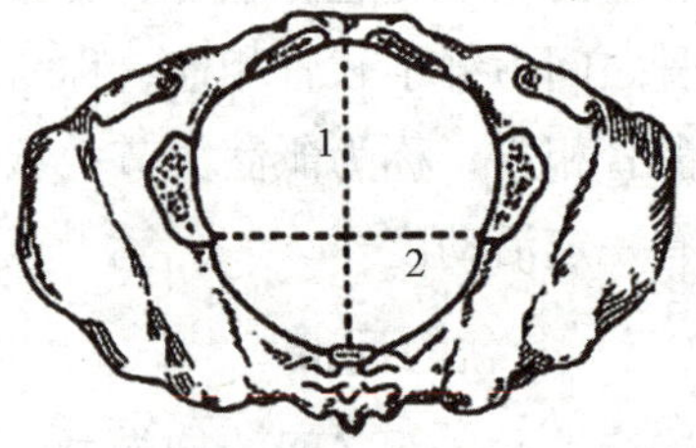


**图1－10 中骨盆平面及其径线**

1. 中骨盆前后径；2. 中骨盆横径

### （三）骨盆出口平面

骨盆出口平面（pelvic outlet plane）由两个在不同平面的三角形组成。前三角顶端为耻骨联合下缘，两侧为耻骨降支；后三角顶端为骶尾关节，两侧为骶结节韧带。骨盆出口平面有4条径线（图1－11）。

**1. 出口前后径** 耻骨联合下缘至骶尾关节的距离，正常值平均为11.5cm。

**2. 出口横径** 又称坐骨结节间径，指坐骨结节内侧缘的距离，正常值平均为9cm。

**3. 出口前矢状径** 耻骨联合下缘至坐骨结节间径中点的距离，正常值平均为6cm。

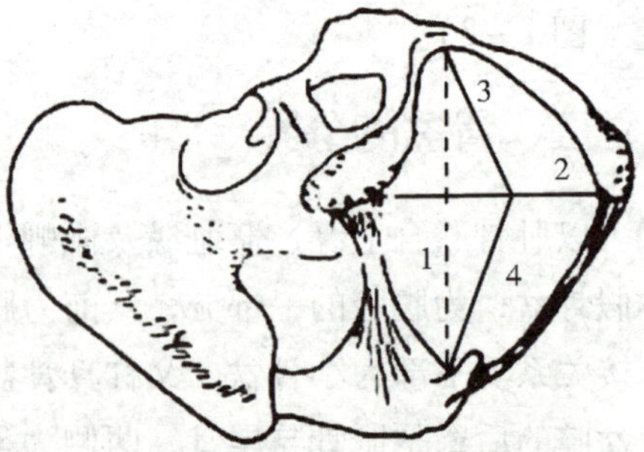


**图1－11 骨盆出口平面及其径线**

1. 出口前后径；2. 出口横径；3. 出口前矢状径；4. 出口后矢状径

**4. 出口后矢状径** 骶尾关节至坐骨结节间径中点的距离，正常值平均为8.5cm。若出口横径稍短，应测量出口后矢状径，若两者之和大于15cm时，中等大小的胎头可通过后三角区经阴道娩出。

## 四、骨盆轴及骨盆倾斜度

### （一）骨盆轴

骨盆轴为连接骨盆各假想平面中点的曲线。直立时，其上段向下稍向后；中段向下，下段向下向前。分娩时，胎儿沿此轴娩出，故又称产轴（图1－12）。

### （二）骨盆倾斜度

女性直立时，骨盆入口平面与水平面所形成的角度为骨盆倾斜度。正常值为60°左右。若倾斜度过大，则不利于胎头的衔接与下降（图1－13）。

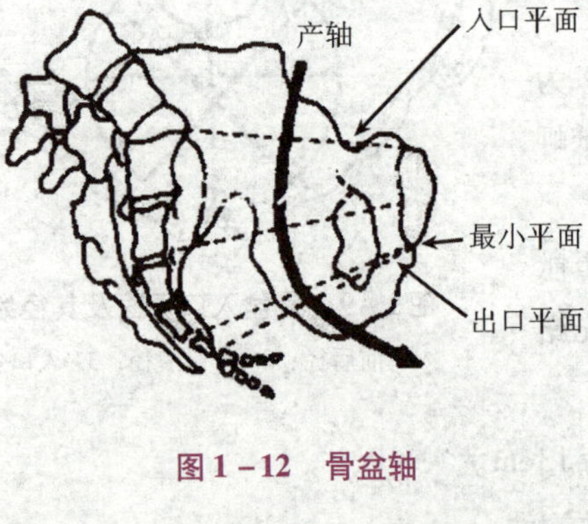


**图1－12 骨盆轴**

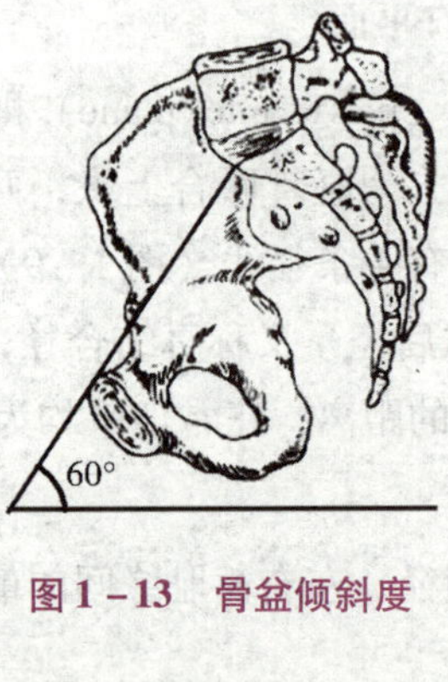


**图1－13 骨盆倾斜度**

**练一练**

关于骨盆出口，下列说法错误的是（　）

A. 前三角的顶端为耻骨联合的下缘，两侧为耻骨降支

B. 后三角的顶端为骶尾关节，两侧为骶棘韧带

C. 坐骨结节间的距离为出口横径

D. 耻骨联合下缘至骶尾关节间的距离为出口前后径

E. 出口前矢状径为耻骨联合下缘至坐骨结节间径中点的距离

答案解析

## 五、骨盆的特点及类型

### （一）骨盆的特点

女性骨盆与男性骨盆有显著差异性。女性骨盆宽且短，骨盆壁骨质较薄，倾斜度大，入口较宽大，呈横椭圆形。骶骨短宽且呈浅弧状，骶岬前突，坐骨棘平伏，坐骨切迹宽，坐骨结节间距宽，耻骨弓角度较大。女性骨盆的诸多特点均利于胎儿经骨产道分娩。

### （二）骨盆的类型

骨盆根据形状（通常按 Callwell 与 Moloy 分类）可分为 4 种类型（图 1－14）。

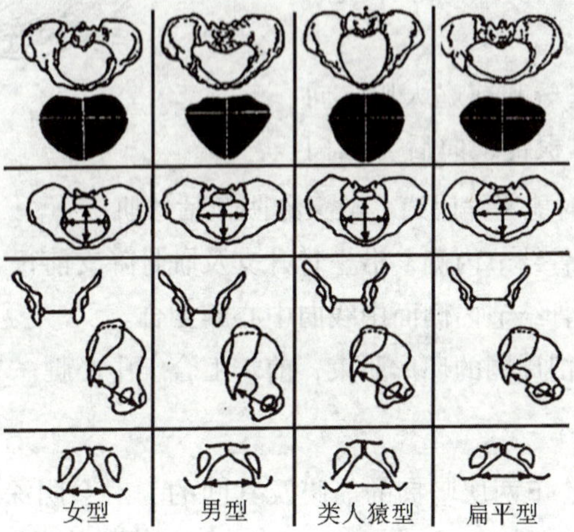


图 1－14　骨盆类型

**1. 女型**　骨盆入口呈横椭圆形，入口横径稍长于前后径。耻骨弓较宽，坐骨棘间径≥10cm。最常见，为女性正常骨盆，我国妇女占 52%～58.9%。

**2. 扁平型**　骨盆入口呈扁椭圆形，入口横径大于前后径。耻骨弓宽，骶骨失去正常弯度，变直后翘或深弧形，故骨盆较浅。较常见，我国妇女占 23.2%～29%。

**3. 类人猿型**　骨盆入口呈纵椭圆形，入口前后径大于横径。骨盆两侧壁稍内聚，坐骨棘较突出，坐骨切迹较宽，耻骨弓较窄，骶骨向后倾斜，骨盆前部较窄而后部较宽，较其他类型骨盆深。我国妇女占 14.2%～18%。

**4. 男型**　骨盆入口略呈三角形，两侧壁内聚，坐骨棘突出，耻骨弓较窄，坐骨切迹窄呈高弓形，骶骨较直而前倾，致出口后矢状径较短。骨盆腔呈漏斗形，容易造成难产。少见，我国妇女仅占 1%～3.7%。

上述4种骨盆的基本类型只是理论上的归类，临床所见多为混合型骨盆。骨盆的形态、大小因人而异，造成差异的因素有遗传、营养、生理发育和疾病等。

## 第四节　骨盆底

骨盆底由多层肌肉和筋膜组成，封闭骨盆的出口，支持盆腔脏器并使之保持正常位置。分娩时，盆底肌肉伸展而成为软产道的一部分，并能协助调节胎先露在产道中转动和前进。

### 一、骨盆底分层

骨盆底由外向内可分为3层。

#### （一）外层

外层由浅层筋膜与肌肉组成，为盆底的浅层（图1－15）。解剖层次为：在外生殖器、会阴皮肤和皮下组织下面有一层会阴浅筋膜，其深面为肛门外括约肌及左右成对的球海绵体肌、坐骨海绵体肌和会阴浅横肌。浅肌层的肌腱汇合于阴道外口和肛门之间，形成中心腱。在分娩过程中行会阴切开术时，常涉及会阴浅横肌及球海绵体肌的末端。缝合时应注意对合。

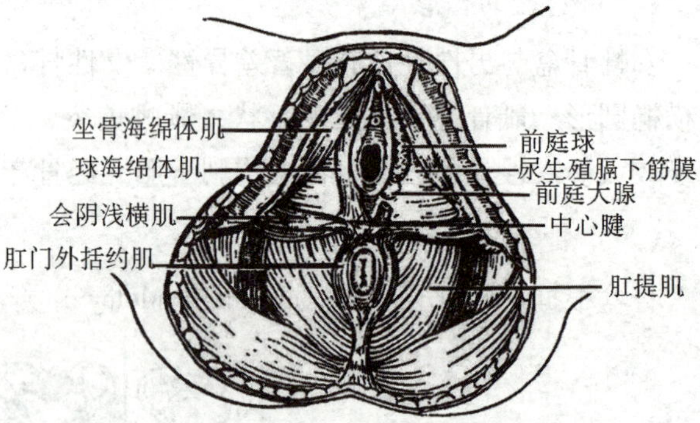

图1－15　骨盆底外层

**1. 球海绵体肌**　覆盖前庭球和前庭大腺，向前经阴道两侧附于阴蒂海绵体根部，向后与肛门外括约肌交叉混合。此肌收缩时能紧缩阴道，故又称阴道括约肌。

**2. 坐骨海绵体肌**　起于坐骨结节内侧，沿坐骨升支及耻骨降支前行，向上止于阴蒂海绵体。

**3. 会阴浅横肌**　从两侧坐骨结节内侧面中线向中心腱会合。

**4. 肛门外括约肌**　围绕肛门周围的环形肌束，前端汇合于中心腱。

#### （二）中层

中层为泌尿生殖膈。由上、下两层坚韧的筋膜及其间的一对会阴深横肌及尿道括约肌组成，覆盖于由耻骨弓和两侧坐骨结节形成的骨盆出口前部三角形平面的尿生殖膈上，又称三角韧带，其中有尿道和阴道穿过。尿道括约肌环绕于尿道口周围，控制排尿。会阴深横肌始于坐骨结节内侧面，止于中心腱处（图1－16）。此层损伤易导致尿失禁及尿道膨出。

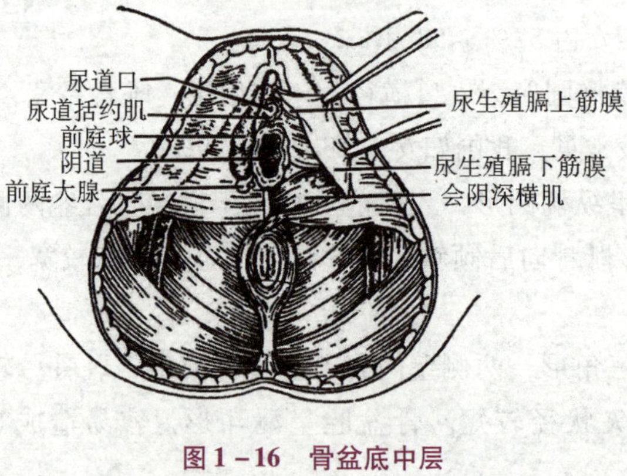

图1－16　骨盆底中层

### （三）内层

内层为盆膈，是骨盆底最坚韧的一层，由肛提肌及其筋膜组成。有尿道、阴道和直肠穿过（图1－17）。

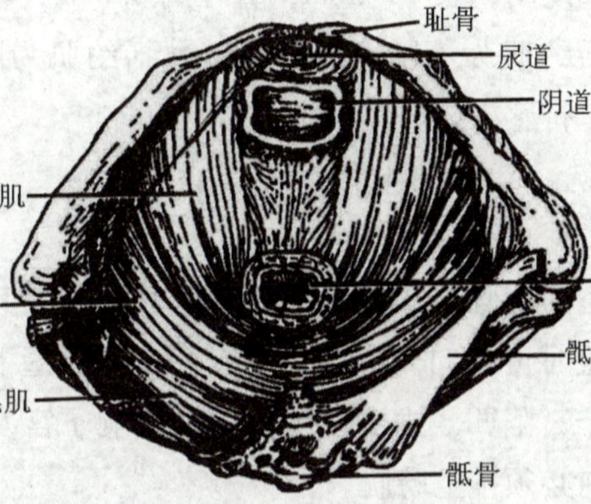


图1－17　骨盆底内层

肛提肌是位于骨盆底的成对扁阔肌，向下、向内合成漏斗形，肛提肌构成骨盆底的大部分。每侧肛提肌自前内向后外由3部分组成，由中间向边缘依次为耻尾肌、髂尾肌和坐尾肌。①耻尾肌：为肛提肌的主要部分，肌纤维从耻骨降支内面，绕过阴道、直肠向后，止于尾骨，其中有小部分肌纤维终止于阴道及直肠周围，耻尾肌受损伤可致膀胱、直肠脱垂。②髂尾肌：为居中部分。从腱弓（即闭孔内肌表浅筋膜的增厚部分）后部，向中间及向后走行，与耻尾肌会合，绕肛门两侧，止于尾骨。③坐尾肌：起自两侧坐骨棘，止于尾骨与骶骨。

在骨盆底肌肉中，肛提肌起最重要支持作用。又因肌纤维在阴道和直肠周围交织，起到加强肛门和阴道括约肌的作用。肛提肌封闭整个骨盆出口，其中部分肌纤维在阴道及直肠周围紧密交织。其生理功能除加强盆底的托力、提升和支托盆腔器官外，排便时肛提肌使肛门上提促使粪便排出；加强肛门与阴道括约肌的作用；在分娩机制中协助胎头内旋转。若阴道和直肠周围的肌纤维损伤，可导致膀胱、阴道壁和（或）直肠脱垂膨出。

**想一想**

骨盆底在分娩中的作用及临床意义是什么？

答案解析

## 二、会阴

会阴（perineum）是指阴道口肛门之间的软组织，呈楔形，厚3～4cm，也称为会阴体，由外向内依次为皮肤、皮下组织、筋膜和部分肛提肌与会阴中心腱。会阴伸展性大，妊娠后期会阴组织变软，有利于胎儿娩出。分娩时应保护此区域以避免发生会阴裂伤，必要时可行会阴切开术。

# 第五节　内生殖器的邻近器官

女性生殖器官与盆腔其他器官不仅在位置上互相邻近，而且血管、淋巴及神经系统相互也有密切联系。当某一器官有病变时，如创伤、感染和肿瘤等，都易累及邻近器官。

## 一、尿道

尿道位于耻骨联合和阴道前壁之间，长4～5cm，直径约0.6cm，始于膀胱三角尖端，穿过泌尿生殖膈，开口于阴道前庭。尿道内括约肌为不随意肌，尿道外括约肌为随意肌。由于女性尿道短而直，且与阴道接近，易引起泌尿系统上行感染。

## 二、膀胱

膀胱为一囊状肌性器官。排空的膀胱位于耻骨联合与子宫之间，其大小、形状可因其充盈情况及邻近器官的情况而变化。膀胱充盈时可凸向骨盆腔甚至腹腔。前腹壁下部腹膜覆盖膀胱顶，向后移行达子宫前壁，两者之间形成膀胱子宫陷凹。由于膀胱充盈可影响子宫及阴道而妨碍盆腔检查，且手术时易受损伤，故妇科检查及手术前必须排空膀胱。

## 三、输尿管

输尿管为一对圆索状肌性管道，全长约30cm，粗细不均，最细部分的内径仅3～4mm，最粗可达7～8mm。输尿管在腹膜后从肾盂开始沿腰大肌前偏中线侧下降，在骶髂关节处经髂外动脉起点的前方进入骨盆腔继续下行，至阔韧带基底部向前内方行，于宫颈外侧约2cm处，在子宫动脉的下方与之交叉，斜向前内穿越输尿管隧道进入膀胱。在行子宫切除结扎子宫动脉时，注意避免损伤输尿管。

## 四、直肠

直肠是位于乙状结肠下部与肛管间的一段管道。前为子宫及阴道，后为骶骨。直肠上段有腹膜遮盖，至直肠中段腹膜折向前上方，覆于宫颈及子宫后壁，形成直肠子宫陷凹，为盆腔最低处。直肠下部无腹膜覆盖。肛管长2～3cm，其周围有肛门内、外括约肌和肛提肌，肛门外括约肌为骨盆底浅层肌的一部分。因此，妇科手术及分娩处理时应注意保护会阴，避免损伤直肠和肛管。

## 五、阑尾

阑尾通常位于右髂窝内，根部连于盲肠的后内侧壁，远端游离，其位置、长短、粗细有较大个体差异。有的下端可达右侧输卵管及卵巢部位，因此，女性患阑尾炎时有可能累及子宫附件，应注意鉴别诊断。妊娠期时，阑尾位置可随妊娠月份增加、子宫增大而向外上方移位。

# 第六节　血管、淋巴及神经

## 一、血管

### （一）动脉

女性生殖器的血液供应主要来自卵巢动脉、子宫动脉、阴道动脉和阴部内动脉。

**1. 卵巢动脉**　自腹主动脉分出。在腹膜后，沿腰大肌前下行至骨盆腔，跨过输尿管与髂总动脉下段，经骨盆漏斗韧带向内横行，再经卵巢系膜进入卵巢门。到达卵巢门时分出若干支供应输卵管，其末梢在子宫角附近与子宫动脉上行的卵巢支相吻合。

看一看

**子宫动脉**

子宫动脉为髂内动脉前的分支，在腹膜后沿骨盆侧壁向下向前行。经阔韧带下缘到达子宫外侧，距宫颈内口水平约2cm处横跨输尿管至子宫侧缘后分为上、下两支。上支较粗，沿子宫上缘迂曲上行称宫体支，至子宫角处又分为宫底支（分布于宫底部）、卵巢支（与卵巢动脉末梢吻合）和输卵管支（分布于输卵管）；下支较细，分布于宫颈及阴道上段称宫颈－阴道支。

**2. 阴道动脉**　为髂内动脉前干分支，与子宫动脉阴道支和阴部内动脉分支相吻合。阴道上段由子宫动脉宫颈－阴道支供应，中段由阴道动脉供应，下段主要由阴部内动脉和直肠中动脉供应。

**3. 阴部内动脉**　为髂内动脉前干终支，经坐骨大孔穿出骨盆腔，绕过坐骨棘背面，再经坐骨小孔到达会阴及肛门，并分出4个分支。①直肠下动脉：供应直肠下段及肛门部。②会阴动脉：分布于会阴浅部。③阴唇动脉：分布于大、小阴唇。④阴蒂动脉：分布于阴蒂及前庭球。

### （二）静脉

盆腔静脉与同名动脉伴行，并在相应器官及其周围形成静脉丛，且互相吻合，故盆腔静脉感染容易蔓延。卵巢静脉出卵巢门后形成静脉丛，亦与同名动脉伴行，右侧汇入下腔静脉，左侧汇入左肾静脉，故左侧盆腔静脉曲张较常见。

## 二、淋巴

女性生殖器官具有丰富的淋巴系统，淋巴结一般沿相应的血管排列，是内外生殖器官发生感染和恶性肿瘤扩散的重要途径。其数目、大小和位置变异性大，主要分为外生殖器淋巴与盆腔淋巴两组（图1－18）。

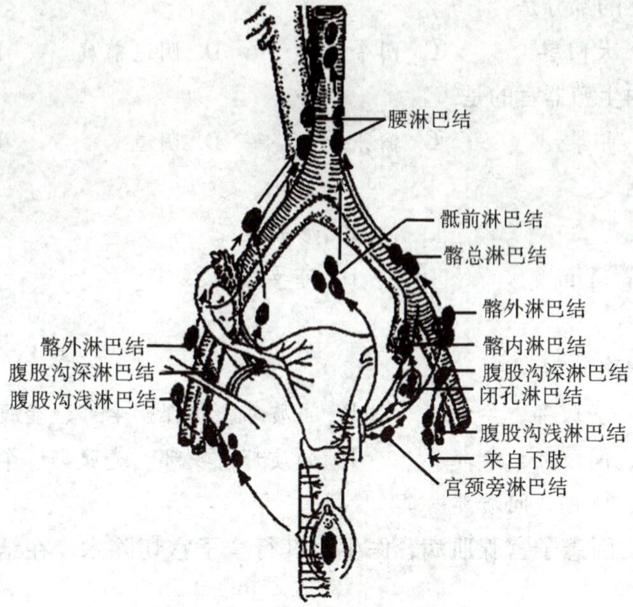


图1－18　女性生殖器淋巴

**1. 外生殖器淋巴**　分为腹股沟深淋巴结和腹股沟浅淋巴结两部分。

（1）腹股沟深淋巴结　位于股管内、股静脉内侧，收纳阴蒂、股静脉区和腹股沟浅淋巴，汇入闭孔、髂内等淋巴结。

（2）腹股沟浅淋巴结　分上、下两组，上组沿腹股沟韧带排列，收纳外生殖器、阴道下段、会阴和肛门部的淋巴；下组位于大隐静脉末端周围，收纳会阴和下肢的淋巴。

**2. 盆腔淋巴**　包括3组。①髂淋巴组：由闭孔、髂内、髂外和髂总淋巴结组成。②骶前淋巴组：位于骶骨前面。③腰淋巴组：位于腹主动脉旁。

## 三、神经

**1. 外生殖器的神经支配**　外阴部神经主要由阴部神经支配，由第Ⅱ、Ⅲ、Ⅳ骶神经分支组成，含感觉和运动神经纤维，在坐骨结节内侧下方分成3支，即会阴神经、阴蒂背神经和肛门神经（又称痔下神经），分布于会阴、阴唇、阴蒂和肛门周围。

**2. 内生殖器的神经支配**　主要由交感神经与副交感神经支配。交感神经纤维自腹主动脉前神经丛分出，进入盆腔后分为卵巢神经丛和骶前神经丛。因子宫平滑肌有自主节律活动，完全切除其神经后仍能有节律性收缩，故临床上可见低位截瘫的产妇仍能完成自然分娩。

答案解析

## 目标检测

### 选择题

A1/ A2 型题

1. 下列哪项不属于女性外生殖器
   A. 阴道　B. 阴道前庭　C. 大阴唇　D. 阴蒂　E. 阴阜
2. 正常妇女站立时，骨盆倾斜度一般为
   A. 30°　B. 40°　C. 50°　D. 60°　E. 70°
3. 外生殖器极为敏感的部分是
   A. 阴阜　B. 大阴唇　C. 阴蒂　D. 阴道前庭　E. 会阴
4. 下列不属于女性内生殖器官的是
   A. 阴阜　B. 卵巢　C. 输卵管　D. 阴道　E. 子宫
5. 子宫的功能不包括
   A. 产生女性激素　B. 形成月经
   C. 精子进入输卵管通道　D. 可孕育胎儿
   E. 将胎儿娩出
6. 输卵管由内向外依次分为
   A. 峡部、间质部、壶腹部、伞部　B. 间质部、峡部、伞部、壶腹部
   C. 峡部、壶腹部、间质部、伞部　D. 间质部、峡部、壶腹部、伞部
   E. 伞部、壶腹部、峡部、间质部
7. 患者，女，34岁，因患子宫腺肌病，医生对其行全子宫切除术，在结扎子宫动脉时最易损伤的是
   A. 卵巢动脉　B. 髂外动脉
   C. 髂内动脉　D. 输尿管
   E. 膀胱

8. 骨盆轴是指
   A. 连接骨盆各平面前后径中点而成的假想轴线
   B. 连接骨盆各平面横径中点而成的假想轴线
   C. 连接的骨盆各平面中点而成的假想轴线
   D. 连接骨盆各平面任选点而成的假想轴线
   E. 连接骨盆各平面最低点而成的假想轴线

（任延艳）

书网融合……

重点回顾　　微课　　习题

# 第二章　女性生殖系统生理

PPT

**学习目标**

**知识目标：**

1. **掌握**　卵巢、子宫内膜的周期性变化；月经及月经期的临床表现。
2. **熟悉**　生殖器官的周期性变化。
3. **了解**　女性一生各时期的生理特点；月经周期的调节。

**技能目标：**

学会运用女性生殖系统生理知识分析解决女性的相关问题，并进行健康保健指导。

**素质目标：**

具有爱心、责任心，耐心为患者提供知识支持和指导。

**导学情景**

**情景描述：**小兰，女，12岁，小学生，平素身体健康状况良好。今天上课时她突然下身流血，小兰惊慌失措不知该怎么办，也不知道自己身体发生了什么状况，坐在凳子上一动不动，焦虑不安。

**情景分析：**结合该女学生的年龄及身体健康状况，可以判断该女生来月经了。结合月经及经期的保健知识对该女生进行经期保健指导。

**讨论：**结合小兰的年龄讨论她发生了什么情况？可以采取哪些措施帮助该女生缓解焦虑？

**学前导语：**前面已学习了女性生殖系统的解剖，知道了女性内、外生殖器的构成。本章主要介绍女性生殖系统的生理功能，为后面内容的学习奠定理论基础。

## 第一节　女性一生各时期的生理特点

下丘脑－垂体－卵巢轴功能的发育、成熟和衰退影响着女性的生殖系统变化。女性从胚胎形成到衰老这一过程，按照年龄、生殖系统变化可以划分为七个阶段，依次为胎儿期、新生儿期、儿童期、青春期、性成熟期、绝经过渡期和绝经后期。但各阶段并非有明确的分界时间点或者时间点完全一样，可因遗传、环境、营养等条件不同而有个体差异。

### 一、胎儿期

胎儿期（fetal period）包括胚胎期和胎儿期。从受精开始到第8周末称为胚胎，从第9周开始到分娩前称为胎儿。人类的原始性腺从受精后第6周开始分化，女性性腺分化缓慢，至胚胎第8～10周性腺组织才出现卵巢的结构。卵巢形成后，因无雄激素和副中肾管抑制因子，所以中肾管退化，两条副中肾管发育成为女性生殖道。值得注意的是，胚胎期是主要器官系统雏形结构的建立和各组织的分化期，很容易因受到遗传和环境等致畸因子的作用而导致胚胎死亡而流产。

## 二、新生儿期

出生后4周内称新生儿期（neonatal period）。在妊娠期间，母体受到胎盘及卵巢功能的影响，通过胎盘使胎儿体内的性激素含量增加。因此，出生时女婴的乳房略隆起或有少量泌乳，外阴丰满。部分新生女婴由于分娩后体内的性激素含量下降，阴道内可有少量血性分泌物排出，俗称“假月经”。这些均属于正常现象，短期内会自行消失。

## 三、儿童期

儿童期（childhood）是指从出生4周到12岁左右。根据生殖系统发育特点，儿童期分为儿童早期和儿童后期。

儿童早期是指从出生4周到8岁之前。此期儿童体格生长发育较快，但是下丘脑-垂体-卵巢轴的功能处于抑制状态，生殖器为幼稚型（表2-1），子宫、输卵管及卵巢位于腹腔内。

儿童后期是指8岁到12岁。此期下丘脑促性腺激素释放激素（gonadotropin-releasing hormone，GnRH）抑制状态解除，内外生殖器官开始发育，卵巢内的卵泡受垂体促性腺激素的影响有一定程度的发育并分泌性激素，但仍达不到成熟阶段。卵巢形态逐步由长而窄变为扁卵圆形。子宫、输卵管及卵巢逐渐向骨盆腔内下降。皮下脂肪在胸、髋、肩部及耻骨前面堆积，乳房亦开始发育，开始显现女性特征。

表2-1　儿童早期女性生殖器官特点

| 部位 | 儿童早期 |
| --- | --- |
| 阴道 | 阴道狭长，上皮薄，无皱襞，细胞内缺乏糖原，阴道酸度低，抗感染力弱，容易发生炎症 |
| 子宫 | 子宫小，宫颈较长，约占子宫全长的2/3，子宫肌层亦很薄 |
| 输卵管 | 弯曲且很细 |
| 卵巢 | 卵巢长而窄，卵泡虽能大量自主生长（非促性腺激素依赖性），但仅发育到窦前期即萎缩、退化 |

## 四、青春期

青春期（adolescence，puberty）是儿童期与性成熟期的过渡期，指从月经初潮到生殖器官发育成熟的时期，生殖器官、内分泌、体格逐渐在此期发育至成熟。世界卫生组织（WHO）规定的年龄段为10～19岁，而青春期发动通常始于8～10岁。青春期发动的时间与遗传、环境、营养、心理等因素等有关。这一时期的生理特点为：以乳房发育为特征的第二性征开始出现，生殖器官逐渐发育成熟。主要表现如下。

**1. 生长加速**　此期体格加速生长，但月经初潮后增长速度减缓。

**2. 第一性征发育**　此期在促性腺激素的作用下，内外生殖器逐渐由幼稚型向成人型发育。阴阜隆起，大小阴唇变肥厚且有色素沉着；阴道壁增厚，长度及宽度增加，出现皱襞；子宫增大，子宫壁增厚，宫体占整个子宫全长的2/3；输卵管变粗，弯曲度减小，纤毛开始发育；卵巢增大，卵巢皮质内有不同发育阶段的卵泡，使卵巢表面出现凹凸不平，并且卵巢的分泌功能逐步发育。此时虽已初步具备生育能力，但整个生殖系统的功能尚未完善。因此，此期需加强未成年少女的生殖健康教育。

**3. 第二性征出现**　此期除生殖器官的发育外，还出现其他女性特征，包括音调变高、乳房发育、出现阴毛及腋毛、骨盆横径大于前后径及胸、肩、髋部皮下脂肪增多，形成女性特有的体态。此期应及时引导青少年正确认识自己身体的变化，及时更换贴身衣物，保持正确的坐姿、站姿等，增强自信心。

**4. 月经来潮** 女性第一次月经来潮，称为月经初潮（menarche），是青春期开始的重要标志。月经初潮出现的时间因人而异，平均晚于乳房发育2.5年。此期，女性体内的雌激素达到一定水平，能引起子宫内膜脱落形成月经。但是，由于此时卵巢功能尚不完善，没有建立稳定的下丘脑－垂体－卵巢轴调节系统，卵巢排卵不规律，因而此期的月经周期常不规则。

**5. 其他** 青春期的少女由于体内激素的不稳定，很容易情绪化，不喜欢别人约束自己的行为，加上认知有限，不能很好地辨别是非。因此，父母要改变与其相处的模式，从正面加以引导。

## 五、性成熟期

性成熟期（sexual maturity）又称生育期，是卵巢生殖功能和内分泌功能最旺盛的时期。性成熟期一般自18岁开始，历时约30年，此期妇女性功能旺盛，建立稳定的下丘脑－垂体－卵巢轴调节系统，卵巢功能成熟并分泌性激素，使卵巢周期性排卵、子宫内膜周期性脱落，内外生殖器均发生周期性变化。

## 六、绝经过渡期

绝经过渡期（menopausal transition period）指卵巢功能开始衰退、出现绝经趋势直至最后一次月经的时期。可始于40岁，历时短至1～2年，长至10～20年，曾称为更年期。此期卵巢功能逐渐衰退，卵泡数明显减少且易发生卵泡发育不全，因而月经不规律，常为无排卵性月经。最终由于卵巢内卵泡自然耗竭或剩余的卵泡对垂体促性腺激素丧失反应，导致卵巢功能衰竭，月经永久性停止，称绝经（menopause）。我国妇女平均绝经年龄为49.5岁，且绝经年龄与遗传有关。1994年WHO提出“围绝经期”（perimenopausal period），将其定义为从卵巢功能开始衰退直至绝经后1年内的时期。在围绝经期，由于雌激素水平降低，可出现血管舒缩障碍和神经精神症状，表现为潮热、出汗、情绪不稳定、不安、抑郁或烦躁、失眠等，称为绝经综合征。

**练一练**

王女士，今年48岁，最近半年月经紊乱、脾气暴躁、容易情绪化，下列对该期的描述错误的是（  ）

A. 此期月经属于不排卵性月经
B. 此期月经不规则
C. 王女士处于绝经期
D. 王女士处于围绝经期
E. 王女士的临床表现是由雌激素水平下降引起的

答案解析

## 七、绝经后期

绝经后期（postmenopausal period）指绝经后的生命时期。从停经至60岁阶段属于绝经后期早期阶段，此阶段虽然卵巢停止分泌雌激素，但卵巢间质仍能分泌少量雄激素，雄激素在外周转化为雌酮，使血液中有一定激素水平，延缓第二性征的消失。一般60岁以后妇女机体逐渐老化进入老年期（senility），属于绝经后期晚期阶段。此阶段卵巢功能已完全衰竭，雌激素水平低落，不足以维持女性第二性征，生殖器官进一步萎缩老化，阴道酸性环境发生改变，容易发生萎缩性阴道炎。此外，由于激素水平下降导致骨代谢失常引起骨质疏松，易发生骨折。

## 第二节 卵巢的周期性变化及其功能

卵巢为女性的性腺，其主要功能是产生卵子并排卵和分泌女性激素，分别称为卵巢的生殖功能和内分泌功能。

### 一、卵巢的周期性变化

从青春期开始到绝经前，卵巢在形态和功能上发生周期性变化，称为卵巢周期。主要包括以下几个过程。

**1. 卵泡的发育与成熟** 人类卵巢中卵泡的发育始于胚胎时期。卵泡自胚胎形成后即进入自主发育和闭锁的轨道，此过程不依赖于促性腺激素，其机制尚不清楚。胚胎6～8周时，原始生殖细胞不断有丝分裂，细胞数增多，体积增大，称为原始卵细胞，约60万个。自胚胎11～12周开始，卵原细胞进入第一次减数分裂，并静止于前期双线期，称为初级卵母细胞。胚胎16～20周时，生殖细胞数目达到高峰，两侧卵巢共含600万～700万个（卵原细胞占1/3，初级卵母细胞占2/3）。胚胎16周至生后6个月，单层梭形前颗粒细胞围绕着停留于减数分裂双线期的初级卵母细胞形成始基卵泡，这是女性的基本生殖单位，也是卵细胞储备的唯一形式。卵泡根据形态、大小、生长速度和组织学特征，可以分为始基卵泡、窦前卵泡和排卵前卵泡。由于卵泡在胎儿期不断闭锁，因此，新生儿出生时卵巢内大约有200万个原始卵泡，至青春期只剩下30万～40万个。

女性一生中只有400～500个卵泡发育成熟并排卵，其余卵泡发育到一定程度就通过细胞凋亡机制自行退化，称卵泡闭锁。进入青春期后，原始卵泡开始发育，形成生长卵泡。生育期每个月发育3～11个卵泡，经过募集、选择，其中一般只有一个优势卵泡可完全发育成熟并排卵，该卵泡称为成熟卵泡，其直径可达18～23mm，其结构由外向内依次为卵泡外膜、卵泡内膜、颗粒细胞、卵泡腔、卵丘、放射冠、透明带。

**2. 排卵** 卵细胞和周围的卵丘颗粒细胞一起从卵巢排出的过程称为排卵（ovulation）。黄体生成素（LH）峰是即将排卵的可靠指标，出现在卵泡破裂前36小时。排卵前卵泡液中前列腺素显著增加，排卵时达到高峰。前列腺素可促进卵泡壁释放蛋白溶解酶，有助于排卵。排卵多发生在下次月经来潮前的14天左右，卵子可由两侧卵巢轮流排出，或由一侧卵巢连续排出。卵子排出后，被输卵管伞部捡拾，经输卵管壁蠕动以及输卵管黏膜纤毛摆动等协同作用进入输卵管，并向输卵管壶腹部运送，等待与精子相遇及结合。排卵时间并不是一成不变，其受多种因素影响，如情绪、健康状况、营养等。

**想一想**

小刘，女，25岁，平素月经规律，月经周期为28天，最近一次月经是2021年4月2日。

**请问：** 她的排卵日期是什么时候？

答案解析

**3. 黄体形成与退化** 排卵后，卵泡液流出，卵泡腔内压下降，卵泡壁塌陷，形成许多皱褶，卵泡颗粒细胞和卵泡内膜细胞向内侵入，周围由结缔组织的卵泡外膜包围，共同形成黄体（corpus luteum）。卵泡颗粒细胞和卵泡内膜细胞在LH排卵峰的作用下进一步黄素化，分别形成颗粒黄体细胞及卵泡膜黄体细胞。黄体细胞的直径由原来的12～14μm增大到35～50μm。在血管内皮生长因子（VEGF）作用下颗粒细胞血管化。排卵后7～8天（相当于月经周期第22天左右）黄体体积和功能达到高峰，直径为1～2cm，外观黄色。正常黄体功能的建立需要理想的排卵前卵泡发育，特别是卵泡刺激素（FSH）刺激，以及一定水平的持续性LH维持。

若排出的卵子受精，则黄体在胚胎滋养细胞分泌的人绒毛膜促性腺激素（hCG）的作用下继续发育增大，转变为妊娠黄体，约于妊娠10周后开始退化，其功能由胎盘逐渐取代。若排出的卵子未受精，则黄体在排卵后9～10天开始退化（黄体寿命为14天左右），其机制尚未完全明确。退化时黄体细胞逐渐萎缩变小，周围的结缔组织及成纤维细胞侵入，逐渐由结缔组织代替，外观呈白色，称之为白体。黄体衰退后月经来潮，本周期结束，之后卵巢中又有新的卵泡发育，开始新的周期。

## 二、卵巢的功能

产生卵子并排卵是卵巢的生殖功能，分泌性激素则是卵巢的内分泌功能。

**1. 卵巢性激素分泌的周期性变化** 卵巢合成及分泌的性激素主要为雌激素、孕激素和少量雄激素，三种激素均为甾体激素。

在卵泡开始发育时，雌激素分泌量很少，随着卵泡的发育，雌激素分泌量也逐渐增加，于排卵前达到高峰，排卵后分泌量略有下降。排卵后7～8天，黄体成熟，分泌雌激素增多，使血液中雌激素又逐渐增加，形成第二个高峰。但是第二高峰的峰值要低于第一个高峰。此后，黄体萎缩，雌激素水平急骤下降，在月经来潮前达最低水平。

在卵泡早期不分泌孕激素。排卵前，成熟卵泡中的颗粒细胞在LH达高峰的作用下开始黄素化，分泌少量孕酮；排卵后，黄体分泌孕酮逐渐增加至排卵后7～8天黄体成熟时，分泌量达最高峰，以后逐渐下降，到月经来潮时降到卵泡水平。

女性的雄激素主要是肾上腺分泌的。卵巢也能分泌少量雄激素，包括睾酮、雄烯二酮和脱氢表雄酮。

**2. 卵巢性激素的生理功能**

（1）雌激素及孕激素的生理功能见表2－2。

**表2－2 雌激素及孕激素的生理功能**

| 作用部位 | 雌激素 | 孕激素 |
|---|---|---|
| 子宫肌 | 促进子宫肌细胞增生和肥大，使肌层增厚；增进血运，促使和维持子宫发育；提高子宫平滑肌对催产素的敏感性 | 使子宫平滑肌松弛，兴奋性降低，同时降低妊娠子宫对催产素的敏感性，抑制子宫收缩，有利于胚胎及胎儿在子宫腔内生长发育 |
| 子宫内膜 | 使子宫内膜腺体和间质增殖、修复 | 使增生期子宫内膜转化为分泌期内膜，为受精卵着床做好准备 |
| 子宫颈 | 使宫颈口松弛，宫颈黏液分泌增加、稀薄、易拉丝程度好 | 使宫颈口闭合，黏液变稠、量少、拉丝度减少，阻止细菌和精子进入宫腔 |
| 输卵管 | 促进输卵管肌层发育及上皮的分泌活动，加强输卵管节律性收缩 | 使输卵管收缩减弱，蠕动减慢，并调节受精卵的运行 |
| 阴道上皮 | 促进阴道上皮细胞增生和角化，使黏膜变厚并增加细胞内糖原含量，使阴道维持酸性环境 | 使阴道上皮细胞脱落加快 |
| 外生殖器 | 使阴唇发育、丰满，色素加深 | 色素加深 |
| 卵巢 | 协同促卵泡激素促进卵泡发育 | — |
| 下丘脑、垂体 | 通过对下丘脑和垂体的正负反馈调节，控制促性腺激素的分泌 | 孕激素通过对下丘脑的负反馈作用，影响腺垂体促性腺激素的分泌 |

续表

| 作用部位 | 雌激素 | 孕激素 |
|---|---|---|
| 乳房 | 促进乳腺腺管增生，乳头、乳晕着色 | 促进乳腺腺泡发育 |
| 第二性征 | 促进第二性征发育：使脂肪沉积于乳房、肩部、臀部等，音调较高，毛发分布呈女性特征 | — |
| 代谢作用 | 促进钠与水的潴留；促进肝脏高密度脂蛋白的合成，抑制低密度脂蛋白合成，降低循环中胆固醇水平；促进钙盐及磷盐在骨质中沉积，以维持正常骨质 | 促进水与钠的排泄 |
| 体温 | — | 使基础体温在排卵后上升0.3~0.5℃ |

雌激素与孕激素既有协同作用又有拮抗作用，孕激素通常是在雌激素作用的基础上发挥效应的。协同作用表现为共同促使女性生殖器官和乳房的发育；拮抗作用表现在雌、孕激素对子宫内膜、子宫收缩、输卵管蠕动、宫颈黏液变化、阴道上皮变化及水钠潴留与排泄等方面的作用不同。

（2）雄激素的生理功能　①拮抗雌激素作用，减缓子宫及其内膜的生长及增殖，抑制阴道上皮的增生和角化。长期使用可出现男性化。②促进阴蒂、阴唇、阴阜、阴毛和腋毛的生长发育，促进第二性征发育。③促进蛋白质合成和肌肉的生长，还可刺激骨髓中红细胞的增生，用于贫血的治疗。④在性成熟期前，促使长骨骨基质生长和钙的保留。但是，在性成熟后可导致骨骺的关闭，使生长停止。

**护爱生命**

**了解短效口服避孕药**

短效口服避孕药是由雌激素和孕激素配制而成的复方药物，通过抑制排卵、改变子宫内膜环境、改变宫颈黏液的性状、阻止精子穿透、抗着床等机制而达到避孕的目的。避孕有效率达99%以上，是一种适合健康育龄女性的常规避孕方式。

目前市面上的短效口服避孕药分为单相片、双相片、三相片。单相复方口服避孕药每一片的剂量是相同的，常见单相口服避孕药为每盒21片，每天服用1片，连续服用21天后停药7天，接着服用下一盒。双相片和三相片又称多相片，双相片一盒中有两种剂型，三相片一盒中有三种剂型，需要按照包装指示顺序服用。我国市面上的短效口服避孕药以单相片为主。

第一代、第二代、第三代避孕药除了能避孕外，还会给人带来痤疮、体重上升和水钠潴留等副作用。因此，第四代新型的短效口服避孕药不仅有着高于安全套的避孕有效性，还能够给女性带来光洁皮肤和头发、控制体重、预防一些妇科疾病等额外的益处，是健康育龄女性值得选择的常规避孕方式。但是，并不是所有育龄女性都能服用避孕药，具有如下习惯或疾病的育龄女性，如吸烟、肥胖（体重指数超过30kg/㎡）、长时间不行动（大型外科手术、任何腿部手术或较大的创伤之后）、妇科癌症、高血压、心脏瓣膜病、偏头痛、有静脉或动脉血栓形成/血栓栓塞或脑血管意外、肝脏肿瘤（良性或恶性）、严重的肝脏疾病（肝功能指标没有恢复正常）等，不能服用短效口服避孕药，服用之后会加重病情。因此，为了女性的身体健康，大家在为女性介绍避孕药时，一定要了解女性的身体健康状况，以便更好地为女性服务。

## 第三节　月经及月经期的临床表现

微课

### 一、月经

月经（menstruation）是指伴随卵巢周期性变化而出现的子宫内膜周期性脱落及出血，是生育期妇女重要的生理现象。规律月经的出现是生殖功能成熟的重要标志。月经初潮年龄多在13～14岁之间，由于环境、营养、饮食等因素，月经初潮也可能早至11～12岁或迟至16岁。16岁以后月经尚未来潮者应当引起临床重视。近年来，月经初潮年龄有提前趋势。

## 二、月经血的特征

月经血中含有前列腺素及来自子宫内膜的大量纤维蛋白溶酶，使经血不凝固，但出血量多或速度快的情况下可出现血凝块。月经血呈暗红色，除血液外，还有子宫内膜碎片、宫颈黏液及脱落的阴道上皮细胞。

## 三、正常月经的临床表现

正常月经具有周期性。出血的第1天为月经周期的开始，两次月经第1天的间隔时间称为一个月经周期（menstrual cycle）。一般为21～35天，平均28天。每次月经持续时间称为经期，一般为2～8天，平均4～6天。一次月经的总失血量称为经量，正常月经量为20～60ml，超过80ml为月经过多。月经属于女性的生理现象，一般月经期无特殊症状，但由于盆腔充血以及前列腺素的作用，有些妇女在经期可出现下腹及腰骶部下坠不适或子宫收缩痛，并可出现腹泻、食欲不振等胃肠功能紊乱等症状。少数患者可有头痛及轻度神经系统不稳定，如易激惹、嗜睡、失眠等症状，一般不影响学习、工作及生活。

## 四、经期保健

**1. 正确认识月经** 月经是女性的一种生理现象。在女性月经初潮来之前，监护人或学校应该讲授相应的生理知识，使女孩正确认识月经。

**2. 经期卫生指导** 行经期子宫颈口较松，宫腔有创面，生殖器官抵抗力减弱。因此，经期要保持外阴清洁；禁止盆浴、坐浴、阴道冲洗；禁止性交。

**3. 饮食与休息** 经期避免过劳，防寒保暖；多休息；忌辛辣刺激性食物，避免子宫收缩引起腹痛加剧、经量增多。

**4. 心理指导** 保持良好心情，忌情绪激动、烦躁等。

# 第四节 生殖器官的周期性变化

## 一、子宫内膜的周期性变化

子宫内膜从形态学上可分为基底层和功能层。基底层不受卵巢激素周期性变化的影响，在月经期不发生脱落，在月经之后修复子宫内膜创面，重新形成子宫内膜功能层。功能层由基底层再生而来，受卵巢激素的影响而出现周期性增殖、分泌和脱落性变化，若未受孕功能层则坏死脱落，形成月经。一个正常月经周期以28天为例，其组织形态改变可分为3期。

**1. 增殖期** 月经周期第5～14天。与卵巢周期中的卵泡期相对应。在雌激素作用下，内膜表面上皮、腺体、间质、血管均呈增殖性变化，称为增殖期。该期子宫内膜由0.5mm逐渐增厚至3～5mm，腺体增多，间质致密，间质内小动脉增生延长呈螺旋状卷曲，宫腔增大。增殖期可分为早、中、晚三期，各期特点见表2-3。

表 2-3　子宫内膜增殖期各期的特点

| | 时间 | 内膜厚度 | 腺体特点 | 腺上皮细胞特点 | 间质特点 |
|---|---|---|---|---|---|
| 增殖早期 | 月经周期第 5~7 天 | 1~2mm | 短、直、稀疏 | 细胞呈立方形或柱形 | 间质致密，细胞呈星形，小动脉较直，壁薄 |
| 增殖中期 | 月经周期第 8~10 天 | | 数目增多、伸长并有弯曲 | 增生活跃，细胞呈柱状，开始有分裂象 | 间质水肿在此期最明显 |
| 增殖晚期 | 月经周期第 11~14 天 | 3~5mm | 腺体更长，形成弯曲状 | 细胞呈高柱状，增生为假性复层上皮，核分裂增多 | 间质水肿减轻，小动脉增生，管腔增大，弯曲 |

**2. 分泌期**　月经周期第 15~28 天，与卵巢周期中的黄体期相对应。分泌期同样也分为分泌早期、分泌中期及分泌晚期，各期特点见表 2-4。

表 2-4　子宫内膜分泌期各期的特点

| | 时间 | 内膜厚度 | 腺体特点 | 腺上皮细胞特点 | 间质特点 |
|---|---|---|---|---|---|
| 分泌早期 | 月经周期第 15~19 天 | 持续增厚 | 腺体更长，弯曲更明显 | 开始出现含糖原的核下空泡 | 间质水肿，螺旋小动脉继续增生、弯曲 |
| 分泌中期 | 月经周期第 20~23 天 | 持续增厚呈锯齿状 | | 出现顶浆分泌现象 | 间质更加疏松、水肿，螺旋小动脉继续增生、弯曲 |
| 分泌晚期 | 月经周期第 24~28 天 | 厚达 10mm，呈海绵状 | 有糖原分泌溢出 | 间质细胞分化为脱膜样细胞及内膜颗粒细胞 | 间质更加疏松、水肿，螺旋小动脉迅速生长，超出内膜厚度，管腔扩张 |

**3. 月经期**　月经周期第 1~4 天。由于卵子未受精，黄体功能衰退，雌、孕激素水平下降，经前 24 小时，子宫内膜螺旋小动脉开始节段性和阵发性收缩、痉挛，血管远端的管壁及所供应的组织缺血、缺氧，组织变性、坏死，血管壁通透性增加，使血管破裂导致内膜底部血肿形成，促使组织坏死脱落。变性、坏死的内膜与血液相混排出，形成月经血。

## 二、生殖器官其他部位的周期性变化

在性激素周期性作用下，阴道黏膜、宫颈黏液、输卵管、乳房等组织也发生相应性变化。

**1. 阴道黏膜的周期性变化**　在月经周期中，随着体内雌激素、孕激素水平的周期性变化，阴道黏膜呈现周期性改变，这种改变在阴道上段最明显。排卵前，阴道上皮在雌激素的作用下，底层细胞增生，逐渐演变为中层与表层细胞，使阴道上皮增厚；表层细胞出现角化，其程度在排卵期最明显。细胞内富有糖原，糖原经寄生在阴道内的阴道杆菌分解而成乳酸，使阴道内保持一定酸度，可以防止致病菌的繁殖。排卵后在孕激素的作用下，主要为表层细胞脱落。临床上可借助阴道脱落细胞的变化了解体内雌激素水平和有无排卵。

**2. 宫颈黏液的周期性变化**　在卵巢性激素的影响下，宫颈腺细胞分泌黏液，其物理、化学性质及其分泌量均有明显的周期性改变。月经干净后，体内雌激素水平降低，宫颈管分泌的黏液量很少。雌激素可刺激分泌细胞的分泌功能，随着雌激素水平不断提高，至排卵期黏液分泌量增加，黏液稀薄、透明，拉丝度可达 10cm 以上。若将黏液做涂片检查，干燥后可见羊齿植物叶状结晶，这种结晶在月经周期第 6~7 天开始出现，到排卵期最为清晰而典型。排卵后受孕激素影响，黏液分泌量逐渐减少，质地变黏稠而混浊，拉丝度差，易断裂。涂片检查时结晶逐步模糊，至月经周期第 22 天左右完全消失，而代之以排列成行的椭圆体。临床上根据宫颈黏液检查，可了解卵巢功能。

**3. 输卵管的周期性变化**　包括形态和功能两方面。在雌激素的作用下，输卵管黏膜上皮纤毛细胞生长，体积增大；非纤毛细胞分泌增加，为卵子提供运输和种植前一定的营养物质。雌激素还可促进输卵管发育及输卵管肌层的节律性收缩振幅。孕激素则能抑制输卵管的节律性收缩振幅。孕激素与雌激素间有许多制约的作用，孕激素可抑制输卵管黏膜上皮纤毛细胞的生长，减低分泌细胞分泌黏液的功能。雌、孕激素的协同作用保证受精卵在输卵管内正常运行。

**4. 乳房的周期性变化** 在雌激素的作用下，乳腺腺管增生，乳头、乳晕着色，孕激素则促进乳腺小叶及腺泡生长。雌、孕激素的协同作用使女性在经期前有乳房肿胀和疼痛感，可能是由于乳腺管扩张、充血以及乳房间质水肿所致。月经来潮后，由于雌、孕激素撤退，上述症状大多自行消退。

# 第五节 月经周期的调节

月经周期的调节是一个非常复杂的过程，主要涉及下丘脑、垂体和卵巢。下丘脑分泌的促性腺激素释放激素（GnRH），通过调节垂体促性腺激素的分泌，调控卵巢功能。卵巢分泌的性激素对下丘脑－垂体又有反馈作用。下丘脑、垂体和卵巢之间相互调节、相互影响，形成一个完整而协调的神经内分泌系统，称为下丘脑－垂体－卵巢轴（hypothalamic－pituitary－ovarian axis，HPOA）（图2－1）。除下丘脑、垂体、卵巢激素之间的相互调节外，抑制素－激活素－卵泡抑制素系统也参与对月经周期的调节。

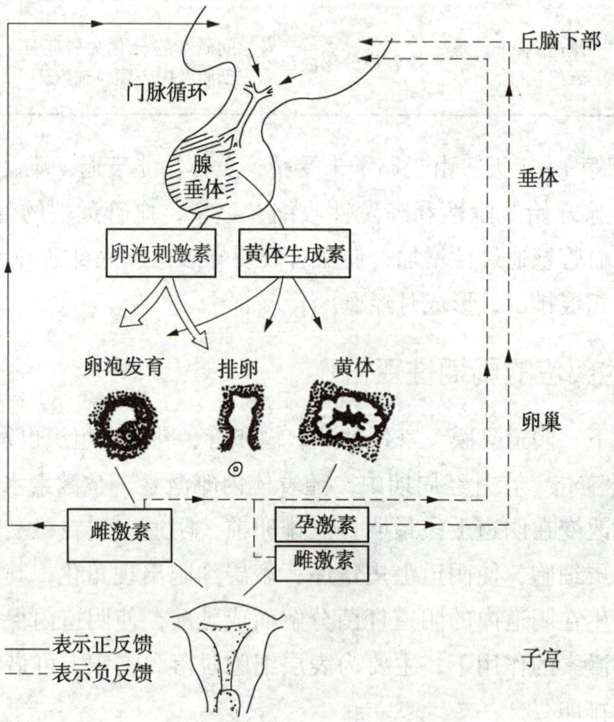


**图2－1 下丘脑－垂体－卵巢轴之间的相互关系示意图**

## 一、下丘脑促性腺激素释放激素

下丘脑促性腺激素释放激素是下丘脑弓状核神经细胞分泌的一种十肽激素，其生理功能是调节垂体促性腺激素的合成和分泌。其分泌特征是脉冲式释放。

## 二、垂体分泌的调节激素及其功能

腺垂体分泌促性腺激素和催乳素。

**1. 促性腺激素**　垂体的促性腺激素细胞分泌卵泡刺激素（FSH）和黄体生成素（LH）。FSH 和 LH 均为糖蛋白激素，共同促进卵泡发育及成熟，促进排卵并形成黄体。

**2. 催乳素（PRL）**　催乳素是由腺垂体催乳细胞分泌的多肽激素，有促进乳汁合成的功能。

## 三、卵巢性激素的反馈作用

卵巢分泌的雌、孕激素对下丘脑和垂体具有反馈调节作用。

**1. 雌激素**　对下丘脑产生负反馈和正反馈两种作用。在卵泡期早期，一定水平的雌激素负反馈作用于下丘脑，抑制 GnRH 释放，并降低垂体对 GnRH 的反应性，从而实现对垂体促性腺激素脉冲式分泌的抑制。在卵泡期晚期，随着卵泡的发育成熟，当雌激素的分泌达高峰，循环中雌激素浓度超过 200pg/ml 并维持 48 小时以上时，雌激素即可发挥正反馈作用，刺激 LH 分泌高峰。在黄体期，协同孕激素对下丘脑有负反馈作用。

**2. 孕激素**　在排卵前，低水平的孕激素可增强雌激素对促性腺激素的正反馈作用。在黄体期，高水平的孕激素对促性腺激素的脉冲式分泌产生负反馈抑制作用。

## 四、月经周期的调节机制

下丘脑的神经细胞分泌 GnRH，通过下丘脑与垂体之间的门静脉系统进入垂体前叶，垂体在其作用下分泌 FSH 和 LH。FSH 作用于卵巢，使卵泡发育，并分泌雌激素，使子宫内膜发生增殖期变化。随着卵泡的逐渐发育成熟，雌激素分泌出现第一次高峰，对下丘脑产生正反馈作用，促使垂体 FSH 和 LH 分泌增多并出现高峰，诱发成熟卵泡排卵。

卵泡排出卵子后形成黄体。在 LH 的作用下，黄体逐渐发育，分泌孕激素和雌激素，孕激素使子宫内膜由增殖期变为分泌期。当黄体成熟时，雌、孕激素达高峰。在大量雌、孕激素的共同负反馈作用下，垂体 FSH 和 LH 的分泌减少，黄体开始萎缩，雌、孕激素分泌减少，对下丘脑和垂体的负反馈抑制解除，开始下一个月经周期，如此周而复始。

**看一看**

调节月经周期的其他激素，请通过“更多阅读”二维码观看。

更多阅读

月经周期主要受 HPOA 的神经内分泌调控，同时也受抑制素 - 激活素 - 卵泡抑制素系统神经中枢的影响，其他腺体内分泌激素对月经周期也有影响。HPOA 的生理功能受到大脑皮层神经中枢的影响，外界环境、精神因素等均可影响月经周期。大脑皮层、下丘脑、垂体和卵巢任何一个环节发生障碍，都会引起卵巢功能紊乱，导致月经失调。

## 目标检测

答案解析

### 选择题

A1/ A2 型题

1. 卵巢生殖功能和内分泌功能最旺盛的时期是

A. 儿童期　　B. 青春期　　C. 性成熟期　　D. 绝经过渡期　　E. 绝经后期

2. 下列有关月经的说法，错误的是

A. 月经初潮年龄多在13~14岁之间

B. 任何情况下经血不凝固

C. 经期一般为2~8天，平均4~6天

D. 正常月经量为20~60ml，超过80ml为月经过多

E. 经期一般不影响学习、工作及生活

3. 小刘，25岁，平素月经规律，周期为28天，此次月经是2021年4月5日开始，请问小刘的排卵日期是

A. 2021年4月16日　　B. 2021年4月17日

C. 2021年4月18日　　D. 2021年4月19日

E. 2021年4月20日

4. 下列有关黄体的说法，错误的是

A. 排卵后7~8天（相当于月经周期第22天左右）黄体体积和功能达到高峰

B. 妊娠黄体约于妊娠12周后开始退化

C. 若排出的卵子未受精，则黄体在排卵后9~10天开始退化

D. 达到高峰的黄体直径为1~2cm

E. 黄体退化后逐渐变成白体

5. 有关雌激素的生理功能，说法错误的是

A. 使子宫内膜腺体和间质增殖、修复

B. 宫颈黏液分泌增加、稀薄、易拉丝程度好

C. 使基础体温在排卵后上升0.3~0.5℃

D. 协同促卵泡激素促进卵泡发育

E. 对下丘脑有正负反馈调节作用

6. 女性青春期开始的重要标志是

A. 音调高　　B. 乳房丰满

C. 皮下脂肪增多　　D. 阴毛、腋毛生成

E. 月经初潮

7. 关于雄激素的生理功能，下列说法错误的是

A. 拮抗雌激素　　B. 抑制蛋白质的合成

C. 促进第二性征发育　　D. 刺激骨髓中红细胞的增生

E. 性成熟后可导致骨骺的关闭，使生长停止

（熊冬梅）

书网融合……

重点回顾　　微课　　习题

# 第三章 妊娠期妇女的护理

PPT

**学习目标**

**知识目标：**

1. **掌握** 妊娠、着床、受精的概念；胎儿附属物的形成及功能；妊娠各期的概念及诊断；胎产式、胎先露、胎方位的概念及判断；预产期的推算；产科腹部检查及骨盆测量；妊娠期的护理措施。
2. **熟悉** 妊娠期妇女的生理及心理变化；围生期的概念；产前检查的时间。
3. **了解** 胎儿的发育及其生理特点。

**技能目标：**

能够针对妊娠期妇女的变化，进而实施有效的护理。

**素质目标：**

具有爱心、同情心、责任心，细心观察每一位孕妇的妊娠进展情况，运用专业知识及沟通技巧给予孕妇有效的孕期指导。

### 导学情景

**情景描述：**孕妇李女士，30 岁，B 超检查时盯着监视器上 18 周大的胎儿，李女士可以看到胎儿的头，还可以看到小小的胳膊和腿，最棒的是她看到胎儿在动，孩子的嘴张开了，正踢着腿、摆着手。医生告诉她，在 3 个月时，胎儿的心脏、肺、脑等重要器官就已形成。现代医学的进步，使得我们可以窥探胎儿每个阶段真实的发育过程。

**情景分析：**根据医学检查结果可知，李女士目前已为中期妊娠，结合所学知识，给予李女士正确的孕期指导，使其做好分娩准备，促进母婴健康。

**讨论：**请问李女士目前会有哪些表现？可以采取哪些针对性的护理措施？

**学前导语：**妊娠是女性一生中一段特殊的生理时期，女性角色也会随之发生改变，家庭成员及家庭重心都将随着妊娠的进展而进行心理和社会调适，护士应运用所学知识和技能，进行孕期健康教育，帮助孕妇顺利度过妊娠期。

## 第一节 妊娠生理

妊娠（pregnancy）是胚胎（embryo）和胎儿（fetus）在母体内发育成长的过程。成熟卵子受精是妊娠的开始，胎儿及其附属物自母体排出是妊娠的终止。临床上，以孕妇末次月经第 1 天作为妊娠的开始，全过程约 40 周（280 天），是非常复杂而变化极为协调的生理过程。

### 一、受精、受精卵的发育与着床

#### （一）受精

精子与卵子结合形成受精卵的过程称为受精（fertilization）。通常受精发生在排卵后数小时内，一般不超过24小时。精液进入阴道内，精子离开精液经宫颈管进入宫腔与子宫内膜接触后，子宫内膜白细胞产生α、β淀粉酶解除精子顶体酶上的“去获能因子”。此时的精子具有受精能力，称为精子获能，大约需7小时。卵子从卵巢排出通过输卵管伞部的“拾卵”作用进入输卵管内，与获能的精子相遇，精子顶体外膜与精细胞顶端破裂形成小孔释放出顶体酶，溶解卵子外围的放射冠和透明带，称为顶体反应。借助酶的作用，精子穿过放射冠和透明带。精子头部与卵子表面接触之时，其他精子不能再进入，称为透明带反应。已获能的精子穿过次级卵母细胞透明带为受精的开始，卵原核与精原核融合为受精过程的完成。已受精的卵子称为受精卵或孕卵，标志着新生命的诞生。整个受精过程约需24小时。

### （二）受精卵的发育、运输

受精卵开始进行有丝分裂的同时，借助输卵管蠕动和纤毛推动，向宫腔方向移动，受精后第3天分裂为16个细胞组成的实心细胞团，称为桑椹胚，也称早期囊胚。受精后第4天早期囊胚进入宫腔，继续分裂发育成晚期囊胚。

### （三）着床

晚期囊胚侵入到子宫内膜的过程，称为受精卵着床（implantation），也称受精卵植入（imbed）（图3-1）。着床在受精后第6~7天开始，11~12天结束。受精卵着床需经过定位、黏附和穿透三个阶段。

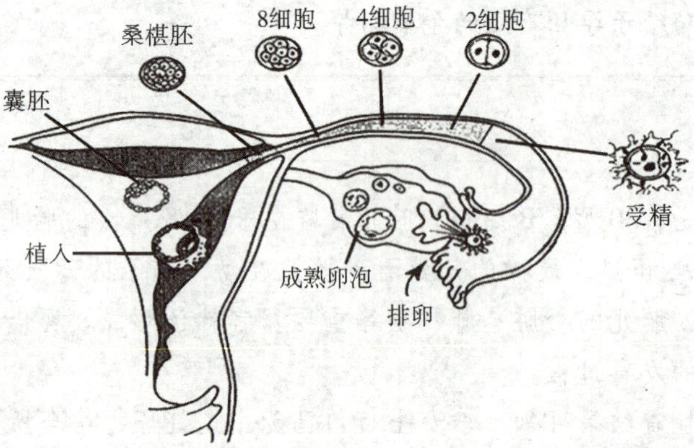


图3-1 卵子受精与孕卵植入

完成着床的过程必须具备的条件有：①透明带消失；②囊胚细胞滋养细胞分化出合体滋养细胞；③囊胚和子宫内膜同步发育且功能协调；④孕妇体内有足够的雌激素和孕酮。子宫有一个极短的敏感期允许受精卵着床。

### （四）蜕膜的形成

受精卵着床后，子宫内膜迅速发生蜕膜样改变，致密层蜕膜样细胞增大变成蜕膜细胞。按蜕膜（decidua）与囊胚的部位关系，将蜕膜分为3部分（图3-2）。

**1. 底蜕膜** 与囊胚滋养层接触的子宫肌层间的蜕膜，以后发育成胎盘的母体部分。

**2. 包蜕膜** 覆盖在囊胚表面的蜕膜，随囊胚发育逐渐突向宫腔，这部分蜕膜高度伸展，缺乏营养而逐渐退化，在妊娠14~16周因羊膜腔明显增大，使包蜕膜和真蜕膜相贴近，包蜕膜与真蜕膜逐渐融合，分娩时已无法分开。

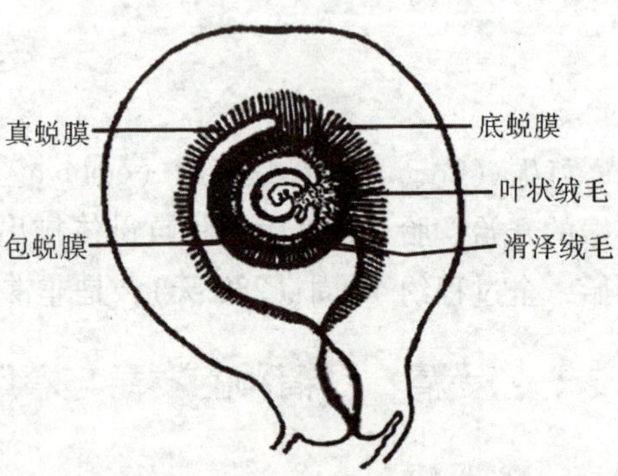


图3-2 妊娠子宫蜕膜与绒毛膜的关系

**3. 真蜕膜** 除底蜕膜、包蜕膜以外的覆盖子宫腔表面的其他部分的蜕膜。

## 二、胎儿附属物的形成及其功能

胎儿附属物是指胎儿以外的组织，包括胎盘、胎膜、脐带和羊水。

### （一）胎盘

**1. 胎盘的形成** 胎盘（placenta）由羊膜、叶状绒毛膜和底蜕膜构成，是母体与胎儿间进行物质交换的重要器官（图 3-3）。

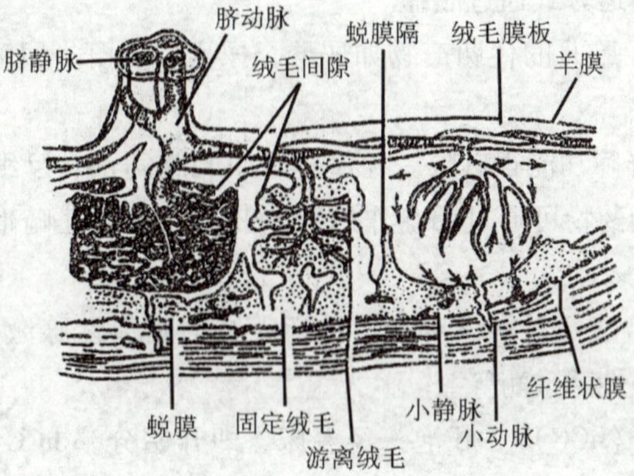


图 3-3 胎盘模式图

（1）羊膜 是胎盘的最内层，是构成胎盘的胎儿部分。附着在绒毛膜表面；为光滑，无血管、神经或淋巴管，具有一定弹性的半透明薄膜。

（2）叶状绒毛膜 是胎盘的主要结构。晚期囊胚着床于子宫内膜后，滋养细胞表面形成很多突起称为绒毛。绒毛的形成经历 3 个阶段（图 3-4）。①一级绒毛（初级绒毛）：绒毛膜周围长出不规则突起的合体滋养细胞小梁，此期形成细胞中心索，初具绒毛形态。②二级绒毛（次级绒毛）：一级绒毛继续生长，形成间质中心索。③三级绒毛：指胚胎血管长入间质中心索。约在受精后 3 周，当绒毛内血管形成时，建立起胎儿胎盘循环。

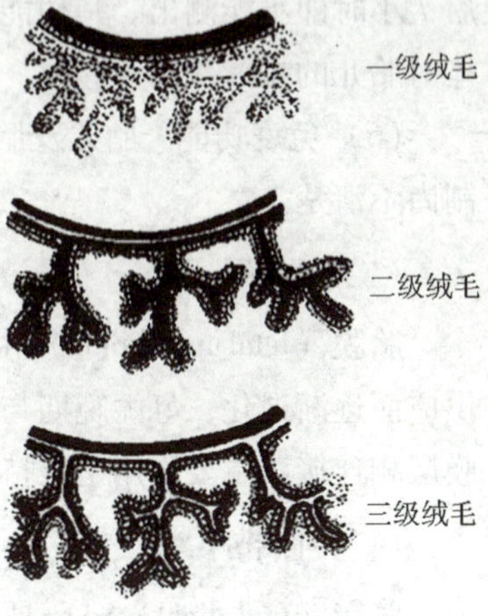


图 3-4 绒毛发育三阶段

在胚胎早期，整个绒毛膜的绒毛发育均匀，后来与底蜕膜接触的绒毛因营养丰富高度发展，称为叶状绒毛膜。胚胎表面部分绒毛因缺乏血液供应而萎缩退化，称为平滑绒毛膜，与羊膜共同组成胎膜。绒毛滋养层合体细胞溶解周围的蜕膜形成绒毛间隙，大部分绒毛游离其中，称为游离绒毛。少数绒毛紧紧附着于蜕膜深部起固定作用，称为固定绒毛。绒毛间隙之间有蜕膜隔将胎盘分成若干胎盘小叶，但蜕膜隔仅达绒毛间隙的 2/3 高度，故绒毛间隙的胎儿侧是相通的。绒毛间隙的底为底蜕膜。

（3）底蜕膜 是构成胎盘的母体部分。底蜕膜的螺旋小动脉和小静脉开口于绒毛间隙，动脉因压力高把血液喷入绒毛间隙，再散向四周，经蜕膜小静脉回流入母体血循环，故绒毛间隙充满母血。绒毛中有毛细血管，胎儿血自脐动脉进入绒毛毛细血管网，与绒毛间隙中的母血进行物质交换后，再经脐静脉返回胎儿体内。由此可见，胎盘有母体和胎儿两套血液循环，两者的血液在各自封闭的管道内循环，互不相混，但可以通过绒毛间隙进行物质交换。

**2. 胎盘的结构** 妊娠足月时，胎盘为圆形或椭圆形盘状，重 450～650g，直径 16～20cm，厚 1～

3cm，中间厚，边缘薄。胎盘分为胎儿面和母体面，胎儿面光滑，呈灰白色，表面为羊膜，中央或稍偏处有脐带附着；母体面粗糙，呈暗红色，蜕膜间隔形成若干浅沟分成母体叶。

**3. 胎盘的功能**

（1）气体交换　$O_2$是维持胎儿生命最重要的物质。在母体和胎儿之间，$O_2$及$CO_2$以简单扩散的方式进行交换，相当于胎儿呼吸系统的功能。

（2）营养物质供应　葡萄糖是胎儿热能的主要来源，胎儿体内的葡萄糖均来自母体，以易化扩散方式通过胎盘。胎血内氨基酸浓度高于母血，以主动转运方式通过胎盘。自由脂肪酸能较快通过胎盘。电解质及维生素多数以主动转运方式通过胎盘。

（3）排出胎儿代谢产物　胎儿的代谢产物如尿酸、尿素、肌酐、肌酸等，经胎盘进入母血，由母体排出体外。

（4）防御功能　胎盘的屏障功能很有限。各种病毒如风疹病毒、巨细胞病毒等易通过胎盘侵袭胎儿；分子量小、对胎儿有害的药物可通过胎盘作用于胎儿，导致胎儿畸形甚至死亡，故妊娠期用药应慎重。母血中 IgG 可通过胎盘。

（5）合成功能　胎盘能合成数种激素和酶，包括人绒毛膜促性腺激素、人胎盘催乳素、雌激素、孕激素、催产素酶和耐热性碱性磷酸酶等。

1）人绒毛膜促性腺激素（hCG）　胚泡一经着床，即开始分泌 hCG，在受精后 10 天左右即可用放射免疫法自母体血清中测出，成为诊断早孕的敏感方法之一。至妊娠第 8～10 周时分泌达高峰，持续 1～2 周后逐渐下降。正常情况下，产后 2 周内消失。其功能主要有：促月经黄体转化成妊娠黄体，维持早期妊娠；促雌激素、孕激素合成；抑制淋巴细胞的刺激作用，以免胚胎被母体淋巴细胞攻击等。

2）人胎盘催乳素（HPL）　于妊娠的第 5～6 周开始分泌，第 39～40 周达高峰，直至分娩。约产后 7 小时即不能测出。其功能主要有：促进乳腺腺泡发育；促进胰岛素合成；利于胎儿发育；抑制母体对胎儿的排斥作用等。

（6）免疫功能　胎儿及胎盘是同种半异体移植物，正常妊娠母体能容受、不排斥胎儿，其具体机制尚不清楚。

### （二）胎膜

胎膜（fetal membrane）由绒毛膜和羊膜组成。胎膜外层为平滑绒毛膜，在发育过程中因缺乏营养供应而逐渐退化，妊娠晚期与羊膜紧贴。胎膜内层为羊膜，为半透明的薄膜，与覆盖胎盘、脐带的羊膜层相连接。主要作用是维持羊膜腔的完整性，对胎儿起到保护作用；在分娩发动上也有一定作用。

### （三）脐带

脐带（umbilical cord）是由胚胎发育过程中的体蒂发展而来，是连接胎儿与胎盘的条束状组织。胚胎及胎儿借助于脐带悬浮于羊水中。脐带一端附着于胎盘的胎儿面，另一端连接于胎儿腹壁脐轮。足月胎儿的脐带长 30～100cm，平均约 55cm，直径 0.8～2.0cm。脐带的表面由羊膜覆盖，内有一条脐静脉和两条脐动脉，血管周围有保护脐血管的胶样组织（华通胶）。胎儿通过脐带血循环与母体进行气体交换、营养物质供应。脐带受压血流受阻时可致胎儿缺氧，甚至危及胎儿生命。

### （四）羊水

羊水（amniotic fluid）为充满羊膜腔内的液体。妊娠早期的羊水是由母体血清经胎膜进入羊膜腔的透析液，妊娠中期以后，胎儿尿液成为羊水的重要来源。胎儿吞咽是羊水吸收的主要方式，保持羊水的动态平衡。随着胚胎的发育，羊水的量逐渐增加，妊娠 38 周时约为 1000ml，此后逐渐减少，妊娠 40 周羊水量约为 800ml。过期妊娠羊水量明显减少，可减少至 300ml 以下。妊娠足月时羊水 pH 值约为

7.20。妊娠早期羊水为无色澄清液体，足月时略混浊。

羊水的功能如下。①保护胎儿：羊膜腔内恒温，适量的羊水对胎儿有缓冲作用，避免胎儿受到挤压，防止胎儿肢体粘连，避免子宫肌壁或胎儿对脐带直接压迫导致胎儿窘迫；临产宫缩时，羊水能使宫缩压力均匀分布，避免胎儿局部受压致胎儿窘迫。胎儿吞咽或吸入羊水可促进胎儿消化道和肺的发育；羊水过少可引起胎儿肺发育不全。②保护母体：减少胎动所致不适感；临产后，前羊膜囊借助楔形水压扩张宫口及阴道；破膜后羊水冲洗阴道，减少感染机会。

## 第二节　胚胎、胎儿的发育及生理特点

### 一、胚胎及胎儿的发育

妊娠10周（受精后8周）内的人胚称为胚胎（embryo），是各主要器官结构完成分化的时期。自妊娠11周起（受精第9周）称为胎儿（fetus），是各器官进一步发育成熟的时期。以4周（一个妊娠月）为一个孕龄单位，描述胚胎、胎儿发育特征如下。

4周末：可以辨认胚盘与体蒂。

8周末：胚胎初具人形，头的大小约占整个胎体的一半。可以分辨出眼、耳、口、鼻，四肢已具雏形。B超可见早期心脏形成并有搏动。

12周末：胎儿身长约9cm，体重约14g，外生殖器已发育，胎儿四肢可活动。

16周末：胎儿身长约16cm，体重约110g，从外生殖器可确定胎儿性别。头皮已长出头发，胎儿已开始出现呼吸运动。皮肤菲薄呈深红色，无皮下脂肪。部分孕妇已能自觉胎动。

20周末：胎儿身长约25cm，体重约320g。临床可听到胎心音，皮肤暗红，出现胎脂，全身覆盖毳毛，并可见有少许头发，已有排尿、吞咽运动。

24周末：胎儿身长约30cm，体重约630g。各脏器均已发育，皮下脂肪开始沉积，因脂肪量不多皮肤仍呈皱缩状，出现睫毛和眉毛。细小气管和肺泡已经发育。

28周末：胎儿身长约35cm，体重约1000g。皮下脂肪沉积不多，皮肤粉红色，可有呼吸运动，但肺泡Ⅱ型细胞中表面活性物质含量低，此期出生者易患特发性呼吸窘迫综合征，若加强护理可以存活。

32周末：胎儿身长约40cm，体重约1700g。面部毳毛已脱落，生活力尚可。出生后注意护理，可以存活。

36周末：胎儿身长约45cm，体重约2500g。皮下脂肪较多，毳毛明显减少，面部皱褶消失。指（趾）甲已达指（趾）端。出生后能啼哭及吸吮，生活力良好，存活率很高。

40周末：胎儿身长约50cm，体重约3400g。皮肤粉红，皮下脂肪多，外观丰满，足底皮肤有纹理。男性睾丸已下降至阴囊内，女性大小阴唇发育良好。出生后哭声响亮，吸吮能力强，能很好存活。

### 二、胎儿生理特点

#### （一）循环系统

胎儿的营养供给和代谢产物排出，均需由脐血管经胎盘、母体来完成。

**1. 解剖学特点**

（1）脐静脉1条　带有来自胎盘氧含量较高、营养较丰富的血液进入胎体，脐静脉的末支为静脉导管。脐静脉生后闭锁为肝圆韧带，脐静脉的末支静脉导管生后闭锁为静脉韧带。

（2）脐动脉2条　带有来自胎儿氧含量较低的混合血，注入胎盘与母血进行物质交换。生后闭锁，

与相连的闭锁的腹下动脉成为腹下韧带。

（3）动脉导管　位于肺动脉与主动脉弓之间，出生后闭锁成为动脉韧带。

（4）卵圆孔　位于左右心房之间，生后数分钟开始关闭，多在出生后 6 个月完全闭锁。

**2. 血循环特点**　来自胎盘的血液进入胎儿体内分 3 支：一支直接入肝，一支与门静脉汇合入肝，此两支血液经肝静脉进入下腔静脉；另一支经静脉导管直接进入下腔静脉。下腔静脉血是混合血，有来自脐静脉含氧量较高的血液，也有来自胎儿下肢及腹部盆腔脏器的静脉血，以前者为主。

卵圆孔位于左右心房之间，其开口处正对下腔静脉入口，下腔静脉进入右心房的血液，绝大部分经卵圆孔进入左心房。上腔静脉进入右心房的血液，流向左心室，随后进入肺动脉。

肺循环阻力较大，肺动脉血液绝大部分经动脉导管流入主动脉，仅约 10% 血液经肺静脉进入左心房。左心房血液进入左心室，继而进入主动脉直至全身后，经腹下动脉再经脐动脉进入胎盘，与母血进行交换。

可见胎儿体内无纯动脉血，而是动静脉混合血。进入肝、心、头部及上肢的血液含氧量较高及营养较丰富以适应需要。注入肺及身体下半部的血液含氧量及营养较少。

胎儿出生后开始自主呼吸，肺循环建立，胎盘循环停止。

### （二）血液系统

**1. 红细胞生成**　妊娠早期红细胞生成主要来自卵黄囊。于妊娠 10 周肝是主要生成器官，以后脾、骨髓逐渐有造血功能。妊娠足月时至少 90% 的红细胞是由骨髓生成的。于妊娠 32 周红细胞生成素大量产生，故妊娠 32 周以后的早产儿及妊娠足月儿的红细胞数均增多，约为 $6.0\times10^{12}$/L。胎儿红细胞的生命周期短，约 90 天，需不断生成红细胞。

**2. 血红蛋白生成**　血红蛋白在原红细胞、幼红细胞和网织红细胞内合成，包括原始血红蛋白、胎儿血红蛋白和成人血红蛋白。在妊娠前半期均为胎儿血红蛋白，至妊娠最后 4～6 周，成人血红蛋白增多，至临产时胎儿血红蛋白仅占 25%。

**3. 白细胞生成**　妊娠 8 周以后，胎儿血循环出现粒细胞。于妊娠 12 周胸腺、脾产生淋巴细胞，成为体内抗体的主要来源，构成防止病原菌感染及对抗外来抗原的又一道防线。妊娠足月时白细胞计数可达（15～20）$\times10^9$/L。

### （三）呼吸系统

母儿血液在胎盘进行气体交换。胎儿出生前需具备呼吸道（包括气管直至肺泡）、肺循环及呼吸肌的发育。B 超于妊娠 11 周可见胎儿胸壁运动，妊娠 16 周时出现能使羊水进出呼吸道的呼吸运动，具有使肺泡扩张及生长的作用，呼吸运动次数为 30～70 次/分，时快时慢，有时也很平稳。若出现胎儿窘迫时，可出现大喘息样呼吸。

### （四）消化系统

**1. 胃肠道**　妊娠 11 周时小肠有蠕动，至妊娠 16 周胃肠功能基本建立，胎儿能吞咽羊水，吸收水分、氨基酸、葡萄糖及其他可溶性营养物质，同时能排出尿液控制羊水量。

**2. 肝**　胎儿肝内缺乏许多酶，不能结合因红细胞产生的大量游离胆红素。胆红素主要经过胎盘由母体肝脏代谢后排出体外。仅有小部分在胎儿肝内结合，通过胆道氧化成胆绿素排出肠道。胆绿素的降解产物使胎粪呈黑绿色。

### （五）泌尿系统

妊娠 11～14 周时胎儿肾已有排尿功能，于妊娠 14 周胎儿膀胱内已有尿液，羊水的重要来源是胎儿尿液。

**（六）内分泌系统**

胎儿甲状腺于妊娠第6周开始发育，是胎儿第一个发育的内分泌腺。妊娠10～12周已能合成甲状腺激素。胎儿肾上腺发育良好，其重量与胎儿体重之比明显超过成人，胎儿肾上腺皮质主要由胎儿带组成，能产生大量甾体激素，与胎儿肝、胎盘、母体共同完成雌三醇的合成。因此，孕妇测定血、尿雌三醇已成为临床上了解胎儿、胎盘功能常用的有效方法。妊娠12周胎儿胰腺分泌胰岛素。

**（七）生殖系统及性腺分化发育**

男性胎儿睾丸开始发育较早，约在妊娠第9周分化发育，至妊娠14～18周形成细精管。有睾丸后刺激间质细胞分泌睾酮，促使中肾管发育，支持细胞产生副中肾管抑制物质，副中肾管退化。外阴部5α－还原酶使睾酮衍化为二氢睾酮，外生殖器向男性分化发育。睾丸于临产前降至阴囊内。

女性胎儿卵巢开始发育较晚，在妊娠11～12周分化发育，缺乏副中肾管抑制物质使副中肾管系统发育，形成阴道、子宫、输卵管。外阴部缺乏5α－还原酶，外生殖器向女性分化发育。

**（八）神经系统**

胎儿大脑随妊娠进展逐渐发育长大，胚胎期脊髓已长满椎管，随后生长变缓。妊娠6个月脑脊髓和脑干神经根的髓鞘开始形成，但主要发生在出生后1年内。妊娠中期胎儿内、外及中耳已形成，妊娠24～26周胎儿已能听见一些声音。妊娠28周胎儿眼开始出现对光反应，对形象及色彩的视觉出生后才逐渐形成。

## 第三节　妊娠期母体的变化

为适应胚胎、胎儿生长发育的需要，在胎盘产生的激素参与和神经内分泌的影响下，孕妇体内各系统发生一系列适应性的变化。了解妊娠期母体变化，有助于做好孕期保健工作，对患器质性疾病的孕妇，应根据妊娠期发生的变化，考虑能否承受妊娠，从而为防止病情恶化尽早采取积极措施。

### 一、生理变化

**（一）生殖系统**

**1. 子宫**　妊娠期子宫的重要功能是孕育胚胎及胎儿，同时在分娩过程中起到重要的作用，是妊娠期及分娩后变化最大的器官。

（1）宫体　逐渐增大变软。子宫由非孕时（7～8）cm×（4～5）cm×（2～3）cm增大至妊娠足月时35cm×25cm×22cm。妊娠早期子宫略呈球形且不对称，妊娠12周后增大子宫逐渐均匀并超出盆腔，在耻骨联合上方可触及。妊娠晚期子宫略右旋，与乙状结肠在盆腔左侧占据有关。

宫腔容量非孕时约5ml，至妊娠足月子宫内容物约5000ml，增加约数百倍至1000倍。子宫重量非孕时约50g，至妊娠足月约1100g，增加近20倍，主要是子宫肌细胞肥大，胞浆内充满有收缩性能的肌动蛋白和肌浆球蛋白，为临产后子宫阵缩提供物质基础。子宫肌壁厚度非孕时约1cm，至妊娠中期逐渐增厚达2.0～2.5cm，至妊娠末期又逐渐变薄，妊娠足月厚度为1.0～1.5cm或更薄。子宫各部增长速度：宫底于妊娠后期增长最快，宫体含肌纤维最多，子宫下段次之，宫颈最少，以适应临产后子宫阵缩由宫底向下递减，促始胎儿娩出。

**看一看**

**Braxton Hicks 收缩**

自妊娠12～14周起，子宫出现不规律无痛性收缩，可由腹部检查触知，孕妇有时也能感觉到。

随着子宫的增大和胎儿的发育，子宫的循环血量逐渐增加。妊娠足月时子宫血流量为450～650ml/min，比非孕时增加4～6倍，80%～85%供应胎盘。宫缩时子宫血流量明显减少。

（2）子宫峡部　位于宫体与宫颈之间最狭窄部位。非孕时长约1cm，妊娠后变软。妊娠12周后，子宫峡部逐渐伸展拉长变薄，扩展成宫腔一部分，临产后伸展至7～10cm，成为产道一部分，此时称为子宫下段。

（3）宫颈　妊娠早期宫颈黏膜充血及组织水肿，致使肥大、紫蓝色及变软。宫颈管内腺体肥大，宫颈黏液增多，形成黏稠的黏液栓，有保护宫腔免受外来感染侵袭的作用。接近临产时，宫颈管变短并出现轻度扩张。

**2. 卵巢**　妊娠期略增大，排卵和新卵泡发育均停止。在孕妇的卵巢中一般仅能发现一个妊娠黄体，于妊娠6～7周前产生雌激素及孕激素，以维持妊娠继续。黄体功能约于妊娠10周后由胎盘取代，黄体开始萎缩。

**3. 输卵管**　妊娠期输卵管伸长，但肌层并不增厚。黏膜层上皮细胞稍扁平，在基质中可见蜕膜细胞。有时黏膜呈蜕膜样改变。

**4. 阴道**　妊娠期黏膜变软，水肿充血呈紫蓝色。皱襞增多，伸展性增加。阴道脱落细胞及分泌物增多呈白色糊状。阴道上皮细胞含糖原增加，乳酸含量增多，使阴道pH值降低，不利于致病菌生长，有利于防止感染。

**5. 外阴**　妊娠期外阴部充血，皮肤增厚，大小阴唇色素沉着，大阴唇内血管增多及结缔组织松软，故伸展性增加。小阴唇皮脂腺分泌增多。

### （二）乳房变化

乳房于妊娠早期开始增大，充血明显。孕妇自觉乳房发胀或偶有触痛及麻刺感，随着乳腺增大，皮肤下的浅静脉明显可见。随着乳腺腺泡增生导致乳腺增大并出现结节。乳头增大变黑，更易勃起。乳晕颜色加深，其外围的皮脂腺肥大形成散在的结节状隆起，称为蒙氏结节（Montgomery's tubercles）。

于妊娠末期，尤其在接近分娩期挤压乳房时，可有数滴淡黄色稀薄液体溢出称为初乳（colostrum）。妊娠期间虽有大量多种激素参与乳腺发育，做好泌乳准备，但妊娠期间并无乳汁分泌，可能与大量雌、孕激素抑制乳汁生成有关。分泌乳汁需在分娩后新生儿吸吮乳头时开始。

### （三）循环系统的变化

**1. 心脏**　妊娠后期因膈肌升高，心脏向左上方移位更贴近胸壁，心尖搏动左移1～2cm，心浊音界稍扩大。心脏移位使大血管轻度扭曲，加之血流量增加及血流速度加快，在多数孕妇的心尖区可听及Ⅰ～Ⅱ级柔和吹风样收缩期杂音，产后逐渐消失。心脏血容量至妊娠末期约增加10%，心率于妊娠晚期休息时每分钟增加10～15次。心电图因心脏左移出现电轴轻微左偏。

**2. 心搏出量**　心搏出量增加对维持胎儿生长发育极为重要。心搏出量自妊娠10周逐渐增加，至妊娠32～34周达高峰，持续此水平至分娩。孕妇心搏出量对活动的反应较未孕妇女明显。临产后在第二产程心排血量显著增加。如孕妇合并心脏病，在妊娠期和分娩期易发生心力衰竭。

**3. 血压**　在妊娠早期及中期血压偏低，在妊娠24～26周后血压轻度升高。一般收缩压无变化，舒张压因外周血管扩张、血液稀释及胎盘形成动静脉短路而轻度降低，使脉压稍增大。孕妇体位影响血压，坐位稍高于仰卧位。若孕妇长时间处于仰卧位姿势，能引起回心血量减少，心排血量随之减少使血压下降，称为仰卧位低血压综合征。侧卧位能解除子宫压迫，改善静脉回流。

**4. 静脉压**　主要影响下肢静脉压，系因妊娠后盆腔血液回流至下腔静脉血量增加，增大子宫压迫下腔静脉使血液回流受阻。由于下肢、外阴及直肠静脉压增高，加之妊娠期静脉壁扩张，孕妇易发生下肢、外阴静脉曲张和痔。

### （四）血容量及血液成分的改变

**1. 血容量**　循环血容量于妊娠6～8周开始增加，至妊娠32～34周达高峰，增加40%～45%，平均增加1450ml，维持此水平直至分娩。血浆增加多于红细胞增加，血浆平均增加1000ml，红细胞平均增加450ml，出现血液稀释。

**2. 血液成分**

（1）红细胞　妊娠期骨髓不断产生红细胞，网织红细胞轻度增多。由于血液稀释，红细胞计数约为$3.6\times10^{12}/L$（非孕妇女约为$4.2\times10^{12}/L$），血红蛋白约为110g/L（非孕妇女为130g/L），血红细胞比容0.31～0.34（非孕妇女为0.38～0.47）。孕妇储备铁约0.5g，为适应红细胞增加和胎儿生长及孕妇各器官生理变化的需要容易缺铁，应在妊娠中、晚期开始补充铁剂，以防缺铁性贫血。

（2）白细胞　从妊娠7～8周开始轻度增加，至妊娠30周达高峰，为$(5\sim12)\times10^{9}/L$，有时可达$15\times10^{9}/L$［非孕妇女为$(5\sim8)\times10^{9}/L$］，主要为中性粒细胞增多，而单核细胞和嗜酸粒细胞几乎无改变。

（3）凝血因子　妊娠期血液处于高凝状态。因子Ⅱ、Ⅴ、Ⅶ、Ⅷ、Ⅸ、Ⅹ增加，仅因子Ⅺ、ⅩⅢ降低。使血液处于高凝状态，产后胎盘剥离面血管内迅速形成血栓，有利于预防产后出血。

（4）血浆蛋白　由于血液稀释，妊娠早期开始降低，至妊娠中期血浆蛋白为60～65g/L，主要是白蛋白减少，约为35g/L，以后持续此水平直至分娩。

### （五）泌尿系统的变化

由于孕妇及胎儿代谢产物增多，肾脏负担加重。妊娠期肾脏略增大，肾血浆流量（RPF）及肾小球滤过率（GFR）于妊娠早期均增加，整个妊娠期间维持高水平，RPF比非孕时约增加35%，GFR约增加50%。RPF与GFR均受体位影响，孕妇仰卧位尿量增加，故夜尿量多于日尿量。代谢产物尿素、肌酐等排泄增多，其血中浓度则低于非孕妇女。由于GFR增加，肾小管对葡萄糖再吸收能力不能相应增加，约15%孕妇饭后出现糖尿。

受孕激素影响，泌尿系统平滑肌张力降低。自妊娠中期肾盂及输尿管轻度扩张，输尿管增粗及蠕动减弱，尿流缓慢，且右侧输尿管受右旋妊娠子宫压迫和输尿管有尿液逆流现象，可致肾盂积水，孕妇易患急性肾盂肾炎，以右侧多见。

**练一练**

妊娠期泌尿系统的生理变化，正确的是（　）

A. 妊娠期肾小球滤过率增加
B. 无糖尿出现
C. 对葡萄糖及钠盐重吸收能力增加
D. 输尿管张力增加
E. 易发生肾盂肾炎，以左侧多见

答案解析

### （六）呼吸系统的变化

妊娠期胸廓改变主要表现为横径加宽，周径加大，横膈上升，呼吸时膈肌幅度增加。孕妇耗氧量于妊娠中期增加10%～20%，而肺通气量约增加40%，有过度通气现象，有利于供给孕妇及胎儿所需的氧，通过胎盘排出胎儿血中的二氧化碳。于妊娠晚期子宫增大，膈肌活动幅度减少，胸廓活动加大，以胸式呼吸为主，气体交换保持不减。呼吸次数于妊娠期变化不大，不超过20次/分，但呼吸较深。妊娠后期因横膈上升，平卧后有呼吸困难感，睡眠时稍垫高头部可减轻症状，上呼吸道（鼻、咽、气管）黏膜增厚，轻度充血、水肿，易发生上呼吸道感染。

看一看

**妊娠期肺功能的变化**

肺活量无明显改变；通气量每分钟约增加40%，潮气量约增加39%；残气量约减少20%；肺泡换气量约增加65%。

**（七）消化系统的变化**

妊娠期牙龈受大量雌激素影响而肥厚，容易充血、水肿，易致牙龈出血、牙齿松动及龋齿。妊娠期胃肠平滑肌张力降低，贲门括约肌松弛，胃内酸性内容物逆流至食管下部产生胃烧灼感。胃液中游离盐酸及胃蛋白酶分泌减少。胃排空时间延长，易出现上腹部饱满感，孕妇应防止饱餐。肠蠕动减弱，粪便在大肠停留时间延长出现便秘，常引起痔疮或使原有痔疮加重。

肝脏未见明显增大，肝功能无明显改变。胆囊排空时间延长，胆道平滑肌松弛，胆汁稍黏稠使胆汁淤积。妊娠期间容易诱发胆石症。

**（八）皮肤的变化**

孕妇腺垂体分泌促黑素细胞激素增加，增多的雌、孕激素有黑色素细胞刺激效应，使黑色素增加，导致孕妇乳头、乳晕、腹白线、外阴等处出现色素沉着。色素沉着于颧颊部并累及眶周、前额、上唇和鼻部，边缘较明显，呈蝶状褐色斑，习称妊娠黄褐斑，于产后自行消退。随妊娠子宫的逐渐增大和肾上腺皮质于妊娠期间分泌糖皮质激素增多，该激素分解弹力纤维蛋白，使弹力纤维变性，加之孕妇腹壁皮肤张力加大，使皮肤的弹力纤维断裂，呈多量紫色或淡红色不规律平行略凹陷的条纹，称为妊娠纹，见于初产妇。旧妊娠纹呈银色光亮，见于经产妇。

**（九）内分泌系统的变化**

**1. 垂体** 妊娠期垂体稍增大，尤其在妊娠末期，腺垂体增生肥大明显。嗜酸细胞肥大增多，形成“妊娠细胞”。

（1）促性腺激素 在妊娠早期，胎盘分泌大量雌、孕激素，对下丘脑及腺垂体负反馈作用，使FSH及LH分泌减少，故妊娠期间卵巢内的卵泡不再发育成熟，也无排卵。

（2）催乳素 从妊娠7周开始增多，随妊娠进展逐渐增量，妊娠足月分娩前达高峰约150μg/L，为非孕妇女的10倍。催乳素有促进乳腺发育的作用，为产后泌乳做准备。

**2. 肾上腺皮质** 妊娠期雌激素大量增加，使中层束状带分泌皮质醇增加多3倍，起活性作用的游离皮质醇仅为10%，故孕妇无肾上腺皮质功能亢进表现。外层球状带分泌醛固酮于妊娠期增多4倍，其活性作用的游离醛固酮仅为30%～40%，不致引起水钠潴留。内层网状带分泌睾酮增加，孕妇阴毛腋毛增多、增粗。

**3. 甲状腺** 妊娠期由于腺组织增生和血管增多，甲状腺呈中度增大。大量雌激素使肝脏产生甲状腺结合球蛋白增加2～3倍。血中甲状腺激素虽增多，但游离甲状腺激素并未增多，孕妇无甲状腺功能亢进表现。孕妇与胎儿体内促甲状腺激素（TSH）均不能通过胎盘，各自负责自身甲状腺功能的调节。

**4. 甲状旁腺** 妊娠早期，孕妇血浆甲状腺素水平降低，随妊娠进展，血容量和肾小球滤过率的增加以及钙的胎儿运输，导致孕妇钙浓度的缓慢降低，造成甲状腺素在妊娠中晚期逐渐升高。

**（十）新陈代谢的变化**

**1. 基础代谢率** 于妊娠早期稍下降，于妊娠中期渐增高，至妊娠晚期可增高15%～20%。

**2. 体重**　妊娠12周前体重无明显变化。妊娠13周起体重平均每周增加350g。直至妊娠足月时体重平均增加12.5kg。

**3. 糖类代谢**　妊娠期胰岛功能旺盛，分泌胰岛素增多，使血中胰岛素增加，故孕妇空腹血糖值稍低于非孕妇女，糖耐量试验血糖增高幅度大且恢复延迟。以致于妊娠期间注射胰岛素后降低血糖效果不如非孕妇女，提示靶细胞有拮抗胰岛素功能或因胎盘产生胰岛素酶破坏胰岛素，故妊娠期间胰岛素需要量增多。

**4. 脂肪代谢**　妊娠期肠道吸收脂肪的能力增强，血脂增高，脂肪能较多积存。妊娠期能量消耗多，糖原储备减少。遇能量消耗过多时，体内动用大量脂肪使血中酮体增加发生酮血症。孕妇尿中出现酮体多见于妊娠剧吐，或产妇因产程过长、能量过度消耗使糖原储备量相对减少时。

**5. 蛋白质代谢**　孕妇对蛋白质的需要量增加，呈正氮平衡状态。孕妇体内储备的蛋白质，除供给胎儿生长发育及子宫、乳房增大的需要外，还为分娩期消耗做准备。若蛋白质储备不足，可致水肿。

**6. 矿物质代谢**　胎儿生长发育需要大量钙，足月妊娠的胎儿体内含钙30g，绝大部分是妊娠最后3个月内积累，至少应于妊娠最后3个月补充维生素D及钙，以提高血钙值。孕妇储存铁量多不足，有指征时需额外补充铁剂，以满足胎儿生长和孕妇的需要。

#### （十一）骨骼、关节及韧带的变化

骨质在妊娠期间通常无改变，仅在妊娠次数过多、过密又不注意补充维生素D及钙时，能引起骨质疏松症。部分孕妇自觉腰骶部及肢体疼痛不适，可能与松弛素使骨盆韧带及椎骨间的关节、韧带松弛有关。妊娠晚期孕妇重心向前移，为保持身体平衡，孕妇头部与肩部应向后仰，腰部向前挺，形成典型的孕妇姿势。

### 二、心理变化

孕妇及家庭成员的心理会随着妊娠的进展而有不同的变化。虽然妊娠是一种自然的生理现象，但对女性而言，仍是一生中最重要、最具挑战的事件，是家庭生活的转折点，因此会伴随不同的压力和焦虑。因此，准父母的心理及社会方面需要重新适应和调整。女性对妊娠的态度取决于她成长的环境、成年时所处的社会和文化环境，另外影响妇女及其丈夫对妊娠的态度的因素还有文化背景、个人经历及朋友和亲属的态度。

妊娠期良好的心理适应有助于产后亲子关系的建立及母亲角色的完善。护理人员应给予适当的护理照顾，使孕妇及家庭能妥当地调适，迎接新生命的来临。

## 第四节　妊娠诊断

临床上将妊娠全过程（平均40周）分为3个时期：妊娠13周末以前称为早期妊娠（first trimester），第14～27周末称为中期妊娠（second trimester），28周及以后称为晚期妊娠（third trimester）。

### 一、早期妊娠诊断

#### （一）临床表现

**1. 停经**　生育年龄有性生活史的健康妇女，平时月经周期规律，一旦出现月经过期10天以上应首先考虑妊娠的可能。若停经达2个月，妊娠的可能性更大。停经是妊娠最早也是最重要的症状，但并

不是妊娠的特有症状，服用避孕药物、精神、环境因素也可引起闭经，应予以鉴别。

**2. 早孕反应** 在停经6周左右出现畏寒、头晕、乏力、嗜睡、流涎、食欲不振、喜食酸物或厌恶油腻、恶心、晨起呕吐等一系列症状，称为早孕反应。可能与体内hCG增多、胃酸分泌减少及胃排空时间延长有关。早孕反应一般于妊娠12周左右自行消失。

**3. 尿频** 于妊娠早期出现，增大的子宫在盆腔内压迫膀胱所致，当子宫逐渐增大超出盆腔后，尿频症状自然消失。

**4. 乳房变化** 孕妇自觉乳房轻度胀痛、乳头刺痛，查体可见乳房逐渐增大，乳头及乳晕着色加深，乳晕周围出现深褐色蒙氏结节。哺乳妇女妊娠后乳汁明显减少。

**5. 妇科检查** 见阴道黏膜和宫颈充血呈紫蓝色。妊娠6~8周，双合诊检查子宫峡部极软，感觉宫颈与宫体之间似不相连，称为黑加征（Hegar sign），是早期妊娠特有的变化。子宫增大变软，妊娠8周时子宫约为非孕时的2倍，妊娠12周时约为非孕时的3倍，可在耻骨联合上方触及。

### （二）辅助检查

**1. 妊娠试验** 利用孕卵着床后滋养细胞分泌hCG，妊娠后7~9天可用放射免疫法测定孕妇血β-hCG诊断早孕。临床上多用早早孕诊断试纸法检测孕妇尿液，若为阳性，在白色显示区上下呈现两条红色线，表明受检者尿中含hCG，结合临床表现可诊断早期妊娠。

**2. 超声检查**

（1）B超检查 是诊断早期妊娠快速、准确的方法，可排除异位妊娠、滋养细胞疾病、盆腔肿块等。阴道超声较腹部超声诊断早孕可提前1周。最早在停经4~5周时，子宫内出现圆形或椭圆形的妊娠囊；妊娠6周时，在妊娠囊内见到胚芽或原始的胎心搏动，可确诊为早期妊娠、活胎。

（2）超声多普勒法 在增大的子宫区内，用超声多普勒仪能听到有节律、单一高调的胎心音，胎心率多在150~160次/分，可确诊为早期妊娠、活胎。

**3. 宫颈黏液检查** 宫颈黏液量少、黏稠，涂片干燥后光镜下见到排列成行的椭圆体，这种结晶可见于黄体期，也可见于妊娠期。若黄体期宫颈黏液稀薄，涂片干燥后光镜下出现羊齿植物叶状结晶，基本能排除早期妊娠。

**4. 基础体温测定** 双相型体温的已婚妇女，如出现高温相持续18天不见下降，早孕的可能性大。高温持续3周以上，早期妊娠的可能性大，但基础体温曲线不能反映胚胎的发育情况。

应根据病史、临床检查及辅助检查，作出早期妊娠的诊断。确诊早孕不应单纯依靠妊娠试验阳性。对临床表现不典型者，更应注意与卵巢囊肿、子宫肌瘤、尿潴留及假孕等相鉴别。

## 二、中、晚期妊娠诊断

中、晚期妊娠是胎儿生长和各器官发育成熟的重要时期，主要是判断胎儿生长发育情况、宫内状况和发现胎儿畸形。

### （一）临床表现

有早期妊娠的经过，且腹部明显增大，可感觉到胎动等。

**1. 子宫增大** 随着妊娠进展，子宫逐渐增大。手测子宫底高度或尺测耻上子宫高度，可以判断子宫大小与妊娠周数是否相符。增长过度或过缓均可能为异常（表3-1）。

表 3-1　不同妊娠周数的子宫底高度及子宫长度

| 妊娠周数 | 手测子宫底高度 | 尺测子宫长度（cm） |
|---|---|---|
| 12 周末 | 耻骨联合上 2~3 横指 | |
| 16 周末 | 脐耻之间 | |
| 20 周末 | 脐下 1 横指 | 18（15.3~21.4） |
| 24 周末 | 脐上 1 横指 | 24（22.0~25.1） |
| 28 周末 | 脐上 3 横指 | 26（22.4~29.0） |
| 32 周末 | 脐与剑突之间 | 29（25.3~32.0） |
| 36 周末 | 剑突下 2 横指 | 32（29.8~34.5） |
| 40 周末 | 脐与剑突之间或略高 | 33（30.0~35.3） |

**2. 胎动**　胎儿的身体活动，因冲击子宫壁而使孕妇感觉到，有时在腹部检查可以看到或触到的胎动。孕妇于妊娠 18~20 周时开始自觉有胎动，妊娠 28 周以后，正常胎动次数≥10 次/2 小时。胎动随孕龄增加逐渐活跃，妊娠 32~34 周达高峰，至妊娠 38 周后胎动逐渐减少。腹壁薄且松弛的孕妇，经腹壁可见胎动。

**3. 胎心音**　妊娠 18~20 周，用听诊器在孕妇腹壁可以听到胎心音，呈双音，第一音与第二音相接近，如钟表的“滴答”声，速度较快，每分钟 110~160 次。妊娠 24 周以前，胎心音多在脐下正中或稍偏左或右听到。妊娠 24 周以后，胎心音多在胎儿背侧听得最清楚。注意需与子宫杂音、腹主动脉音及脐带杂音相鉴别。

**4. 胎体**　妊娠 20 周以后，经腹壁可以触及子宫内的胎体，妊娠 24 周以后，触诊可以区分胎头、胎臀、胎背及胎儿四肢。胎头圆而硬，有浮球感；胎臀软而宽形状不规则；胎背平坦饱满，进一步判断胎产式、胎先露和胎方位。

### （二）辅助检查

**1. 超声检查**　B 超不仅能显示胎儿数目、胎产式、胎先露、胎方位、胎心搏动、胎盘位置及分级、羊水量、胎儿有无畸形，且能测定胎头双顶径，观察胎儿有无体表畸形。

**2. 胎儿心电图**　目前国内常用间接法检测胎儿心电图，通常于妊娠 12 周以后显示较规律的图形，于妊娠 20 周后的成功率更高，不常用。

## 三、胎产式、胎先露、胎方位

胎儿在子宫内的姿势，简称胎势（fetal attitude）。妊娠 28 周以前，由于羊水相对较多，胎儿小，胎儿在子宫内活动范围较大，胎儿位置不固定。妊娠 32 周后，胎儿生长迅速，羊水相对减少，胎儿与子宫壁贴近，胎儿的姿势和位置相对恒定。表现为：胎头俯屈，颏部贴近胸壁，脊柱略前弯，四肢屈曲交叉于胸腹前，其体积和体表面积均明显缩小，整个胎体成为头端小、臀端大的椭圆形，以适应妊娠晚期子宫椭圆形的形状。

由于胎儿在子宫内的位置和姿势的不同，因此有不同的胎产式、胎先露和胎方位。尽早确定胎儿在子宫内的位置非常重要，以便及时纠正异常胎位。

### （一）胎产式

胎儿身体纵轴与母体身体纵轴之间的关系称为胎产式（fetal lie）。两轴平行者称为纵产式（longitudinal lie），占妊娠足月分娩总数的 99.75%。两轴垂直者称为横产式（transverse lie），仅占妊娠足月分娩总数的 0.25%。两轴交叉者称为斜产式，是暂时的，在分娩过程中多转为纵产式，偶尔转为横产式（图 3-5）。

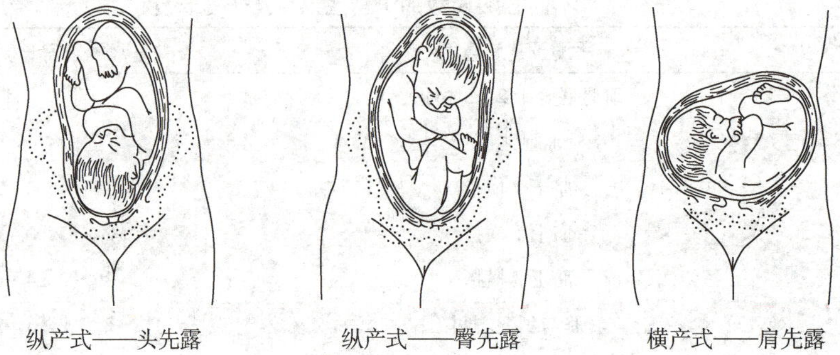


图3-5 胎产式

### （二）胎先露

最先进入骨盆入口的胎儿部分称为胎先露（fetal presentation）。纵产式有头先露、臀先露，横产式为肩先露。根据胎头屈伸程度，头先露分为枕先露、前囟先露、额先露及面先露（图3-6）。臀先露分为混合臀先露、单臀先露、单足先露、双足先露和膝先露（图3-7）。横产式时最先进入骨盆的是胎儿肩部，为肩先露。偶见胎头先露或臀先露与胎手或胎足同时入盆，称为复合先露。

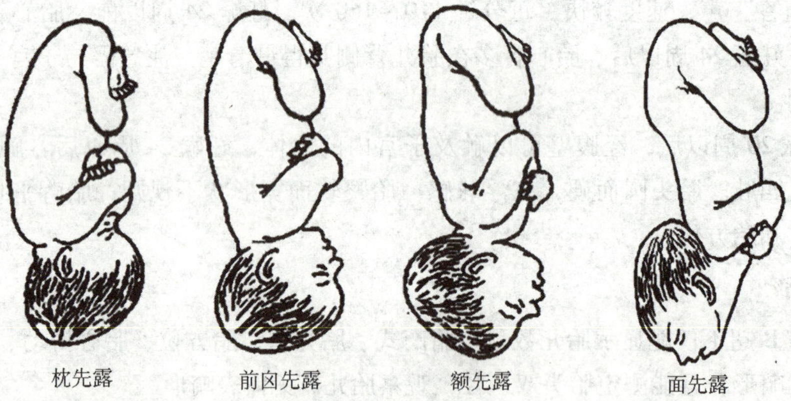


图3-6 头先露的种类

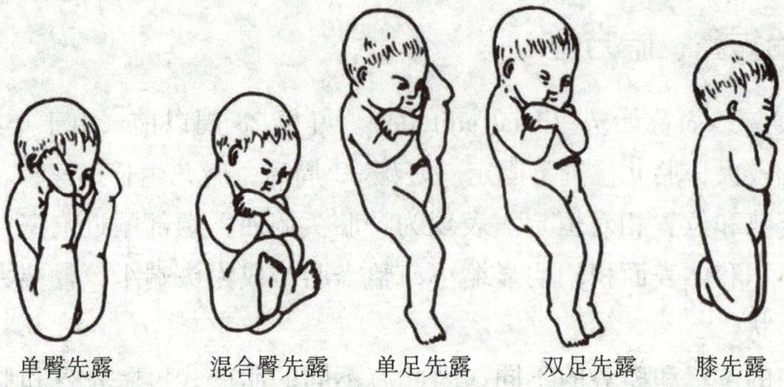


图3-7 臀先露的种类

### （三）胎方位

胎儿先露部的指示点与母体骨盆的关系称为胎方位（fetal position）。枕先露以枕骨、面先露以颏骨、臀先露以骶骨、肩先露以肩胛骨为指示点。每个指示点与母体骨盆入口左、右、前、后、横的位置关系构成不同胎方位（图3-8）。头先露、臀先露有6种胎方位，肩先露有4种胎方位。如枕先露时，胎头枕骨位于母体骨盆的左前方，应为枕左前位，余类推。

- 纵产式（99.75%）
  - 头先露（95.75%～97.75%）
    - 枕先露（95.55%～97.55%）
      - 枕左前（LOA）、枕左横（LOT）、枕左后（LOP）
      - 枕右前（ROA）、枕右横（ROT）、枕右后（ROP）
    - 面先露（0.2%）
      - 颏左前（LMA）、颏左横（LMT）、颏左后（LMP）
      - 颏右前（RMA）、颏右横（RMT）、颏右后（RMP）
  - 臀先露（2%～4%）
    - 骶左前（LSA）、骶左横（LST）、骶左后（LSP）
    - 骶右前（RSA）、骶右横（RST）、骶右后（RSP）
- 横产式——肩先露（0.25%）（0.25%）
  - 肩左前（LScA）、肩左后（LScP）
  - 肩右前（RScA）、肩右后（RScP）

**图 3－8　胎产式、胎先露和胎方位的关系及种类**

## 第五节　妊娠期护理管理

妊娠期管理主要包括产前检查和孕期保健，包括对孕妇进行规范的产前检查，健康教育与指导、胎儿健康的监护与评估、孕期营养及体重管理、用药指导等。

围产期是指产前、产时和产后的一段时间。国内采用围产期Ⅰ来计算围产期死亡率等相关的统计指标。

**看一看**

**国际上对围产期的规定**

围产期Ⅰ：从妊娠满 28 周（即胎儿体重≥1000g 或身长≥35cm）至产后 1 周。

围产期Ⅱ：从妊娠满 20 周（即胎儿体重≥500g 或身长≥25cm）至产后 4 周。

围产期Ⅲ：从妊娠满 28 周至产后 4 周。

围产期Ⅳ：从胚胎形成至产后 1 周。

通过规范的产前检查，收集完整的病史资料和体格检查，可明确孕妇和胎儿的健康状况，及早发现并治疗妊娠合并症和并发症，及时纠正胎位异常，及早发现胎儿发育异常，为孕妇提供连续的整体护理，初步确定分娩方案。

首次产前检查的时间是从确定早孕时开始。根据我国《孕前和孕期保健指南（2018 年）》，目前推荐产前检查的次数是：妊娠 $6 \sim 13^{+6}$ 周、$14 \sim 19^{+6}$ 周、$20 \sim 23^{+6}$ 周、$24 \sim 27^{+6}$ 周、$28 \sim 31^{+6}$ 周、$32 \sim 36^{+6}$ 周各查一次；37～41 周则每周查一次。凡属高危妊娠者，应酌情增加产前检查次数。

### 【护理评估】

#### （一）健康史

**1. 年龄**　年龄过小容易发生难产；年龄过大，尤其是 35 岁以上的高龄初产妇，容易并发妊娠期高血压疾病、产力异常等。

**2. 职业**　放射线能诱发基因突变，造成染色体异常。因此，妊娠早期接触放射线者，可造成流产、胎儿畸形。如有铅、汞、苯、有机磷农药及一氧化碳中毒等，均可引起胎儿畸形。

**3. 本次妊娠经过**　了解本次妊娠早孕反应出现的时间、严重程度，有无病毒感染史及用药情况，胎动开始时间，妊娠过程中有无阴道流血、头痛、心悸、气短、下肢水肿等症状。

**4. 推算预产期（expected date of confinement，EDC）**　推算方法是按末次月经（last menstrual period，LMP）第一日算起，月份减 3 或加 9，日期加 7。如孕妇记不清末次月经的日期或哺乳期尚未转经而受孕者，可根据早孕反应开始出现时间、胎动开始时间、手测宫底高度、尺测子宫长度和B超测得胎头双顶径值推算出预产期。

**5. 月经史及既往孕产史** 询问月经初潮的年龄、月经周期和月经持续时间。了解既往有无孕产史及其分娩方式，有无流产、早产、难产、死胎、死产、产后出血史。

**6. 既往史及手术史** 重点了解有无高血压、心脏病、糖尿病、肝肾疾病、血液病、传染病（如结核病）等，注意其发病时间和治疗情况，有无手术史及手术名称。

**7. 家族史** 询问家族中有无高血压、糖尿病等病史。

**8. 配偶情况** 了解孕妇的配偶有无烟、酒嗜好及遗传性疾病等。

### （二）身体评估

全身检查包括观察孕妇发育、营养、精神状态、身高及步态，身材矮小（<145cm）者常伴有骨盆狭窄；检查心肺有无异常；检查脊柱及下肢有无畸形；检查乳房发育情况、乳头大小及有无乳头凹陷；测量血压和体重，正常孕妇不应超过140/90mmHg；妊娠晚期体重每周增加不应超过500g，超过者应注意水肿或隐性水肿的发生。

产科检查包括腹部检查、骨盆测量和阴道检查等。检查前先告知孕妇检查的目的、步骤，检查时动作尽可能轻柔，以取得合作。

**1. 腹部检查** 排尿后，孕妇仰卧于检查床上，头部稍抬高，露出腹部，双腿略屈曲分开，放松腹肌。检查者站在孕妇右侧。

（1）视诊 注意腹形及大小，腹部有无妊娠纹、手术瘢痕和水肿。腹部过大、宫底过高者，应考虑双胎、羊水过多、巨大儿的可能；腹部过小、子宫底过低者，应考虑胎儿生长受限、孕周推算错误等；如孕妇腹部向前突出（尖腹，多见于初产妇）或向下悬垂（悬垂腹，多见于经产妇），应考虑有骨盆狭窄的可能，腹部两侧向外膨出伴宫底位置较低者，胎儿可能是肩先露。

（2）触诊 注意腹壁肌肉的紧张度，有无腹直肌分离，注意羊水量的多少及子宫肌的敏感度。用软尺测子宫长度及腹围，子宫长度是指从宫底到耻骨联合上端的距离，腹围是指绕脐一周的数值。用四步触诊法（four maneuvers of Leopold）检查子宫大小、胎产式、胎先露、胎方位及先露是否衔接（图3-9）。在做前3步手法时，检查者面向孕妇，做第4步手法时，检查者应面向孕妇足端。

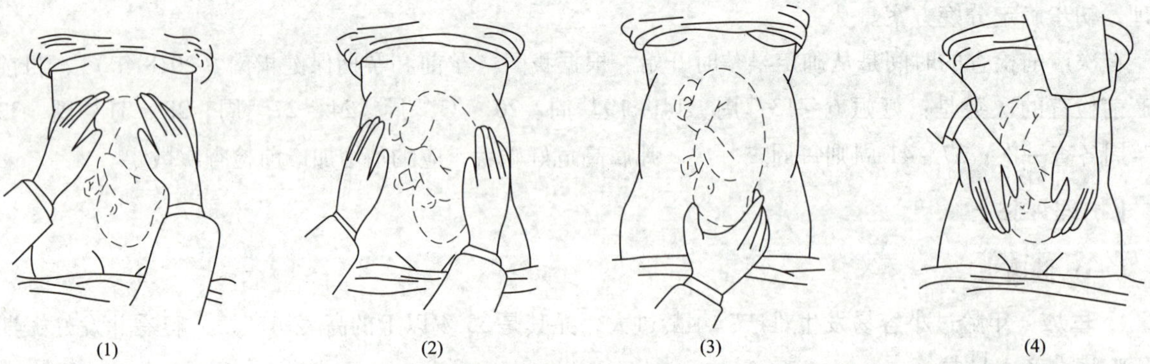


图3-9 四步触诊法

第一步手法：检查者双手置于子宫底部，了解子宫外形并摸清子宫底高度，估计胎儿大小与妊娠月份是否相符。然后以双手指腹相对轻推，判断子宫底部的胎儿部分，如为胎头，则硬而圆且有浮球感，如为胎臀，则软而宽且形状略不规则。

第二步手法：检查者两手分别置于腹部左右两侧，一手固定，另一手轻轻深按检查，两手交替，分辨胎背及胎儿四肢的位置。平坦饱满者为胎背，确定胎背是向前、侧方或向后；可变形的高低不平部分是胎儿的肢体，有时可以感到胎儿肢体活动。

第三步手法：检查者右手置于耻骨联合上方，拇指与其余四指分开，握住胎先露部，进一步查清是胎头或胎臀，并左右推动以确定是否衔接。如先露部仍高浮，表示尚未入盆；如已衔接，则胎先露部不能被推动。

第四步手法：检查者两手分别置于胎先露部的两侧，向骨盆入口方向向下深压，再次判断先露部的诊断是否正确，并确定先露部入盆的程度。

（3）听诊 胎心音在靠近胎背侧上方的孕妇腹壁上听得最清楚。枕先露时，胎心音在脐右（左）下方；臀先露时，胎心音在脐右（左）上方；肩先露时，胎心音在脐部下方听得最清楚。当腹壁紧、子宫较敏感、确定胎背方向有困难时，可借助胎心音及胎先露综合分析判断胎位。

**2. 骨盆测量** 骨盆大小及其形状对分娩有直接影响，是决定胎儿能否顺利经阴道分娩的重要因素。产前检查必须做骨盆测量，骨盆测量分为骨盆外测量和骨盆内测量两种。

（1）骨盆外测量

1）髂棘间径（interspinal diameter，IS） 孕妇取伸腿仰卧位，测量两侧髂前上棘外缘的距离（图3－10），正常值为23～26cm。

2）髂嵴间径（intercristal diameter，IC） 孕妇取伸腿仰卧位，测量两侧髂嵴外缘最宽的距离（图3－11），正常值为25～28cm。

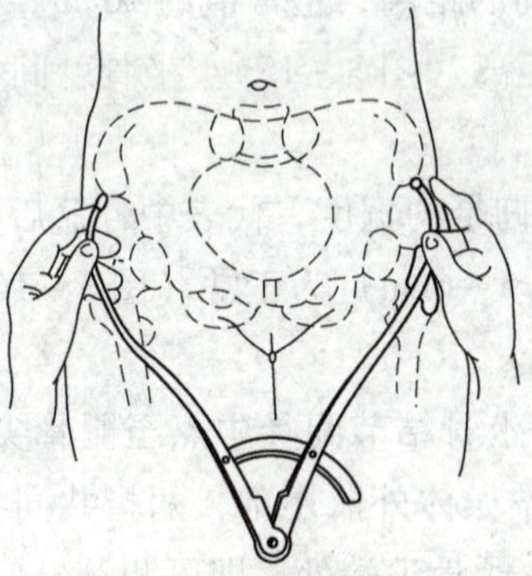

图3－10 测量髂棘间径

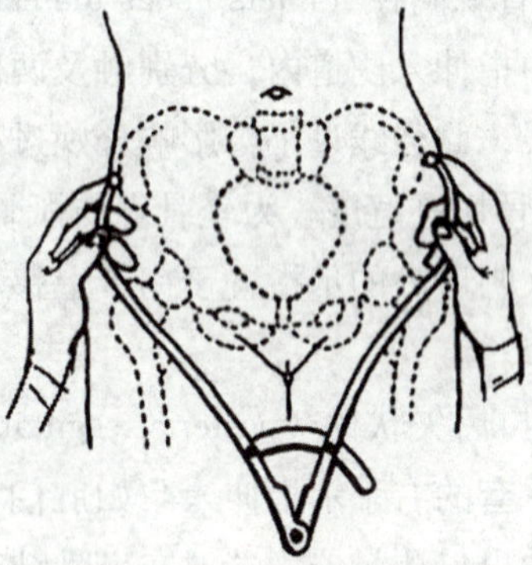

图3－11 测量髂嵴间径

3）骶耻外径（external conjugate，EC） 孕妇取左侧卧位，左腿弯曲，右腿伸直，测量第5腰椎棘突下凹陷处（相当于腰骶部米氏菱形窝的上角）至耻骨联合上缘中点的距离（图3－12），正常值为18～20cm。

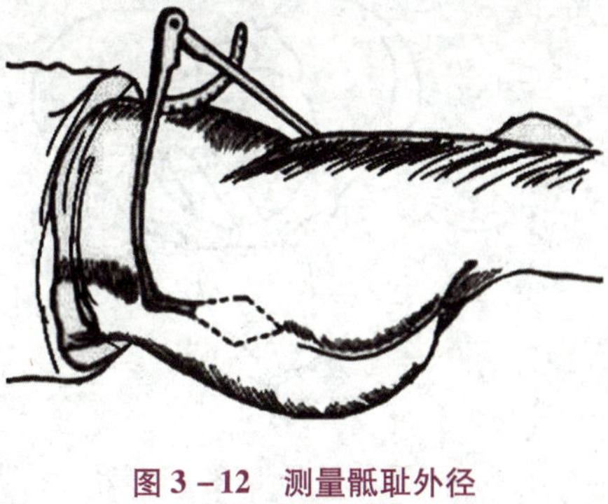

图3－12 测量骶耻外径

现已有充分证据表明，以上三个径线并不能预测产时头盆不称，孕期无需常规测量。但怀疑骨盆出口狭窄时，可测量坐骨结节间径（intertuberal diameter，IT）和耻骨弓角度（angle of public arch）。

4）坐骨结节间径 又称出口横径。孕妇取仰卧位，两腿屈曲，双手抱膝。测量两侧坐骨结节内侧缘之间的距离（图3－13），正常值为8.5～9.5cm，平均值9cm。如出口横径＜8cm，应测量出口后矢状径。

5）耻骨弓角度 用两拇指尖斜着对拢，放于耻骨联合下缘，左右两拇指平放在耻骨降支的上面，测量两拇指之间的角度即为耻骨弓角度。正常为90°，小于80°为异常。此角度反映骨盆出口横径的宽度。

（2）骨盆内测量　阴道分娩前或产时，需要确定骨产道情况时，可进行骨盆内测量。孕妇取膀胱截石位，外阴消毒，检查者戴无菌手套。

1）对角径（diagonal conjugate，DC）　自耻骨联合下缘至骶岬上缘中点的距离。检查者一手示、中指伸入阴道，用中指尖触骶岬上缘中点，示指上缘紧贴耻骨联合下缘，并标记示指与耻骨联合下缘的接触点。中指尖至此接触点的距离，即为对角径（图3-14）。正常值为12.5~13cm，此值减去1.5~2cm，即为真结合径，正常值为11cm。如触不到骶岬，说明此径线>12.5cm。

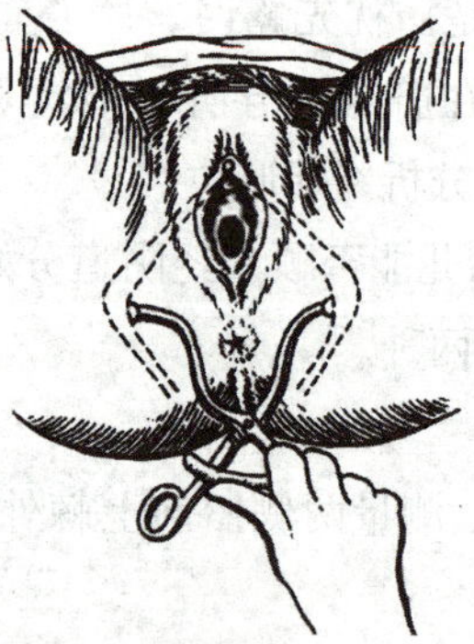

图3-13　测量坐骨结节间径

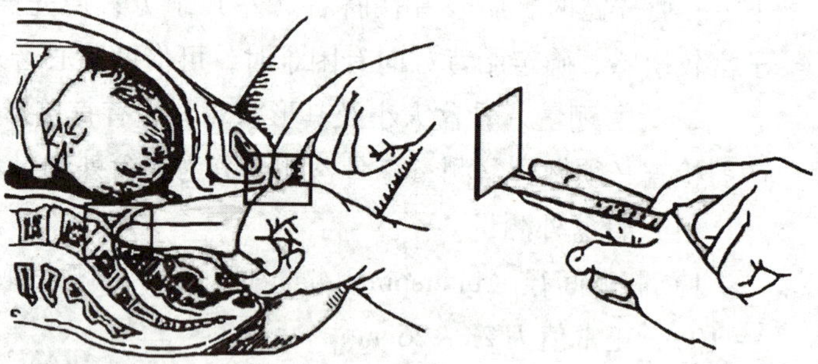

图3-14　测量对角径

2）坐骨棘间径（interspinous diameter）　测量两侧坐骨棘间的距离，正常值约10cm。检查者一手的示指、中指伸入阴道内，分别触及两侧坐骨棘，估计其间的距离（图3-15）。坐骨棘间径是中骨盆最短的径线，此径线过小会影响分娩过程中胎头的下降。

3）坐骨切迹宽度　为坐骨棘与骶骨下部间的距离，即骶棘韧带的宽度，代表中骨盆后矢状径。检查者将伸入阴道内的示指置于韧带上移动，如能容纳3横指（5.5~6cm）为正常（图3-16），否则属中骨盆狭窄。

4）出口后矢状径（posterior sagittal diameter of outlet）　为坐骨结节间径中点至骶骨尖端的长度。检查者戴手套的右手示指伸入孕妇肛门向骶骨方向，拇指置于孕妇体外骶尾部，两指共同找到骶骨尖端，用骨盆出口测量器一端放在坐骨结节间径中点，另一端放在骶骨尖端处，即可测量出口后矢状径。正常值为8~9cm。出口后矢状径与坐骨结节间径值之和>15cm，表示骨盆出口狭窄不明显。

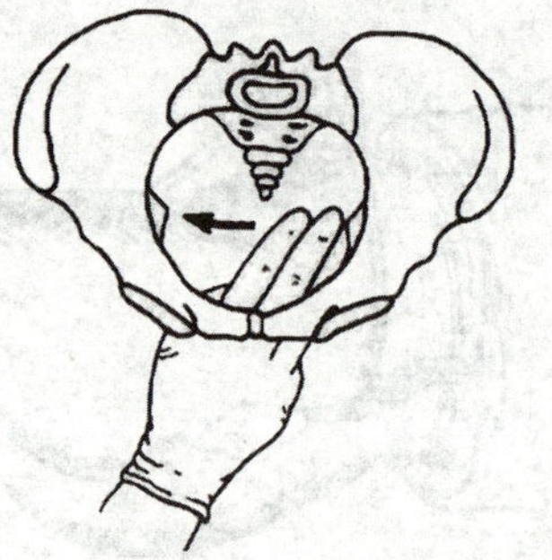

图3-15　测量坐骨棘间径

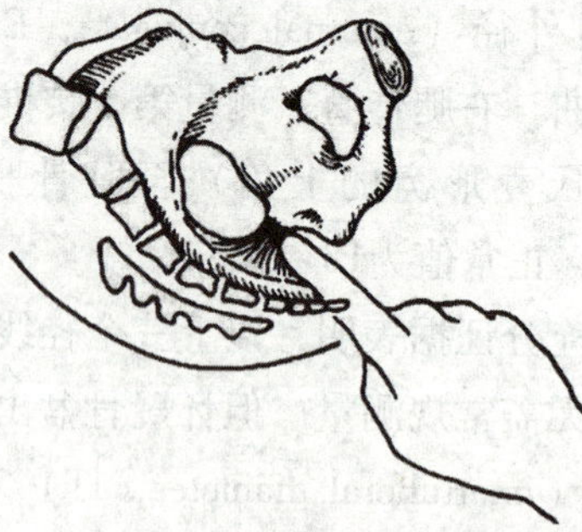

图3-16　测量坐骨切迹宽度

**3. 阴道检查**　妊娠期可进行阴道检查，特别是有阴道出血和阴道分泌物异常时。分娩前阴道检查可协助确定骨盆大小、宫颈容受和宫颈口开大程度，进行宫颈评分。

### （三）心理-社会评估

**1. 妊娠早期**　重点评估孕妇对妊娠的态度是积极还是消沉，有哪些影响因素。当孕妇自觉胎动时，多数孕妇会改变当初对妊娠的态度。评估孕妇对妊娠的接受程度，可从以下几个方面来评估：孕妇遵循产前指导的能力，筑巢行为，能否主动地或在鼓励下谈论怀孕的不适、感觉和困惑，怀孕过程中与丈夫及家人的关系等。

**2. 妊娠中、晚期**　评估孕妇对妊娠有无不良的情绪反应，对即将为人母和分娩有无焦虑和恐惧心理。孕妇在妊娠中、晚期时强烈意识到自己将拥有一个孩子，同时，妊娠晚期子宫明显增大，给孕妇在体力上加重负担，行动不便，甚至出现了睡眠障碍、腰背痛等症状，日趋加重，使大多数孕妇都急切盼望分娩日期的到来。随着预产期的临近，孕妇常因婴儿将要出生而感到愉快，但又因对分娩将产生的痛苦而焦虑，担心能否顺利分娩、分娩过程中母儿安危、胎儿有无畸形，也有的孕妇担心婴儿的性别能否为家人接受等。

评估支持系统，尤其是丈夫对此次妊娠的态度。怀孕对准父亲而言，也是一项心理压力，因为初为人父，准父亲会经历与准母亲同样的情感与冲突。他可能会为自己有生育能力而骄傲，也会为即将来临的责任和生活形态而感到焦虑。他会为妻子在怀孕过程中的身心变化而感到惊讶与迷惑，也时常要适应妻子怀孕时多变的情绪。因此，评估准父亲对怀孕的感受和态度，才能有针对性地协助他承担父亲的角色，继而成为孕妇强有力的支持者。

评估孕妇的家庭经济情况、居住环境、宗教信仰以及孕妇在家庭中的角色等。

### （四）辅助检查

常规检查红细胞计数、血红蛋白值、血细胞比容、血小板数、血型、HBsAg、肝功能、肾功能、阴道分泌物、尿蛋白、尿糖等。必要时行 B 超检查、葡萄糖复查、唐氏筛查、HIV 筛查等。

### （五）高危因素评估

产前检查的重要任务就是筛查高危妊娠并加强监护，因此护士在护理评估时关注高危因素至关重要。

重点评估孕妇是否存在下列高危因素：孕妇年龄 $<18$ 岁或 $\geq 35$ 岁；异常孕育史，如自然流产、异位妊娠、早产、死胎、死产、难产、畸胎史；异常妊娠，如妊娠期高血压疾病、妊娠期糖尿病、前置胎盘、胎盘早期剥离、羊水异常、胎儿生长受限；妊娠合并症，如心脏病、高血压、肝炎等；异常分娩史；残疾；遗传性疾病史；妊娠早期接触大量放射线、化学性毒物等。

### （六）复诊评估

系统产前检查是孕妇应定期完成的，以及时发现异常情况，保证孕妇和胎儿的健康。因此，每次产前检查后，护士告知孕妇复诊时间，嘱其按时复诊。

复诊评估内容：仔细询问孕妇上次检查后至今有无头晕、头痛、眼花、阴道流血、胎动频繁或减少等异常情况；复查胎方位、听胎心音、测宫高与腹围估计胎儿大小并判断与孕龄是否相符、查胎动及羊水量，必要时行 B 超检查；测量孕妇血压、体重，检查有无水肿及其他异常，必要时复查尿蛋白；同时进行孕妇卫生宣教，预约下次复诊日期。

## 【常见护理诊断/问题】

**1. 体液过多**　与妊娠子宫压迫下腔静脉或水钠潴留有关。

**2. 舒适的改变**　与妊娠引起早孕反应、腰背痛有关。

**3. 便秘**　与妊娠引起肠蠕动减慢有关。

**4. 知识缺乏**　缺乏妊娠期保健知识。

**5. 焦虑**　与妊娠、担心如何做好母亲有关。

**6. 恐惧**　与妊娠、惧怕分娩时疼痛有关。

**7. 自我形象紊乱**　与妊娠引起的体型改变有关。

**8. 有受伤的危险（胎儿）** 与遗传、感染、中毒、胎盘功能障碍有关。

**【护理目标】**

（1）孕妇获得孕期保健知识，维持母婴健康状态。

（2）孕妇掌握有关育儿知识，适应母亲角色。

**【护理措施】**

**（一）一般护理**

告知孕妇产前检查的意义和重要性，根据具体情况预约下次产前检查的时间和产前检查内容。

**（二）心理护理**

了解孕妇对妊娠的心理适应程度，可在每一次产前检查接触孕妇时进行。鼓励孕妇抒发内心的感受和想法，针对其需要解决问题。如孕妇不断抱怨身体不适，需判断是否有其他潜在的心理问题，才能找出症结所在。

妊娠后，随着胎儿的发育，子宫逐渐增大，孕妇体形也随之发生变化，这是正常的生理现象，产后体形将逐渐恢复。给孕妇提供心理支持，帮助孕妇清除由体形改变而产生的不良情绪。

告诉孕妇，母体是胎儿生活的小环境，孕妇的生理和心理活动都会影响胎儿，应保持心情愉快、轻松。孕妇的情绪变化可通过循环系统和内分泌系统调节的变化对胎儿产生影响，如孕妇经常心境不佳、焦虑、恐惧、紧张或悲伤等，会使胎儿脑血管收缩，减少脑部供血量，影响脑部发育。过度的紧张、恐惧甚至可以造成胎儿大脑发育畸形。大量研究证明，有情绪困扰的孕妇易发生妊娠期、分娩期并发症。如严重焦虑的孕妇常伴有恶心、呕吐，易导致早产、流产、产程延长或难产。

**（三）症状护理**

**1. 恶心、呕吐** 约半数妇女在妊娠6周左右出现早孕反应，12周左右消失。早期应避免空腹，清晨起床时先吃些饼干或面包干，起床适宜缓慢，避免突然起身；每天进食5~6餐，少量多餐；两餐之间进食液体；食用清淡饮食，避免油炸、难以消化或有特殊气味的食物；给予精神鼓励和支持，以减少心理的困扰和忧虑。如妊娠12周以后仍继续呕吐，甚至影响孕妇营养时，应考虑妊娠剧吐的可能，需住院治疗，纠正水、电解质紊乱。对偏食者，在不影响饮食平衡的情况下，可不做特殊处理。另外，由于妊娠子宫使胃上移，胃内容物反流至食管下段，加之食管下段括约肌松弛，会引起胃灼热，避免饭后弯腰和平卧可减缓症状。

**2. 尿频、尿急** 常发生在妊娠初3个月及末3个月。若因压迫引起，且无任何感染征象，可给予解释，不必处理。孕妇无需通过减少液体摄入量的方式来缓解症状，有尿意时应及时排空，不可憋尿。此现象产后可逐渐消失。

**3. 白带增多** 于妊娠初3个月及末3个月明显，是妊娠期正常的生理变化。但应排除真菌、滴虫、淋菌、衣原体等感染。嘱孕妇保持外阴部清洁，每日清洗外阴或经常洗澡，以避免分泌物刺激外阴部，但严禁阴道冲洗。指导穿透气性好的棉质内裤，经常更换。分泌物过多的孕妇，可用卫生巾并经常更换，增加舒适感。

**4. 下肢水肿** 孕妇在妊娠后期易发生下肢水肿，经休息后可消退，属正常。如下肢明显凹陷性水肿或经休息不消退者，应及时诊治，警惕妊娠期高血压疾病的发生。嘱孕妇左侧卧位，解除右旋增大的子宫对下腔静脉的压迫，下肢稍垫高，避免长时间地站或坐，以免加重水肿的发生。必须长时间站立的孕妇，则两侧下肢轮流休息，收缩下肢肌肉，以利血液回流。适当限制孕妇对盐的摄入，但不必限制水分。

**5. 下肢、外阴静脉曲张** 静脉曲张因股静脉增高，随妊娠次数增多逐渐加重。孕妇应避免两腿交叉或长时间站立、行走，并注意时常抬高下肢；指导孕妇穿弹力裤或弹力袜，避免穿妨碍血液回流的紧身衣裤，以促进血液回流；会阴部有静脉曲张者，可于臀下垫枕，抬高髋部休息。

**6. 便秘**　是妊娠期常见的症状之一，尤其是妊娠前即有便秘者。肠蠕动及肠张力减弱，排空时间延长，水分被肠壁吸收，加之增大的妊娠子宫及胎先露部对肠道下段压迫，常会引起便秘。嘱孕妇养成每日定时排便的习惯，每日清晨饮一杯开水，多吃水果、蔬菜等含纤维素多的食物，同时增加每日饮水量，注意适当的活动。未经医生允许不可随便使用大便软化剂或泻剂。禁用轻泻药，也不应灌肠，以免引起流产或早产。

**7. 腰背痛**　指导孕妇穿低跟鞋，在俯拾或抬举物品时，保持上身直立，弯曲膝部，用两下肢的力量抬起。如工作要求长时间弯腰，妊娠期间应适当给予调整。疼痛严重者，必须卧床休息（硬床垫），局部热敷。

**8. 下肢肌肉痉挛**　可能是孕妇缺钙的表现。肌肉痉挛多发生在小腿腓肠肌，于妊娠后期多见，常在夜间发作，多能迅速缓解。指导孕妇饮食中增加钙的摄入，如因钙磷不平衡所致，则限制牛奶（含大量的磷）的摄入量或服用氢氧化铝乳胶，以吸收体内磷脂来平衡钙磷的浓度。告诫孕妇避免腿部疲劳、受凉，伸腿时避免脚趾尖向前，走路时脚跟先着地。发生下肢肌肉痉挛时，嘱孕妇背屈肢体或站直前倾以伸展痉挛的肌肉，或局部热敷按摩，直至痉挛消失。必要时遵医嘱口服钙剂。

**9. 仰卧位低血压**　于妊娠晚期，孕妇若较长时间取仰卧位姿势，由于增大妊娠子宫压迫下腔静脉，使回心血量及心排血量突然减少，出现低血压，此时孕妇改为左侧卧位后症状可自然消失，不必紧张。

**10. 失眠**　每日坚持户外活动，如散步。睡前用梳子梳头、温水洗脚或喝热牛奶等方式均有助于睡眠。

**11. 贫血**　孕妇于妊娠后期对铁的需求量增多，单靠饮食补充明显不足。孕妇应适当增加含铁食物的摄入，如动物肝脏、瘦肉、蛋黄、豆类等。如病情需要补充铁剂时，可用温水或果汁送服，以促进铁的吸收，且应在餐后20分钟服用，以减少对胃肠道的刺激。向孕妇解释，服用铁剂后大便可能会变黑，或可能导致便秘或轻度腹泻，不必担心。

### （四）健康教育

**1. 异常症状的判断**　孕妇出现下列症状应立即就诊：阴道流血，妊娠3个月后仍持续呕吐、寒战发热、腹部疼痛、头痛、眼花、胸闷、心悸、气短、液体突然自阴道流出、胎动计数突然减少等。

**2. 营养指导**　在孕期增加营养，关键在于所进食物应保持高热量，含有丰富蛋白质、脂肪、糖类、微量元素和维生素，但要注意避免营养过剩（防止巨大儿和微量元素过剩引起中毒反应）。

**3. 清洁和舒适**　孕期养成良好的刷牙习惯，进食后均应刷牙，注意用软毛牙刷；怀孕后排汗量增多，要勤淋浴，勤换内衣。孕妇衣服应宽松、柔软、舒适，冷暖适宜。不宜穿紧身衣或袜带，以免影响血液循环和胎儿发育、活动。胸罩的选择宜以舒适、合身、足以支托增大的乳房为标准，以减轻不适感。孕妇宜穿轻便舒适的鞋子，鞋跟宜低，但不应完全平跟，以能够支撑体重而且感到舒适为宜；避免穿高跟鞋，以防腰背痛及身体失去平衡。

**4. 活动与休息**　一般孕妇可坚持日常工作，28周后宜适当减轻工作量，避免长时间站立或重体力劳动。坐时可抬高下肢，减轻下肢水肿。接触放射线或有毒物质的工作人员，妊娠期应予以调整。妊娠期孕妇因身心负荷加重，易感疲惫，需要充足的休息和睡眠。每日应有8小时的睡眠，午休1～2小时。卧床时宜左侧卧位，以增加胎盘血供。居室内保持安静、空气流通。

孕妇要保证适量的运动。运动可促进血液循环，增进食欲和睡眠，且可以强化肌肉为分娩做准备。孕妇适宜的活动包括：一切家务操作均可正常，注意不要攀高举重。散步是孕妇最适宜的运动，但要注意不要到人群拥挤、空气不佳的公共场所。

## 护爱生命

孕妇林某在超声医学科等候检查时，感觉有尿意前往卫生间，排尿过程中意外发生，婴儿带着羊膜囊和胎盘提前来到了这个世界，好在婴儿生命体征平稳，转新生儿重症监护病房进一步观察治疗。所以，在任何时间、任何地点，孕妇一定要注意安全，警惕危险因素，如怀孕后一定要停止做剧烈运动，改为轻松休闲的活动方式，也不要急速行走，孕妇不宜穿高跟鞋，穿防滑耐磨的平底鞋，孕妇不应该走在不平整的路面或有水的地方，避免意外滑倒而出现流产、早产等，孕妇尽量少做劳累的家务，可以要求家人承担。孕妈妈有了宝宝以后，一定要意识到你再也不是一个人，是两个生命，要保持健康积极的心态，加强安全意识，防止意外发生。

**5. 胎教** 是有目的、有计划地为胎儿的生长发育实施最佳措施。现代科学技术对胎儿的研究发现，胎儿的眼睛能随送入的光亮而活动，触其手足可产生收缩反应；外界音响可传入胎儿听觉器官，并能引起心率的改变。因此，有人提出两种胎教方法：①对胎儿进行抚摸训练，激动胎儿的活动积极性；②对胎儿进行音乐训练。

## 想一想

什么是科学的胎教呢？科学的胎教需要注意些什么呢？

答案解析

**6. 孕妇自我监护** 胎心音计数和胎动计数是孕妇自我监护胎儿宫内情况的一种重要手段。教会家庭成员听胎心音并做记录，不仅可以了解胎儿宫内情况，而且可以和谐孕妇和家庭成员之间的亲情关系。嘱孕妇每日早中晚各数 2 小时胎动，若 2 小时胎动数 $<6$ 次或骤降 $>50\%$ 者，提示胎儿缺氧，应及时就诊，进一步诊断并处理。

**7. 孕期用药** 许多药物可通过胎盘而影响胚胎发育。尤其是在妊娠最初 2 个月，胚胎器官发育形成时期，此时用药更应注意。抗生素类药物，如链霉素可影响第 8 对脑神经，引起神经性耳聋；磺胺类药物对胎儿期影响虽不大，但等胎儿娩出后胆红素易渗入血 - 脑屏障，有诱发核黄疸的可能；抗糖尿病药物有致畸作用，孕期应慎用。但如病情需要，在医师指导下，必须服用的药物仍应按时服用，以免对母婴不利。

**8. 性生活指导** 孕妇性生活应根据孕妇具体情况而定，由于孕期特殊情况，需注意调整其姿势和频率。目前基本建议妊娠前 3 个月及末 3 个月，应避免性生活，以防流产、早产、胎膜早破及感染。

**9. 识别分娩先兆** 临近预产期的孕妇，如出现阴道血性分泌物，应尽快到医院就诊。如阴道突然大量液体流出，嘱孕妇平卧，由家属送往医院，以防脐带脱垂而危及胎儿生命。

**10. 分娩前准备** 指导准备新生儿和产妇用物。新生儿准备数套柔软、宽大、便于穿脱（衣缝在正面）的衣服，尿布宜选用柔软、吸水、透气性好的纯棉织品。产妇应准备足够大的卫生巾、毛巾、内裤、合适的胸罩、吸乳器等。另外，医护人员可采用上课、看录像等形式讲解新生儿喂养及护理知识，宣传母乳喂养的好处，示教如何给新生儿洗澡、换尿布等。指导并教会孕妇做产前运动、掌握分娩呼吸技巧等，有利于减轻分娩不适，促进顺产。

**【护理评价】**

（1）孕妇获得孕期保健知识，维持母婴健康状态，无并发症发生。

（2）孕妇掌握有关育儿知识，适应母亲角色。

# 目标检测

答案解析

## 选择题

### A1/ A2 型题

1. 妊娠 36 周，骶左前位，胎心音的听诊部位应在

A. 脐下左侧　B. 脐下右侧　C. 脐上左侧　D. 脐上右侧　E. 脐周

2. 某初产妇，月经周期约 28 天。已停经一段时间，末次月经及胎动时间记不清，无明显早孕反应。用尺测量：耻骨联合上子宫长度为 26cm。听诊胎心音良好。估计现妊娠周数为

A. 20 周末　B. 24 周末　C. 28 周末　D. 32 周末　E. 36 周末

3. 简单、有效判断胎儿安危的指标是

A. 胎动计数　B. 催产素激惹试验　C. B 超检查　D. 羊水检查　E. 胎心监测

4. B 超有胎心搏动，胎儿初具人形，妊娠周数是

A. 孕 8 周末　B. 孕 16 周末　C. 孕 20 周末　D. 孕 30 周末　E. 孕 36 周末

5. 出生后能啼哭，可呼吸，但生活能力弱，加强护理可存活，妊娠周数是

A. 孕 8 周末　B. 孕 16 周末　C. 孕 20 周末　D. 孕 32 周末　E. 孕 36 周末

6. 胎方位是指

A. 胎儿身体纵轴与母体纵轴之间的关系
B. 胎儿在子宫腔内的姿势
C. 胎儿最先进入骨盆入口的部分
D. 胎儿先露部指示点与母体骨盆的关系
E. 胎儿在子宫腔内冲击子宫壁的动作

7. 可靠、无创判断胎儿成熟度的方法是

A. B 超检查　B. 推算孕龄　C. 羊水检查　D. 根据孕妇体重增加判断　E. 根据宫高、腹围判断

8. 妊娠期，正常孕妇血液循环系统的变化包括

A. 红细胞沉降率稍降低　B. 血液相对浓缩　C. 血液处于低凝状态　D. 收缩压无明显变化　E. 后期心率增加约 20 次/分

9. 胎体纵轴与母体纵轴的关系为

A. 胎方位　B. 胎产式　C. 头盆关系　D. 枕先露与骨盆的关系　E. 臀先露与骨盆的关系

10. 孕妇血液循环系统的变化，正确的是
   A. 血容量于妊娠12周开始增加，妊娠38周达高峰
   B. 红细胞增加多于血浆，可有生理性贫血
   C. 白细胞总数减少
   D. 红细胞沉降率加快
   E. 大部分凝血因子减少

（杨春红）

**书网融合……**

重点回顾　　微课　　习题

# 第四章 分娩期妇女的护理

PPT

## 学习目标

**知识目标：**

**1. 掌握** 影响分娩的因素；临产的诊断；产程的分期及临床经过；各产程的护理措施。

**2. 熟悉** 枕先露的分娩机制；足月胎头的结构、径线及其临床意义；先兆临产的征象。

**3. 了解** 精神心理因素对产程的影响。

**技能目标：**

1. 能识别影响分娩的因素是否正常，对分娩有无不良影响。

2. 能对产妇进行产程观察，进行新生儿处理。

3. 能运用沟通技巧给予产妇生理、心理及情感上的支持，协助产妇顺利完成自然分娩。

**素质目标：**

具备严谨、热情的工作作风和爱岗敬业、敬佑生命的职业精神，关心、爱护、尊重产妇，细心观察每一位产妇的产程进展情况，陪伴产妇安全度过分娩期。

## 导学情景

**情景描述：**李女士，26 岁，孕 2 产 0，孕 $39^{+2}$ 周。因下腹部阵发性疼痛 3 小时入院。妇科检查：宫高 33cm，腹围 98cm，ROA，胎心率 138 次/分；宫缩持续 30 秒，间歇 4～5 分钟；骨盆外测量正常。阴道检查：宫颈管消失，宫口开大 2cm，先露头，S－1，胎膜未破，可触及前羊膜囊。

**情景分析：**结合李女士入院后的症状与体征、宫缩及阴道检查结果，可诊断为临产。临产开始的标志是有规律且逐渐增强的子宫收缩，同时伴随进行性宫颈管消失、宫口扩张和胎先露部下降。正确评估临产，密切观察产程进展情况，协助产妇顺利度过分娩期。

**讨论：**请问李女士处于产程的哪个阶段？主要的护理诊断/问题和护理措施是什么？

**学前导语：**分娩是在子宫收缩作用下将胎儿经产道排出母体的过程。分娩全过程即总产程，对于每位产妇都是一个极大的挑战过程。在产程中需要不断地观察和动态评估产妇及胎儿情况，采用循证护理技术的支持，切实保障母婴安康。

---

妊娠满 28 周（196 天）及以后，胎儿及其附属物自临产开始到全部从母体娩出的过程，称为分娩（delivery）。妊娠达到 28 周至 $36^{+6}$ 周（196～258 天）期间分娩，称为早产（preterm delivery）；妊娠达到 37 周至 $41^{+6}$ 周（259～293 天）期间分娩，称为足月产（term delivery）；妊娠达到及超过 42 周（≥294 天）分娩，称为过期产（postterm delivery）。

# 第一节　影响分娩的因素

影响产妇能否顺利分娩的因素是产力、产道、胎儿及产妇的精神心理因素。各因素均正常并能互相适应，胎儿能顺利通过产道娩出，为正常分娩。

## 一、产力

将胎儿及其附属物从子宫内逼出的力量称为产力。产力包括子宫收缩力、腹肌及膈肌收缩力（简称腹压）和肛提肌收缩力。

### （一）子宫收缩力

子宫收缩力（简称宫缩）是临产后的主要产力，贯穿于整个分娩过程。临产后的宫缩能使宫颈管逐渐变短直至消失、宫口扩张、胎先露下降和胎儿、胎盘娩出。正常宫缩的特点如下。

**1. 节律性**　宫缩的节律性是临产重要标志。正常宫缩是宫体肌肉不随意的、有规律的阵发性收缩并伴有疼痛，故有“阵痛”之称。每次宫缩由弱渐强（进行期），维持一定时间（极期），随后由强渐弱（退行期），直至消失进入间歇期（图4－1），此时子宫肌松弛。宫缩如此反复出现，直至分娩全程结束。

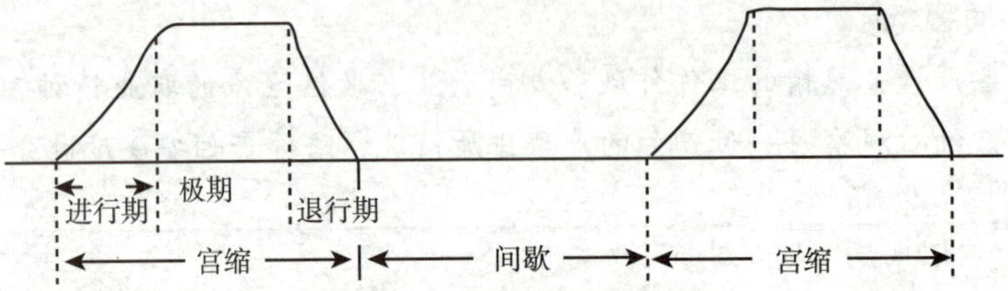


图4－1　正常宫缩节律性

临产开始时，宫缩持续约30秒，间歇期5～6分钟。随着产程进展，宫缩持续时间逐渐延长，间歇期逐渐缩短，当宫口开全（10cm）之后，宫缩持续时间可长达60秒，间歇期可缩短至1～2分钟。宫缩强度也随产程进展逐渐增加。宫缩时子宫肌壁血管及胎盘受压，使子宫和胎盘绒毛间隙血流量减少；宫缩间歇时，子宫血流量又恢复到原来水平。这种节律性宫缩有利于胎儿血液供应。

**2. 对称性**　正常宫缩起自两侧子宫角部，以微波形式迅速向子宫底中线集中，左右对称，然后向子宫下段扩散，此为子宫收缩的对称性（图4－2）。

**3. 极性**　宫缩以子宫底部最强最持久，向下逐渐减弱，宫底部收缩力的强度是子宫下段的2倍，此为子宫收缩的极性（图4－2）。

**4. 缩复作用**　宫缩时，子宫体部肌纤维缩短变宽，间歇期肌纤维松弛，但不能完全恢复到原来的长度，经过反复收缩，肌纤维越来越短，这种现象称为缩复作用。缩复作用使宫腔内容积逐渐缩小，从而迫使胎先露下降，宫颈管缩短。

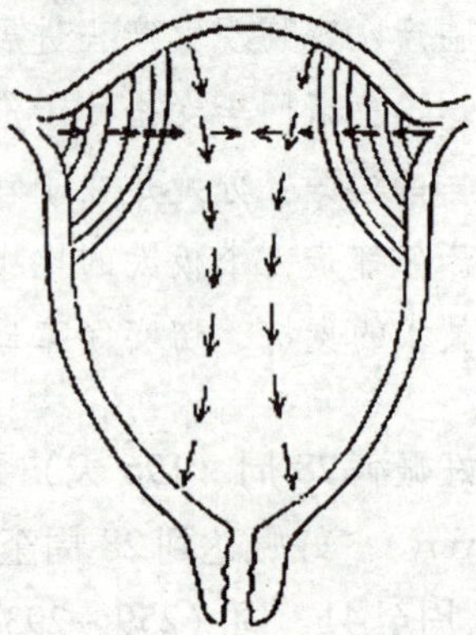

图4－2　正常宫缩的对称性和极性

### （二）腹肌和膈肌收缩力

腹肌及膈肌收缩力是第二产程时娩出胎儿的重要辅助力量。当宫口开全后，前羊膜囊或胎先露部压迫骨盆底组织及直肠，反射性地引起排便感，使产妇主动屏气用力，腹肌及膈肌收缩使腹压增高，促使胎儿娩出。但若过早地使用腹压，易使产妇疲劳和造成宫颈水肿，导致产程延长。腹压在第三产程还可促使已剥离的胎盘尽早娩出。

### （三）肛提肌收缩力

肛提肌收缩力可协助胎先露部在骨盆腔进行内旋转。当胎先露部降至骨盆出口，可协助胎头仰伸、胎儿娩出，并能协助胎盘娩出。

**练一练4-1**

某产妇临产11小时，阴道检查：宫口已开全，先露为头，在坐骨棘下3cm。此时产力组成是（　）

A. 子宫收缩力　　B. 子宫收缩力 + 腹肌收缩力

C. 子宫收缩力 + 膈肌收缩力　　D. 子宫收缩力 + 腹肌收缩力 + 膈肌收缩力

E. 子宫收缩力 + 腹肌收缩力 + 膈肌收缩力 + 肛提肌收缩力

答案解析

## 二、产道

产道是胎儿娩出的通道，分为骨产道与软产道两部分。

### （一）骨产道

骨产道指真骨盆，骨产道的大小、形状与分娩关系密切（详见第一章 第三节“骨盆”）。

### （二）软产道

软产道是由子宫下段、宫颈、阴道及骨盆底软组织构成的弯曲管道。

**1. 子宫下段形成**　子宫下段由非孕时长约1cm的子宫峡部逐渐拉长伸展形成。子宫峡部于妊娠12周后逐渐扩展成为宫腔的一部分，至妊娠晚期逐渐拉长形成子宫下段，临产后的规律宫缩使子宫下段进一步拉长达7～10cm形成软产道的一部分（图4-3）。因子宫肌纤维的缩复作用，子宫上段肌壁越来越厚，子宫下段肌壁被牵拉越来越薄。由于子宫上、下段肌壁厚薄不同，在两者间的子宫内面形成一环状隆起，称为生理缩复环。正常情况下，此环不能自腹部见到。

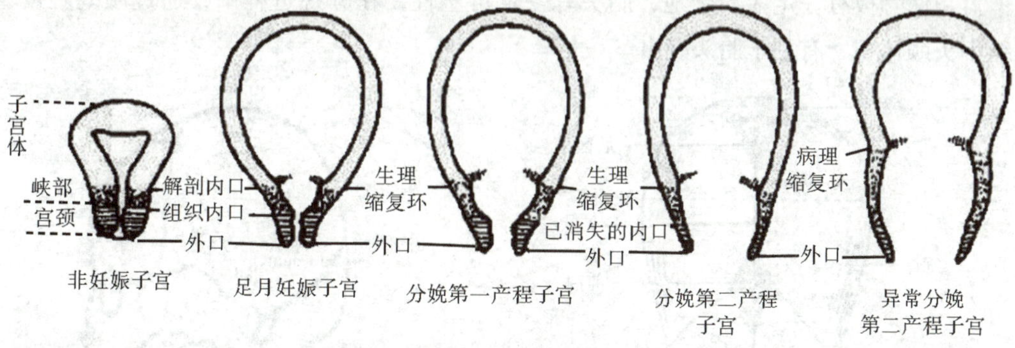


图4-3　子宫下段的形成过程

**2. 子宫颈的变化**

（1）宫颈管消失　临产前宫颈管长2～3cm，初产妇比经产妇稍长。临产后的规律宫缩牵拉及前羊膜囊对子宫颈的压力，使宫颈内口向上、向外扩张，宫颈管形成漏斗状，随后宫颈管逐渐缩短、展平直至消失。初产妇多是宫颈管先缩短、消失，后宫口扩张；经产妇多是宫颈管缩短与宫口扩张同时进行（图4-4）。

（2）宫口扩张　临产后由于子宫肌的收缩、缩复及前羊膜囊对子宫颈的压迫，促使宫口扩张。当破膜后，胎先露部直接压迫宫颈，扩张宫口的作用更明显。随着产程进展，宫颈口从临产前（初产妇的宫颈口仅容一指尖，经产妇能容纳一指）逐渐扩大至开全（10cm）时，足月妊娠的胎头方能通过。

**3. 骨盆底、阴道及会阴的变化**　破膜后胎先露部下降直接压迫骨盆底，使软产道下段形成一个向前弯的长筒，前壁短后壁长，阴道外口开向前上方，阴道黏膜皱襞展平使腔道加宽。肛提肌向下及向两侧扩展，肌纤维拉长，使5cm厚的会阴体变成2～4mm，以利胎儿通过。妊娠期，阴道及骨盆底的结缔组织和肌纤维增生肥大，血管变粗，血运丰富，肌纤维弹力增大，具有更好的延展性。临产后，会阴体虽能承受一定压力，但分娩时若保护会阴不当，也易造成裂伤。

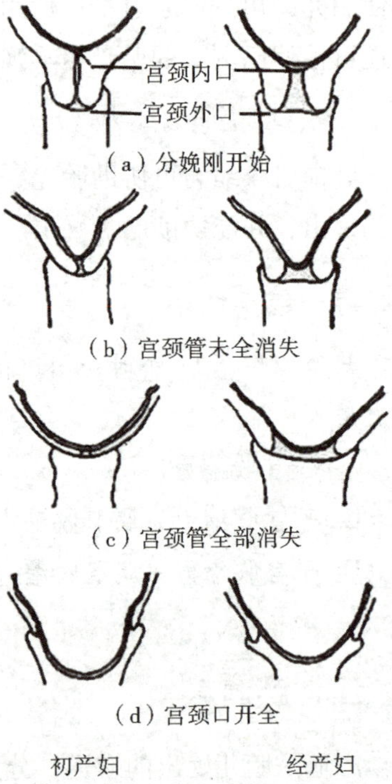


**图4-4　宫颈管消失与宫口扩张**

## 三、胎儿

胎儿能否顺利通过产道，还取决于胎儿大小、胎位和胎儿有无畸形。

### （一）胎儿大小

胎头是胎儿身体最大部分，也是胎儿通过产道最困难的部分。胎儿过大以致胎头径线过长时，即使骨盆大小正常，也可引起相对性头盆不称，造成难产。

**1. 胎头颅骨**　由2块顶骨、2块额骨、2块颞骨及1块枕骨构成。

**2. 胎头颅缝**　两块颅骨之间的缝隙称为颅缝。两顶骨间为矢状缝，顶骨与额骨间为冠状缝，枕骨与顶骨间为人字缝，颞骨与顶骨间为颞缝，两额骨间为额缝。

**3. 囟门**　两颅缝交界空隙较大处称为囟门。位于胎头前方菱形囟门称为前囟，又称大囟门；位于胎头后方三角形囟门称为后囟，又称小囟门（图4-5）。囟门是确定胎方位的重要标志。颅缝与囟门均有软组织覆盖，使骨板有一定活动余地，胎头有一定可塑性。在分娩过程中，通过颅缝轻度重叠使头颅变形，缩小头颅体积，有利于胎头娩出。

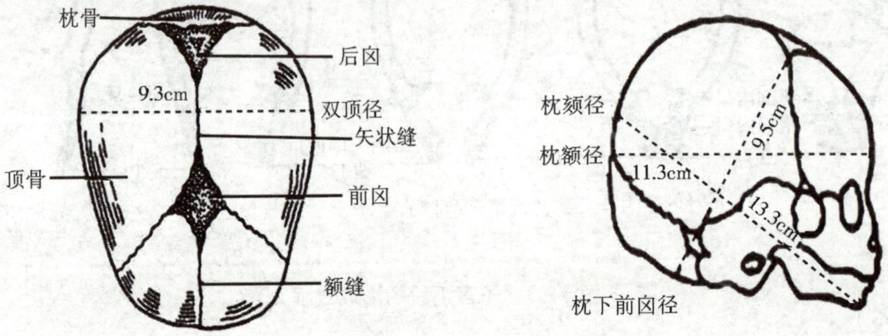


**图4-5　胎头颅骨、颅缝、囟门及径线**

**4. 胎头径线**　胎头有4条径线，分别为双顶径（BPD）、枕额径、枕下前囟径、枕颏径（图4-5）。胎头各径线的测量、长度及临床意义见表4-1。

表 4－1　胎头各径线值及临床意义

| 名称 | 测量方法 | 长度（cm） | 临床意义 |
|---|---|---|---|
| 双顶径 | 两顶骨隆突间的距离，是胎头最大横径 | 9.3 | 临床常通过 B 超检测此值判断胎儿大小 |
| 枕额径 | 鼻根上方至枕骨隆突的距离 | 11.3 | 胎头常以此径衔接 |
| 枕下前囟径 | 前囟中央至枕骨隆突下方的距离 | 9.5 | 胎头俯屈后以此径通过产道 |
| 枕颏径 | 颏骨下方中央至后囟顶部间的距离 | 13.3 | — |

### （二）胎位

产道是纵行弯曲管道，若为纵产式（头先露或臀先露）时，胎体纵轴与骨盆轴相一致，容易通过产道。头先露时，胎头先通过产道，因胎头是胎儿身体最大的部分，胎儿身体其他部分娩出一般没有困难。临产前后，应触清矢状缝及前后囟，以明确胎位，有助于决定分娩方式。臀先露时，胎臀先娩出，因胎臀周径比胎头小且较软，阴道不能充分扩张，致使胎头娩出困难。肩先露时，胎体纵轴与骨盆轴垂直，足月活胎不能通过产道，对母儿威胁极大。

**想一想4－1**

张女士，25 岁，孕 $38^{+6}$ 周，规律腹痛 6 小时入院，入院后行阴道检查所触及的矢状缝及前后囟的位置如图 4－6 所示，请结合图片判断该产妇的胎方位。

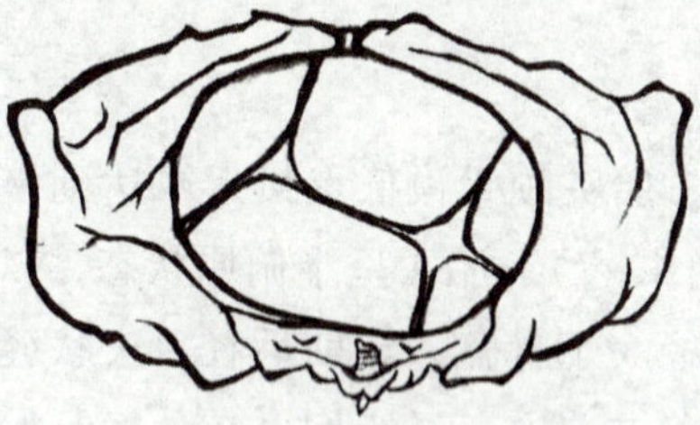

答案解析

图 4－6　胎方位示意图

### （三）胎儿畸形

胎儿某一部分发育异常，如脑积水、联体儿等，由于胎头或胎体过大，通过产道时常发生困难。

## 四、精神心理因素

分娩虽是生理现象，但分娩对于产妇又是一种应激源。分娩应激既可以产生生理上的应激，也可以产生精神心理上的应激。产妇精神心理因素能影响机体内部的平衡、适应力和健康。产妇对分娩的害怕和恐惧致使其临产后情绪紧张，常常处于焦虑、不安和恐惧的精神心理状态。产妇的这种情绪改变会使机体产生一系列变化，如心率加快、呼吸急促、肺内气体交换不足，使子宫缺氧收缩乏力、宫口扩张缓慢、胎先露部下降受阻、产程延长，致使产妇体力消耗过多，同时也促使产妇神经内分泌发生变化，交感神经兴奋，释放儿茶酚胺，血压升高，导致胎儿缺血、缺氧，出现胎儿窘迫。

一般来说，产妇常对分娩的安全性有顾虑，并对医护人员有很大的依赖性。因此，护理人员除了在产前门诊做好健康宣教外，更应做好入院评估，在分娩过程中，提供必要的心理支持，讲解分娩知识，使产妇以最佳的精神心理状态顺利度过分娩全过程。

## 护爱生命

### 医学家——林巧稚

林巧稚（1901年12月23日－1983年4月22日），医学家，她是北京协和医院第一位中国籍妇产科主任及首届中国科学院唯一的女院士。工作后，林巧稚每年的生日都是在产房度过的。对她来说，产妇平安、孩子健康，就是最好的生日礼物。她一边为产妇接生，一边研究医学，多次出国进修考察，为围产医学、妇科肿瘤、新生儿溶血症等方面做出了巨大贡献，是我国妇产科学的主要开拓者。林巧稚对待患者一视同仁，她的出诊包里时常放着零钱，每当遇到家庭困难的产妇，都会接济她们，而她自己的工资并不高。她对患者耐心又温柔，很多产妇不远万里来找她接生。她深受百姓爱戴，一生中接生了5万名婴儿，其中包括“杂交水稻之父”袁隆平院士，自己却一生未婚。因此，林巧稚被誉为“万婴之母”“生命天使”。

# 第二节　枕先露的分娩机制

分娩机制（mechanism of labor）是指胎儿先露部为了适应骨盆各平面的不同形态，被动地进行一系列适应性转动，以其最小径线通过产道的全过程。临床上枕先露占95.55%～97.55%，其中以枕左前位（LOA）最多见，现以枕左前位的分娩机制为例说明。

## 一、衔接

胎头双顶径进入骨盆入口平面，胎头颅骨最低点接近或达到坐骨棘水平，称为衔接（engagement）（图4－7）。胎头呈半俯屈状态，以枕额径衔接，进入骨盆入口，由于枕额径大于骨盆入口前后径，矢状缝落在骨盆入口右斜径上，胎头枕骨在骨盆左前方。经产妇多在分娩开始后胎头衔接，部分初产妇多在预产期前1～2周内胎头衔接。若初产妇已临产而胎头仍未衔接，应警惕有头盆不称。

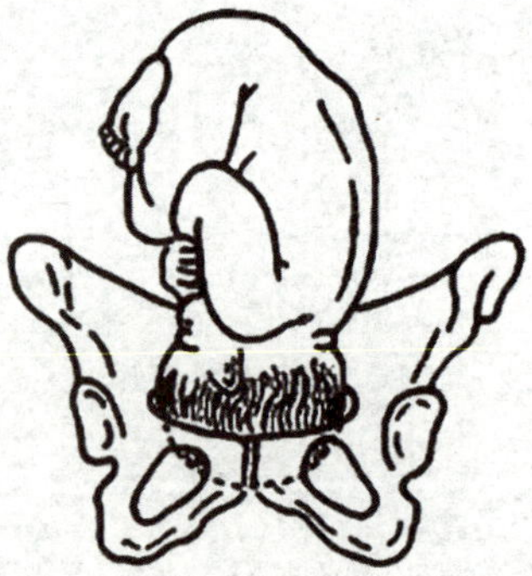

图4－7　胎头衔接

## 二、下降

胎头沿骨盆轴前进的动作称为下降（descent）。下降动作贯穿于分娩全过程，与其他动作相伴随。下降动作呈间歇性，宫缩时胎头下降，间歇时胎头又稍回缩。初产妇因宫口扩张缓慢和软组织阻力大，其胎头下降速度较经产妇慢。胎头下降程度为临床上判断产程进展的重要标志。

## 三、俯屈

当胎头继续下降至骨盆底时，原来处于半俯屈的胎头枕部遇肛提肌阻力，借杠杆作用进一步俯屈（flexion），使下颏接近胸部，此时胎头衔接时的枕额径变为枕下前囟径（图4－8），以最小径线适应产道，利于胎头继续下降。

## 四、内旋转

胎头到达中骨盆，为适应中骨盆前后径大于横径的特点，胎头枕部首先受到盆底阻力，由肛提肌的收缩力将胎头的枕部推向阻力较小的前方。胎头枕部向前向中线转45°（图4－9），使其矢状缝与中骨盆及骨盆出口前后径相一致称为内旋转（internal rotation）。此时枕骨位于耻骨弓下，但胎肩仍保持原来位置。内旋转一般在第一产程末完成，如果不能完成内旋转动作，胎头无法娩出，造成难产。

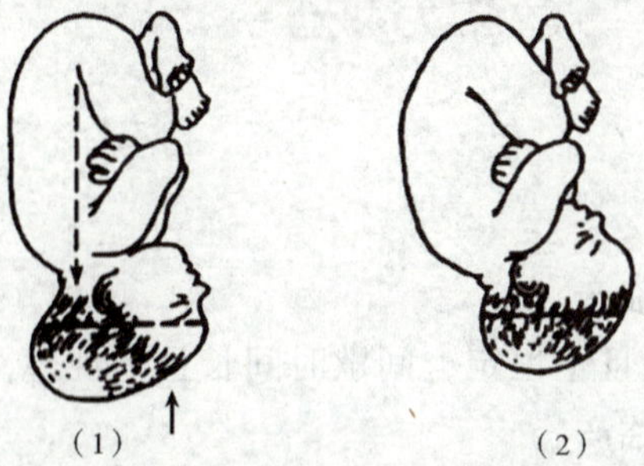

（1）　　（2）

图 4－8　胎头俯屈

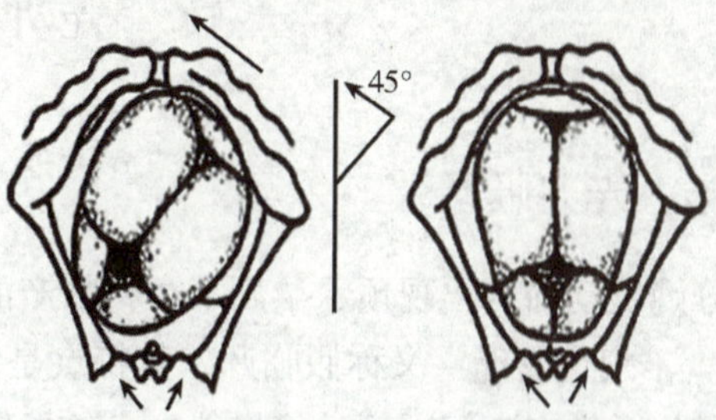


（1）　　（2）

图 4－9　胎头内旋转

## 五、仰伸

当完全俯屈的胎头下降达阴道口时，宫缩和腹压继续迫使胎头下降，而肛提肌收缩力又将胎头向前推进。两者共同作用的合力使胎头沿骨盆轴下段向下向前推进，胎头枕骨下部达耻骨联合下缘时，以耻骨弓为支点，使胎头逐渐仰伸（extention），胎头的顶、额、鼻、口、颏相继娩出。当胎头仰伸时，胎儿双肩径沿左斜径进入骨盆入口（图 4－10）。

## 六、复位及外旋转

胎头娩出后，为使胎头与胎肩恢复正常关系，胎头枕部向左旋转 45°称为复位（restitution）。胎肩在盆腔内继续下降，前（右）肩向前向中线旋转 45°时，胎儿双肩径转成与骨盆出口前后径相一致的方向，胎头枕部在外继续向左旋转 45°，保持胎头与胎肩的垂直关系，称为外旋转（external rotation）（图 4－11）。

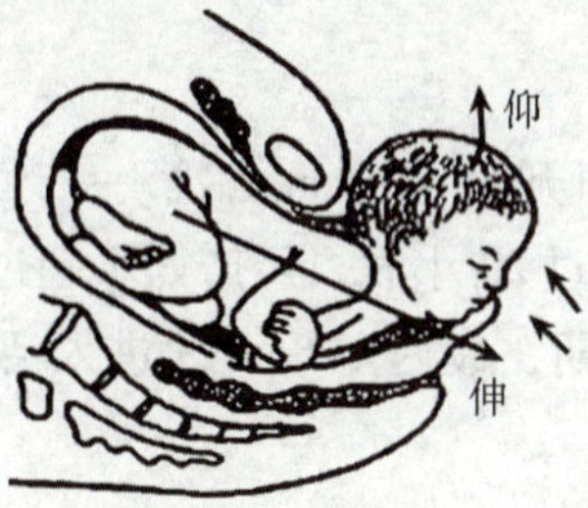


图 4－10　胎头仰伸

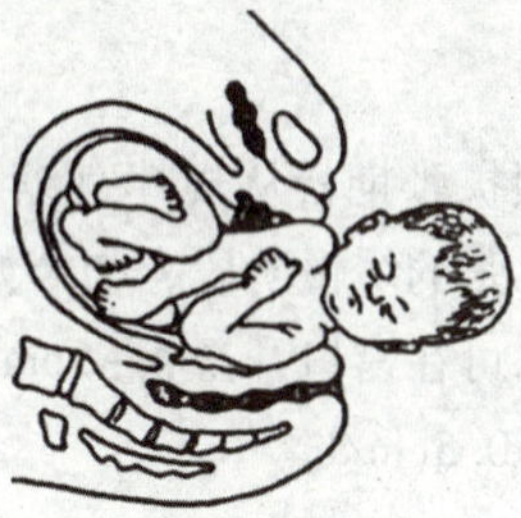

图 4－11　胎头外旋转

## 七、胎肩及胎儿娩出

胎头完成外旋转后，胎儿前（右）肩在耻骨弓下先娩出，随即后（左）肩从会阴前缘娩出。胎儿双肩娩出后，胎体及胎儿下肢随之娩出，完成分娩全过程（图 4－12）。

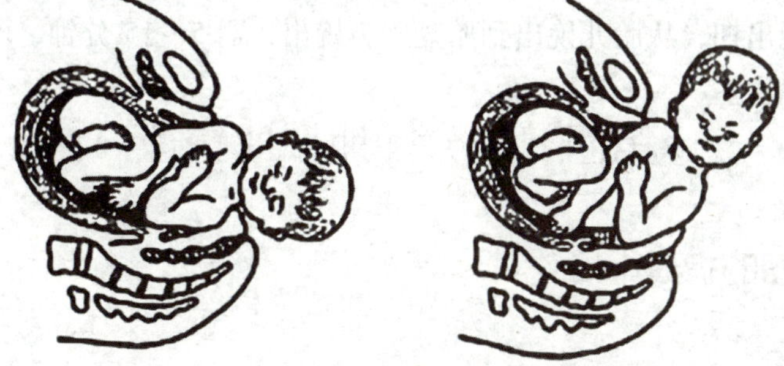

（1）前肩娩出　　（2）后肩娩出

图 4－12　胎肩娩出

## 第三节　先兆临产、临产与产程分期

### 一、先兆临产

分娩发动前，出现预示孕妇不久将临产的症状称为先兆临产。

**1. 不规律宫缩**　又称假临产，其特点是宫缩持续时间短且不恒定，间歇时间长且不规律，宫缩强度不增加，常在夜间出现、清晨消失，给予镇静剂能抑制假临产。

**2. 胎儿下降感**　因胎先露部入盆衔接使宫底降低，孕妇自觉上腹部较前舒适，进食量增多，同时下降入盆的先露部压迫膀胱可引起尿频。

**3. 见红**　在分娩发动前24～48小时内，因宫颈内口附近的胎膜与该处的子宫壁分离，毛细血管破裂有少量出血，与宫颈管内的黏液相混合排出，称为见红，是分娩即将开始可靠的征象。若阴道流血量较多，达到或超过平时月经量，应考虑是否为病理性产前出血。

### 二、临产的诊断

临产（labor）开始的标志为有规律且逐渐增强的宫缩，持续30秒或以上，间歇5～6分钟，同时伴随进行性宫颈管消失、宫口扩张和胎先露部下降。用镇静剂不能抑制临产。

### 三、总产程及产程分期

总产程（total stage of labor）即分娩全过程，是指从开始出现规律宫缩直到胎儿胎盘全部娩出。临床上分为3个产程。

#### （一）第一产程

第一产程又称宫颈扩张期，从规律宫缩开始至宫口开全（10cm）。第一产程又分为潜伏期和活跃期：①潜伏期为宫口扩张的缓慢阶段，初产妇一般不超过20小时，经产妇不超过14小时；②活跃期为宫口扩张的加速阶段，可在宫口开至4～5cm进入活跃期，最迟至6cm才进入活跃期，直至宫口开全。此期宫口扩张速度应≥0.5cm/h。

#### （二）第二产程

第二产程又称胎儿娩出期，从宫口开全到胎儿娩出。未实施硬膜外麻醉镇痛者，初产妇最长不应超过3小时，经产妇不应超过2小时；实施硬膜外麻醉镇痛者，初产妇最长不应超过4小时，经产妇不应超过3小时。

#### （三）第三产程

第三产程又称胎盘娩出期，从胎儿娩出到胎盘胎膜娩出，需5～15分钟，不应超过30分钟。

## 第四节　分娩期护理管理

### 一、第一产程产妇的护理 微课

**【护理评估】**

#### （一）健康史

入院时根据产前检查记录了解产妇的孕期情况，如年龄、孕产史、身高、体重、血压、有无妊娠合并症等，并核实预产期，了解有无阴道流血或流液、心理状况及B超等辅助检查结果，询问宫缩开始的时间、强度及频率等。

### （二）身体评估

#### 1. 临床表现

（1）规律宫缩 产程开始时，子宫宫缩持续时间较短（约30秒）且弱，间歇期较长（5~6分钟）。随产程进展，宫缩持续时间逐渐延长（50~60秒），且强度不断增加，间歇期逐渐缩短（2~3分钟）。当宫口近开全时，宫缩持续时间可长达1分钟或以上，间歇期仅1~2分钟。

（2）宫口扩张 当宫缩渐频且不断增强时，宫颈管逐渐缩短直至消失，宫口逐渐扩张。开始宫口扩张速度较慢，后期速度加快。当宫口开全（10cm）时，宫颈边缘消失，子宫下段、宫颈及阴道共同形成桶状的软产道。

（3）胎先露下降 胎先露下降程度是决定胎儿能否经阴道分娩的重要观察指标。随着产程进展，先露部逐渐下降，并在进入活跃期后快速下降。

（4）胎膜破裂 简称破膜。胎先露衔接后，将羊水阻断为前后两部分。前羊膜囊有扩张宫颈口的作用。随着宫缩继续增强，羊膜腔内压力增加到一定程度时，胎膜自然破裂。破膜多发生在宫口近开全时。

**2. 辅助检查** 常用多普勒胎心听诊仪、胎儿电子监护仪监测胎儿宫内情况。

### （三）心理－社会评估

产妇常害怕疼痛，担心分娩能否顺利、安全和胎儿是否健康等，而出现焦虑和恐惧。此外，由于产妇对待产室环境的陌生和与家人分离，其焦虑和恐惧的心理反应进一步加重，需评估产妇最关心的问题。

### 【常见护理诊断/问题】

**1. 疼痛** 与逐渐增强的宫缩有关。

**2. 有感染的危险** 与体力消耗、进食和睡眠不足等致抵抗力下降有关。

**3. 焦虑** 与担心分娩和知识缺乏有关。

### 【护理目标】

（1）产妇能正确应对宫缩痛。

（2）产妇不发生感染。

（3）产妇情绪稳定，配合医护工作。

### 【护理措施】

**1. 入院护理** 产妇入院后，护士主动向产妇及家属进行自我介绍，介绍待产室及产房的环境，帮助产妇尽快熟悉工作人员和待产分娩环境，减少因陌生人员和环境带来的压力。

#### 2. 一般护理

（1）生命征监测 宫缩时，血压可升高5~10mmHg，间歇期复原。产程中应每隔4~6小时测量体温、脉搏、呼吸、血压一次。如有异常，遵医嘱增加测量次数。

（2）清洁与舒适 频繁的宫缩使产妇出汗较多，加上分娩时羊水、尿液、阴道分泌物等影响，使产妇产生不适感，应协助产妇洗脸、擦汗、更衣，保持外阴部的清洁，以增进舒适并预防感染。

（3）饮食指导 WHO推荐在没有高危因素的情况下，在产程中不应该干扰产妇饮食。临产过程中产妇胃肠功能减弱，加之宫缩不适，产妇体力消耗大，应鼓励多饮水，鼓励产妇在宫缩间歇期少量多次进食高热量、易消化、清淡的食物。

（4）休息与活动　临产后，若胎头已入盆，未破膜，应鼓励产妇在室内活动，产妇采取站、蹲、走等多种自由体位的方式，有利于产程进展。若胎膜已破、胎先露未衔接者，应卧床休息，取头低臀高位。休息时采取左侧卧位，夜间劝导并教会产妇在宫缩间歇期睡眠，遵医嘱必要时给予镇静药物。

**看一看4-1**

### 自由体位分娩

自由体位分娩是指在分娩过程中产妇采用自感舒适的体位，如卧、走、坐、立、跪、趴、蹲等，是一种回归自然的分娩方式。当产妇处于不同的体位时，骨盆形状和胎儿位置都可能发生细微变化，使得胎儿下降和转动能与骨盆能更完美地适应，从而缩短产程，改善子宫－胎盘供血，缓解宫缩痛、腰骶部疼痛，减少产后出血、软产道撕裂的发生率。因没有哪一种体位对于任何情况或任何时候都合适的，所以需鼓励产妇不断尝试，选择较为舒适的体位，同时关注产妇的主诉和胎儿心率的变化。

更多阅读

（5）排便及排尿　临产后，鼓励产妇每 2 ~ 4 小时排尿 1 次，以免膀胱充盈影响宫缩及胎先露下降。目前已不主张在临产初期为产妇行温肥皂水灌肠。

**3. 减轻分娩疼痛**　向产妇介绍阵痛特点，做好心理准备。密切观察宫缩情况，并注意观察产妇对疼痛的反应，发现异常及时报告医生。给予产妇精神、心理支持，鼓励产妇树立信心，增强对疼痛的耐受性。指导产妇在宫缩时控制呼吸，并可给予按摩、音乐疗法、冥想、芳香疗法、导乐（doula）陪伴分娩及水中分娩等方法，指导产妇根据阵痛情况变换体位，取舒适体位，从而达到减轻分娩疼痛、促进产程进展的目的。

**4. 产程观察**

（1）观察宫缩　产程中需观察并记录宫缩情况，如宫缩的持续时间、间歇时间及强度。一般连续观察三次宫缩并记录。如发现异常情况，应立即报告医师及时处理。临床上常用触诊观察法及胎儿电子监护两种方法。①触诊观察法：是监测宫缩最简单的方法，观察者将手掌放于产妇腹壁的宫体近宫底处，宫缩时宫体部隆起变硬，间歇期松弛变软。②胎儿电子监护：用胎儿电子监护仪记录宫缩曲线，可以直观地看出宫缩的强度、频率和持续时间，是反映宫缩的客观指标。监护仪有外监护及内监护两种。临床上一般使用外监护，将宫缩压力探头固定在产妇腹壁宫体近宫底处，适用于产程任何阶段。内监护有引起宫腔内感染的缺点，临床少使用。宫缩记录方法为持续时间/间歇时间，如宫缩持续 30 秒，间隔 4 ~ 5 分钟，记为 30s/4 ~ 5min。

（2）监测胎心　胎心率是产程中非常重要的观察指标，正常胎心率为 110 ~ 160 次/分。临床上胎心监测主要通过多普勒胎心听诊仪及胎儿电子监护的方法听诊。采用胎儿电子监护仪需将测量胎心的探头置于胎心音最响亮的部位，以腹带固定于产妇腹壁上。应在宫缩间歇期听诊胎心，潜伏期每 1 ~ 2 小时听诊一次，活跃期每 15 ~ 30 分钟听诊一次，每次听诊 1 分钟，注意胎心音的频率、节律、强弱，并做好记录。

（3）观察宫口扩张和胎先露下降　临床上通过阴道检查，明确宫口扩张和胎先露下降程度。潜伏期应每 2 ~ 4 小时检查一次，活跃期每 1 ~ 2 小时一次，每次检查者不超过两人。胎头下降程度以胎头颅骨的最低点与骨盆坐骨棘平面的关系为标志。胎头颅骨最低点平坐骨棘平面时，以“0”表示；在坐骨棘平面上 1cm 时，以“－1”表示；在坐骨棘平面下 1cm 时，以“+1”表示，其余依次类推（图 4－13）。临床上多采用

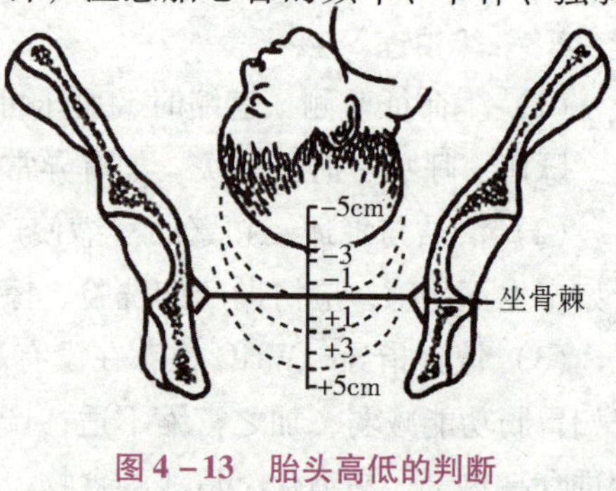

图 4－13　胎头高低的判断

产程图来记录和反映宫口扩张及胎头下降的情况，产程图横坐标为临产时间，纵坐标左侧为宫口扩张程度，右侧为胎先露下降程度。产程图使产程进展情况清晰、明确，便于及早发现难产征兆。

**看一看4-2**

**新产程监测图**

部分学者提出新产程监测图。自初产妇入院起，记录宫口扩张程度，分别以宫口扩张2cm、3cm、4cm和5cm为起点，依据产程进展中产妇宫口扩张等生理功能的变化情况，描绘出4条阶梯状处理线，如果越过相应的处理线进入其右侧区域则可考虑产程停滞。

更多阅读

（4）观察破膜情况　一旦破膜，应立即听胎心，观察羊水性状、颜色和流出量，并记录破膜时间。头位未入盆或臀位者，应嘱产妇卧床休息并抬高臀部，预防脐带脱垂。破膜超过12小时尚未分娩应给予抗生素预防感染。

**5. 心理护理**　采用积极和鼓励性的语言，向产妇及家属耐心讲解分娩的过程，及时告知产妇分娩进展，鼓励产妇说出心里的感受并耐心倾听，增加其安全感，帮助产妇树立自然分娩的信心，使其与医护人员密切合作。

**【护理评价】**

（1）产妇能耐受分娩阵痛。

（2）产妇未发生感染。

（3）产妇情绪稳定，已学会参与和控制分娩过程的各项动作。

## 二、第二产程产妇的护理

**【护理评估】**

### （一）健康史

了解第一产程的经过与处理，有无妊娠并发症或合并症。

### （二）身体评估

**1. 临床表现**

（1）宫缩频而强　进入第二产程后，宫缩的频率及强度达到高峰，持续约1分钟或以上，间歇期仅1～2分钟。

（2）屏气用力　当胎先露降至骨盆底组织并压迫直肠时，产妇有排便感，不自主地向下屏气用力，使用腹压。

（3）胎头拨露　随着产程进展，会阴渐膨隆和变薄，肛门括约肌松弛且张开。于宫缩时胎头露出于阴道口，在宫缩间歇期，胎头又缩回到阴道内，称为胎头拨露。

（4）胎头着冠　经过几次胎头拨露，胎头外露部分不断增大，直至双顶径越过骨盆出口，宫缩间歇时胎头不再回缩，称为胎头着冠（图4-14）。

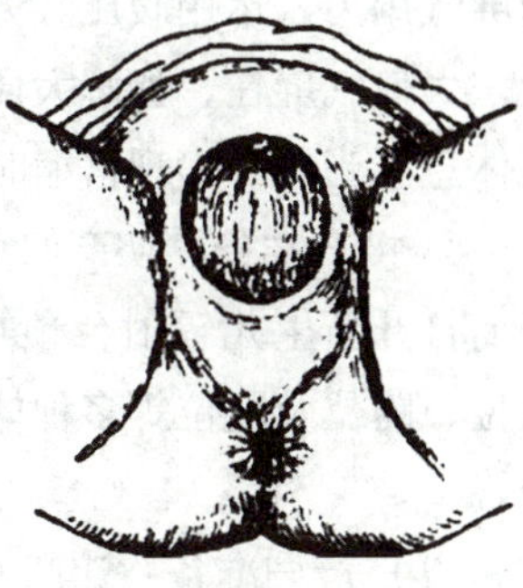
图4-14　胎头着冠

（5）胎儿娩出　随着产力的作用，胎头发生仰伸动作，接着胎头复位及外旋转，前肩和后肩相继娩出，随之整个胎体娩出，后羊水流出。经产妇第二产程短，有时仅需几次宫缩即可完成胎头娩出。

**2. 辅助检查**　可用胎儿电子监护仪监测胎心及宫缩的变化，如有异常及时处理。

### （三）心理－社会评估

宫口开全后，产妇多在心理上已经接受了宫缩的疼痛，并能听从、配合助产人员的指导。随着产程进展，产妇常担心胎儿的安全，同时由于较长时间的体力消耗，也易感到疲乏。

## 【常见护理诊断/问题】

**1. 疼痛** 与宫缩及软产道损伤有关。

**2. 焦虑** 与担心分娩结局有关。

**3. 知识缺乏** 缺乏正确使用腹压的知识。

**4. 潜在并发症** 软产道损伤、新生儿产伤。

## 【护理目标】

（1）产妇能耐受疼痛。

（2）产妇情绪稳定，能较好地配合医务人员完成分娩。

（3）产妇能正确使用腹压，分娩顺利。

（4）产妇未发生严重的软产道裂伤及新生儿产伤。

## 【护理措施】

**1. 一般护理** 第二产程护士应陪伴在产妇身旁，随时告知其分娩的进展情况及胎儿情况，并以鼓励性语言增强产妇顺利分娩的信心，宫缩间歇期协助其饮水、擦汗，以缓解其紧张、焦虑情绪。

**2. 观察产程进展** 观察宫缩及胎先露部下降的情况，勤听胎心，通常每5分钟听一次，有条件者可用胎儿监护仪连续监测胎心变化。若发现胎心异常、第二产程延长等异常情况，应立即吸氧并做相应处理，尽快结束分娩。

### 练一练4-2

某女士，30岁。孕3产0，足月临产14小时，宫口开大10cm。此时错误的护理措施是（　）

A. 接产时协助胎头俯屈使胎头以枕下前囟径通过产道

B. 按由内向外的顺序消毒外阴

C. 5～10分钟监测胎心音1次

D. 嘱宫缩时正确使用腹压

E. 多进行阴道检查确定胎方位

答案解析

**3. 指导产妇正确使用屏气用力** 正确使用腹压是缩短第二产程的关键。宫口开全后，指导产妇正确屏气用力，运用腹压。方法是：指导产妇双足蹬在产床上，双手握住产床两侧的把手，宫缩时先深吸一大口气屏住，如解大便样向下缓慢、持久地用力，宫缩间歇期，让产妇呼气，全身肌肉放松、安静休息。当再次出现宫缩时，重复上述动作，以加速产程进展。

**4. 接产准备** 初产妇宫口开全、经产妇宫口开大6cm且宫缩规律有力时，应做好接产准备工作，提前打开新生儿辐射台预热。有条件的医院可采取自由体位分娩，如侧卧、俯卧、站位、半坐卧位、坐位、蹲位及跪位等多种体位。目前国内外很多医院已不限制分娩体位，让产妇自主选择舒适的体位分娩。

（1）产妇准备　让产妇仰卧于产床，两腿屈曲分开，露出外阴部，在臀下垫一次性冲洗垫，用消毒纱布蘸温肥皂水擦洗外阴部，顺序是阴阜、大阴唇、小阴唇、大腿内上1/3、会阴、臀部及肛门周围。然后用温开水冲净肥皂水，再以碘伏进行消毒，顺序为大阴唇、小阴唇、阴阜、大腿内上1/3、会阴、臀部及肛门周围2～3次。消毒完毕撤去臀下冲洗垫，臀下铺消毒巾。

（2）接产者的准备　接产者按无菌操作常规洗手、穿手术衣及戴手套后，铺好消毒巾，准备接产。

**5. 接产**　接产时的主要任务是正确保护会阴和协助胎儿安全娩出。

（1）评估会阴条件　评估有无会阴水肿、会阴过紧缺乏弹力、耻骨弓过低、胎儿过大等易致会阴撕裂的诱因，综合评估后确定是否需行会阴切开术。

（2）接产要领　适度保护会阴的同时，协助胎头俯屈，让胎头以最小径线（枕下前囟径）在宫缩间歇时缓慢地通过阴道口。产妇与接产者此时应密切配合。

（3）协助胎头娩出　接生者站在产妇正面，个体化指导产妇用力和呼吸。当胎头拨露使阴唇后联合紧张时，开始保护会阴。方法是：在会阴部盖消毒巾，接生者右肘支在产床上，右手拇指与其余四指分开，手掌大鱼际肌顶住会阴部。每当宫缩时应向上内方托压，同时左手应持纱布轻轻下压胎头枕部，协助胎头俯屈并使胎头缓慢下降。宫缩间歇时，保护会阴的右手稍放松，以免压迫过久引起会阴水肿。当胎头枕部在耻骨弓下露出时，此时若宫缩强，应嘱产妇张口呼气消除腹压作用，让产妇在宫缩间歇时稍向下屏气，使胎头缓慢娩出（图4－15）。目前很多医院不再采用上述传统保护会阴的方法，而是改为用手控制胎头娩出的速度，使其缓慢通过阴道口。

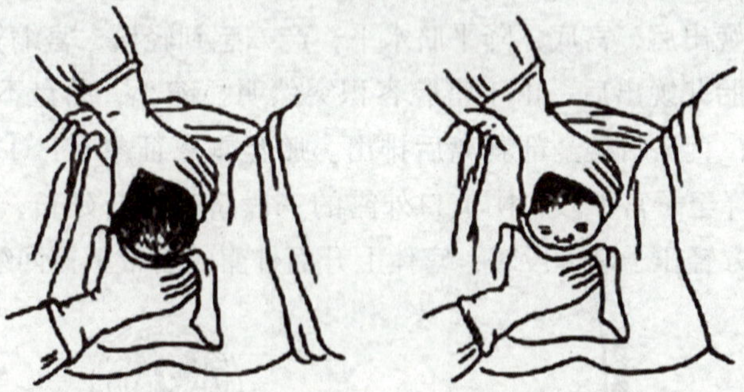

保护会阴，协助胎头俯屈　　　　协助胎头仰伸

**图4－15　保护会阴，协助胎头俯屈、仰伸**

（4）脐带绕颈的处理　当胎头娩出见有脐带绕颈一周且较松时，可用手将脐带顺胎肩推下或从胎头滑下。若脐带绕颈过紧或绕颈两周或以上，可先用两把血管钳将其中一段夹住从中剪断脐带，注意勿伤及胎儿颈部。

（5）协助胎体娩出　胎头娩出后，左手自鼻根向颏部挤压，挤出口鼻内的黏液和羊水，等待宫缩使胎头自然完成复位及外旋转，使胎肩旋转至骨盆出口前后径。再次宫缩时右手托住会阴，左手向下轻压胎儿颈部，使前肩从耻骨弓下先娩出，再向上托胎颈，使后肩从会阴前缘缓慢娩出。双肩娩出后，保护会阴的右手放松，然后双手协助胎体及下肢相继以侧位娩出，并记录胎儿娩出时间（图4－16）。胎儿娩出后置器皿于产妇臀下计量产后出血量。

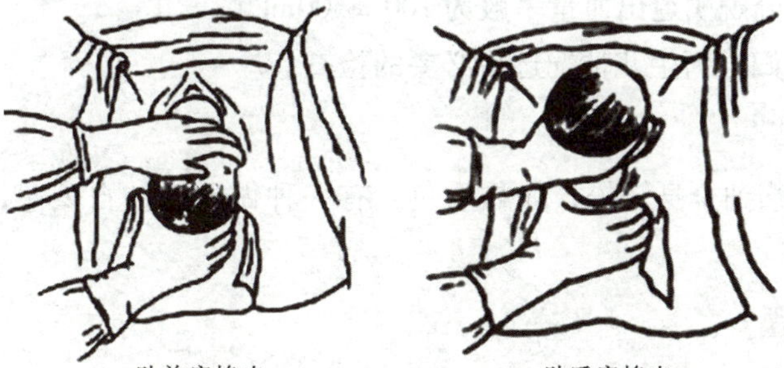

助前肩娩出　　　　助后肩娩出

**图4－16　保护会阴，协助前肩、后肩娩出**

【护理评价】

（1）产妇能耐受分娩阵痛。

（2）产妇情绪平稳，配合医护人员指导。

（3）产妇能正确使用腹压。

（4）产妇会阴没有裂伤，未发生产后出血。

（5）未发生新生儿产伤。

## 三、第三产程产妇的护理

【护理评估】

### （一）健康史

了解第一、第二产程的经过及其处理。

### （二）身体评估

**1. 临床表现**

（1）子宫收缩　胎儿娩出后，宫底下降平脐水平，产妇感到轻松，宫缩暂停几分钟后再现。

（2）胎盘剥离征象　胎儿娩出后，由于宫腔容积突然明显缩小，胎盘不能相应缩小，胎盘附着面与子宫壁发生错位而剥离，直至胎盘全部剥离后排出。胎盘剥离征象有：①宫体变硬呈球形，宫底升高达脐上；②剥离的胎盘降至子宫下段，阴道口外露的一段脐带自行延长；③阴道少量流血；④用手掌尺侧在产妇耻骨联合上方轻压子宫下段时，宫体上升而外露的脐带不再回缩（图4－17）。

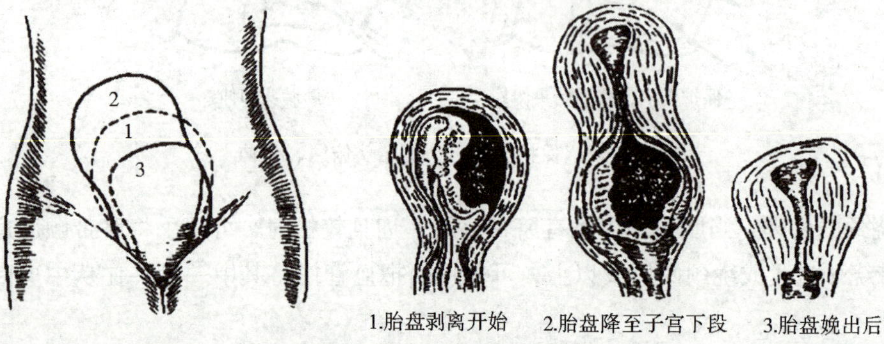


图4－17　胎盘剥离时子宫的形状

（3）胎盘娩出方式　根据胎盘剥离开始的部位及排出的方式可分为两种。①胎儿面娩出式：多见，胎盘先从中央开始剥离，然后边缘再剥离，其特点是先娩出胎盘，随后见少量阴道流血。②母体面娩出式：少见，胎盘先从边缘开始剥离，其特点是先有阴道流血，然后娩出胎盘。

（4）阴道出血　正常分娩阴道出血量一般为100～300ml。

**2. 辅助检查**　根据产妇、新生儿情况选择必要的检查。

### （三）心理－社会评估

胎儿娩出后，产妇常感到全身轻松，如释重负，有一种做母亲的自豪感，同时又急于关注新生儿的健康、容貌及性别。

【常见护理诊断/问题】

**1. 潜在并发症**　新生儿窒息、产后出血。

**2. 有感染的危险**　与胎盘、胎膜残留有关。

**3. 有亲子依恋改变的危险**　与产后疲惫、会阴切口疼痛或新生儿性别不理想有关。

## 【护理目标】

（1）住院期间未发生产后出血及新生儿窒息等并发症。

（2）住院期间未发生胎盘、胎膜残留。

（3）产妇接受新生儿，并开始亲子间的互动。

## 【护理措施】

### 1. 新生儿护理

（1）清理呼吸道　是处理新生儿的首要任务，用洗耳球或新生儿吸痰管轻轻吸出新生儿口及鼻腔的黏液和羊水，以免发生吸入性肺炎。当呼吸道清理通畅但新生儿仍未啼哭时，可用手轻拍新生儿足底刺激啼哭。

（2）新生儿 Apgar 评分　用于判断有无新生儿窒息及窒息严重程度。Apgar 评分是以出生后 1 分钟内的心率、呼吸、肌张力、喉反射及皮肤颜色 5 项体征为依据，每项为 0～2 分，5 项分值相加，满分为 10 分（表 4－2）。8～10 分属于正常新生儿；4～7 分属于轻度窒息，需采取清理呼吸道、人工呼吸、吸氧、用药等措施才能恢复；0～3 分属于重度窒息，需紧急抢救，行喉镜直视下气管内插管并给氧。缺氧较严重的新生儿，应在出生 5 分钟、10 分钟后再次评分。1 分钟评分反映胎儿在宫内的情况；5 分钟及以后评分反映复苏效果，与预后关系密切。

**表 4－2　新生儿 Apgar 评分法**

| 体征 | 0 分 | 1 分 | 2 分 |
| --- | --- | --- | --- |
| 心率 | 无 | <100 次/分 | ≥100 次/分 |
| 呼吸 | 无 | 浅慢，不规则 | 佳，哭声响亮 |
| 肌张力 | 松弛 | 四肢稍屈曲 | 四肢屈曲活动好 |
| 喉反射 | 无反射 | 有些动作 | 咳嗽、恶心 |
| 皮肤颜色 | 全身苍白 | 躯干红，四肢青紫 | 全身红润 |

**想一想4－2**

林女士，32 岁，孕 1 产 1，临产 15 小时后以枕左前位阴道分娩一活女婴，该女婴出生时躯干皮肤红润，四肢皮肤青紫，四肢稍屈曲，呼吸不规则，心率 110 次/分，用洗耳球清理鼻腔时有皱眉动作。

**请问：**该女婴出生时 Apgar 评分是多少？

答案解析

（3）脐带处理　实施晚断脐，即待脐动脉搏动消失后或胎儿娩出后 1～3 分钟时进行断脐，有利于胎盘血液转运至新生儿，增加新生儿血容量及血红蛋白含量。结扎脐带的方法有棉绳、气门芯、脐带夹结扎法等，目前常用的为气门芯套扎法。将消毒后系有丝线的气门芯套入止血钳，在距脐根部 0.5cm 处钳夹脐带，在其上端的 0.5cm 处剪断脐带，牵引气门芯上丝线，套于止血钳下的脐带上，取下止血钳，挤出脐带残端血液，用5%聚维酮碘溶液或75%乙醇消毒脐带断面，以无菌纱布包盖好，再用脐带布包扎。注意消毒时药液不可接触新生儿皮肤，以免发生皮肤灼伤。

（4）一般护理　快速、全面、擦干新生儿全身，将新生儿抱示母亲确认性别。如新生儿无异常，尽早协助其进行母婴皮肤早接触、早吸吮。在母婴接触过程中应注意保暖，使新生儿呈俯卧位趴在母亲身上，以温暖的大毛巾覆盖新生儿身体并带上帽子。母婴接触完成后再给新生儿进行仔细体格检查，拓印新生儿足印及母亲拇指印于新生儿病历上，系以标明新生儿性别、体重、出生时间，母亲姓名、床号、住院号的手腕带及脚腕带，为新生儿穿好衣服。

**2. 产妇护理**

（1）协助胎盘娩出　确认胎盘已完全剥离后，于宫缩时以左手握住宫底并按压，右手轻拉脐带，协助胎盘娩出。当胎盘娩出至阴道口时，接产者用双手捧住胎盘，向一个方向旋转并缓慢向外牵拉，协助胎盘、胎膜完整剥离娩出（图4－18）。切忌在胎盘尚未完全剥离时用手按揉、下压宫底或牵拉脐带，以免引起胎盘部分剥离而出血或脐带断裂，甚至造成子宫内翻。胎盘胎膜娩出后，按摩子宫以刺激子宫收缩、减少出血，同时注意观察并测量出血量。

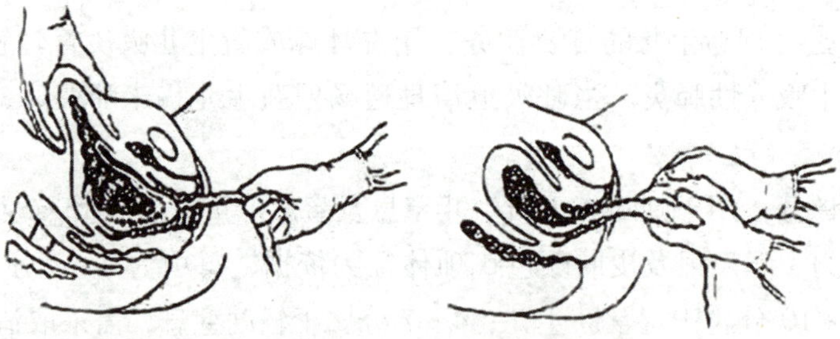


图4－18　协助胎盘胎膜娩出

（2）检查胎盘胎膜　将胎盘铺平，先检查胎盘母体面胎盘小叶有无缺损。然后将胎盘提起，检查胎膜是否完整，再检查胎盘胎儿面边缘有无血管断裂，及时发现副胎盘（图4－19）。若有副胎盘、部分胎盘残留或大部分胎膜残留时，应在无菌操作下检查宫腔，及时徒手剥离并取出残留组织。

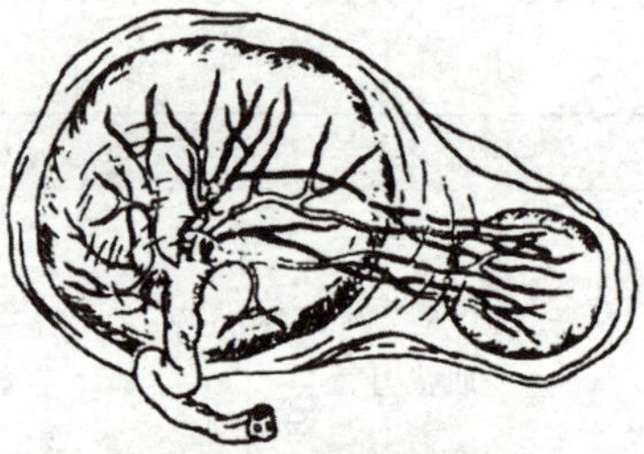

图4－19　副胎盘

（3）检查软产道　胎盘娩出后，应仔细检查会阴、小阴唇内侧、尿道口周围、阴道及宫颈有无裂伤。若有裂伤，应立即按照解剖层次缝合。

（4）预防产后出血　对有产后出血史或易发生宫缩乏力的产妇，可在胎儿前肩娩出时静脉注射催产素10～20U，也可在胎儿前肩娩出后，立即肌内注射催产素10U，或将催产素10～20U稀释于250～500ml生理盐水静脉滴注，同时于胎盘娩出后及时按摩子宫，可有效地减少出血量。

（5）产后观察　胎盘娩出2小时内是产后出血的高危期，有时称为第四产程，应在产房内继续观察。①分别在产后15分钟、30分钟、60分钟、90分钟、120分钟密切观察宫缩、宫底高度、膀胱充盈与否、阴道出血量、会阴及阴道有无血肿等，测量呼吸、脉搏、血压，发现异常及时处理。②促进舒适：为产妇擦汗更衣，及时更换床单及会阴垫，注意保暖，给予清淡、易消化食物，调暗产房灯光，尽量让产妇休息。③情感支持：帮助产妇进入母亲的角色，持续陪伴，避免让产妇和新生儿独处一室。④母婴肌肤接触：目前主张出生2小时内，尽量保持母婴肌肤接触，协助新生儿在产后30分钟内进行早吸吮等。

（6）心理护理　当新生儿或产妇出现异常情况时，护理人员应及时给予产妇心理疏导，尽快稳定产妇情绪。

**【护理评价】**

（1）产妇配合良好，顺利分娩。

（2）胎盘、胎膜完整排出，出血量在正常范围内。

（3）产妇能接受新生儿，并开始与新生儿目光交流，进行皮肤接触和早吸吮。

## 四、分娩疼痛的护理

疼痛是每一位产妇在分娩过程中都要经历的身体不适感。疼痛时机体会出现一系列病理生理反应，如免疫机能下降、代谢紊乱、心率加快、血压升高等，同时疼痛会使人产生不快的主观感受，给产妇造成心理上的影响。分娩疼痛主要有身体、心理、社会方面的因素，这些因素并非在每个人身上都会发生，但医务人员必须知道怎样评估及处理分娩过程中的疼痛，因为异常的疼痛有时是疾病的一种症状。

### （一）分娩期疼痛的发生机制及特点

**1. 分娩期疼痛产生的机制**　分娩疼痛主要是由于子宫肌肉阵发性收缩以及胎儿经过产道时对子宫和产道组织造成的损伤，从而导致神经末梢受到强烈刺激，此类刺激会沿产妇的腰、骶神经传递至脊髓，进而延续至产妇的大脑痛觉中枢，从而引发剧烈的疼痛感。

**2. 分娩期疼痛的特点**　产妇在分娩过程中，不同的产程所产生的疼痛也不尽相同，在第一产程时，疼痛范围难以确定，疼痛性质多为痉挛性、压榨性，随宫缩的增强而加剧。第二产程时，疼痛来源于产道的肌肉、筋膜以及皮肤出现伸展、撕裂及牵连，疼痛表现为尖锐剧烈，此时产妇的阴道、直肠和阴部疼痛非常明显。

### （二）影响分娩疼痛的因素

**1. 身体因素**　这是疼痛的主要原因，产妇的年龄、产次、既往痛经史、难产、体位等许多因素均有可能影响分娩疼痛。初产妇、既往有痛经史者分娩期感受到的疼痛会强于经产妇和无痛经史者。

**2. 心理因素**　会引起心率加快及其他生理反应从而使产程延长并且大大增加分娩的难度。主要的心理因素有恐惧、焦虑、紧张、知识及信心的缺乏等，这些心理因素在分娩过程中不仅会产生许多不适，还会导致待产妇的痛阈降低，对疼痛更为敏感。

**3. 社会因素**　文化程度、信仰、风俗、家人的鼓励与支持、社会经历、分娩环境及氛围等社会因素，很大程度上影响产妇对待分娩疼痛的态度、对分娩疼痛的理解、对疼痛的感知以及应对分娩疼痛的措施。

### 【护理评估】

### （一）健康史

了解产妇的生育史、本次妊娠经过、有无妊娠合并症及并发症、孕期用药情况等；详细询问孕期接受健康教育情况，以往对疼痛的耐受性和应对方法；了解产妇及其家属对分娩镇痛的态度与需求。

### （二）身体评估

**1. 临床表现**　产妇因分娩疼痛表现出呻吟、咬牙、表情痛苦、哭泣、发抖、寒战样哆嗦、呕吐等。护理人员可通过观察、访谈、数字评分法、文字描述评定法、面部表情疼痛量表、生理指标测定量表等对产妇疼痛进行评估。

**2. 辅助检查**　血、尿常规及凝血功能检查。

### （三）心理－社会评估

产妇由于宫缩疼痛而产生焦虑、烦躁、恐惧的情绪，对自然分娩失去信心，甚至产生绝望感。

### 【常见护理诊断/问题】

**1. 恐惧**　与疼痛威胁而感到不安有关。

**2. 知识缺乏**　缺乏分娩镇痛知识和信心。

**3. 潜在并发症** 低血压、头疼等。

**【护理目标】**

（1）孕产妇情绪稳定，疼痛减轻，舒适感增加。

（2）孕产妇了解分娩镇痛的相关知识，能以正常心态接受分娩。

（3）孕产妇不出现低血压、头疼等并发症或出现后得到及时处理。

**【护理措施】**

**（一）提供心理支持**

关心、体贴、同情产妇，耐心听取产妇的提问，适时给予帮助和鼓励，陪伴在产妇身边，并鼓励家属参与，以此减轻产妇的焦虑和恐惧心理。

**（二）加强分娩镇痛的知识教育**

向产妇及家属解释分娩镇痛的方法，以及我们所采取的各项保障措施，让产妇心理放松，消除顾虑。分娩镇痛方法有非药物镇痛法和药物镇痛法。

**1. 常用的非药物镇痛法**

（1）导乐陪伴分娩　导乐就是一个具有生育经验和产科专业知识的女性，在产前、产时及产后给予产妇持续的心理、生理和情感上的支持与鼓励，随时为产妇提供全方位的个性化服务，以其温柔的态度、真诚的爱心，成为产妇及其丈夫的好帮手，使产妇在舒适、安全、放松的环境下顺利分娩。

（2）家庭式分娩法　家庭式分娩法由医院提供集待产、分娩、产后康复为一体的家庭式产科病房，营造温馨的分娩环境，鼓励丈夫参与分娩的全过程，使产妇在舒适、安全、轻松的环境下顺利分娩。该方法不仅可缩短产程，有效减轻分娩疼痛，还可减少产后并发症的发生。

（3）拉玛泽减痛分娩法　也称精神无痛分娩法。拉玛泽减痛分娩法于1952年由法国产科医师拉玛泽首创。通过学习神经肌肉控制、产前体操及呼吸技巧训练，在分娩时将注意力集中在对自己的呼吸控制上，适度放松肌肉，达到主动控制宫缩引起的疼痛及其他不适。

（4）音乐疗法　音乐具有消除紧张、焦虑、抑郁等不良情绪的作用，可刺激产妇内啡肽分泌和降低儿茶酚胺水平，从而缓解分娩疼痛或增加产妇疼痛耐受力。若将音乐应用于整个产程，产妇休息和睡眠时，应暂停播放音乐。对于音乐的选择，可提供音乐类型和曲目，由产妇根据个人爱好选择，也可在音乐治疗专业人士指导下，根据不同产程的宫缩特点选择相应音乐类型和曲目。

（5）经皮电神经刺激疗法　是把表皮层电极神经刺激器贴于背部胸锥、骶椎及大腿外侧皮肤表面，通过持续刺激使人体内源性镇痛物质内啡肽产生，提高局部皮肤和子宫的痛觉阈值，同时对相应神经根产生刺激，发挥疼痛闸门控制作用，从而达到分娩镇痛目的。该疗法简单、方便，具有无创伤性，易被产妇及其家属接受。

（6）水中分娩　近年水中分娩在世界范围内获得广泛应用。方法是产妇进入充满恒温、清洁、流动的水池中，水温及水波不断轻轻撞击产妇的皮肤和身体，水的浮力可使产妇产生失重感，肌肉不再需要支撑身体重量而处于放松状态，这有助于产妇消除紧张和疲劳，并放松盆底肌肉，有利于胎头以最小径线通过产道，从而使自然分娩更为顺利。

（7）催眠疗法　是采用心理学干预的放松措施，并结合言语暗示，使被催眠者放松身心，对内外环境的改变作出反应。在自然分娩过程中，让产妇取自由舒适体位，在催眠音乐与言语引导下，通过调节呼吸，实现自我放松和催眠。但是此方法的镇痛效果不确切，在实施催眠时诱导时间较长，并且要求环境安静。

（8）芳香疗法　又名“香薰疗法”，是指由芳香植物所萃取出的精油作为媒介，并以按摩、沐浴、熏香等方式，经由呼吸道或皮肤吸收进入体内，刺激嗅觉中枢和身体不同部位神经、循环以达到舒缓情绪和促进身体放松的一种自然疗法。茉莉精油和薰衣草精油是产程中最常用的精油。临产时，精油香薰可以诱导爱与浪漫的感受，减轻分娩痛苦，给产妇留下愉快的生产体验。阵痛期间，在腹部或下背部涂抹精油并进行圆圈状的按摩运动使产妇放松，可刺激皮肤中枢反射，促进内啡肽释放。

（9）其他　此外，自由体位分娩、穴位按摩、针刺镇痛、热疗与冷疗镇痛、分娩球镇痛等对减轻分娩疼痛也有一定的好处。

**2. 常用的药物镇痛法**

（1）局部神经阻滞法　主要包括宫颈旁阻滞法、阴部神经阻滞法和阴部浸润阻滞法。宫颈旁阻滞法用于第一产程镇痛，目的是阻滞宫颈旁的神经节。阴部神经阻滞法用于第二产程镇痛，适用于低位产钳的助产操作。阴部浸润阻滞法只适用于会阴侧切及阴道修补术。

（2）椎管内阻滞　可达到最确切的镇痛效果，且产妇可保持清醒，并可能主动参与分娩过程，目前已在国内外广泛应用。主要包括硬膜外镇痛和联合腰麻－硬膜外麻醉镇痛。①硬膜外镇痛：包括连续性硬膜外镇痛或产妇自控硬膜外镇痛。这两种镇痛的优点是镇痛效果稳定、持续，所需局麻药浓度相对较低，对下肢运动影响小，母儿耐受性好，停止注药后可较快恢复，同时解决了不同患者、不同疼痛程度下对镇痛药的需求。②联合腰麻－硬膜外麻醉镇痛法：此法的优点在于镇痛起效更快，用药量少，运动阻滞较轻，被认为是一种比较安全、有效，对母婴无不良影响的方法。

### （三）预防并发症

（1）密切观察产妇血压等生命体征，注意宫缩、产程进展和胎儿情况。

（2）了解产妇的自我感觉，以判断镇痛的效果，为医生掌握药物的用量提供依据。

（3）观察药物副作用，出现异常情况，及时协助处理。

**【护理评价】**

（1）产妇焦虑减轻，积极配合医护工作。

（2）产妇了解分娩镇痛的相关知识，能积极应对分娩期疼痛。

（3）产妇未出现并发症或出现后得到及时处理。

## 目标检测

答案解析

### 选择题

#### A1/A2 型题

1. 新生儿 Apgar 评分指标不包括下列哪一项

A. 角膜反射　　B. 心率　　C. 肌张力

D. 呼吸　　E. 喉反射

2. 第二产程，宫缩时胎头显露于阴道口，当宫缩间歇时又缩回阴道内，称为

A. 胎头仰伸　　B. 胎头拨露　　C. 胎头着冠

D. 胎头俯屈　　E. 胎头下降

3. 临产后最主要的产力是

A. 骨骼肌收缩力　　B. 膈肌收缩力　　C. 腹肌收缩力

D. 子宫收缩力　　E. 肛提肌收缩力

4. 当胎儿娩出后，护士首先进行的护理措施是

A. 保暖　　B. 结扎脐带　　C. 擦干羊水
D. 新生儿 Apgar 评分　　E. 清理呼吸道

5. 临产后为产妇进行胎心音听诊，应选择在
A. 宫缩间歇期　　B. 宫缩极期　　C. 宫缩快结束时
D. 宫缩刚开始时　　E. 宫缩任何时间

6. 某女士，30 岁。孕 3 产 0，足月临产 14 小时，宫口开大 10cm。此时错误的护理措施是
A. 接产时协助胎头俯屈使胎头以枕下前囟径通过产道
B. 按由内向外的顺序消毒外阴
C. 5 ~10 分钟监测胎心音 1 次
D. 嘱宫缩时正确使用腹压
E. 尽快助产娩出胎儿

7. 临产后判断胎先露下降的重要标志是
A. 骶骨岬　　B. 骶髂关节　　C. 骶尾关节
D. 耻骨联合　　E. 坐骨棘水平

8. 某初产妇，32 岁，妊娠 39 周顺产，胎儿经阴道娩出后护士立即为其按摩子宫以协助胎盘娩出，这一行为可能导致的不良后果是
A. 胎盘粘连　　B. 胎盘卒中　　C. 胎盘剥离不全
D. 胎盘植入　　E. 胎盘嵌顿

9. 某产妇，孕 2 产 0，现规律宫缩 8 小时，宫口开大 5cm 时胎膜破裂。下列有关破膜的护理，不正确的是
A. 破膜后立即听胎心音　　B. 胎头高浮者，须抬高床尾　　C. 观察羊水性质
D. 记录破膜时间　　E. 破膜超过 24 小时者，考虑给予抗生素

10. 某女士，26 岁，孕 1 产 0。妊娠 38 周来院产检，医生告之已经出现了先兆临产需住院。先兆临产最可靠的依据是
A. 尿频　　B. 见红　　C. 胎儿下降感
D. 上腹部舒适感　　E. 宫缩强度增加

11. 初产妇，31 岁，妊娠 40 周住院待产。检查：规律宫缩，枕右前位，胎心率 152 次/分，宫口开大 6cm，胎膜未破。在产程护理中错误的是
A. 嘱产妇绝对卧床休息
B. 每 0.5 小时左右听胎心 1 次
C. 每 1 ~2 小时一次行阴道检查了解宫颈扩张和胎先露下降程度
D. 鼓励产妇 2 ~4 小时排小便 1 次
E. 4 ~6 小时测 1 次生命征，血压在宫缩间歇时测量

12. 某初产妇，妊娠 40 周临产，宫颈口开大 5cm，宫缩规律。护士在听取胎心音时下列哪一项是正确的
A. 胎心率高于 140 次/分或低于 120 次/分时立即通知医生
B. 在宫缩时听取
C. 每隔 4 小时听胎心 1 次
D. 每次听后均有记录
E. 每次听 20 ~30 秒

13. 某女士，27 岁，妊娠 $38^{+5}$ 周，7 小时前出现规律宫缩，间隔 5 ~6 分钟，持续约 40 秒，查宫颈管消退，宫口扩张 3cm。诊断为

A. 先兆临产　　B. 生理性宫缩　　C. 假临产
D. 早产临产　　E. 足月临产

14. 某初孕妇，妊娠 $39^{+5}$ 周来院进行产前检查。医生告知胎头已衔接。下列关于胎头衔接的时间正确的是

A. 临产前　　B. 临产前 1 ~2 天　　C. 预产期前 1 ~2 周
D. 破膜后　　E. 第一产程末

15. 某产妇，孕 2 产 0，现孕 40 周。4 小时前开始出现规律宫缩，每次宫缩持续 40 秒，间歇 2 ~3 分钟，宫口扩张 2cm。此时正确的护理措施是

A. 每小时进行一次肛诊　　B. 鼓励产妇卧床休息　　C. 鼓励产妇 4 ~6 小时排尿 1 次
D. 2 ~4 小时观察宫缩 1 次　　E. 每小时听诊胎心 1 次

16. 某产妇，孕 1 产 0，枕右前位，在分娩过程中接生者协助其胎头俯屈，目的是使胎头以下述哪条径线下降通过产道

A. 枕额径　　B. 枕下前囟径　　C. 双顶径
D. 双颞径　　E. 枕颏径

（徐洁欢）

书网融合……

重点回顾　　微课　　习题

# 第五章　产褥期妇女的护理 微课

PPT

学习目标

**知识目标：**

1. **掌握**　产褥期、子宫复旧、恶露的定义；母乳喂养方法及技巧。
2. **熟悉**　产褥期妇女的生理变化和临床表现；母乳喂养的优点。
3. **了解**　产褥期妇女的心理调适；正常新生儿生理特点。

**技能目标：**

学会产后子宫复旧状况的检查，观察恶露及会阴和伤口的恢复情况，以及产后会阴的护理。

**素质目标：**

具有关爱、体贴之情，尊重产妇，耐心为患者提供支持和指导，关爱母儿健康。

**导学情景**

**情景描述：**产妇王女士，3天前经阴道分娩一女婴。现主诉乳房疼痛，不愿哺乳，婴儿哭闹不休。查体：体温38.1℃，脉搏76次/分，血压104/62mmHg。乳房红、肿，有硬块。乳头红，有裂口。子宫底在脐下4指，质硬。浆液性恶露，量中等，无异味。会阴侧切伤口无红肿。

**情景分析：**结合产妇王女士的查体结果，可诊断为正常产褥。在产褥期这段时间，产妇全身各系统尤其是生殖系统发生了较大的生理变化，需要一个适应过程。了解这些适应过程对做好产褥期的保健、保证母婴健康有重要意义。

**讨论：**请思考产妇产褥期有哪些生理表现？产褥期如何做好乳房及会阴护理？

**学前导语：**产妇全身各器官（除乳腺外）恢复或接近正常未孕状态所需要的一段时期。在产褥期产妇会有哪些生理变化和心理方面的变化？

## 第一节　产褥期妇女的身心变化

从胎盘娩出至产妇全身各器官（除乳腺外）恢复或接近正常未孕状态所需的一段时期，称为产褥期（puerperium），一般为6周。在产褥期这段时间，产妇不仅需要生理的调适，心理方面也会因为孩子的出生、角色的转变发生改变，因此需要各方面的调整，了解这些变化及适应过程对做好产褥期的保健、保证母婴的健康具有重要意义。

### 一、产褥期妇女的生理变化

#### （一）生殖系统

**1. 子宫**　是产褥期变化最大的器官。妊娠子宫自胎盘娩出后逐渐恢复至未孕状态的过程称为子宫复旧（involution of uterus）。主要表现为子宫体肌纤维缩复、子宫内膜再生、子宫血管变化、子宫下段变化和宫颈复原。

（1）子宫体肌纤维缩复　子宫体肌纤维在修复过程中，肌细胞数目无明显变化，但肌细胞长度和体积明显缩小。这是因为子宫平滑肌细胞胞浆蛋白被分解，胞质减少所致。胎盘娩出后，子宫底在脐下1指，产后第1天因子宫颈外口升至坐骨棘水平，子宫底稍上升至脐平。随着肌纤维不断缩复，宫体逐渐缩小，以后每日下降1～2cm，于产后1周子宫缩小至妊娠12周大小，在耻骨联合上方可扪及；于产后10天子宫降至骨盆腔内，腹部检查扪不到宫底；产后6周，子宫恢复到未孕大小。子宫重量也逐渐减少，分娩结束时约为1000g，产后1周重约为500g，产后2周重约300g，产后6周恢复至50～70g。

（2）子宫内膜再生　胎盘、胎膜娩出后，遗留的蜕膜表层发生变性、坏死、脱落，形成恶露，自阴道排出，接近肌层的子宫内膜基底层逐渐再生新的功能层。产后3周，除胎盘附着部位外，子宫腔表面均由新生内膜修复。胎盘附着部位全部修复需至产后6周。

（3）子宫血管变化　胎盘娩出后，胎盘附着面缩小为原来一半。子宫缩复导致开放的螺旋动脉和静脉窦压缩变窄，数小时后血管内形成血栓，最后机化，从而出血逐渐减少直至停止。若在新生内膜修复期间，胎盘附着面因复旧不良出现血栓脱落，可引起晚期产后出血。

（4）子宫下段变化及宫颈复原　产后子宫下段肌纤维缩复，逐渐恢复为非孕时的子宫峡部。胎盘娩出后的子宫颈松软，壁薄，形成皱襞，宫颈外口呈环状如袖口。产后2～3天，宫口仍可容纳2指。产后1周，子宫颈内口关闭，宫颈管复原。产后4周，子宫颈完全恢复至未孕时形态。由于宫颈外口在3点及9点处易发生轻度裂伤，使初产妇的子宫颈外口由圆形（未产型）变为产后的“一”字形横裂（已产型）。

**练一练**

初产妇，顺产，产后第13天，下列关于该产妇子宫复旧情况的描述，不正常的是（　）

A. 耻骨联合上方可触及宫底
B. 白色恶露
C. 宫颈内口关闭
D. 子宫颈外口呈“一”字形横裂
E. 子宫内膜尚未充分修复

答案解析

**2. 阴道**　分娩时阴道腔扩张，阴道黏膜皱襞因过度伸展而减少甚至消失，致使阴道壁松弛、肌张力降低。阴道壁肌张力于产褥期逐渐恢复，阴道腔逐渐缩小，约在产后3周，阴道黏膜皱襞重新出现，但产褥期结束时阴道的紧张度仍不能完全恢复至未孕状态。

**3. 外阴**　分娩后外阴轻度水肿，产后2～3天自行消退。会阴部血液循环丰富，若有轻度撕裂或会阴切开缝合后，多于产后3～4天内愈合。处女膜在分娩时撕裂形成处女膜痕。

**4. 盆底组织**　盆底组织及筋膜在分娩时过度扩张使弹性减弱，且常伴有肌纤维部分断裂。若产褥期能坚持做产后恢复操，盆底肌有可能恢复至接近未孕状态。如盆底组织及筋膜发生严重断裂或产褥期过早进行重体力劳动，均会影响盆底组织的恢复，导致阴道壁膨出甚至子宫脱垂。

### （二）乳房

乳房的主要变化为泌乳。妊娠期孕妇体内雌激素、孕激素、人胎盘催乳素升高，使乳腺充分发育，为泌乳做好准备。随着胎盘剥离娩出，产妇血中人胎盘催乳素、雌激素、孕激素水平急剧下降，催乳素抑制因子的作用显著降低，在催乳素作用下，乳房腺泡开始分泌。当新生儿吸吮乳头时，催乳素呈脉冲式释放，促进乳汁分泌。吸吮动作还能反射性地引起神经垂体释放催产素，使乳腺腺泡周围的肌上皮细胞收缩，促进乳汁排出，形成喷乳反射。因此，婴儿吸吮和不断排空乳房是维持泌乳的重要条件。此外，乳汁的质和量还与产妇营养、睡眠、情绪和健康状况密切相关。

产后7天内分泌的乳汁称为初乳，呈淡黄色，质稠。初乳中含蛋白质和矿物质较成熟乳多，含有多种抗体，尤其是分泌型IgA，是新生儿最理想的天然食物。产后7~14天分泌的乳汁为过渡乳。14天以后分泌的乳汁为成熟乳，白色，蛋白质含量略减少，脂肪和乳糖含量逐渐增多，也含有大量免疫抗体。母乳中还含有矿物质、维生素和各种酶，对新生儿的生长发育极为重要。多数药物亦可经母血进入乳汁中，故产妇哺乳期间用药时必须考虑药物对新生儿有无不良影响。

#### （三）血液及循环系统

在产后最初3天内，由于子宫缩复和子宫胎盘血液循环停止，大量血液从子宫涌入体循环，及妊娠潴留的组织间液回吸收，血容量可增加15%~25%，心脏负担明显加重。循环血量于产后2~3周恢复至未孕状态。

产褥早期血液处于高凝状态，有利于胎盘剥离面形成血栓，减少产后出血量。但高凝状态也可促进产后盆腔和下肢静脉血栓形成。纤维蛋白原、凝血活酶、凝血酶原于产后2~4周降至正常；血红蛋白水平于产后1周左右回升；白细胞总数于产褥早期仍较高，可达（15~30）$\times 10^9$/L，中性粒细胞计数和血小板计数增加，淋巴细胞稍减少，一般于产后1~2周恢复至正常水平。

#### （四）消化系统

妊娠期胃肠肌张力及蠕动力均减弱，胃液中胃酸分泌减少，产后需1~2周逐渐恢复。产后1~2天内，喜进流食或半流食，但食欲不佳，以后逐渐好转。产褥期卧床时间长，缺乏运动，肠蠕动减弱，加之腹肌及盆底肌松弛，容易便秘。

#### （五）泌尿系统

妊娠期体内潴留的水分主要经肾排出，故产后1周尿量增多。在分娩过程中，膀胱受压致使黏膜水肿、充血及肌张力降低，以及会阴伤口疼痛、不习惯卧床排尿等原因，均可增加尿潴留的发生，尤其在产后24小时内。

#### （六）内分泌系统

分娩后，雌激素及孕激素水平急剧下降，至产后1周时已降至未孕时水平。胎盘催乳素于产后6小时已不能测出。催乳素水平因是否哺乳而异，哺乳产妇的催乳素于产后下降，但仍高于非孕时水平，吸吮乳汁时催乳素明显增高；不哺乳产妇的催乳素于产后2周降至非孕时水平。

月经复潮及排卵时间受哺乳影响，不哺乳妇女一般在产后6~10周月经复潮，平均在产后10周左右恢复排卵。哺乳妇女的月经复潮延迟，平均在产后4~6个月恢复排卵，哺乳产妇首次月经复潮前多有排卵，故哺乳期妇女月经未来潮前仍有受孕的可能。

#### （七）腹壁的变化

妊娠期出现的下腹正中线色素沉着在产褥期逐渐消退。初产妇腹壁紫红色妊娠纹变成银白色陈旧妊娠纹。腹壁皮肤受妊娠子宫增大的影响，部分弹性纤维断裂，腹直肌呈不同程度分离，产后腹壁明显松弛，腹壁紧张度需在产后6~8周恢复。

## 二、产褥期妇女的心理调适

产妇需要从妊娠期和分娩期的不适、疼痛、焦虑中恢复，需要接纳家庭新成员，这一过程称为产褥期心理调适。产妇的心理处于脆弱和不稳定状态，随之而来的是家庭关系的改变、经济来源的需求，以及家庭、社会支持系统的寻求。因此，产妇心理调适的指导和支持是十分重要的。

美国心理学家Rubin将产褥期妇女的心理调适过程分为3个时期。

### （一）依赖期

产后最初3天。表现为产妇的很多需要是通过别人来满足的，如对孩子的关心，较多地谈论自己妊娠和分娩的感受。在依赖期，丈夫及家人的关心帮助、医务人员的悉心指导是极为重要的。

### （二）依赖－独立期

产后3～14天。表现出较为独立的行为，开始注意周围的人际关系，主动参与活动，学习和练习护理自己的孩子，亲自喂奶而不需要帮助。但这一时期产妇容易压抑，可能与分娩后产妇情感脆弱、太多的母亲责任、因新生儿诞生而产生爱的被剥夺感、痛苦的妊娠和分娩过程有关，也可能与体内的激素水平迅速下降、分娩及产后照顾新生儿、产妇过度疲劳有关。

### （三）独立期

产后2周至1个月。此期，产妇、婴儿和其他家庭成员已成为一个完整的系统，形成新的生活形态。在这一时期，产妇及其丈夫会承受更多的压力，如兴趣与需要、事业与家庭间的矛盾，哺育孩子、承担家务及维持夫妻关系中各种角色的矛盾等。夫妇两人甚至加上孩子应共同分享欢乐和责任，逐渐恢复分娩前的家庭日常活动。

## 第二节　产褥期护理管理

### 【护理评估】

### （一）健康史

评估产妇妊娠前的健康状况，是否有慢性疾病史等；评估产妇的妊娠经过，是否有妊娠期并发症、合并症及处理经过；评估产妇分娩经过是否顺利，总产程及第二产程时间，分娩方式，是否采用器械助产，产时用药情况、出血情况、会阴撕裂情况，是否行会阴切开术；评估新生儿出生时的Apgar评分，是否有窒息及抢救经过等。

### （二）身体评估

**1. 生命体征**　产后的体温多在正常范围内。若产程延长致产妇过度疲劳，体温可在产后24小时内升高，一般不超过38℃。产后3～4天因乳房血管、淋巴管极度充盈，乳房胀大，称为泌乳热，一般体温在37.8～39℃，一般持续4～16小时后可自行恢复。排除泌乳热，若产妇连续两次体温超过38℃应考虑感染。产后脉搏略缓慢，为60～70次/分，产后1周恢复正常。呼吸深慢，由妊娠期的胸式呼吸变为胸腹式呼吸，14～16次/分。血压较平稳，但妊娠期高血压疾病的产妇，产后仍应监测血压，预防产后子痫的发生。

**2. 生殖系统**

（1）子宫复旧　评估前嘱产妇排空膀胱，取平卧位，腹部放松，双腿略屈曲分开。注意每日测量前应先按摩子宫底，且测量时间应尽量选择在每日同一时段进行，以便准确评估子宫复旧情况。胎盘娩出后，子宫圆而硬，宫底在脐下一指。产后第1天略上升至平脐，以后每日下降1～2cm，产后10天子宫降入骨盆腔内。

（2）恶露　产后随着子宫蜕膜的脱落，血液及坏死的蜕膜组织经阴道排出，称为恶露（lochia）。正常恶露有血腥味，但无臭味，持续4～6周，总量为250～500ml，个体差异较大。根据其颜色、内容物及时间不同，恶露分为血性恶露、浆液恶露及白色恶露三种（表5－1）。若恶露量多、血性恶露持续时间长、恶露伴有臭味，提示子宫复旧不全、子宫腔内胎盘胎膜残留或合并感染的可能。

看一看

表 5－1　正常恶露的分类和性状

| 恶露类型 | 持续时间 | 颜色 | 内容物 |
|---|---|---|---|
| 血性恶露 | 3～4天 | 鲜红色 | 含大量血液、坏死蜕膜组织及少量胎膜 |
| 浆液恶露 | 10天左右 | 淡红色 | 含较多坏死蜕膜组织、宫腔渗出液、宫颈黏液，少量红细胞及白细胞及细菌 |
| 白色恶露 | 3周 | 白色 | 含大量白细胞、坏死蜕膜组织、表皮细胞及细菌等 |

（3）会阴　产妇外阴轻度水肿，产后2～3天即可消退。产后3天内切口有水肿，拆线后自然消失，切口多于产后3～4天愈合。产后3天内切口在活动时可有轻微疼痛。若出现疼痛严重、局部肿胀、发红及皮肤温度升高等，要考虑会阴切口感染的可能。

（4）宫缩痛　产褥早期因宫缩而引起的下腹部阵发性剧烈疼痛，称为产后宫缩痛。于产后1～2天出现，持续2～3天自然消失。经产妇宫缩痛较初产妇明显，哺乳者较不哺乳者明显。一般不需要特殊用药，必要时酌情给予镇痛剂。

**3. 排泄**

（1）产褥早期，皮肤排泄功能旺盛，排出大量的汗液，尤其夜间睡眠和初醒时明显，称为褥汗，不属病态，约在产后1周内自行好转。

（2）妊娠期体内潴留的液体逐渐排出，产妇在产后5天内尿量明显增多。但因分娩过程中膀胱受压使其黏膜水肿、充血，加上会阴伤口疼痛，易发生排尿困难和尿潴留。

（3）产褥期因卧床时间长、活动少，肠蠕动减弱，腹直肌及骨盆底松弛，产妇容易发生便秘。

（4）由于胎儿及胎盘娩出、羊水流出、产时出血、子宫复旧以及恶露、褥汗、尿液的大量排出，产后1周产妇体重可下降7～10kg。

**4. 乳房**　评估有无乳头平坦、内陷，有无副乳等；评估乳汁的质和量；评估有无乳房胀痛及乳头皲裂，产妇可有乳房胀痛感，触摸乳房有坚硬感并且疼痛加重，乳头皲裂表现为乳头红、裂开甚至出血，哺乳时疼痛。

### （三）心理－社会评估

产褥期是产妇身体及心理恢复的关键时期，产妇在产褥期容易受身体内、外环境不良刺激的影响而导致心理障碍，心理－社会评估对产褥期康复具有重要意义。产妇在产后2～3天内易发生轻度或中度的情绪反应，主要表现为易哭、易激惹、忧虑不安等，症状较轻的可在数日内自行缓解，也有部分发展为产后抑郁。主要评估：产妇分娩的感受；产妇自我形象；产妇对婴儿的看法；产妇产后行为；影响产妇康复的因素等。

### 【常见护理诊断/问题】

**1. 尿潴留或便秘的危险**　与产时损伤、活动减少及不习惯床上大、小便有关。

**2. 舒适的改变**　与子宫复旧、会阴切口疼痛、乳房胀痛及褥汗等因素有关。

**3. 母乳喂养无效**　与母乳喂养知识缺乏有关。

**4. 有感染的危险**　与分娩时损伤、会阴切开、防御能力下降有关。

**5. 睡眠型态紊乱**　与身体不适、新生儿哭闹和哺乳有关。

### 【护理目标】

（1）产妇大小便排出正常。

（2）产妇舒适感增加。

(3) 产妇建立成功的母乳喂养。

(4) 产妇伤口愈合好，未发生感染。

(5) 产妇情绪稳定，睡眠充足。

【护理措施】

(一) 一般护理

**1. 环境与卫生** 室内空气新鲜、阳光充足、温湿度适宜。室温要求在22～24℃，相对湿度在50%～60%。每天开窗通风2次，每次15～30分钟，避免对流风。产妇出汗较多时要勤换衣物，保持清洁卫生。

**2. 生命征** 每4～6小时测量生命征并做好记录。如有异常及时报告医生并酌情增加监测次数。

**3. 活动和休息** 产后应尽早适当活动，经阴道自然分娩的产妇，产后6～12小时内即可起床轻微活动，产后第2天可在室内下床活动。剖宫产的产妇可适当延迟下床活动，协助翻身，预防下肢静脉血栓形成。

**4. 饮食和营养** 产后1小时可让产妇进流食或半流质饮食，以后可进普通饮食。食物应富有营养、有足够的热量和水分。若哺乳，应多进蛋白质和多汤汁食物，同时适当补充维生素和铁剂，推荐补充铁剂3个月。

(二) 症状护理

**1. 观察子宫复旧及恶露** 产妇回病房后，一般于30分钟、1小时、2小时分别观察子宫底高度和硬度，并按压子宫底以促进宫缩与排出积血，更换会阴垫，记录子宫底高度、恶露的质和量，以后每天评估子宫复旧情况及恶露。

**2. 会阴护理**

(1) 会阴伤口的护理　用0.05%聚维酮碘液或0.2%苯扎溴铵（新洁尔灭）冲洗或擦洗，每日2～3次。擦洗原则为由上到下、从内到外，会阴切口单独擦洗，擦过肛门的棉球和一次性镊子应丢弃。勤换会阴垫，大便后用水清洗，保持会阴部清洁，嘱产妇向会阴伤口对侧侧卧。

**想一想**

吴女士，第一胎，足月顺产，阴道分娩，会阴Ⅰ度裂伤，产后2天裂伤缝合处水肿明显。

请问：针对该女士的情况应该如何护理？

答案解析

(2) 会阴伤口异常的护理　会阴伤口水肿的患者，可以用50%硫酸镁湿热敷，产后24小时可用红外线照射外阴。会阴部小血肿者，24小时后可湿热敷或远红外线灯照射，大的血肿应配合医生切开处理。会阴部有硬结者，则用大黄、芒硝外敷或用95%乙醇湿敷。会阴伤口疼痛剧烈或产妇有肛门坠胀感应及时报告医生，以排除阴道壁及会阴部血肿。会阴伤口感染者，应提前拆线引流，并定时换药。

**3. 排尿和排便** 保持大小便通畅。特别是产后4～6小时内要鼓励产妇及时排尿。如出现排尿困难，可采用以下方法：用温开水冲洗会阴、热敷下腹部、刺激膀胱肌收缩，也可用针灸方法促其排尿，必要时导尿。鼓励产妇早日下床活动，多吃新鲜蔬菜和含纤维素食物，以保持大便通畅。

(三) 母乳喂养指导及乳房护理

世界卫生组织已将帮助母亲在产后1小时内开始哺乳、实施24小时母婴同室、坚持纯母乳喂养6个月、提倡母乳喂养2年以上等纳入促进母乳喂养成功的措施之中。

**1. 母乳喂养对母婴的益处** 母乳喂养对母婴健康均有益。对婴儿可以提供满足其发育所需的营养，提高免疫力，促进婴儿牙齿及颜面部的发育，增加母婴感情等。对母亲可促进子宫复旧，推迟月经复潮及排卵的时间，降低母亲患乳腺癌、卵巢癌的风险等。

**2. 母乳喂养的时间及方法**　哺乳是一种自然行为，按需哺乳，每次一般为20～30分钟。根据哺乳的环境可采用摇篮式、环抱式、交叉式和侧卧式等姿势，以母婴舒服的体位进行哺乳。

哺乳前，母亲应洗手并用温开水清洁乳房及乳头。哺乳时，母亲一手拇指放在乳房上方，余四指放在乳房下方，将乳头和大部分乳晕放入新生儿口中，用手扶托乳房，防止乳房堵住新生儿鼻孔。让新生儿吸空一侧乳房后，轻压新生儿下颌，取出乳头，再吸吮另一侧乳房。哺乳完毕，应将新生儿抱起轻拍背部1～2分钟，排出胃内空气以防吐奶。哺乳后佩戴合适棉质乳罩。乳汁确实不足时，应及时补充配方乳。出现以下情况时，应及时处理。

（1）乳头平坦或凹陷　指导产妇做乳头十字操（图5－1）或捻转乳头。每日2次，每次10分钟以上，也可用负压吸乳器吸乳头。

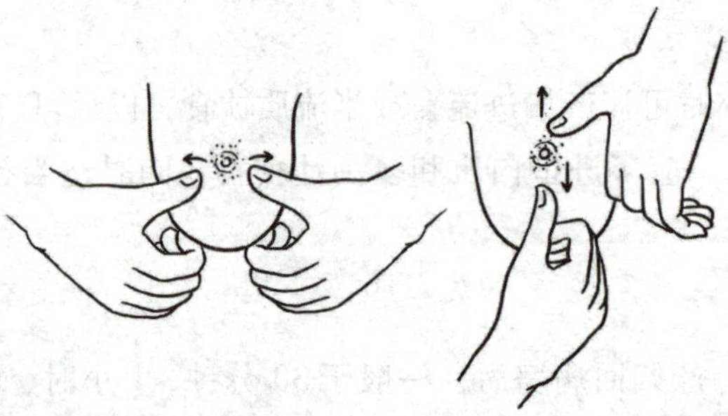

图5－1　乳头十字操

（2）乳房胀痛　与乳房过度充盈或乳腺管阻塞有关。可在哺乳前，湿热敷乳房3～5分钟，使乳腺管通畅，同时自乳房根部向乳头方向按摩乳房，频繁哺乳或使用吸奶器，使淤积的乳汁排出。为减轻疼痛，也可在两次哺乳之间冷敷乳房，以减轻充血。

（3）乳头皲裂　轻者可继续哺乳。哺乳前湿热敷乳房3～5分钟，按摩乳房，挤出少量乳汁使乳晕变软以利于新生儿正确含接。哺乳后，挤出少量乳汁涂在乳头和乳晕上，短暂暴露干燥。新生儿应先吸吮健侧，再吸吮患侧，以缩短患侧的吸吮时间，多余乳汁可挤出。皲裂严重者可用乳头罩间接哺乳，或用吸奶器吸出乳汁后喂给新生儿。

（4）催乳　若出现乳汁不足，鼓励乳母树立信心，指导哺乳方法，按需哺乳、夜间哺乳，适当调节饮食，喝营养丰富的肉汤。此外，还可使用中药催乳或针灸催乳。

（5）退奶　若产妇不能哺乳，应尽早退奶。指导产妇少摄入汤类食物，停止哺乳和挤奶，必要时可辅以药物。常用的退奶药有：①生麦芽60～90g，水煎当茶饮，每日1剂，连服3～5天；②芒硝250g，分装两纱布袋内，敷于两乳房并包扎，湿硬时更换；③维生素$B_6$ 200mg，每日3次，连服3～5天。甾体激素、溴隐亭等药物不推荐作为一线药。

**3. 判断乳汁分泌量是否充足**　判断母乳充足的主要标准：①每日满意的母乳喂养8次左右；②婴儿每日排尿5～6次，排便2～4次；③婴儿体重增长及睡眠情况良好。

**4. 母乳储存的条件**　无法直接哺乳时，可将乳汁吸出，储存于储奶袋中，20～30℃保存不超过4小时，4℃不超过48小时，－15～－5℃可保存至6个月。

**5. 不宜或暂停母乳喂养的指征**　主要包括母亲患传染病急性期、严重器官功能障碍性疾病、严重的产后心理障碍和精神疾病、婴儿患有乳糖不耐受症等不宜进行母乳喂养的疾病，以及母亲酗酒、暴怒、服用对婴儿有影响的特殊药物等。

**（四）心理护理**

**1. 依赖期**　产后3天内，让产妇充分休息，协助完成产妇及新生儿的日常护理。调动丈夫及家属的关心、支持，鼓励家人参与到照顾产妇及新生儿的活动中来，满足产妇的情感和生理需求。同时，给予产妇自我护理指导，提供常见问题的应对方法，如褥汗、乳房胀痛、宫缩痛等，减少产妇的无助感。

**2. 依赖－独立期**　在此期，医务人员及家属、配偶应加倍关心产妇，提供新生儿喂养和护理知识，耐心指导并鼓励产妇参与照护新生儿，在与孩子接触的过程中，培养母子感情。鼓励产妇表达自己的感受及与其他产妇进行育儿方面经验的交流，提高产妇的自信心和自尊感，促进产妇接纳孩子、接纳自己。

**3. 独立期**　指导产妇及丈夫正确应对各种压力，包括照护新生儿、家庭模式的转变、生活方式的改变等，鼓励配偶多参与新生儿的护理，多承担家务，并协调夫妻关系中的矛盾，培养新的家庭观念。

**（五）健康教育**

**1. 产褥期保健操**　可促进产妇腹壁和盆底肌肉张力的恢复，防止尿失禁、膀胱直肠膨出及子宫脱垂。应根据产妇情况，由弱到强循序进行，每1～2天增加一节，每节重复8～16次。产褥期保健操种类多，应包括锻炼腹肌的伸腿、仰卧起坐运动及锻炼盆底肌的缩肛运动等（图5－2）。产后2周可加做膝胸卧位或俯卧屈腿运动，以防子宫后位。

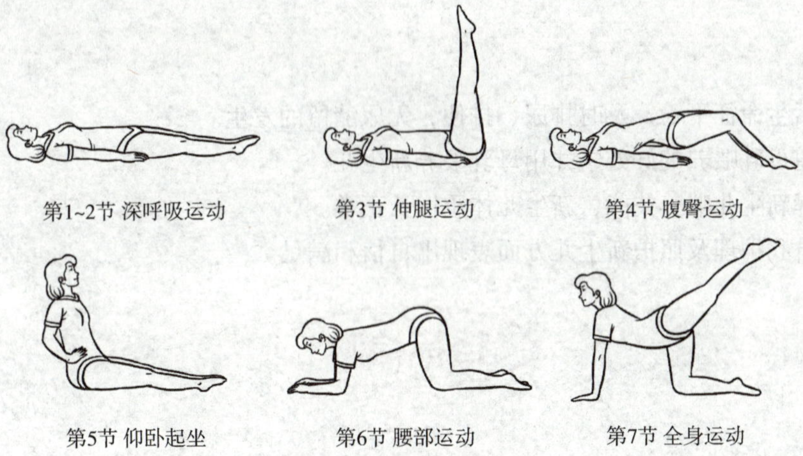


**图5－2　产褥期保健操**

第1节：仰卧，深吸气，收腹部，然后呼气。

第2节：仰卧，两臂直放于身旁，进行缩肛与放松动作。

第3节：仰卧，两臂直放于身旁，双腿轮流上举和并举，与身体呈直角。

第4节：仰卧，髋与腿放松，分开稍屈，脚底放在床上，尽力抬高臀部及背部。

第5节：仰卧起坐。

第6节：跪姿，双膝分开，肩肘垂直，双手平放床上，腰部进行左右旋转动作。

第7节：跪姿，全身运动，双臂支撑在床上，左右腿交替向背后高举。

**2. 计划生育指导**　妇女在产褥期禁性生活。根据产后检查情况，恢复正常性生活，并指导产妇选择适当的避孕措施，原则是哺乳者以工具避孕首选，也可选择皮下埋植。不哺乳者可选用药物避孕。

**（六）产后检查**

产后检查包括产后访视和产后健康检查。

**1. 产后访视** 至少3次，分别在产妇出院后3天内、产后14天和产后28天。了解产妇及新生儿健康状况，内容包括产妇饮食、睡眠、大小便、恶露及哺乳等情况，检查两侧乳房、子宫复旧、会阴伤口、剖宫产腹部伤口等，并了解产妇的心理状态，若发现异常应给予及时指导。了解新生儿的生长发育、喂养、预防接种情况，并指导喂养及日常护理。

**2. 产后健康检查** 产妇应于产后42天携新生儿去分娩医院做产后健康检查。内容包括测血压脉搏，查血、尿常规，了解哺乳情况，并做妇科检查，观察盆腔内生殖器是否已恢复至非孕状态。对婴儿进行全身检查，了解婴儿的生长发育状况。

## 护爱生命

### 产后保健

相信每个女性心目中都有一个美妈妈的形象，那如何在产后恢复怀孕之前的良好身材是一个值得我们思考的问题。产褥期产妇全身各系统尤其是生殖系统发生了较大的生理变化，恢复至未孕状态需要一个适应过程。因此做好产后保健工作对母婴健康有重要意义。其中，产后保健操对帮助恢复体形有着重要意义，可以防止产后出血、感染等并发症，还可促进产后腹壁和盆底肌肉张力的恢复，防止尿失禁、膀胱直肠膨出及子宫脱垂等作用。另外，国务院印发《国家职业教育改革实施方案》，方案中提出在职业院校、应用型本科高校启动“学历证书+若干职业技能等级证书”制度试点（简称1+X证书制度试点）工作，其中产后恢复操就是其中一个操作项目。

**【护理评价】**

（1）产妇产后生命征平稳，及时排尿、排便，无尿潴留的发生。

（2）产妇知道母乳喂养的好处，并用母乳喂养新生儿。

（3）产妇掌握新生儿喂养技能，新生儿体重增长正常。

（4）产妇在自我护理及照护新生儿方面表现出自信和满足。

## 目标检测

答案解析

### 选择题

**A1/A2型题**

1. 产褥期一般约为

A. 2周 B. 4周 C. 6周 D. 8周 E. 10周

2. 产褥期妇女变化最明显的器官是

A. 阴道 B. 外阴 C. 子宫 D. 乳房 E. 卵巢

3. 产后胎盘附着处子宫内膜完全修复的时间为

A. 产后4周 B. 产后6周 C. 产后8周 D. 产后10周 E. 产后12周

4. 产后血性恶露一般持续

A. 1~2天 B. 3~4天 C. 5~6天 D. 7~10天 E. 10~12天

5. 产后宫缩痛一般持续

A. 1~2天 B. 2~3天 C. 3~5天 D. 5~7天 E. 8~10天

6. 产后可以恢复性生活的时间是

A. 产后4周　B. 产后5周　C. 产后6周　D. 产后7周　E. 产后8周

7. 关于产褥期妇女生理变化的描述，错误的是

A. 胎盘附着处的子宫内膜完全修复需要3周

B. 产后1周尿量明显增加

C. 产褥早期血液仍处于高凝状态

D. 不哺乳产妇一般于6~10周恢复月经

E. 容易发生尿潴留

8. 王女士，30岁，自然分娩一男婴，腹部检查：耻骨联合上方扪不到子宫底。此产妇在产后的

A. 第1天　B. 第2~3天　C. 第4~6天　D. 第8~9天　E. 第10~14天

9. 初产妇，29岁，顺产后第15天护士评估其子宫复旧情况。下列情况说明子宫复旧不良的是

A. 宫颈内口关闭　B. 宫颈外口呈“一”字形

C. 子宫内膜尚未充分修复　D. 耻骨联合上方可触及宫底

E. 产妇有白色恶露

10. 经产妇，2天前经阴道分娩一健康男婴。当产妇出现下列哪种情况时护士应及时通知医生

A. 体温达38.5℃　B. 夜间睡眠时出汗多

C. 下腹部阵发性疼痛　D. 脉率为109次/分

E. 排尿次数频繁

11. 某产妇自然分娩后即将出院，护士对其进行产褥期健康教育，正确的是

A. 多食辛辣食品　B. 保证足够睡眠

C. 居室门窗关闭　D. 禁止洗澡、洗头

E. 严格卧床休息

12. 初产妇，26岁，自然分娩后第2天，诉下腹部阵痛。检查：子宫硬，宫底脐下2横指，血性恶露，量少。护士对产妇指导时，介绍产后引起腹部疼痛原因正确的是

A. 产时应用催产素所致　B. 产后宫缩痛

C. 不可应用止痛药物　D. 减少新生儿吸吮，以缓解疼痛

E. 通常1周后消失

（王旭艳）

书网融合……

重点回顾　微课　习题

# 第六章　异常妊娠妇女的护理

PPT

**学习目标**

**知识目标：**

1. **掌握**　流产、异位妊娠、前置胎盘、胎盘早剥、早产、多胎妊娠、羊水量异常、过期妊娠的概念、临床表现、处理原则及护理措施。

2. **熟悉**　异常妊娠的辅助检查方法。

3. **了解**　异常妊娠的病因、病理生理与影响。

**技能目标：**

1. 学会观察和初步识别异位妊娠、前置胎盘、胎盘早剥及各种类型的流产。

2. 能对异常妊娠妇女进行整体护理。

**素质目标：**

具有爱心、同情心、责任心，具有良好沟通能力、一定的评判性思维和良好的应急反应能力，关爱母儿的健康。

**导学情景**

**情景描述：**张女士，36 岁，孕 1 产 0，现妊娠两月余，少量阴道流血 3 天，下腹部隐痛。妇科检查：阴道少量出血，宫口闭，子宫约妊娠两个月大小，两侧附件阴性，尿妊娠试验阳性。

**情景分析：**结合张女士的表现和入院后的检查，可诊断为流产。在异常妊娠中，流产较常见，及早发现，并给予及时的治疗和护理，是妊娠妇女能够继续妊娠的重要措施。

**讨论：**请问对张女士发生了哪种类型的流产？可以采取哪些针对性的护理措施？

**学前导语：**妊娠期间有多种异常情况，及时识别异常妊娠的类型，综合分析、判断并作出正确处理，对保证妊娠能继续进展至关重要。

## 第一节　自然流产

胚胎或胎儿尚未具有生存能力而妊娠终止者，称为流产（abortion）。不同国家和地区对流产妊娠周数有不同的定义。我国把妊娠不满 28 周、胎儿体重不足 1000g 而终止者，称为流产。

**【分类】**

**1. 根据发生的时间分**

（1）早期流产　流产发生于妊娠 12 周前。其中约 2/3 为隐性流产，即发生在月经期前的流产，也称生化妊娠。

（2）晚期流产　流产发生于妊娠 12 周或之后者。

**2. 根据发生的方式分**

（1）自然流产　胚胎或胎儿因某种原因自动脱离母体排出。胚胎着床后 31% 发生自然流产，其中

80%为早期流产。

（2）人工流产　用人工的方法终止妊娠。

【病因】

引起流产的原因很多，主要有以下几方面。

**1. 胚胎因素**　胚胎或胎儿染色体异常是早期流产最常见的原因，占50%～60%，多为染色体数目异常，其次为结构异常。

**2. 母体因素**

（1）全身性疾病　如严重感染、贫血、心肝肾疾病、血栓性疾病等。

（2）内分泌失调　如黄体功能不全、高催乳素血症、甲状腺功能异常等。

（3）生殖器官异常　如子宫畸形、子宫肿瘤、宫颈松弛等。

（4）免疫功能异常　包括自身免疫功能异常和同种免疫功能异常。

（5）强烈应激与不良习惯　躯体或心理的不良刺激，如手术、直接撞击腹部、性生活过频、精神创伤等；孕妇过量饮咖啡、吸烟、酗酒、吸毒等均可能导致流产。

**3. 父亲因素**　有研究证实，精子的染色体异常可导致流产。

**4. 环境因素**　如过多接触放射线和砷、铅、甲醛、苯等化学物质。

【病理】

**1. 早期流产**　胚胎死亡后绒毛与蜕膜剥离，血窦开放，出现阴道流血；剥离的胚胎及血液刺激子宫收缩，排出胚胎，产生阵发性下腹疼痛。

（1）妊娠<8周者，胎盘绒毛发育不成熟，与蜕膜结合不牢固，易完全剥落排出形成完全流产，流血不多。

（2）妊娠8～12周者，胎盘绒毛发育茂盛深植入蜕膜中，往往剥离不全形成不全流产，流血较多。

**2. 晚期流产**　因胎盘已完全形成，其流产过程与足月分娩相似，先有阵发性子宫收缩导致腹痛，排出胎儿；后因胎盘剥离出现阴道流血。

【护理评估】

**（一）健康史**

询问末次月经的时间，有无早孕反应及其出现时间，了解妊娠期间有无全身性疾病、生殖器官疾病、内分泌异常、有毒有害物质接触史及生活习惯和生活、工作环境等，既往有无流产史及发生流产的孕周。询问阴道流血的量，是否持续流血，出血为鲜红色还是暗红色，是否伴有疼痛，疼痛的部位、性质及程度，有无妊娠产物排出等。

**（二）身体评估**

**1. 临床表现**　流产的主要症状是停经后阴道流血和下腹疼痛。

（1）早期流产的临床过程表现为先有阴道流血，后出现腹痛。

（2）晚期流产时，胎盘已形成，流产过程与早产相似，表现为先有腹痛（阵发性子宫收缩），胎儿娩出后胎盘娩出，一般出血不多。

**2. 临床分型**　根据自然流产发生发展的过程，可以分为以下临床类型（图6－1）。

（1）先兆流产（threatened abortion）　妊娠28周前，出现少量阴道流血，常为暗红色或血性白带，无妊娠物排出，随后出现阵发性下腹痛或腰背痛。妇科检查：宫颈口未开，妊娠物未排出，子宫大小与停经时间相符。经休息和治疗后，若出血停止或腹痛消失，则妊娠可继续进行；若症状加剧，则可发展为难免流产。

（2）难免流产（inevitable abortion）　指流产已不可避免，一般由先兆流产发展而来，阴道流血量增多，腹痛加剧。妇科检查：宫颈口已开，有时可见胚胎组织或胎囊堵于宫颈口；子宫大小与妊娠月份相符或略小。

（3）不全流产（incomplete abortion） 指妊娠物部分排出体外，部分残留在宫腔内，由难免流产发展而来。由于宫腔内有残留的妊娠物，影响子宫收缩，因此，阴道流血持续不止，甚至可发生大出血而致休克。妇科检查：宫颈口已开，有时可见妊娠物堵于宫颈口及持续性出血，子宫小于妊娠月份。

（4）完全流产（complete abortion） 指妊娠物已全部排出，阴道流血停止，腹痛消失。妇科检查：宫颈口已关闭，子宫接近正常大小。

此外，流产有3种特殊情况。

（1）稽留流产（missed abortion） 指胚胎或胎儿已死亡滞留宫腔内，未能及时自然排出者。若发生在妊娠早期，早孕反应消失，子宫不再增大反而缩小；若发生在妊娠中晚期，则腹部不继续增大，胎动消失。妇科检查：宫颈口未开，子宫小于妊娠月份，不能闻及胎心。若死胎稽留过久，胎盘释放凝血活酶进入母体血循环，可导致弥散性血管内凝血（DIC），造成严重出血。

（2）复发性流产（recurrent spontaneous abortion，RSA） 指与同一性伴侣连续发生自然流产3次或3次以上者。大多数专家认为连续发生2次流产即应重视并予评估，因为其再次发生流产的风险与3次者相近。每次流产往往发生在相同妊娠月份，其临床经过与一般流产相同。大多数复发性流产为早期流产，少数为晚期流产。早期流产多见于染色体异常、黄体功能不足、甲状腺功能减退等患者；晚期流产多见于宫颈内口松弛、子宫肌瘤、子宫畸形等患者。

（3）流产合并感染（septic abortion） 流产过程中，若阴道流血时间长，有组织残留于宫腔内或非法堕胎，有可能引起宫腔感染，常为厌氧菌及需氧菌混合感染，严重感染可扩展至盆腔、腹腔甚至全身，并发盆腔炎、腹膜炎及感染性休克。

总结流产的发展过程如下。

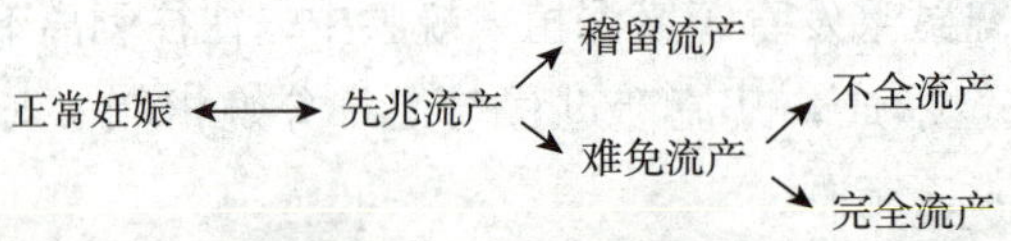


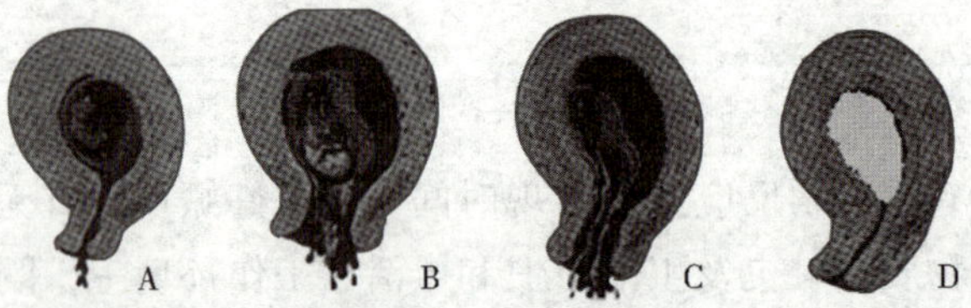


**图6-1 流产类型**

A. 先兆流产；B. 难免流产；C. 不全流产；D. 完全流产

### 3. 辅助检查

（1）B超检查 了解胚胎和胎儿是否发育正常；妊娠物是否残留于宫腔；与妊娠相关疾病的鉴别等。

（2）尿、血hCG测定 可明确是否妊娠及进一步判断妊娠转归。

### 练一练

先兆流产与难免流产的主要鉴别点是（ ）

A. 早孕反应是否存在　　B. 腹痛的情况　　C. 宫口是否开大

D. 妊娠免疫试验　　E. B超检查

答案解析

（3）其他 了解贫血情况、凝血功能、血型及有无感染等；复发性流产患者可行妊娠物及夫妇双方的染色体检查等。

### （三）心理－社会评估

评估孕妇及家属对本次事件的看法、心理感受和情绪反应，评估家庭成员对孕妇的支持是否有力。孕妇可因突然阴道流血或腹痛而心情紧张，因被诊断为先兆流产而担心妊娠是否能继续。孕妇也可因为流产的不可避免而产生悲哀或恐惧手术的情绪，担心以后妊娠是否再次发生类似情形。

### （四）处理原则

应根据流产的不同类型进行相应的处理。

**1. 先兆流产** 避免刺激，卧床休息，禁止性生活；安定情绪，必要时给予对胎儿危害小的镇静剂；黄体功能不足者可肌内注射黄体酮或口服孕激素制剂保胎；及时超声检查，了解胚胎发育情况，避免盲目保胎。

**2. 难免流产** 确诊后尽早排出宫腔内组织，防止出血和感染。

**3. 不全流产** 立即清除宫腔内残留组织。阴道大量流血伴休克者，应同时输液、输血，并给予抗生素预防感染。

**4. 完全流产** 若无感染征象，无需特殊处理。

**5. 稽留流产** 尽早排出宫腔内容物，防止发生凝血功能障碍。入院后查血常规、凝血功能等，有异常者进行纠正；做好输血准备；雌激素口服提高子宫平滑肌对催产素的敏感性；子宫 $<12$ 孕周者可行吸宫术或药物流产，子宫 $\geq 12$ 孕周者可用催产素或依沙吖啶引产。

**6. 复发性流产** 以预防为主，对因治疗。受孕前，男女双方应详细检查。已妊娠者，在妊娠早期按先兆流产处理。宫颈内口松弛者，可于妊娠前行宫颈内口修补术或于妊娠 12 ~ 14 周行宫颈环扎术。原因不明的复发性流产妇女，尤其是怀疑同种免疫性流产者，可行淋巴细胞主动免疫或静脉免疫球蛋白治疗，但仍有争议。

**7. 流产合并感染** 积极控制感染，尽快清除宫腔内残留物。阴道流血量少可先控制感染后清宫；阴道流血量多，在抗休克和抗感染的同时，用卵圆钳夹出残留组织以减少出血，待感染控制后再彻底刮宫。

### 【常见护理诊断/问题】

**1. 组织灌注量改变** 与出血有关。

**2. 焦虑** 与担心胎儿健康等因素有关。

**3. 预感性悲哀** 与可能失去胎儿有关。

**4. 潜在并发症** 感染、贫血。

### 【护理目标】

（1）孕妇阴道流血得到控制，生命体征正常。

（2）情绪稳定，积极配合治疗。

（3）孕妇保胎治疗期间生活需要得到满足。

（4）孕妇无感染征象或感染被及时发现，体温、白细胞计数无异常。

### 【护理措施】

不同类型的流产，处理原则不同，应提供相适宜的护理措施。

**1. 先兆流产孕妇的护理**

（1）卧床休息，禁止性生活，减少各种刺激；加强营养；遵医嘱使用适量镇静剂、孕激素等。

（2）注意孕妇情绪反应，提供心理支持，使其稳定情绪，增强保胎信心。同时争取家属的配合。

（3）严密观察阴道流血的量、颜色及腹痛的情况；配合医师做好 β－hCG 测定及 B 超等检查，以监测胚胎发育情况。

**2. 妊娠不能继续者的护理**

（1）应积极采取措施，及时做好终止妊娠准备，协助医师完成手术，同时做好输液、输血准备。

（2）严密监测孕妇的体温、血压及脉搏；观察其面色、腹痛、阴道流血及与休克相关的征象。

（3）有凝血功能障碍者应予以纠正后再予手术。

**3. 预防感染** 监测孕妇的体温、血常规及阴道流血情况，以及分泌物的性质、颜色、气味等；严格无操作规程，加强会阴护理。指导孕妇保持会阴部清洁，维持良好卫生习惯。有感染征象者遵医嘱予抗感染治疗。

**4. 心理护理** 由于失去胎儿，孕妇往往出现伤心、悲哀等不良情绪反应，护士应持以同理心态，帮助孕妇及家属度过悲伤期。与他们共同讨论流产的原因，讲解相关知识，帮助他们为再次妊娠做好准备。

**5. 健康指导** 有复发性流产史者下次妊娠确诊后应卧床休息、加强营养、禁止性生活，保胎至超过以往发生流产的妊娠月份。病因明确者应积极接受对因治疗。

**【护理评价】**

（1）孕妇生命征正常，腹痛停止，阴道流血明显减少。

（2）孕妇无感染发生或感染得到有效控制，体温、白细胞计数无异常。

（3）孕妇在保胎治疗期间生活需要得到满足。

（4）孕妇情绪稳定，能配合治疗和护理，并积极探求下次妊娠相关事项。

## 第二节　异位妊娠

正常妊娠时，受精卵着床于子宫体腔内。凡受精卵在子宫体腔以外着床者，称为异位妊娠（ectopic pregnancy），习称宫外孕。根据受精卵着床部位不同，分为输卵管妊娠、卵巢妊娠、腹腔妊娠、宫颈妊娠、阔韧带妊娠等（图 6－2），此外，还有剖宫产瘢痕妊娠及子宫残角妊娠。输卵管妊娠最多见，约占异位妊娠的 95%。在输卵管妊娠中，又以壶腹部最多见，约占 78%，其次为峡部、伞部，间质部少见。本节主要介绍输卵管妊娠。

异位妊娠是妇产科常见急腹症之一，发病率为 2%～3%，是早期妊娠孕妇死亡的主要原因。近年来，由于异位妊娠得到更早的诊断和处理，患者的存活率和生育保留能力明显提高。

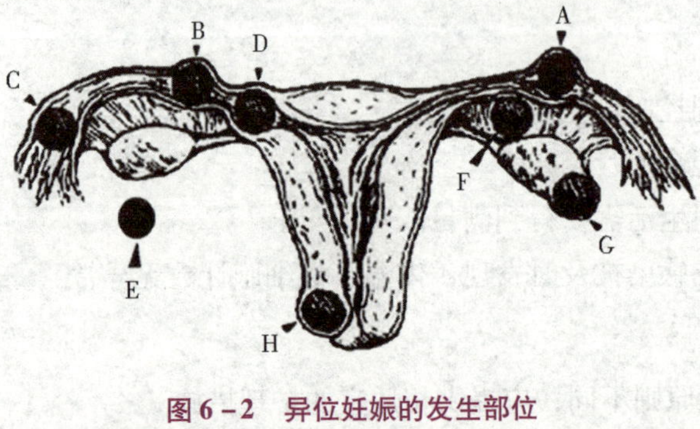


**图 6－2　异位妊娠的发生部位**

A. 输卵管壶腹部妊娠；B. 输卵管峡部妊娠；C. 输卵管伞部妊娠；D. 输卵管间质部妊娠；E. 腹腔妊娠；F. 阔韧带妊娠；G. 卵巢妊娠；H. 宫颈妊娠

【病因】

**1. 慢性输卵管炎**　是输卵管妊娠的主要原因。输卵管黏膜炎症或输卵管周围炎症，使管腔变窄、扭曲，影响输卵管输送受精卵。

**2. 输卵管发育不良或功能异常**　输卵管过长、肌层发育不良、黏膜纤毛缺如或憩室、输卵管痉挛或蠕动异常，均可使受精卵在输卵管内运行过久。此外，精神因素可引起输卵管痉挛和蠕动异常，干扰受精卵运送。

**3. 输卵管妊娠史或手术史**　曾有输卵管妊娠史，再次异位妊娠概率达10%，输卵管绝育史及手术史者，输卵管妊娠的发生率为10%～20%。

**4. 受精卵游走**　卵子在一侧输卵管受精，经宫腔或腹腔进入对侧输卵管，在游走过程中，受精卵发育增大，种植在对侧输卵管。

**5. 避孕失败**　包括宫内节育器、口服紧急避孕药等避孕失败，发生异位妊娠的概率较大。

**6. 辅助生殖技术**　近年由于辅助生殖技术的应用，使异位妊娠的发生率增加，尤以输卵管妊娠发生率居多。美国因运用辅助生殖技术所致输卵管妊娠的发生率为2.8%。

**7. 其他**　输卵管周围肿瘤如子宫肌瘤或卵巢肿瘤的压迫，子宫内膜异位症等使输卵管移位、管腔狭窄，影响受精卵的正常运行。

【病理】

**（一）输卵管妊娠的特点**

输卵管管腔小、管壁薄，黏膜蜕膜变不良，不利于胚胎、胎儿的生长发育，当输卵管妊娠发展到一定程度时，可引起下列结局。

**1. 输卵管妊娠流产**　多见于输卵管壶腹部妊娠，常发生在妊娠8～12周。由于蜕膜形成不完整，发育中的囊胚常向管腔突出，最终突破包膜而出血。若整个胚囊与管壁分离（图6－3），随输卵管逆蠕动排入腹腔，形成输卵管完全流产，出血不多。如胚囊剥离不完整，仍有部分附着于管壁，形成输卵管不全流产，不易止血，常可发生大出血。

**2. 输卵管妊娠破裂**　多见于输卵管峡部妊娠，常发生在妊娠6周左右。胚囊绒毛侵蚀管壁肌层、浆膜层，直至穿破管壁全层，形成输卵管妊娠破裂（图6－4）。因输卵管壁血管破裂引起不同程度出血，可发生大量的腹腔内出血。壶腹部妊娠破裂多发生在妊娠8～12周。间质部因肌层较厚，其妊娠可维持到3～4个月才破裂，间质部血供丰富，可迅速发生腹腔内大出血，与子宫破裂相似，易出现低血容量休克。

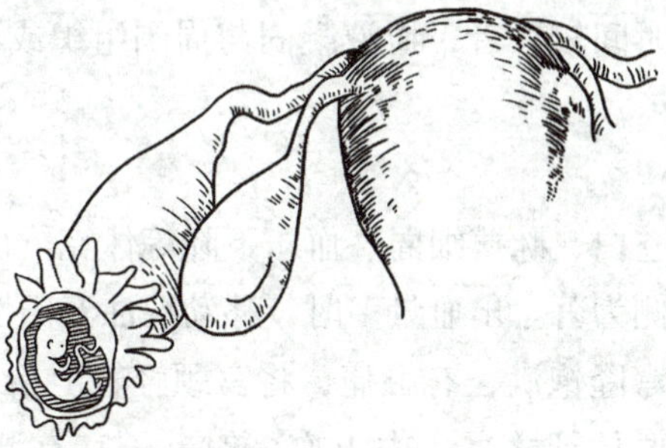

图6－3　输卵管妊娠流产

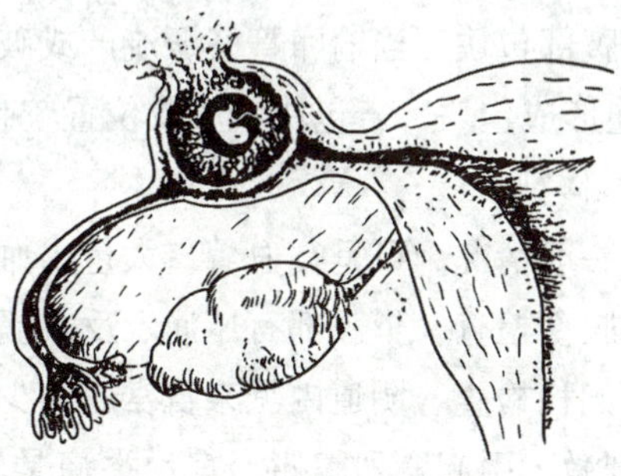

图6－4　输卵管妊娠破裂

**3. 陈旧性宫外孕**　输卵管妊娠流产或破裂后，有时出血停止，症状轻，未及时诊治，但此后反复出血，胚胎死亡，绒毛退化，胚囊吸收或机化，积聚在盆腔的血块机化变硬，与周围组织粘连成包块，形成陈旧性宫外孕。

**4. 继发性腹腔妊娠** 输卵管妊娠破裂或流产后，偶有胚囊从输卵管排出后仍存活，绒毛组织种植于腹腔脏器、大网膜等处，吸收营养，继续生长发育，形成继发性腹腔妊娠。

**5. 输卵管妊娠胚胎停止发育并吸收** 在临床上常被忽略，需监测血 hCG 进行诊断。

### （二）子宫的变化

**1. 子宫增大、变软** 输卵管妊娠和正常妊娠一样，滋养细胞产生的 hCG 维持黄体生长，使甾体激素分泌增加。因此，子宫变软、稍大。

**2. 子宫内膜变化** 具有多样性。胚胎存活，受甾体激素影响，子宫内膜出现蜕膜反应，但因胚胎发育较正常宫内妊娠差，其所分泌的激素水平较低，故蜕膜反应常不典型。胚胎一旦死亡，蜕膜即坏死脱落，有时不全剥离呈碎片状排出，有时剥离完整呈三角形蜕膜管型，排出的组织见不到绒毛，组织学检查无滋养细胞。

## 【护理评估】

### （一）健康史

询问患者有无发生异位妊娠的高危因素，如既往盆腔炎、输卵管手术史、异位妊娠、宫内放置节育器和辅助生育史等。有无停经史，停经时间的长短及早孕反应等，有无下腹部疼痛，有无肛门坠胀、头晕、四肢厥冷等症状出现。

### （二）身体评估

**1. 临床表现**

（1）症状

1）停经 常有 6 ~ 8 周的停经史，输卵管间质部妊娠停经史较长，为 3 ~ 4 个月。但 20% ~ 30% 的孕妇主诉无停经史，将不规则阴道流血误认为是月经来潮。

2）腹痛 是输卵管妊娠就诊的最主要症状。由于胚胎在输卵管内生长发育，使输卵管膨胀引起一侧腹部隐痛或酸胀感。当输卵管妊娠发生流产或破裂时，孕妇突然感觉一侧下腹撕裂样剧痛，常伴恶心、呕吐。若血液积聚在直肠子宫陷凹，则表现为肛门坠胀感；若血液流向全腹，则疼痛向全腹扩散；当血液刺激膈肌时，引起肩胛部放射性疼痛。

3）阴道流血 胚胎死亡后，常有不规则阴道流血，深褐色，量少，一般不超过月经量。流血时常伴有蜕膜管型或蜕膜碎片排出，当病灶消除后，流血可完全停止。

4）晕厥与休克 由腹腔内急性出血及剧烈腹痛而致，严重者出现休克，其严重程度与腹腔内出血量成正比，但与阴道流血量不成正比。

5）腹部包块 当输卵管妊娠流产或破裂所形成的血肿时间较长者，血液凝固与周围组织或器官可发生粘连形成包块，若包块较大或位置较高，可于腹部触及。

（2）体征

1）一般情况 可呈贫血貌。大量出血者，可出现面色苍白、脉搏细弱、血压下降等休克体征。

2）腹部检查 下腹部有压痛、反跳痛、肌紧张，以患侧为著。出血量多时，移动性浊音阳性。

3）妇科检查 阴道内见来自宫腔的少量血液。阴道后穹隆饱满，有触痛，将宫颈轻轻上抬，加重对腹膜刺激，引起剧烈腹痛，宫颈举痛是输卵管妊娠的主要体征之一。内出血多时，子宫有漂浮感，子宫稍大、变软。子宫的一侧或后方可触及边界不清、大小不一的包块。输卵管间质部妊娠时，子宫大小与停经月份相符，但子宫一侧角部突出。

**2. 辅助检查**

（1）B 超检查 阴道 B 超检查较腹部 B 超检查准确率高。宫腔内无妊娠物，宫旁可见轮廓不清的液性或实性包块，若包块内见有胚囊或胎心搏动则可确诊。

（2）妊娠试验 尿 hCG 测定方法简便、快速，适用于急诊患者，但灵敏度不高；血 β－hCG 测定灵敏度高、快速，异位妊娠阳性率一般可达 80%～100%，是早期诊断异位妊娠的重要方法，但阴性者不能完全排除异位妊娠。

（3）阴道后穹隆穿刺 适用于疑有腹腔内出血的孕妇，是一种简单而可靠的诊断方法（图 6－5）。腹腔内出血最易集中于直肠子宫陷凹，即便出血量不多，也能经阴道后穹隆穿刺抽出血液。若抽出暗红色、不凝固血液，说明有腹腔内出血。若为陈旧性宫外孕，可能抽出小血块或不凝固的陈旧血液。若穿刺针头误入静脉，则血液较红，静置后可凝结。若未能抽出血液，可能是无内出血、出血量少、血肿位置高或直肠子宫陷凹有粘连，不能排除输卵管妊娠的存在。

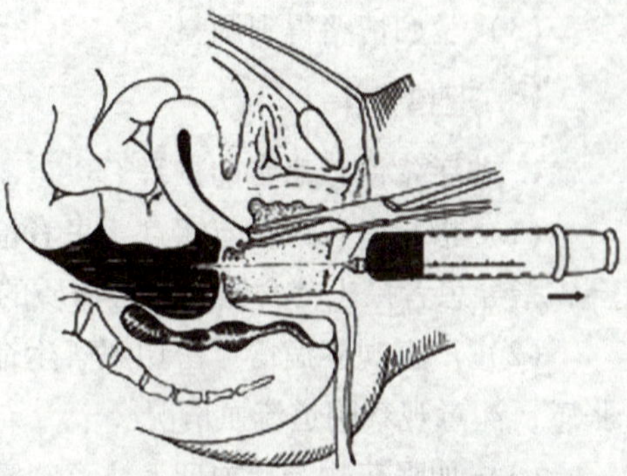

图 6－5 阴道后穹隆穿刺

（4）腹腔镜检查 可在明确诊断的同时行病灶切除术，适用于输卵管妊娠尚未破裂或流产的早期确诊和治疗，直视下可见一侧输卵管肿大，表面紫蓝色，腹腔内无出血或少量出血。

（5）子宫内膜病理检查 仅适用于阴道流血量较多的孕妇，旨在排除宫内妊娠流产。将宫腔刮出物送病理检查，若仅见蜕膜而不见绒毛，有助于异位妊娠的诊断。

（6）孕酮测定 血清孕酮测定对预测异位妊娠意义不大。

### （三）心理－社会评估

孕妇可因突然阴道流血或腹痛而心情紧张，评估孕妇及家属对本次事件的看法、心理感受和情绪反应，孕妇及家属对出血的恐惧程度，评估家庭成员对此次妊娠的态度。有无失去胎儿的悲伤和自责，是否存在自尊紊乱、对未来的受孕能力担心程度等。

### （四）处理原则

处理原则为结合病情，予以手术治疗、药物治疗或期待治疗。

**1. 手术治疗** 是输卵管妊娠的主要治疗方法，可经腹或经腹腔镜进行。

（1）根治性手术 即患侧输卵管切除术，适用于内出血量多、并发休克者。如孕妇有绝育要求，可同时结扎对侧输卵管。

（2）保守性手术 保留患侧输卵管，适用于有生育要求、对侧输卵管已有病变或切除者。根据异位妊娠发生部位和输卵管病变情况选择术式。若为伞部妊娠可将妊娠物挤出；壶腹部妊娠可切开输卵管取出胚胎再缝合；峡部妊娠可将病变节段切除后端端吻合。

**2. 药物治疗** 采用化学药物治疗，适用于早期输卵管妊娠、未发生输卵管妊娠流产或破裂、无明显内出血，要求保留生育功能者。常用药物为甲氨蝶呤（MTX），治疗期间应进行严密监护，并注意患者的病情变化和药物的不良反应。

**3. 期待治疗** 期待治疗适用于出血少、疼痛轻；随访便捷可靠；无输卵管妊娠破裂征象；腹腔无出血的患者。治疗过程中，严密观察，定期随访。

### 【常见护理诊断/问题】

**1. 疼痛** 与输卵管妊娠流产或破裂有关。

**2. 组织灌注量改变** 与大量出血有关。

**3. 预感性悲哀** 与胎儿死亡有关。

**4. 潜在并发症** 失血性休克、贫血。

**【护理目标】**

（1）孕妇疼痛减轻，出血得到有效控制。

（2）孕妇生命征平稳且正常，无并发症发生。

（3）孕妇情绪得到调整。

**【护理措施】**

**1. 非手术治疗患者的护理**

（1）指导患者休息与饮食 患者应卧床休息，防止便秘，避免增加腹压，减少异位妊娠破裂的机会；指导患者摄入富含铁质、蛋白质的食物；护士应提供生活护理。

（2）严密观察病情 密切观察生命征及一般情况；重视腹痛变化，如有无突然加剧、有无肛门坠胀感；注意观察阴道流血情况。

（3）加强药物治疗护理 注意观察药物疗效和不良反应，发现异常情况及时汇报医师；对化疗药物引起的反应，按医嘱给予对症处理。

（4）监测治疗效果 及时正确留取送检血标本检测 β－hCG，监测治疗效果。

**2. 手术治疗患者的护理**

（1）积极抗休克并做好术前准备 去枕平卧，吸氧，开通静脉，做好输血准备；按医嘱及时准确给药；迅速做好术前准备。

（2）密切观察病情变化 严密监测心率、脉搏、呼吸、血压以及神志、面色、尿量等，及时发现休克征象。

（3）提供心理支持 向患者及家属介绍疾病相关知识、治疗及手术过程，给予心理安慰；帮助术后患者正视现实，以健康心态积极配合治疗，以利早日康复。

**3. 健康指导** 介绍异位妊娠的相关知识，增强患者自我保健意识；注意经期卫生，预防流产、产后以及宫腔术后感染；积极防止、治疗盆腔炎症；再次妊娠及时就医。

## 护爱生命

### 辩证思维

我国古代著名医学家王肯堂在《肯堂医论卷中杂记》里提到：“医病非难，难在疑似之辨。不可人云亦云，随波逐流，误人匪浅”。正如古人所说，作为一名合格的临床医师，对于疾病的辩证诊断思维是一切临床诊疗工作的基础。在妇产科学中，有许多疾病的临床表现颇为相似，其中流产和异位妊娠就是需要仔细鉴别的一对疾病。流产和异位妊娠的临床表现相似，主要为停经、阴道流血和腹痛。由于异位妊娠破裂可引起腹腔内大出血，从而导致休克甚至死亡，因此在临床诊疗工作中，正确的诊断是有效救治的前提保证。因此，作为新时代的医学生，我们是站在巨人肩膀上前行的新一辈，无数的医学前辈为我们开拓了疆野，留下了宝贵的医学知识及经验。我们应该充分将这些医学理论知识运用到临床诊疗工作中，第一步就是培养正确的辩证思维。医学领域的辩证思维就是从治疗对象的内在矛盾运动变化中，从治疗对象各个方面的相互联系中进行诊断，以便从整体上、本质上完整地认识对象，才能够得出正确的诊断，才能为患者提供科学、有效的救治。我们有责任、也有义务在学校里，加强理论学习、培养临床思维，为今后工作夯实基础。

**【护理评价】**

（1）患者生命体征正常，无并发症发生。

（2）患者得到有效的治疗和护理，症状明显减轻或消失。

（3）患者情绪稳定，能面对现实。

## 第三节　前置胎盘 微课

妊娠28周后，若胎盘附着于子宫下段，甚至胎盘下缘达到或覆盖宫颈内口，其位置低于胎儿的先露部，称为前置胎盘（placenta previa）。前置胎盘是妊娠晚期出血最常见的原因，也是妊娠晚期严重并发症，处理不当可危及母儿生命。其发病率，国外报道为0.3%~0.5%，国内报道为0.24%~1.57%。

【病因】

目前尚不明确，可能与下列因素有关。

**1. 子宫内膜病变与损伤**　多产、多次刮宫或剖宫产等是前置胎盘的高危因素，由于子宫内膜损伤后可引起子宫内膜炎或子宫内膜萎缩，使子宫蜕膜血管生长不良。再次妊娠时，血液供应不足，致使胎盘为摄取足够的营养而扩大面积，伸展到子宫下段。

**2. 胎盘异常**　由于多胎妊娠形成过大面积的胎盘，伸展至子宫下段或遮盖子宫颈内口，形成前置胎盘；胎盘位置正常但有副胎盘而延伸至子宫下段。

**3. 受精卵发育迟缓**　受精卵滋养层发育迟缓，到达子宫下段才具备植入能力，故着床于子宫下段，并在该处生长发育而形成前置胎盘。

**4. 辅助生殖技术**　受精卵的体外培养造成子宫内膜与胚胎发育不同步，植入时诱发宫缩，致使其着床于子宫下段。

【分类】

根据胎盘下缘与子宫颈内口的关系，前置胎盘可分为4种类型（图6-6）。由于胎盘下缘与子宫颈内口的关系可因宫颈管消失、宫颈口扩张而改变，前置胎盘的类型也随之改变，目前临床上均以处理前最后一次检查结果来确定类型。

**1. 完全性前置胎盘（complete placenta previa）**　子宫颈内口全部被胎盘组织覆盖，又称中央性前置胎盘。

**2. 部分性前置胎盘（partial placenta previa）**　子宫颈内口部分被胎盘组织覆盖。

**3. 边缘性前置胎盘（marginal placenta previa）**　胎盘附着于子宫下段，边缘达到但未覆盖子宫颈内口。

**4. 低置胎盘**　指胎盘位于子宫下段，胎盘边缘距宫颈内口<2cm。

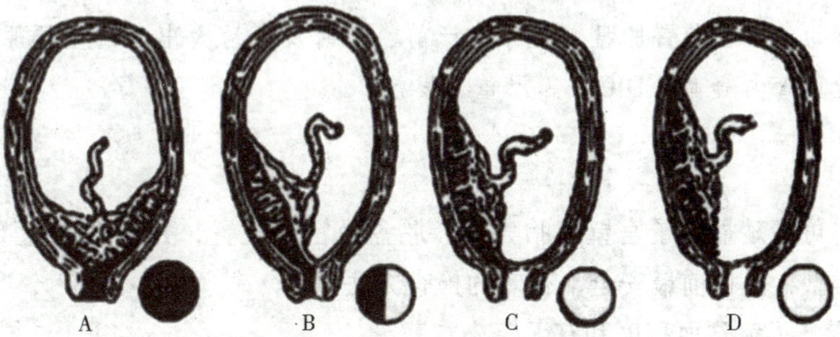


**图6-6　前置胎盘的类型**

A. 完全性前置胎盘；B. 部分性前置胎盘；C. 边缘性前置胎盘；D. 低置胎盘

**【对母儿的影响】**

**1. 产后出血** 由于子宫下段肌肉菲薄，收缩力差，分娩过程中胎盘不易剥离，产后不能有效地闭合血窦而止血，易引发产后出血。

**2. 胎盘植入** 子宫下段蜕膜发育不良，胎盘绒毛可穿透底蜕膜侵入子宫肌层，形成胎盘植入，使胎盘剥离不全发生产后出血。

**3. 产褥感染** 胎盘剥离面靠近宫颈外口，细菌容易经阴道上行侵入胎盘剥离面；加之产妇贫血或失血过多，体质虚弱，抵抗力降低，在产褥期内易发生感染。

**4. 围产儿死亡率高** 反复多次或大量阴道流血可使胎儿宫内缺氧，严重者死亡；因病情需要提前终止妊娠，使早产率增加，早产儿生活能力低下，死亡率高。

**【护理评估】**

**（一）健康史**

询问孕妇的末次月经并推算预产期；详细询问孕妇的孕产史、产次及既往分娩情况；了解既往有无子宫内膜病变与损伤史，如剖宫产术、多次人工流产术、产褥感染等。

**（二）身体评估**

**1. 临床表现**

（1）症状 典型症状是妊娠晚期或临产时，突然发生无诱因、无痛性反复阴道流血。妊娠晚期子宫下段逐渐伸展，牵拉宫颈内口，宫颈管缩短；临产后宫缩使宫颈管消失成为软产道的一部分，而附着于子宫下段及宫颈内口的胎盘不能随之相应地伸展，导致前置部分的胎盘自其附着处剥离，血窦破裂而出血。初次出血量通常不多，剥离处血液凝固后，出血可暂时停止；偶尔有第一次即大量出血，导致休克者。随着子宫下段不断伸展，出血往往反复发生，且出血量越来越多。阴道流血发生时间、出血量多少及反复发生次数与前置胎盘类型有关。

（2）体征 ①贫血、休克：由于反复多次流血或大量阴道流血，患者出现贫血貌，严重者可出现休克表现。②腹部检查：子宫软，无压痛，子宫大小与停经月份相符，胎方位清楚。常并发胎位异常、胎先露高浮。当前置胎盘位于子宫下段前壁时，可于耻骨联合上方听到胎盘血管杂音。③阴道检查：若通过超声检查诊断明确，无需进行。

**看一看**

**凶险性前置胎盘**

既往有剖宫产史者，再次妊娠如发生前置胎盘，胎盘可能附着在原子宫切口瘢痕处，并常伴有胎盘植入，这种情况称为凶险性前置胎盘，是导致产前、产时及产后大出血的主要原因之一，出血凶险，常并发休克和弥漫性血管内凝血（DIC）等严重并发症。

**2. 辅助检查**

（1）B 超检查 可清楚显示子宫壁、胎先露、胎盘及宫颈位置，并根据胎盘下缘与宫颈内口的关系确定前置胎盘的类型，是目前最安全、有效的检查方法。

（2）血常规检查 了解贫血程度和有无感染。

（3）MRI 检查 了解胎盘植入子宫肌层的深度，是否侵犯膀胱等。

**（三）心理－社会评估**

孕妇及家属可因突然阴道流血而感到恐惧或焦虑，既担心孕妇的健康，更担心胎儿的安危；由于无思想准备可能显得紧张、手足无措，希望获得医务人员的帮助。

### （四）处理原则

治疗原则为抑制宫缩、止血、纠正贫血和预防感染。应根据孕妇的一般情况、出血量、妊娠周数、胎儿成熟度、胎儿是否存活以及前置胎盘的类型等情况综合分析，制订具体方案。

**1. 期待疗法** 适用于妊娠 $<36$ 周、胎儿存活、阴道流血量不多、一般情况良好、无需紧急分娩的孕妇。

**2. 终止妊娠**

（1）适应证 ①反复大量出血甚至休克者。②出现胎儿窘迫而胎儿已可存活者。③临产后诊断的前置胎盘，阴道流血多，短时间内不能经阴分娩者。④无症状的前置胎盘则根据类型适时终止妊娠。

（2）处理方法 目前剖宫产是前置胎盘终止妊娠的主要方法。阴道分娩仅适用于边缘性前置胎盘、枕先露、流血不多、估计在短时间内能结束分娩者，在有条件的医疗机构，备足血源，严密监测下行阴道试产。

### 【常见护理诊断/问题】

**1. 有感染的危险** 与孕产妇贫血、抵抗力下降有关。

**2. 有胎儿受伤的危险** 大量阴道出血，可发生胎儿窘迫，甚至死亡。

**3. 潜在并发症** 出血性休克、产后出血。

**4. 焦虑** 与出血、担心胎儿预后有关。

### 【护理目标】

（1）产妇未发生感染。

（2）胎心率正常，接受期待疗法的孕妇能维持至妊娠 36 周。

（3）产妇未发生产后出血、休克等。

（4）孕妇情绪稳定，能正确面对疾病。

### 【护理措施】

**1. 期待疗法的护理**

（1）绝对卧床休息，以左侧卧位为佳。提供生活护理，做好会阴护理。

（2）指导患者加强营养，食用高蛋白、含铁和维生素丰富的饮食。

（3）观察患者的生命征，观察阴道流血情况，配血备用。

（4）监测胎儿宫内情况，间断吸氧，每天 3 次，每次 30 分钟；必要时遵医嘱促胎肺成熟。

（5）做好终止妊娠及大出血的抢救准备，预防产后出血和感染。

**2. 终止妊娠的护理** 对需要立即终止妊娠的孕妇，应立即安排孕妇去枕侧卧位，开放静脉通道，配血，做好输血准备。在抢救休克的同时，做好剖宫产术的术前准备，严密监测母儿的生命体征并做好抢救准备工作。

**3. 心理护理** 患者多数会有紧张、焦虑等心理表现，护理人员应向孕妇讲述前置胎盘的有关知识，耐心解答她们的提问，让她们感受到关心和照顾；同时尽量让亲属陪伴，给予孕产妇心理支持和安慰。

**4. 健康指导** 做好计划生育宣传，避免因多产、多次刮宫等操作损伤子宫内膜；加强围产期保健，妊娠晚期如有出血，无论出血量多少，都应及时就诊，以便及早诊断、及时治疗。

### 【护理评价】

（1）产妇未发生感染。

（2）胎心率正常，接受期待疗法的孕妇维持至妊娠 36 周及以上。

（3）产妇未发生产后出血、休克等。

（4）孕妇情绪稳定，能顺利度过妊娠、分娩期。

## 第四节　胎盘早剥

妊娠20周以后，正常位置的胎盘在胎儿娩出前，部分或全部从子宫壁剥离称为胎盘早剥（placental abruption），发病率约为1%。胎盘早剥是妊娠晚期的严重并发症，往往起病急、进展快，若处理不及时可危及母儿生命。

### 【病因】

胎盘早剥的病因及发病机制目前尚不十分清楚，可能与以下因素有关。

**1. 血管病变**　妊娠期高血压疾病、慢性高血压、慢性肾炎患者常并发胎盘早剥。其原因是底蜕膜螺旋小动脉痉挛或硬化，引起远端毛细血管缺血坏死甚至破裂出血，血液流至底蜕膜层与胎盘之间形成胎盘后血肿，导致胎盘与子宫壁剥离。此外，妊娠晚期或临产后，孕妇如长时间仰卧位，妊娠子宫压迫下腔静脉，使回心血量减少，血压下降，而子宫静脉淤血，静脉压升高，导致蜕膜静脉床淤血或破裂，形成胎盘后血肿，部分或全部胎盘从宫壁剥离。

**2. 机械性因素**　外伤尤其是腹部直接受到撞击或挤压；脐带过短（<30cm）或因脐带绕颈、绕体等相对过短时，分娩过程中胎儿下降牵拉脐带造成胎盘剥离；行羊膜腔穿刺时刺破前壁胎盘附着处，血管破裂出血而造成胎盘剥离。

**3. 宫腔内压力骤然下降**　羊水过多破膜时，大量羊水快速流出；双胎妊娠的第一胎儿娩出过快，均使宫腔内压力骤然下降，子宫骤然缩小，导致胎盘与子宫壁错位而剥离。

**4. 其他**　某些高危因素如高龄孕妇，孕妇吸烟、吸毒，孕妇有血栓形成倾向、子宫肌瘤（尤其是胎盘附着处有肌瘤）等均与胎盘早剥的发生有关。有胎盘早剥史的孕妇再次发生胎盘早剥的可能性增加。

### 【病理】

胎盘早剥的主要病理变化是底蜕膜出血，形成胎盘后血肿，使胎盘自附着处剥离。若剥离面积小，出血量少，出血很快停止，临床可无明显症状，仅在产后检查胎盘时发现胎盘母体面有凝血块和压迹；若剥离面积大，继续出血形成胎盘后血肿，使胎盘剥离面不断扩大，则依据出血情况可分为以下3种类型（图6-7）。

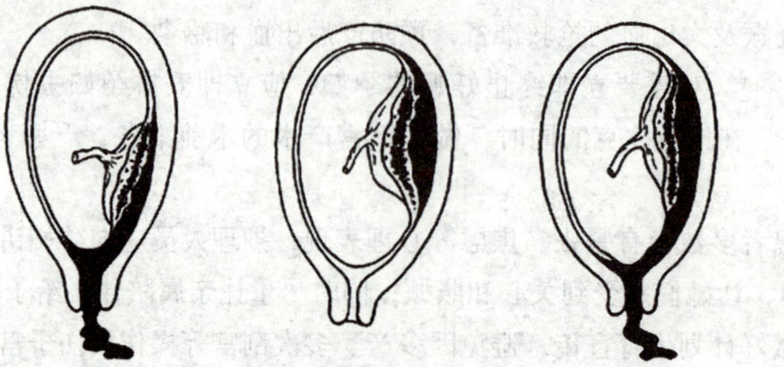


**图6-7　胎盘早剥的类型**

A. 显性剥离；B. 隐性剥离；C. 混合性出血

**1. 显性剥离**　当胎盘后血肿使胎盘剥离面不断扩大，血液冲开胎盘边缘及胎膜，沿胎膜与宫壁间经宫颈向外流出，称为显性剥离或外出血。

**2. 隐性剥离**　当胎盘后血肿使胎盘剥离面不断扩大，但胎盘边缘仍附着于子宫壁上，或胎膜与子宫壁未剥离，血液不能外流而积聚在胎盘与子宫壁之间，称为隐性剥离或内出血。

**3. 混合性出血**　当内出血逐渐增多，胎盘后血肿越积越大，血液也可冲开胎盘边缘与胎膜，向宫颈口外流出，形成混合性出血。

内出血严重时，随着胎盘后血肿的压力增大，使血液向子宫肌层内浸润，引起肌纤维分离、断裂甚至变性；当血液渗透至子宫浆膜层时，子宫表面呈现紫蓝色瘀斑，尤其在胎盘附着处明显，称为子宫胎盘卒中，又称库弗莱尔子宫。

胎盘早剥时，羊水可经剥离面进入开放的血管，引起羊水栓塞。严重的胎盘早剥还可能发生凝血功能障碍，主要是由于从剥离处的胎盘绒毛和蜕膜中释放大量的组织凝血活酶，进入母体血液循环内，激活凝血系统而发生 DIC。子宫胎盘卒中影响子宫收缩，可导致产后出血，尤其是合并 DIC 时，更容易出现难以纠正的产后出血和急性肾衰竭。

## 【护理评估】

### （一）健康史

询问有无妊娠期高血压疾病或高血压病史、胎盘早剥史、慢性肾炎史、仰卧位低血压综合征及外伤史等。

### （二）身体评估

**1. 临床表现**　典型临床表现是阴道流血、腹痛，可伴有子宫张力增高和子宫压痛，尤以胎盘剥离处最明显。阴道流血特征为陈旧不凝血，但出血量与疼痛程度、胎盘离度不一定符合，尤其是后壁胎盘的隐性剥离。早期表现通常以胎心率异常为首发变化，宫缩间歇期子宫呈高张状态，胎位触诊不清。严重时子宫呈板状，压痛明显，胎心率改变或消失，甚至出现恶心、呕吐、出汗、面色苍白、脉搏细弱、血压下降等休克征象。

在临床上推荐按照胎盘早剥的 Page 分级标准评估病情的严重程度，见表 6－1。

**表 6－1　胎盘早剥的 Page 分级标准**

| 分级 | 标准 |
| --- | --- |
| 0 级 | 分娩后回顾性产后诊断 |
| Ⅰ级 | 外出血，子宫软，无胎儿窘迫 |
| Ⅱ级 | 胎儿宫内窘迫或胎死宫内 |
| Ⅲ级 | 产妇出现休克症状，伴或不伴弥散性血管内凝血 |

**2. 并发症**

（1）胎儿宫内死亡　如胎盘面早剥积过大，出血多，胎儿可因缺血、缺氧而死亡。

（2）DIC　胎盘早剥是妊娠期发生凝血功能障碍最常见的原因，约 1/3 伴有死胎发生。临床表现为皮肤、黏膜及注射部位出血，阴道流血不凝或凝血块较软，甚至发生血尿、咯血和呕血。一旦发生 DIC，病死率较高，应积极预防。

（3）失血性休克　无论显性或隐性剥离，出血量多时可致休克。发生子宫胎盘卒中时，子宫肌层收缩受影响可致严重产后出血，凝血功能障碍也是导致出血的原因，若并发 DIC，产后出血难以纠正，引起休克、多脏器功能衰竭、脑垂体及肾上腺皮质坏死，导致希恩综合征的发生。

（4）急性肾衰竭　胎盘早剥大量出血使肾脏灌注严重受损，导致肾皮质或肾小管缺血坏死。且胎盘早剥多伴发妊娠期高血压疾病、慢性高血压、慢性肾脏疾病等，肾内小动脉痉挛，肾小球前小动脉极度狭窄，肾脏缺血，进而出现急性肾衰竭。

（5）羊水栓塞　胎盘早剥时羊水可经剥离面开放的子宫血管进入母体血液循环，引发羊水栓塞。

**3. 辅助检查**

（1）B超　典型声像图显示子宫壁与胎盘间有液性暗区，提示胎盘后有血肿，同时可观察胎儿宫内状况（有无胎动、胎心搏动），并根据胎盘位置排除前置胎盘。

（2）实验室检查　主要了解患者贫血程度及凝血功能。重型患者应检测肾功能及二氧化碳结合力，并做DIC筛选试验（血小板计数、凝血酶原时间、血纤维蛋白原测定等）。

（3）胎儿电子监护　协助判断胎儿的宫内情况。

### （三）心理-社会评估

孕妇及家属可因突然阴道大出血、孕妇持续性腹痛而感到高度紧张和恐惧，既担心孕妇及胎儿的安危，又因为无思想准备显得紧张、惊慌失措，希望获得医护人员的帮助。

### （四）处理原则

胎盘早剥的处理原则是纠正休克、及时终止妊娠、防治并发症。

**1. 纠正休克**　应迅速补充血容量，尽快改善血液循环，最好输入新鲜血液。休克抢救成功与否，取决于补液量和补液速度。

**2. 及时终止妊娠**　胎盘早剥一旦确诊，应及时终止妊娠。

（1）阴道分娩　患者以外出血为主，经产妇一般情况较好，宫口已开大，估计短时间内能结束分娩者可考虑经阴道分娩。分娩过程中，密切观察血压、脉搏、宫底高度、宫缩与阴道出血情况，严密监测胎心，一旦病情加重或出现胎儿窘迫征象，应行剖宫产结束分娩。

（2）剖宫产　重型胎盘早剥，特别是初产妇，不能在短时间内结束分娩者；轻型胎盘早剥，出现胎儿窘迫征象，需抢救胎儿者；重型胎盘早剥，胎儿已死亡，但产妇病情恶化，不能立即娩出胎儿者，均应及时行剖宫产术。

**3. 防治并发症**　及早发现并处理凝血功能障碍、产后出血、急性肾衰竭等并发症。

## 【常用护理诊断/问题】

**1. 恐惧**　与胎盘早剥起病急、进展快，危及母儿生命有关。

**2. 预感性悲哀**　与死产、切除子宫有关。

**3. 潜在并发症**　失血性休克、弥散性血管内凝血、急性肾衰竭。

## 【护理目标】

（1）孕妇恐惧感减轻，能配合治疗与护理

（2）孕妇接受现实，情绪稳定。

（3）孕妇未出现凝血功能障碍、急性肾衰竭等并发症，或并发症得到控制。

## 【护理措施】

**1. 纠正休克，改善患者一般情况**　迅速建立静脉通路，快速补充血容量，有条件及时输入新鲜血，既能补充血容量，又可补充凝血因子。

**2. 严密观察病情变化，及时发现并发症**　严密监测孕妇的生命体征；观察阴道出血情况；检查宫底高度是否与妊娠周数相符，子宫有无压痛，有无宫缩；监测胎儿宫内状态，必要时行胎儿电子监护。

**3. 终止妊娠准备**　一旦确诊，应及时终止妊娠。根据医师决定的分娩方式，护士做好相应的准备与配合，病情危急需行剖宫产者，做好术前准备及抢救新生儿的准备。

**4. 预防产后出血**　产前配血备用，胎儿娩出后及时给予宫缩剂，并配合按摩子宫，必要时遵医嘱做切除子宫的术前准备。未发生出血者，仍应加强生命体征的观察，预防晚期产后出血发生。

**5. 产褥期护理**　在产褥期应注意加强营养，纠正贫血。保持会阴清洁，防止感染。根据产妇身体情况给予母乳喂养指导。死产者及时采取退乳措施。

**想一想**

患者，女，30岁，主因“停经31周，血压升高2周，腹痛5小时，阴道流血1小时”急诊入院。2周前血压升高140/90mmHg，未治疗。入院当日外院检查血压160/100mmHg，5小时前于治疗中出现下腹剧痛，持续性。

查体：急性病容，血压160/100mmHg，心肺（-），腹部膨隆，宫底脐上4指，子宫板状硬，未闻胎心。阴道有暗红色血流出。

**请问：**（1）首先考虑临床诊断是什么？

（2）相应的护理措施是什么？

答案解析

**6. 健康指导** 对孕妇进行宣教，嘱其定期产前检查，预防和及时治疗妊娠期高血压疾病、慢性肾病等；妊娠晚期避免长时间仰卧位及腹部受外伤；处理羊水过多和双胎时，避免宫腔压力下降过快；告诫孕妇不要吸烟、吸毒。

**【护理评价】**

（1）孕妇恐惧感减轻，能配合治疗与护理。

（2）孕妇能接受疾病结局，情绪稳定。

（3）孕妇未发生并发症，或者并发症得到控制。

## 第五节 早　产

妊娠满28周至不满37足周分娩者称为早产（preterm birth）。此时娩出的新生儿称为早产儿，出生体重多小于2500g，各器官发育尚不成熟，新生儿发病率与死亡率均增高，是围产儿死亡的主要原因之一。

**【分类及病因】**

**1. 胎膜完整早产** 是最常见的类型，约占45%。主要发病机制为：①宫腔过度扩张，如双胎或多胎妊娠、羊水过多等；②母胎应激反应，由于孕妇精神、心理压力大，内分泌激素紊乱诱发宫缩；③宫内感染，常见为下生殖道病原体逆行感染，另外，母体全身感染病原体也可通过胎盘侵及胎儿。

**2. 胎膜早破早产** 病因及高危因素有早产胎膜早破（PPROM）史、体重指数<19.0、吸烟、营养不良、宫颈功能不全、子宫畸形（中隔子宫、单角子宫、双角子宫等）、宫内感染、细菌性阴道病、子宫过度膨胀、辅助生殖受孕等。

**3. 治疗性早产** 指由于母体或胎儿的健康原因不允许继续妊娠，在未足37周引产或剖宫产终止妊娠。常见终止妊娠的指征有子痫前期、胎儿窘迫、胎儿生长受限、胎儿先天缺陷、羊水过少或过多、胎盘早剥、前置胎盘及其他妊娠合并症、并发症等。

**【护理评估】**

**（一）健康史**

询问孕妇的年龄、生育史，评估有无胎膜早破、感染及妊娠期合并症、并发症，有无劳累、外伤、精神创伤等致病因素。

**（二）身体评估**

**1. 临床表现** 早产的临床表现主要是子宫收缩，初为不规则子宫收缩，常伴有少许阴道流血或血性分泌物，之后发展为规律宫缩，与足月临产相似。早产经过先兆早产和早产临产2个阶段。先兆早产指有规则或不规则宫缩，伴有宫颈管进行性缩短。早产临产须符合以下条件：①出现规律宫缩（20分钟≥4次，或60分钟≥8次），伴有宫颈的进行性改变；②宫口扩张1cm以上；③宫颈容受≥80%。

**2. 辅助检查**

（1）B超检查　是预测早产的常用方法。阴道B超检查宫颈长度及宫颈内口漏斗形成情况，若宫颈长度<25mm，或宫颈内口漏斗形成伴有宫颈缩短提示早产风险增大。

（2）宫颈分泌物生化检测　如胎儿纤连蛋白（fFN），一般fFN>0.05mg/L为阳性，提示早产风险增加。

### （三）心理－社会评估

由于突然临产，孕妇尚未做好迎接新生命到来的准备，又担心胎儿健康与安危，担心是否因为自己的过失而造成早产，常常出现愧疚、担忧、焦虑的心理。

### （四）处理原则

如胎儿存活、胎膜未破、无胎儿窘迫、无严重妊娠合并症及并发症者，应抑制宫缩，尽可能延长孕周至34周。如胎膜已破，早产已不可避免，应尽可能提高早产儿的存活率。

## 【常见护理诊断/问题】

**1. 有新生儿受伤的危险**　与早产儿发育不成熟有关。

**2. 焦虑**　与担心早产儿的预后有关。

## 【护理目标】

（1）新生儿未受伤。

（2）产妇焦虑减轻，情绪稳定，能积极配合治疗与护理。

## 【护理措施】

**1. 延长孕周，提高早产儿的存活率**

（1）指导孕妇注意卧床休息，左侧卧位为宜，减轻子宫对下腔静脉的压迫，增加胎儿血氧供给。避免诱发宫缩的活动，如抬举重物、刺激乳头等。

（2）严密观察胎心、腹痛、阴道流血及宫口扩张情况。

（3）低流量、间歇吸氧，每日2～3次，每次0.5～1小时。

（4）遵医嘱给予宫缩抑制剂，注意观察药物的疗效及不良反应，有异常及时报告医生。①β－肾上腺素能受体激动剂：常用药物有沙丁胺醇、利托君等。常见不良反应有心慌、血压下降、血糖增高、胎心加快等，合并糖尿病、心血管器质性疾病的孕妇禁用。②硫酸镁：可直接作用于子宫肌细胞抑制子宫收缩。③其他：钙拮抗剂，如硝苯地平，使用时应注意观察孕妇血压及心率变化，已用硫酸镁者慎用。

（5）对于妊娠不足35周者，遵医嘱给予糖皮质激素如地塞米松等促胎肺成熟。

（6）如早产已不可避免，做好终止妊娠的准备和早产儿抢救准备。临产后慎用吗啡、哌替啶等能抑制新生儿呼吸中枢的药物；产程中给予产妇吸氧，密切监测胎儿状况；新生儿娩出后及时清理呼吸道，注意保暖，延迟断脐，预防早产儿颅内出血。

（7）做好早产儿护理　密切观察早产儿的面色、呼吸、心率、大小便等，注意保暖，遵医嘱给予抗生素防止感染。

**2. 心理护理**　多陪伴孕妇，多与其交谈，及时了解孕妇及家属的情绪反应及原因，解释早产的有关知识及早产儿的护理内容，提供治疗效果信息，给予孕妇及家属心理支持，缓解孕妇紧张、焦虑情绪。

**3. 健康指导**　指导孕妇保持情绪稳定，加强营养，积极预防与治疗下生殖道感染，避免诱发宫缩的活动，防止外伤。定期进行产前检查，高危孕妇多卧床休息。积极治疗妊娠并发症与合并症，宫颈内口松弛者于妊娠12～14周行宫颈内口环扎术。

**【护理评价】**

（1）孕妇及新生儿情况稳定，新生儿未受伤。

（2）孕妇焦虑减轻，情绪稳定，能积极配合治疗与护理。

## 第六节　多胎妊娠

一次妊娠在宫腔内同时有两个或两个以上胎儿称为多胎妊娠，以双胎妊娠（twin pregnancy）最常见。多胎妊娠易引起贫血、羊水过多、妊娠期高血压疾病等并发症，属高危妊娠范畴。本节主要讨论双胎妊娠。

**【双胎类型及特点】**

**1. 双卵双胎**　由两个卵子分别受精而形成的双胎妊娠，称为双卵双胎，约占双胎妊娠的70%。因两个胎儿来源于不同的受精卵，其遗传基因不完全相同，故两个胎儿的性别、血型可以相同或不同，容貌相似度同一般亲兄弟姊妹。胎盘多为两个，也可融合在一起，但两者的血液循环彼此独立、互不相通。胎盘胎儿面有两个羊膜腔，中间隔有两层羊膜和两层绒毛膜，有时两层绒毛膜可融合成一层（图6－8）。

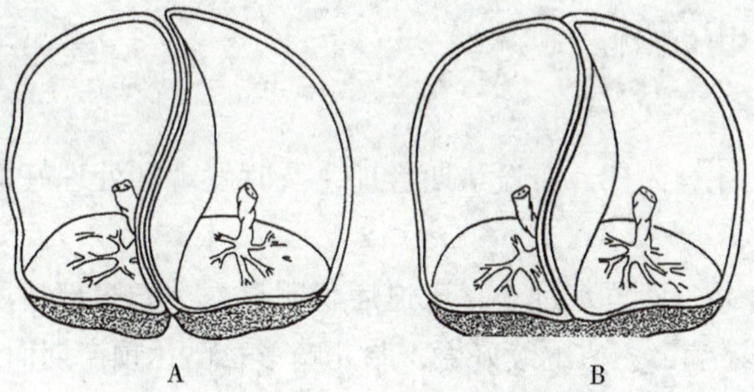


**图6－8　双卵双胎的胎盘及胎膜**

A. 2个胎盘，2层绒毛膜，2层羊膜；B. 胎盘融合，1层绒毛膜，2层羊膜

**2. 单卵双胎**　由一个卵子受精后分裂而形成的双胎妊娠称为单卵双胎，约占双胎妊娠的30%。因两个胎儿来源于同一个受精卵，故遗传基因完全相同，胎儿的性别、血型相同，相貌极相似。单卵双胎因受精卵在早期发育阶段发生分裂的时间不同，形成以下4种类型（图6－9）。

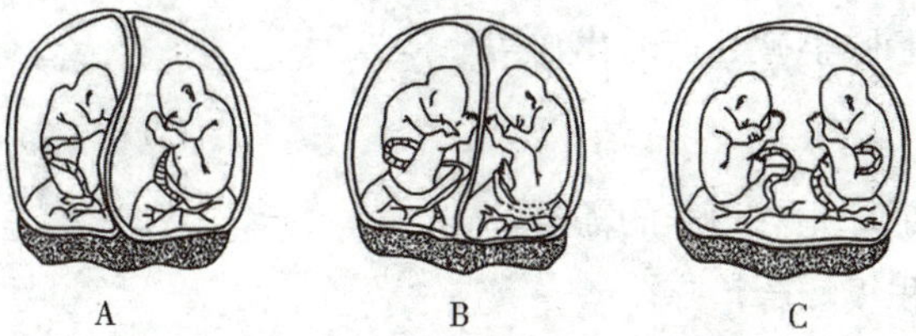


**图6－9　单卵双胎的胎盘及胎膜**

A. 分裂发生在桑椹期；B. 分裂发生在囊胚期；C. 分裂发生在羊膜囊形成后

（1）双绒毛膜双羊膜囊单卵双胎　分裂发生在桑椹期，约占单卵双胎的30%。

（2）单绒毛膜双羊膜囊单卵双胎　分裂发生在囊胚期，约占单卵双胎的68%。

（3）单绒毛膜单羊膜囊单卵双胎　分裂发生在羊膜囊形成后，占单卵双胎的1%～2%。

（4）联体双胎　在原始胚盘形成后发生分裂者，导致不同程度、不同形式的联体儿，极罕见。

## 【护理评估】

### （一）健康史

评估孕妇的年龄、孕产史，孕前是否服用促排卵药物，是否采用辅助生殖技术，有无家族史等。

### （二）身体评估

#### 1. 临床表现

（1）症状　早期妊娠早孕反应较重；中期妊娠后体重增加迅速，腹部增大明显；压迫症状出现早，如腰酸背痛、呼吸困难、胃部饱满、行走不便、下肢静脉曲张、水肿等。

（2）体征　子宫大于孕周，腹部可触及两个胎头和多个小肢体，在腹部不同部位可听到两个胎心，其间隔有无音区，或同时听诊1分钟，两个胎心率相差10次以上。

#### 2. 辅助检查

（1）B超检查　可以早期诊断双胎。妊娠早期可见两个妊娠囊，中期可见两个胎头光环和各自脊柱、躯干、四肢等。B超对中晚期的双胎诊断率几乎达100%。

（2）多普勒胎心仪　妊娠12周后听到两个频率不同的胎心音。

### （三）心理－社会评估

孕妇及家属常因孕育双胎而兴奋，同时又担心母儿的健康。两个孩子出生后的抚养、教育、经济负担也可能成为某些孕妇心中的隐忧。

### （四）处理原则

**1. 妊娠期**　加强营养，注意休息，加强孕期管理，及时发现和处理妊娠期合并症或并发症，防治早产。

**2. 终止妊娠的指征**　合并急性羊水过多，压迫症状明显，孕妇腹部过度膨胀、呼吸困难等；合并严重并发症，如子痫前期或子痫，不宜继续妊娠；胎儿畸形；已达预产期而未临产，胎盘功能减退者。

**3. 分娩期**　选择适合的分娩方式，防止产后出血。若双胎第一胎儿为头位可经阴道自然分娩，产程中密切观察产程进展和胎心变化。有下列情况之一，应行剖宫产术终止妊娠：①异常胎先露，如第一胎儿为肩先露、臀先露或易发生胎头交锁、胎头嵌顿的胎位、联体双胎等；②有其他产科指征者。

## 【常见护理诊断/问题】

**1. 营养失调：低于机体需要量**　与双胎妊娠对营养的需要量增加有关。

**2. 焦虑**　与担心母儿的安危、新生儿的护理有关。

**3. 潜在并发症**　早产、胎膜早破、产后出血等。

## 【护理目标】

（1）孕期营养供给能满足母儿对营养的需要。

（2）孕妇情绪稳定，能积极配合治疗。

（3）孕妇顺利度过妊娠期、分娩期，母儿平安。

## 【护理措施】

**1. 一般护理**　指导孕妇补充营养，增加蛋白质、维生素、铁剂、叶酸、钙剂等的摄入，以满足营养需要。避免长时间站立，多卧床休息，以左侧卧位为宜，并抬高下肢，减轻水肿，尤其是妊娠后3个月，避免跌倒、外伤。

**2. 病情观察**

（1）妊娠期 指导孕妇加强产前检查。如有阴道流液与流血情况，应及时就诊。指导孕妇减轻腰背部疼痛的方法，采取舒适卧位，腰背部垫松软物品、局部热敷等。教会孕妇自测胎动的方法，以便及时发现胎儿窘迫征象。

（2）分娩期 严密观察产程进展和胎心变化；第一胎儿娩出后，立即断脐，并在腹部固定第二胎儿为纵产式，注意观察胎心、腹痛及阴道流血情况。第二个胎儿娩出后，立即遵医嘱肌内注射或静脉滴注催产素促进子宫收缩，预防产后出血；腹部放置沙袋，避免腹压骤降。需行剖宫产术终止妊娠者，做好术前准备与术后护理以及新生儿抢救准备。

（3）产褥期 观察面色、神志、生命体征、宫缩和阴道流血情况，有异常及时报告医生。指导产妇母乳喂养和新生儿护理。

**3. 心理护理** 关心、体贴孕产妇，帮助产妇完成角色转变，对于因孕育双胎而兴奋的产妇，分享其快乐，提醒注意好好休息；对于担心自身及胎儿安危的孕妇，应耐心解释病情，介绍目前处理双胎的医护技术，增强其信心，减轻焦虑，使孕产妇保持愉快的情绪，积极配合治疗。

**4. 健康指导** 指导孕妇增强营养，加强产前检查，及时发现妊娠合并症及并发症，并积极诊治。孕晚期禁止性生活，提前住院待产。指导母乳喂养及新生儿护理。

**【护理评价】**

（1）孕妇孕期营养摄入充足。

（2）孕妇情绪稳定，能主动配合医护治疗。

（3）孕妇未发生并发症。

## 第七节 羊水量异常

正常妊娠时羊水的产生与吸收保持动态平衡，任何引起羊水产生与吸收失衡的因素均可导致羊水量异常。

### 一、羊水过多

妊娠期间羊水量超过2000ml者称为羊水过多（polyhydramnios），发生率为0.5%～1%。羊水量在数日内急剧增多，称为急性羊水过多。羊水量在数周内缓慢增多，称为慢性羊水过多。

**【病因】**

在羊水过多的孕妇中，约1/3患者原因不明，称为特发性羊水过多。明显的羊水过多患者多数与胎儿畸形以及妊娠合并症等因素有关。

**1. 胎儿疾病** 包括胎儿结构畸形、胎儿肿瘤、代谢性疾病、神经-肌肉发育不良、染色体或遗传基因异常等。明显的羊水过多常伴有胎儿畸形，常见的胎儿结构畸形以神经系统和消化系统畸形最常见。神经系统畸形主要是无脑儿、脊柱裂等神经管缺陷。神经管畸形因脑脊膜裸露，脉络膜组织增生，渗出液增加，导致羊水过多。消化系统畸形以食管及小肠闭锁最常见，因胎儿不能吞咽羊水、羊水积聚导致羊水过多。引起羊水过多的原因还有心脏畸形、先天性胸腹腔囊腺瘤、胎儿脊柱畸胎瘤等畸形以及新生儿先天性醛固酮增多症等代谢性疾病。

**2. 多胎妊娠** 双胎妊娠羊水过多的发生率为单胎妊娠的10倍，尤以单绒毛膜双胎居多。还可能并发双胎输血综合征，两个胎儿间的血循环相互沟通，受血胎儿的循环血量多，尿量增多，导致羊水过多。

**3. 胎盘脐带病变** 胎盘绒毛血管瘤、脐带帆状附着等可引起羊水过多。

**4. 妊娠合并症** 妊娠期糖尿病、妊娠期高血压疾病、重度贫血、母儿血型不合等均可导致羊水过多。

## 【护理评估】

### （一）健康史

询问病史，了解孕妇年龄、生育史，有无畸胎儿孕产史，有无糖尿病、母儿血型不合、妊娠期高血压疾病等病史。

### （二）身体评估

**1. 临床表现**

（1）急性羊水过多 较少见，多发生在妊娠20～24周，主要表现为压迫症状。注意评估压迫症状的严重程度，注意发病时间及加重情况、孕妇能否耐受等。子宫明显增大，孕妇感到腹痛；膈肌上抬引起心慌气促，严重者不能平卧；下腔静脉受压导致下肢水肿、下肢静脉或外阴静脉曲张；胃肠道受压出现消化不良、呕吐、便秘等。子宫明显大于妊娠月份，因腹部张力过高，胎位不清，胎心遥远或听不清。

（2）慢性羊水过多 较多见，多发生在妊娠晚期，症状相对缓和，多数无自觉症状或仅出现轻微压迫症状。腹部皮肤发亮、变薄，子宫张力大，有液体震颤感，宫高和腹围大于妊娠月份，胎位不清，胎心遥远。

**2. 辅助检查**

（1）B超检查 是羊水过多的重要辅助检查方法，不仅能测量羊水量，还可了解胎儿情况。B超诊断羊水过多的标准：羊水指数（amniotic fluid index，AFI）≥25cm或羊水最大暗区垂直深度（amniotic fluid volume，AFV）≥8cm提示羊水过多。

（2）甲胎蛋白（alpha fetoprotein，AFP）测定 胎儿有开放性神经管畸形者，羊水中甲胎蛋白含量明显增高，有助于诊断。

（3）胎儿染色体检查 做羊水细胞培养或胎儿血培养，分析染色体核型，了解染色体数目、结构有无异常。

（4）孕妇血型及血糖测定 检查孕妇Rh、ABO血型，排除母儿血型不合。合并糖尿病者，可检测出血糖、尿糖增高。

### （三）心理－社会评估

孕妇可因腹部膨隆不适，担心胎儿畸形而焦虑不安。已确诊合并胎儿畸形的孕妇，常因妊娠失败而感到悲伤、自责，甚至抑郁或情绪激动易怒、不配合治疗和护理工作。

### （四）处理原则

处理原则取决于胎儿有无畸形和孕妇自觉症状的严重程度。羊水过多合并胎儿畸形者应及时终止妊娠；羊水过多但胎儿正常者可选择对症处理延长孕周，待胎儿成熟后，终止妊娠。

## 【常见护理诊断/问题】

**1. 有胎儿受伤的危险** 与破膜时易发生胎盘早剥、脐带脱垂、早产等有关。

**2. 焦虑** 与担心胎儿畸形及自身安危有关。

【护理目标】

(1) 母儿安全，顺利度过孕产期。

(2) 孕妇情绪稳定，能积极配合治疗。

【护理措施】

**1. 一般护理** 指导孕妇多卧床休息，采取左侧卧位，抬高下肢，压迫症状明显者可取半卧位。低盐饮食，多食蔬菜、水果等，保持大便通畅，以防用力排便时腹压增高致胎膜破裂。如发生胎膜破裂，应立即平卧、抬高臀部，防止脐带脱垂。

**2. 病情观察** 嘱孕妇加强产前检查，密切观察胎心及临产先兆，如有异常及时报告医生。

**3. 治疗护理**

(1) 需行羊膜腔穿刺术放羊水缓解压迫症状者，协助医生在B超下行羊膜腔穿刺术。穿刺前告知孕妇穿刺的目的、具体操作。指导孕妇排空膀胱，以防穿刺针刺伤充盈的膀胱；放羊水不宜过快过多，以免宫腔压力骤降导致胎盘早剥或早产，羊水流出速度不超过每小时500ml，一次放羊水量不超过1500ml，注意严格消毒预防感染，密切观察孕妇血压、心率、呼吸变化，监测胎心，酌情给予镇静剂，预防早产。放羊水后腹部放置沙袋或腹带包扎以防腹压骤降甚至休克，同时遵医嘱给予抗生素预防感染。

(2) 需高位人工破膜引产者，严格无菌操作，控制羊水流出速度，同时在腹部将胎儿固定为纵产式。严密监测孕妇血压、脉搏、宫缩、阴道流血情况。若破膜12小时后仍未临产，静脉滴注催产素引产。胎儿娩出后立即按摩子宫并给予催产素，预防产后出血，并在腹部放置沙袋防腹压骤降。

**4. 心理护理** 耐心与孕妇及家属交谈，说明羊水过多的原因、处理的方法与效果。多给予孕妇心理安慰，缓解其紧张焦虑情绪，促使孕妇与家属主动配合治疗及护理。

**5. 健康指导** 做好孕期保健，教会孕妇自测胎动，发现异常及时就诊，羊水过多者积极查明病因，针对病因防治。指导产妇出院后注意休息，加强营养，保持外阴清洁，防止产后出血和感染。对胎儿畸形引产的产妇，指导其避孕并进行遗传咨询及产前诊断，加强高危妊娠监护。

【护理评价】

(1) 孕产妇安全、顺利度过妊娠期及分娩期。

(2) 孕妇情绪平稳，配合治疗护理。

## 二、羊水过少

妊娠晚期羊水量少于300ml者，称为羊水过少（oligohydramnios）。羊水过少的发生率为0.4%～4%。羊水过少严重影响围产儿预后，羊水量少于50ml，围产儿病死率高达88%。

【病因】

羊水过少主要与羊水生成减少或外漏增加有关，部分羊水过少原因不明。临床多见于以下几种情况。

**1. 胎儿畸形** 以胎儿泌尿系统畸形为主，如胎儿肾缺如、肾发育不全、输尿管或尿道梗阻等，导致少尿或无尿。

**2. 胎盘功能减退** 过期妊娠、胎儿生长受限和胎盘退行性变等均可导致胎盘功能减退，引起胎儿慢性缺氧，胎儿血液重新分配，为保障胎儿重要脏器（如心脏、脑）的血液供应，肾血流量减少，胎儿尿液生成减少，导致羊水过少。

**3. 母体因素** 妊娠期高血压疾病可致胎盘血流减少。孕妇脱水、血容量不足或服用利尿剂等药物也可导致羊水过少。

**4. 羊膜病变** 某些原因不明的羊水过少与羊膜通透性改变，以及炎症、宫内感染有关。胎膜破裂，羊水外漏速度超过羊水生成速度，可导致羊水过少。

## 【护理评估】

### （一）健康史

详细询问病史，了解用药史，有无妊娠合并症、胎膜早破等，有无畸胎儿孕产史。

### （二）身体评估

**1. 临床表现**

（1）症状 孕妇胎动后出现腹痛，注意腹痛的部位、持续时间、强度，有无其他伴随症状。临产后阵痛剧烈。

（2）体征 宫高、腹围均小于同期妊娠。临产后，前羊膜囊不明显，破膜时羊水量较少。

**2. 辅助检查**

（1）B 超检查 是最重要的辅助检查方法。妊娠晚期 AFV≤2cm 为羊水过少，AFV≤1cm 为严重羊水过少；AFI≤5cm 诊断为羊水过少。超声检查还能及时发现胎儿生长受限以及胎儿畸形等。

（2）胎儿电子监护 羊水过少使脐带和胎盘受压，胎儿储备力减弱，NST 呈无反应型，严重时可出现胎心变异减速和晚期减速。

（3）羊水量直接测量 破膜时以容器收集羊水，或剖宫产时用吸引器收集羊水。本方法的缺点是不能早期诊断。

### （三）心理－社会评估

孕妇因担心胎儿安危，担心羊水过少影响分娩，常感到焦虑、紧张等。

### （四）处理原则

根据胎儿有无畸形和孕周大小选择治疗方案。羊水过少合并胎儿畸形者，尽早终止妊娠，多选用依沙吖啶经羊膜腔穿刺注入引产；胎儿无畸形、发育成熟者，应终止妊娠，根据胎盘功能及胎儿是否缺氧选择终止妊娠的方式；胎儿无畸形、发育未成熟者，予以增加羊水量期待治疗。

## 【常见护理诊断/问题】

**1. 有胎儿受伤的危险** 与羊水过少导致胎儿畸形或生长受限等有关。

**2. 焦虑** 与担心胎儿畸形有关。

## 【护理目标】

（1）孕妇平安度过妊娠期及分娩期，母婴安全。

（2）孕产妇情绪稳定，积极配合医护治疗与护理。

## 【护理措施】

**1. 一般护理** 嘱孕妇休息时取左侧卧位，改善胎盘血液供应；加强营养，保证孕妇及胎儿发育需要，避免各种不良刺激，积极预防胎膜早破。

**2. 观察病情**

（1）严密监测病情 观察孕妇的生命征，定期测量宫高、腹围和体重；定期 B 超监测羊水量，并注意观察有无胎儿畸形。监测胎盘功能、胎动、胎心和产程进展，及时发现孕产期并发症。

（2）吸氧 每日 2～3 次，每次 30 分钟，以改善胎儿缺氧情况。

**3. 治疗护理** 对妊娠足月者，尽早终止妊娠，可行人工破膜引产术。破膜后密切观察羊水情况，有异常及时报告医生。对胎儿窘迫，短时间内不能结束分娩者，应积极协助医生行剖宫产术终止妊娠。做好抢救新生儿的准备，新生儿按高危儿护理。对妊娠未足月者，遵医嘱进行羊膜腔灌注治疗，注意严格无菌操作，遵医嘱给予抗生素预防感染，同时应用宫缩抑制剂防止发生早产。

**4. 心理护理**　耐心倾听孕妇的诉说，向孕妇及家属解释病情，提供支持，帮助孕妇积极参与治疗和自我保健护理。对胎儿死亡或新生儿畸形的产妇，提供情感支持。

**5. 健康指导**　指导孕妇定期行产前检查，加强孕期保健，积极治疗妊娠合并症。教会孕妇自测胎动，有异常及时就诊。指导产妇引产后避孕，再孕前应进行遗传咨询，孕后行产前检查，加强监护。

**【护理评价】**

（1）孕妇平安度过妊娠期及分娩期，母婴安全。

（2）孕产妇情绪稳定，能积极配合医护治疗与护理。

## 第八节　过期妊娠

凡平时月经周期规律，妊娠达到或超过42周（≥294天）尚未分娩者，称为过期妊娠。其发生率占妊娠总数的3%～15%。过期妊娠可使胎儿窘迫、巨大儿、难产、胎粪吸入综合征、新生儿窒息以及围产儿死亡率等不良妊娠分娩结局增高，并随妊娠期延长而增加，应予以重视。

**【病因】**

确切病因不明，可能与雌孕激素比例失调、头盆不称、胎儿畸形、遗传因素等有关。

**【病理】**

**1. 胎盘**　过期妊娠的胎盘病理有两种类型：一种是胎盘功能正常，除重量略有增加外，胎盘外观和镜检均与足月妊娠胎盘相似；另一种是胎盘功能减退。

**2. 羊水**　正常妊娠38周后，羊水量随妊娠推延逐渐减少，妊娠42周后羊水迅速减少，约30%减至300ml以下；羊水粪染率明显增高，是足月妊娠的2～3倍，若同时伴有羊水过少，羊水粪染率达71%。

**3. 胎儿**　过期妊娠胎儿生长模式与胎盘功能有关，可分以下3种。

（1）正常生长及巨大胎儿　胎盘功能正常者，能维持胎儿继续生长，约25%成为巨大胎儿。

（2）胎儿过熟综合征　过熟儿表现出过熟综合征的特征性外貌，与胎盘功能减退、胎盘血流灌注不足、胎儿缺氧及营养缺乏等有关。典型表现为皮肤干燥、松弛、起皱、脱皮，脱皮尤以手心和脚心明显；身体瘦长、胎脂消失、皮下脂肪减少，表现为消耗状；头发浓密，指（趾）甲长；新生儿睁眼、异常警觉和焦虑，容貌似“小老人”。因为羊水减少和胎粪排出，胎儿皮肤黄染，羊膜和脐带呈黄绿色。

（3）胎儿生长受限　小样儿可与过期妊娠共存，后者更增加胎儿的危险性。

**【护理评估】**

**（一）健康史**

询问月经史是否规律，是否月经周期过长，核实末次月经时间、早孕反应时间、胎动时间，推算预产期。

**（二）身体评估**

**1. 临床表现**

（1）过期妊娠胎盘功能正常者，胎儿继续生长发育，多形成巨大儿，颅骨钙化明显，分娩时胎头不易变形，易导致难产。

（2）过期妊娠胎盘功能减退者常伴发羊水过少，羊水污染率增高。分娩期易出现胎儿窘迫。新生儿娩出后可出现胎儿过熟综合征。

**2. 辅助检查**

（1）B超检查　检测羊水量、胎头双顶径、股骨长度、胎盘成熟度。

（2）胎盘功能监测　测定尿雌三醇、雌激素/肌酐比值、血清雌三醇值。

（3）胎心电子监护　NST试验无反应型，或催产素激惹试验（OCT）出现晚期减速，提示胎盘功能减退、胎儿缺氧。

### （三）心理－社会评估

有的孕妇对过期妊娠的危害性认识不足，甚至错误地认为怀孕时间越长对胎儿越好，常忽视治疗。有的孕妇则因分娩迟迟不发动、担心胎儿健康而焦虑，表现为情绪不稳定、烦躁不安、易怒、失眠等。

### （四）处理原则

一旦确诊过期妊娠，应尽快终止妊娠，根据胎盘功能、胎儿大小、宫颈成熟度等综合分析，选择适当的分娩方式。

## 【常见护理诊断/问题】

**1. 知识缺乏**　缺乏过期妊娠危害性的相关知识。

**2. 有受伤的危险**　与过期妊娠胎儿颅骨骨化不易变形有关。

**3. 潜在并发症**　胎儿窘迫、新生儿产伤。

## 【护理目标】

（1）孕妇能正确叙述过期妊娠的危害性。

（2）孕妇顺利终止妊娠，无产道损伤。

（3）胎儿顺利娩出，健康平安。

## 【护理措施】

**1. 一般护理**　指导孕妇自测胎动，左侧卧位，吸氧，每日2～3次，每次1小时，以增加胎儿血氧供应。

**2. 治疗护理**

（1）促宫颈成熟　常用方法有$PGE_2$阴道制剂和宫颈扩张球囊。

（2）遵医嘱给予催产素静脉滴注诱发宫缩，直至临产。严密观察胎心、宫缩、产程进展及羊水的量、色、性状，协助检查胎盘功能，必要时行胎儿电子监护以便及时发现胎儿窘迫。

（3）适当放宽剖宫产手术指征，及时做好术前准备。做好新生儿抢救准备及护理配合。

（4）产后及时给予宫缩剂加强宫缩，检查软产道，防止产后出血。

**3. 心理护理**　护士应耐心向孕妇和家属解释过期妊娠对母儿的危害，并告知目前胎儿宫内状况和可能发生的情况，说明适时终止妊娠的必要性和方法，使其以良好的心态配合医护治疗。

**4. 健康指导**　指导孕妇定期进行产前检查。每日胎动计数，并定期到医院行胎心监护，发现异常及时诊治。帮助孕妇准确核实预产期，超过预产期应及时住院，以便适时终止妊娠，过期儿需按高危儿加强护理，指导产妇正确护理新生儿。

## 【护理评价】

（1）孕妇能正确叙述过期妊娠的危害。

（2）孕妇顺利度过分娩期，母儿平安。

## 目标检测

答案解析

### 选择题

A1/A2 型题

1. 对于不全流产的妇女，一经确诊，护士需立即
   A. 嘱孕妇休息
   B. 协助医生做好清除宫内残留组织的准备
   C. 减少刺激
   D. 加强心理护理，增强保胎信心
   E. 继续监测胚胎发育情况
2. 关于难免流产，下列叙述正确的是
   A. 由先兆流产发展而来，经休息和治疗流产可以避免
   B. 阴道流血量较多，伴阵发性腹痛
   C. 宫颈口关闭
   D. 无需特殊处理
   E. 以上都不对
3. 异位妊娠常发生的部位是
   A. 卵巢　B. 宫颈
   C. 腹腔　D. 输卵管
   E. 直肠子宫陷凹
4. 前置胎盘较安全、可靠的诊断方法
   A. 阴道检查　B. B 超检查
   C. 肛门检查　D. A 型超声检查
   E. 同位素扫描胎盘
5. 前置胎盘阴道出血的特点是
   A. 反复的无痛性阴道流血　B. 宫缩时出血量可减少
   C. 出血量与前置胎盘的种类无关　D. 破膜后胎先露下降仍不止血
   E. 出血时子宫下段胎盘附着处有压痛
6. 胎盘早期剥离较常见的原因是
   A. 外倒转术　B. 脐带过短
   C. 仰卧低血压综合征　D. 妊娠高血压综合征
   E. 破膜时羊水流出过快
7. 羊水过多的护理措施，不妥的是
   A. 左侧卧位或半卧位　B. 高盐饮食，多食蔬菜水果
   C. 防止大便时用力　D. 配合手术治疗
   E. 避免刺激乳头与腹部
8. 双胎妊娠不容易发生的并发症是
   A. 胎儿生长受限　B. 前置胎盘

C. 过期妊娠　　D. 胎儿畸形

E. 产后出血

9. 患者，女，32岁。停经45天，突然右下腹撕裂样疼痛，想解大便，并有少量阴道流血，检查全腹压痛，右侧为甚。该患者可能是

A. 先兆流产　　B. 难免流产

C. 月经失调　　D. 输卵管妊娠破裂

E. 急性盆腔炎

10. 侯女士，35岁。妊娠35周并发妊娠期高血压，2小时前突然发生持续性腹痛伴阴道少量流血。首先考虑为

A. 先兆早产　　B. 先兆临产

C. 先兆子宫破裂　　D. 前置胎盘

E. 胎盘早期剥离

（许兴芳）

书网融合……

重点回顾　　微课　　习题

# 第七章　妊娠期特有疾病妇女的护理

PPT

**学习目标**

**知识目标：**

**1. 掌握**　妊娠期高血压疾病、妊娠期糖尿病的概念、护理评估及护理措施。

**2. 熟悉**　妊娠期高血压疾病、妊娠期糖尿病的处理原则、辅助检查方法及并发症。

**3. 了解**　妊娠、分娩及产褥与高血压疾病、糖尿病的相互影响、病因及病理生理。

**技能目标：**

学会识别妊娠期高血压疾病、妊娠期糖尿病，并进行健康指导和整体护理。

**素质目标：**

尊重关心患病孕妇，具有爱心、同情心、责任心，积极帮助患者度过妊娠期及分娩期。

## 导学情景

**情景描述：**患者，女，24岁，因孕$38^{+2}$周，妊娠高血压收入院。主诉：停经$38^{+2}$周，头晕、头痛，视物模糊1天。查体：患者双眼睑、四肢水肿，餐后血糖15.8mmol/L，体温36.7℃，脉搏84次/分，呼吸22次/分，血压160/100mmHg，宫高33cm，腹围97cm，胎心136次/分。入院诊断：孕足月（单活胎）、妊娠期高血压疾病、妊娠合并糖尿病。

**情景分析：**根据患者入院检查结果，可以诊断为妊娠期高血压疾病，待进一步检查，入院后嘱其卧床休息，氧气吸入，胎心监护，测量血压，硫酸镁解痉降压治疗。

**讨论：**可以采取哪些针对性的护理措施？

**学前导语：**妊娠期高血压疾病、糖尿病的发病率较高，对母儿造成危害，甚至导致母儿死亡，因此应严密观察病程进展，及时识别异常高危征象，综合分析、作出正确处理，对保证平稳度过整个妊娠期非常重要。

## 第一节　妊娠期高血压疾病

妊娠期高血压疾病（hypertensive disorder in pregnancy）为妊娠特有的疾病，是妊娠与血压升高并存的一组疾病，发病率为5%～12%。该组疾病包括妊娠期高血压、子痫前期、子痫，慢性高血压并发子痫前期和慢性高血压合并妊娠。疾病严重影响母婴健康，是孕产妇和围产儿病死率升高的主要原因。

流行病学调查发现：孕妇年龄过小（<18岁）或高龄（≥40岁）；本次为多胎妊娠、初产妇或者妊娠间隔时间10年以上；子痫前期病史、子痫前期家族史；高血压、慢性肾炎、糖尿病；初次产检BMI≥35kg/㎡及孕早期收缩压≥130mmHg或舒张压≥80mmHg等均与本病发生有关。

【病因】

至今病因不明确，关于其主要病因有以下学说。

**1. 子宫螺旋小动脉重铸不足** 子宫螺旋小动脉重铸不足，子宫螺旋动脉的管径为正常妊娠的1/2，血管阻力增大，胎盘灌注减少，引发子痫前期一系列表现，俗称“胎盘浅着床”，其机制尚待研究。

**2. 炎症免疫过度激活** 胎儿是一个半移植物，成功的妊娠要求母体免疫系统对其充分耐受。子痫前期患者存在着炎症免疫反应过度激活现象，使母体对胚胎免疫耐受降低，引发子痫前期。

**3. 血管内皮细胞受损** 血管内皮细胞损伤是子痫前期的基本病理变化之一。引起子痫前期血管内皮损伤的因素很多，如炎性介质（肿瘤坏死因子、白细胞介素-6、极低密度脂蛋白）和氧化应激反应。

**4. 遗传因素** 妊娠期高血压疾病具有家族倾向性，提示遗传因素与该病的发生有关，但遗传方式尚不明确。

**5. 营养缺乏** 研究发现多种营养缺乏，如低蛋白血症及钙、镁、锌、硒缺乏与子痫前期发生发展有关。

**6. 胰岛素抵抗** 近年研究发现，有妊娠期高血压疾病患者存在胰岛素抵抗，高胰岛素血症可导致脂质代谢紊乱，影响前列腺素 $E_2$ 的合成，增加外周血管的阻力而升高血压。

【病理生理】

基本病理生理变化是全身小血管痉挛和血管内皮损伤。内皮损伤及局部缺血，影响全身各系统各脏器灌注减少。血管内皮损伤时通透性增加，体液和蛋白质渗漏，表现为血压上升、蛋白尿、水肿和血液浓缩。严重时心、脑、肝、肾及胎盘等发生病理生理变化，可导致抽搐、昏迷、脑水肿、脑出血、心肾功能衰竭、肺水肿、肝细胞坏死及包膜下出血，胎盘功能下降导致胎儿生长受限、宫内窘迫。若胎盘床血管破裂可致胎盘早剥严重时母儿死亡。

【对母儿的影响】

**1. 对母亲的影响** 重度子痫前期与子痫可发生心力衰竭，肝、肾衰竭，肺水肿，DIC，胎盘早剥，产后出血及HELLP综合征等并发症，其中心力衰竭、脑出血是导致高血压疾病孕产妇死亡的主要原因。

**2. 对胎儿及新生儿的影响** 主要有早产、羊水过少、胎儿生长受限、胎儿窘迫、死胎、新生儿窒息及死亡等。

【护理评估】

**（一）健康史**

详细询问是否存在妊娠期高血压疾病的诱发因素，本次妊娠后血压变化情况，是否伴有蛋白尿、水肿；有无头痛、视力改变及上腹不适等症状。

**（二）身体评估**

**1. 临床表现及分类** 妊娠期高血压疾病主要表现为高血压，可伴有水肿，较重时出现蛋白尿，严重时可有头痛、眼花、腹部不适等自觉症状，甚至发生抽搐。

（1）妊娠期高血压（gestational hypertension） 妊娠期20周后出现高血压，收缩压≥140mmHg和（或）舒张压≥90mmHg，于产后12周内恢复正常；尿蛋白（-）；产后方可确诊。

（2）子痫前期（preeclampsia） 妊娠20周后出现，收缩压≥140mmHg和（或）舒张压≥90mmHg，伴有尿蛋白≥0.3g/24h，或随机尿蛋白（+）。

伴有下面任何一种表现属重度子痫前期：①收缩压≥160mmHg或舒张压≥110mmHg（卧床休息，

两次测量间隔至少4小时)；②血小板持续性下降并低于$100\times10^9$/L；③肝功能损害：ALT或AST水平升高（正常值2倍以上)，严重持续性右上腹部或上腹疼痛，不能用其他疾病解释，或二者均存在；④肾功能损害，血肌酐水平大于97μmol/L（1.1mg/dl）或者其他肾脏疾病时肌酐浓度为正常值2倍以上；⑤肺水肿；⑥新发生的中枢神经系统异常或视觉障碍。

（3）子痫（eclampsia） 子痫前期基础上发生不能用其他原因解释的抽搐，是子痫前期-子痫最严重的阶段，发作前可有不断加重的严重表现，也可发生于无血压升高或升高不显著、无蛋白尿的病例。产前子痫多见，产后48小时约占25%。子痫抽搐进展迅速，是造成母儿死亡的最主要原因，应积极处理。

子痫发作前驱症状短暂，表现为抽搐、突然意识丧失、眼球固定、瞳孔放大、头扭向一侧、牙关紧闭，继而口角及面部肌肉颤动，数秒钟后全身及四肢肌肉发生强烈抽搐。抽搐时呼吸暂停，面色青紫，持续1~1.5分钟，其间患者无呼吸动作，此后抽搐停止，全身肌肉松弛，随即恢复呼吸，最后意识恢复，但易激惹、烦躁。严重者可出现深度昏迷。

（4）慢性高血压并发子痫前期 慢性高血压孕妇妊娠前无蛋白尿，妊娠20周后出现蛋白尿；或妊娠前有蛋白尿，妊娠后蛋白尿明显增加，或血压进一步升高，或出现血小板减少（$<100\times10^9$/L)，或出现其他肝肾功能损害、肺水肿、神经系统异常或视觉障碍等严重表现。

常见主诉为上腹部或右上腹疼痛、恶心、呕吐、全身不适等非特异性症状，少数可有轻度黄疸，查体可发现右上腹或上腹肌紧张、体重剧增、水肿。

（5）妊娠合并慢性高血压 妊娠20周前收缩压≥140mmHg和（或）舒张压≥90mmHg（除外滋养细胞疾病)，妊娠期无明显加重，或妊娠20周后首次诊断高血压并持续到产后12周以后。

**看一看**

**HELLP综合征**

HELLP综合征（hemolysis，elevated liver enzymes and low platelets syndrome）以溶血、肝酶升高及血小板减少为特征，是重度子痫前期的严重并发症，常危及母儿生命，也可以发生在无血压升高、血压升高不明显或者没有蛋白尿的情况下，可以发生在子痫前期临床症状出现之前，多数发生在产前。本病的发生与血小板被激活和微血管病性溶血有关。HELLP综合征主要表现为右上腹或上腹部疼痛、恶心、呕吐、全身不适等非特异性症状，凝血功能障碍严重时可出现血尿、消化道出血。治疗原则包括积极治疗子痫前期重度；应用肾上腺皮质激素改善血小板计数、肝功能等参数；输注血小板控制出血；采用血浆析出疗法降低血液黏滞度；促使胎儿肺成熟；适时终止妊娠。

**2. 辅助检查**

（1）常规检查 尿常规、血常规、肝功能、血脂、肾功能、尿酸、凝血功能、心电图、胎儿电子监护、B超等。

（2）相关检查 眼底检查，B超检查肝、胆、肾、胰、脾等脏器，心脏彩超及心功能测定，胎儿脐动脉血流指数、子宫动脉血流变化，头颅CT或MRI检查。

### （三）心理-社会评估

妊娠期高血压孕妇常因担心胎儿安危而表现出沮丧、郁闷、烦躁不安；如疾病控制效果不明显会表现悲观、失望、不知所措；家属则表现紧张。

### （四）处理原则

妊娠期高血压疾病的治疗目的是控制病情、延长孕周，确保母儿安全。基本处理原则是休息、镇静、解痉等，密切监测母儿情况，适时终止妊娠。

**1. 妊娠期高血压** 一般患者可门诊治疗，加强孕期监测，保证休息，合理调节饮食，采取左侧卧位，孕妇自测胎动。

**2. 子痫前期** 应住院治疗，防止子痫及并发症。治疗原则为镇静、解痉、降压、合理扩容及必要时利尿，密切监测母儿情况，适时终止妊娠。

**3. 终止妊娠的指征**

（1）妊娠期高血压、轻度子痫前期的孕妇可期待至37周终止妊娠。

（2）重度子痫前期患者 妊娠<24周经治疗病情不稳定者建议终止妊娠；妊娠24~28周根据母儿情况及当地诊治能力决定是否期待治疗；妊娠28~34周，若病情不稳定，经积极治疗24~48小时病情仍加重，促胎肺成熟后终止妊娠；若病情稳定，可期待治疗；妊娠≥34周患者，胎儿成熟后可考虑终止妊娠。

**4. 终止妊娠的方式** 妊娠期高血压疾病患者，若无剖宫产手术指征，原则上考虑阴道试产。但如果不能在短时间内阴道分娩，可考虑放宽手术指征。

**5. 子痫处理原则**

（1）一般急诊处理 子痫发作时需保持气道通畅，维持呼吸、循环功能稳定，密切观察生命体征，留置导尿管监测尿量等。避免声、光等刺激。预防坠地外伤、唇舌咬伤。

（2）控制抽搐 硫酸镁为首选药物；当患者存在硫酸镁应用禁忌或硫酸镁治疗无效时，可以考虑应用地西泮、苯妥英钠、冬眠合剂控制抽搐。子痫患者产后需继续使用硫酸镁24~48小时。

（3）改善缺氧、纠正酸中毒 面罩和气囊吸氧，根据二氧化碳结合力及尿素氮值，给予适量4%碳酸氢钠纠正酸中毒。

（4）降低颅压 可以用20%甘露醇250ml快速静脉滴注降低颅压。

（5）降低血压 脑血管意外是子痫患者死亡的最常见原因。当收缩压持续≥160mmHg，舒张压≥110mmHg时要积极降压治疗，预防脑血管并发症。

（6）适时终止妊娠 抽搐控制后即可考虑终止妊娠。

## 【常见护理诊断/问题】

**1. 体液过多** 与水钠潴留、低蛋白血症有关。

**2. 有受伤的危险** 与发生子痫抽搐、昏迷有关。

**3. 潜在并发症** 胎盘早剥、肾功能衰竭、DIC。

## 【护理目标】

（1）患病孕妇明确孕期保健的重要性，重视产前检查并配合治疗及护理。

（2）水肿得到有效控制。

（3）发生子痫抽搐及并发症时得到及时发现并处理。

## 【护理措施】

### （一）一般护理

**1. 饮食与休息** 保持病室整洁、安静，保证充足睡眠，每日不少于10小时，取左侧卧位为宜；指导孕妇进食富含蛋白质、维生素、铁、钙和锌等微量元素的食物；减少过量食盐和脂肪摄入。

**2. 病情观察** 关注孕妇有否头痛、视物模糊、上腹部不适等症状；每日测血压及体重一次，每日或隔日复查尿蛋白；注意监测胎心、胎动和宫缩等情况。

**3. 间断吸氧** 增加血氧含量，改善全身主要脏器与胎盘的氧供。

### （二）用药护理 微课

**1. 硫酸镁**　治疗子痫的一线药物，也是子痫前期预防子痫的预防药物。

（1）用药指征　控制子痫抽搐及防止再抽搐；预防重度子痫前期发展为子痫；子痫前期临产前用药预防抽搐。

（2）用药方法　静脉给药结合肌内注射。负荷剂量硫酸镁4～6g，溶于25%葡萄糖20ml静推（15～20分钟），或者溶于5%葡萄糖100ml快速静滴，继而1～2g/h静滴维持。夜间睡前停用静脉给药，可改为肌内注射，用法：25%硫酸镁20ml＋2%利多卡因2ml深部臀肌内注射。24小时硫酸镁用药总量一般不超过25g，用药时限一般不超过5天。

（3）毒性反应　硫酸镁的治疗浓度与中毒浓度相近，用药过程中应严密观察其毒性反应。硫酸镁过量可导致膝反射减弱或消失，全身肌张力减退，呼吸肌麻痹，甚者心搏骤停。

（4）注意事项　用药过程中加强患者血压监测。监测以下指标：膝腱反射必须存在；呼吸不少于16次/分；尿量≥400ml/24h或≥17ml/h；尿少提示排泄功能受抑制，镁离子易蓄积而发生中毒。出现毒性反应时应立即停用硫酸镁并静脉缓慢推注（5～10分钟）10%葡萄糖酸钙10ml。

**2. 镇静剂**　用地西泮、冬眠药物时嘱孕妇绝对卧床休息，防止体位性低血压。

**3. 抗高血压药**　降压治疗的目的：预防子痫、心脑血管意外和胎盘早剥等严重母儿并发症。收缩压≥160mmHg和（或）舒张压≥110mmHg的严重高血压必须降压治疗；收缩压≥150mmHg和（或）舒张压≥100mmHg的非严重高血压建议降压治疗；收缩压140～150mmHg和（或）舒张压90～100mmHg不建议治疗，但对并发脏器功能损伤者可考虑降压治疗。妊娠前已用抗高血压药治疗的孕妇应继续降压治疗。为保证子宫胎盘血流灌注，建议血压不低于130/80mmHg。

**4. 利尿剂**　在全身或主要脏器严重水肿的情况下可酌情应用呋塞米等利尿剂，应严密监测有无血容量不足的临床表现。

**? 想一想**

妊娠期高血压运用硫酸镁治疗时的注意事项有哪些？

答案解析

### （三）分娩期与产后护理

**1. 分娩期护理**　应严密观察产程进展，加强全产程护理。第一产程应让产妇保持安静、休息，密切监测血压、脉搏、尿量、胎心、宫缩情况，重视产妇的主诉；尽量缩短第二产程、避免产妇过度用力屏气，做好接产与会阴切开、手术助产准备；高度重视预防产后出血，在胎儿前肩娩出后立即注射催产素，及时娩出胎盘并按摩宫底，监测血压变化；使用催产素时监测血压、宫缩及胎心；做好抢救母儿的准备；需剖宫产者做好手术准备。

**2. 产后护理**　胎儿娩出后监测血压，病情稳定后方可送回病房。病情严重者仍需使用硫酸镁24～48小时，产后48小时内至少每4小时观察1次血压，防止产后子痫；大量硫酸镁治疗的患者易发生宫缩乏力性产后出血，应密切观察子宫复旧情况，严防产后出血。

### （四）子痫护理

**1. 协助医生控制抽搐**　控制患者抽搐是首要任务。硫酸镁为首选药物，必要时同时应用高效镇静剂等药物。

**2. 保持呼吸道通畅**　立即给氧；患者抽搐昏迷时禁食、禁水，取头低偏侧位，防止呕吐物吸入引起窒息或吸入性肺炎，并备好气管插管和吸引器，以利及时吸出呕吐物及呼吸道分娩物。

**3. 专人护理，严密监护** 密切观察血压、脉搏、呼吸、体温及尿量，记录出入量；做好血、尿检验和各项特殊检查，及时发现肺水肿、急性肾功能衰竭、脑出血等并发症。

**4. 防止受伤** 取出义齿；用开口器或缠裹纱布的压舌板置于上下磨牙间，用舌钳固定舌，以防唇舌咬伤；用床护栏防止患者坠床，必要时用约束带。

**5. 避免刺激** 将患者置于单人暗室，保持绝对安静，避免声光刺激；治疗、护理集中操作、动作轻柔，防止诱发抽搐。

**6. 做好终止妊娠准备** 子痫发作后多自然临产，应及时发现产兆并做好母儿抢救准备。控制血压，抽搐控制后可终止妊娠。

#### （五）心理护理

耐心倾听患者主诉，了解心理变化；说明本病的病理过程及转归，解释治疗、护理方法和目的，取得配合；教会患者自我放松的方法，如听轻音乐、与人交流、倾诉，以减轻紧张、忧虑的情绪，积极配合治疗护理。

#### （六）健康指导

使孕妇及家属了解妊娠期高血压疾病的知识及对母儿的危害，主动接受产前检查；指导孕妇合理饮食，注意休息，取左侧卧位；自数胎动进行胎儿监护；加强产前检查，有自觉症状及时就医。药物治疗患者掌握用药方法及药物反应。产后给予产褥期卫生指导与母乳喂养指导；定期复查血压、尿蛋白，预防慢性高血压。同时指导家属的支持、协助能力，使患者得到全面的家庭支持。

**【护理评价】**

（1）妊娠期高血压疾病的孕妇积极配合治疗护理，病情得到缓解。

（2）重度子痫前期孕妇病情控制良好，未出现子痫及并发症。

（3）妊娠期高血压疾病的孕妇分娩经过顺利。

（4）治疗中患者未出现硫酸镁中毒反应。

### 护爱生命

母子平安，简简单单的四个字，对于每个家庭来说却重千斤。孕育生命的过程充满风险，从受精卵到胎儿娩出，婴儿呱呱落地的那一声起，世界上又多了一个新的生命；对于这个新生命而言，他开始呼吸、开始生长，他开始拥有一个新的世界。生命的诞生是最惊心动魄的创造，而这个伟大创造的背后，需要妈妈的用心呵护和健康的体魄，更离不开经验丰富的妇产科医护人员的保驾护航，随着生活条件不断改善，内科疾病发病率逐年上升，给妊娠带来极大风险，严重危害母子健康，这就需要我们绿色健康生活、珍爱生命。

## 第二节　妊娠期糖尿病

糖尿病（diabetes mellitus，DM）是一组由遗传和环境因素相互作用而引起的以慢性高血糖为共同特征的代谢异常综合征。体内胰岛素分泌或作用的缺陷，或两者同时存在而引起的糖、蛋白质、脂肪、水和电解质等代谢紊乱。随着病程延长，可出现多系统损害，导致眼、肾、神经、血管和心脏等器官组织的慢性进行性病变，引起功能缺陷及衰竭。重症或应激时可发生酮症酸中毒、高渗性昏迷等急性代谢紊乱。目前，糖尿病已成为严重威胁人类健康的世界性公共卫生问题，妊娠合并糖尿病的临床经过复杂，母婴并发症较多，围产儿死亡及发病率较高，必须给予重视。

**【分类】**

妊娠合并糖尿病包括两种类型。

（1）妊娠前已确诊的糖尿病妇女合并妊娠，或妊娠前糖耐量异常，妊娠后发展为糖尿病，分娩后仍为糖尿病者。本类型占妊娠合并糖尿病总数的比例不足10%。

（2）妊娠期糖尿病（gestational diabetes mellitus，GDM），指妊娠过程中初次发生的糖尿病，占总数的90%以上。部分GDM妇女分娩后血糖恢复正常，但部分产妇在产后仍有发生糖尿病的危险，故应定期随诊。

**【妊娠、分娩及产褥与糖尿病的相互影响】**

**1. 妊娠、分娩及产褥对糖尿病的影响**　妊娠使隐性糖尿病显性化，也使原有糖尿病患者的病情加重，出现急性糖尿病并发症。早中期孕妇空腹血糖约降低10%，系因：①胎儿从母体获得葡萄糖增加；②妊娠期肾血浆流量及肾小球滤过率均增加，肾小管对糖的再吸收率不能增加，导致部分孕妇尿糖增加；③雌孕激素增加母体对葡萄糖的利用。因此，应用胰岛素治疗的孕妇如果未及时调整胰岛素用量，部分患者会出现低血糖。但随着妊娠进展，体内抗胰岛素物质增加，胰岛素需要量不断增加。分娩过程中糖原消耗较大，进食少，则易导致产妇发生低血糖。胎盘娩出后，抗胰岛素物质迅速减少，全身内分泌激素逐渐恢复到非妊娠期水平，机体对胰岛素需要量立即减少。若未及时调整胰岛素用量，则会出现低血糖、低血糖昏迷及酮症酸中毒。

**2. 糖尿病对母儿的影响**

（1）对孕妇的影响　导致不孕、流产及妊娠期、分娩期并发症等。糖尿病孕产妇可因代谢紊乱、卵巢功能障碍、月经不调及各种急、慢性并发症的影响，导致不孕，其发生率占妊娠合并糖尿病总数的2%。高血糖可使胚胎发育异常，甚至死亡，孕早期自然流产发生率达15%～30%。糖尿病可导致血管病变，小血管内皮细胞增厚，管腔狭窄，组织供血不足，从而导致孕妇及围产儿预后差；机体抵抗力下降，孕产妇则易发生感染，合并尿路感染最为常见，感染后易引发酮症酸中毒，妊娠期易致阴道假丝酵母菌生长；羊水过多的发生率较非糖尿病孕妇高10倍以上，可能与胎儿高血糖、高渗性利尿致胎尿排出增多有关。此外，孕晚期胎膜早破及早产的发生率增加；巨大胎儿发生率高，可致头盆不称和宫缩乏力增加，从而导致难产或产伤；糖尿病孕妇产后可出现子宫收缩乏力，故产后出血发病率增加。

（2）对胎儿及新生儿的影响　巨大儿发生率达25%～42%，胎儿长期处于高糖状态，刺激胎儿胰岛产生大量胰岛素，促进胎儿在宫内的生长。胎儿畸形发生率达6%～8%，可能与母体早期高血糖、缺氧等有关。此外，胎儿生长受限、死胎及死产等发生率也有所升高。新生儿呼吸窘迫综合征、新生儿低血糖及低体重儿的发生率增高。

**【护理评估】**

**（一）健康史**

了解孕妇有无糖尿病及其病情发展及用药情况等，询问有无糖尿病的家庭史。询问孕产史，了解有无不明原因流产、死胎和巨大儿等。

**（二）身体评估**

**1. 临床表现**

（1）糖代谢紊乱综合征　即“三多一少”症状（多饮、多食、多尿及体重下降），随着病程的进展，可出现皮肤瘙痒、外阴瘙痒、视物模糊。

（2）糖尿病的急性并发症　并发酮症酸中毒者，孕产妇自述心悸、出汗、饥饿感、呕吐等，检查可见孕产妇面色苍白、呼吸快，有烂苹果味。并发高渗性昏迷者，则出现精神神经症状，表现为嗜睡、幻觉、定向力障碍、偏盲、偏瘫以及昏迷等。此外，合并皮肤感染者可见皮肤疖、痈。合并泌尿生殖系统感染者，则可出现尿频、尿急、尿痛及阴道分泌物增多等。

（3）产科情况　妊娠早期可出现阴道流血及腹痛等流产表现；孕中晚期可发现胎儿生长受限，发生妊娠高血压疾病者可出现高血压、水肿及蛋白尿等，合并羊水过多者易发生胎膜早破及早产；分娩期可发生产程异常，出现胎儿性难产、宫缩乏力及产后出血等。

（4）妊娠合并糖尿病的分期　根据糖尿病的发病年龄、病程、是否存在血管合并症和器官受累等情况，对妊娠合并糖尿病进行分期，有助于估计病情的严重程度及预后。1994 年美国妇产科医师协会（ACOG）推荐的分类法如下。

A 级：妊娠期出现或发现的糖尿病。

$A_1$级：经饮食控制，空腹血糖（FPG）<5.8mmol/L，餐后 2 小时血糖<6.7mmol/L。

$A_2$级：经饮食控制，FPG≥5.8mmol/L，餐后 2 小时血糖≥6.7mmol/L。

B 级：显性糖尿病，20 岁以后发病，病程小于 10 年，无血管病变。

C 级：发病年龄在 10～19 岁，或病程达 10～19 年，无血管病变。

D 级：10 岁以前发病，或病程≥20 年，或者合并单纯性视网膜病。

F 级：糖尿病肾病。

R 级：有增生性视网膜病变。

H 级：糖尿病性心脏病。

T 级：有肾移植史。

**练一练**

下列关于糖尿病酸中毒的临床表现，不正确的是（　）

A. 呼吸快，有大蒜味　　B. 嗜睡、幻觉

C. 心悸、出汗、饥饿感、呕吐　　D. 昏迷

答案解析

**2. 辅助检查**　尿糖阳性者除外妊娠期生理性糖尿后，可行如下检查。

（1）葡萄糖耐量试验（OGTT）　禁食 12 小时后，口服葡萄糖 75g，其血糖正常上限值为：空腹 5.1mmol/L，1 小时 10.0mmol/L，2 小时 8.5mmol/L，3 小时 6.7mmol/L，其中任何一项达到或超过正常值，即可诊断为 GDM。

（2）血糖测定　妊娠 24～28 周，FPG≥5.1mmol/L，可诊断为 GDM。4.4mmol/L≤FPG≤5.1mmol/L，应尽早行 75g OGTT。

（3）糖化血红蛋白检查（HbA1c）　一般认为糖化血红蛋白测定能反映前 8～12 周的血糖水平，可以用来弥补空腹血糖只反映瞬时血糖值的不足、监测病情的控制情况。

（4）其他　肝肾功能、尿蛋白检查、眼底检查、B 超及胎儿电子监护等。

### （三）心理 - 社会评估

糖尿病病情复杂，母婴并发症多，评估时应注意孕产妇及家人对疾病的认知情况，了解有无焦虑、恐惧心理。发生不良妊娠及分娩结局时，应及时评估孕产妇及家属反应。评估孕产妇社会及家庭支持系统是否完善等。

### （四）处理原则

糖尿病妇女于妊娠前应确定糖尿病严重程度，未经治疗的 D、F、R 级糖尿病一旦妊娠，母儿有较大危险，故不宜妊娠。加强孕期产前检查，在内科和产科医生的密切监测下，积极控制血糖在正常范围，防止并发症发生，并选择适当的分娩方式和时间。

（1）分娩方式的选择　胎儿发育正常，宫颈条件较好者，适宜阴道分娩。妊娠合并糖尿病伴胎位异常、巨大儿或因病情严重需终止妊娠时，临床上多选择剖宫产。

（2）终止妊娠的时间　原则上在控制血糖，确保母儿安全的前提下，尽量延长孕周以接近预产期。血糖控制不良或伴有严重的合并症及并发症，如重度子痫前期、心血管病变、酮症酸中毒、胎儿窘迫者，则在促进胎儿肺成熟后立即终止妊娠。一般于终止妊娠前给予地塞米松 10～20mg 静滴，连用 2～3 天，以减少新生儿呼吸窘迫综合征的发生。

### 【常见护理诊断/问题】

**1. 有感染的危险**　与孕妇对感染的抵抗力下降有关。

**2. 焦虑**　与担心自己身体状况和胎儿预后有关。

**3. 知识缺乏**　缺乏饮食控制及胰岛素使用的相关知识。

**4. 有胎儿受伤危险**　与巨大儿、畸形儿、早产、手术产等有关。

**5. 潜在并发症**　低血糖、产后出血。

### 【护理目标】

（1）孕产妇不发生感染。

（2）孕产妇自诉焦虑程度减轻。

（3）孕产妇自觉遵守饮食计划，血糖控制好。

（4）孕产妇及围产儿安全，孕产妇能陈述相关知识。

（5）孕产妇不发生低血糖和产后出血。

### 【护理措施】

**1. 妊娠期护理**　加强孕期监护，孕早期每周行产前检查 1 次至第 10 周。孕中期每 2 周 1 次。孕 32 周后每周 1 次，确保母婴健康与安全。

（1）血糖及尿常规检查　应对孕妇进行严格的血糖监测，确保血糖接近正常水平，必要时可行动态血糖监测，每次产前检查应行尿常规检查，监测尿酮体及尿蛋白情况。

（2）控制饮食　饮食治疗是糖尿病的治疗护理基础，是糖尿病自然病程中任何预防和控制糖尿病必不可少的措施。通过控制饮食使孕妇血糖控制在正常范围并保证胎儿生长发育。理想的饮食控制目标是：餐前血糖≤5.3mmol/L；餐后 2 小时血糖＜6.7mmol/L；夜间不低于 3.3mmol/L；妊娠期 HbA1c＜5.5。孕早期孕妇需要的热量与孕前相同，妊娠中期以后，建议孕妇每日摄入热量增加 200kcal，其中碳水化合物 40%～50%，蛋白质 20%～30%，脂肪 30%～40%；适当补充维生素、钙及铁；适当限制食盐摄入量。建议将热量分配于三餐及三次点心中，早餐及早点摄入 25%，午餐及午点摄入 30%，晚餐摄入 30%，睡前摄入 15%。

（3）适度运动　运动可提高机体对胰岛素的敏感性，改善血糖及脂代谢紊乱，避免体重增长过快。孕期体重增加在 10～12kg 较为理想。宜采用散步和中速步行等有氧运动方式，每日至少 1 次，每次 20～40 分钟，于餐后 1 小时进行。

（4）合理用药　目前认为，胰岛素对胎儿安全。磺脲类及双胍类降糖药均可通过胎盘，对胎儿有毒性反应，故孕妇不宜口服降糖药物。使用药物控制血糖的糖尿病妇女需在妊娠前改为胰岛素后方可妊娠。胰岛素注射途径包括静脉滴注及皮下注射两种。使用胰岛素应注意准确遵医嘱给药，做到制剂、种类正确，剂量准确，按时注射。使用后应注意观察胰岛素不良反应、低血糖反应、过敏反应及注射部位皮下脂肪萎缩或增生等。如发现异常应及时报告医生，给予处理。

（5）胎儿监测　观察孕妇宫高、腹围变化，行 B 超检查了解胎儿宫内发育情况，有无胎儿畸形，孕晚期 B 超检查还有助于了解胎儿成熟度、羊水量及胎盘成熟度。指导孕妇 28 周后每日坚持自数胎动，加强胎儿宫内监测，必要时可行胎儿电子监测。

**2. 分娩期护理**　分娩期应加强监测和护理。

（1）剖宫产或阴道分娩当日晨可停用皮下注射胰岛素，改为静脉滴注，根据血糖值调整用量，防止低血糖。

（2）密切观察产程进展，有条件者给予连续电子胎心监护，发现产程进展缓慢或出现胎心改变时，应及时通知医师，并做好阴道助产或剖宫产准备。

（3）阴道分娩时鼓励孕妇进食，保证热量供应。每 2 小时监测血糖、尿糖和尿酮体，以便及时调整胰岛素的用量，使血糖不低于 5.6mmol/L。

（4）按医嘱于胎肩娩出时，给予催产素 20U 肌内注射和静脉注射，预防产后出血。

**3. 产后护理**

（1）密切观察有无出汗、脉搏快等低血糖表现，应给糖水或静脉注射 5% 葡萄糖 40～60ml，并通知医师。

（2）分娩后 24 小时内胰岛素减至原用量的 1/2 或 1/3，48 小时减少到原用量的 1/3，产后须重新评估胰岛素的需要量。

（3）观察子宫收缩情况及恶露情况等，鼓励开展新生儿早接触和早吸吮，预防产后出血。

（4）保持腹部及会阴伤口清洁，遵医嘱使用抗生素，预防感染，适当推迟创口拆线时间。

**4. 新生儿护理**　无论体重大小均按早产儿给予护理。注意保暖、吸氧并尽早开奶。密切观察有无低血糖、低钙血症、高胆红素血症及新生儿呼吸窘迫综合征等症状。新生儿娩出 30 分钟后开始定时滴服 25% 葡萄糖液，预防新生儿低血糖。

**5. 心理护理**　护士应及时告知护理计划，帮助患者树立正确的观念，调动产妇积极性，主动配合治疗护理。糖尿病孕妇常担心妊娠及分娩不能顺利进行，应鼓励孕妇说出自己的担心，缓解其紧张情绪。妊娠无果而终或发生畸形儿等，均可打击孕产妇自尊心，护士应表示理解与同情。

**6. 健康指导**

（1）妊娠前应详细咨询医师，判断糖尿病的类型和程度，确定能否妊娠，不宜妊娠者，一旦妊娠应尽早终止妊娠。糖尿病妇女已有严重的心血管病史、肾功能减退、眼底有增生性视网膜炎等，均不宜妊娠。器质性病变较轻、血糖控制良好者，可在积极治疗、密切监护下继续妊娠。

（2）定期监测血糖，按计划到医院进行复查。

（3）鼓励接受胰岛素治疗的产妇母乳喂养。

（4）糖尿病产妇产后应坚持避孕，宜使用避孕套。

**【护理评价】**

（1）孕产妇未发生感染。

（2）孕产妇焦虑程度减轻。

（3）孕产妇自觉遵守饮食计划，血糖控制好。

（4）孕产妇及围产儿安全，孕产妇能陈述相关知识。
（5）孕产妇未发生低血糖和产后出血。

## 目标检测

答案解析

### 选择题

A1/A2 型题

1. 妊娠高血压疾病最基本的病理变化是
   A. 过度水钠潴留　　B. 全身小血管痉挛
   C. 血液浓缩　　D. 肾小球滤过率降低
   E. 高凝状态，慢性 DIC 状态
2. 某孕妇，孕 34 周，患重度子痫前期，需静脉滴注硫酸镁。用药期间，患者呼吸不应少于
   A. 16 次/分　　B. 18 次/分
   C. 20 次/分　　D. 22 次/分
   E. 24 次/分
3. 孕妇 30 岁，妊娠 35 周，因妊娠期高血压疾病入院，胎心 140 次/分。目前用硫酸镁治疗。下列护理措施正确的是
   A. 有水肿者应限制钠盐的摄入　　B. 常规吸氧
   C. 发生子痫时应立即终止妊娠　　D. 第二产程指导产妇屏气以缩短产程
   E. 发展为重度时应安排在安静、光线较暗的病室
4. 妊娠期高血压疾病的好发因素中不包括
   A. 羊水过少，胎儿窘迫　　B. 子宫张力过高
   C. 年轻初产妇或高龄初产妇　　D. 有慢性高血压、糖尿病史
   E. 寒冷季节、气温变化大
5. 判断妊娠合并糖尿病孕妇治疗效果的依据是
   A. 血糖测定　　B. 尿糖定量测定
   C. 50g 葡萄糖筛查试验　　D. 75g 葡萄糖耐量试验
   E. 尿酮体定性测定
6. 糖尿病对胎儿的影响不包括
   A. 胎儿胰岛素分泌减少　　B. 畸形儿发生率高
   C. 围产儿抵抗力弱　　D. 新生儿死亡率高
   E. 新生儿并发症增高
7. 妊娠期糖尿病对胎儿的影响，发生概率最小的是
   A. 巨大儿　　B. 死胎
   C. 低体重儿　　D. 新生儿呼吸窘迫综合征
   E. 先天畸形
8. 妊娠期高血压疾病患者发生抽搐时，首要的护理措施是
   A. 取头低侧卧位，保持呼吸道通畅　　B. 加床挡，防止受伤
   C. 观察病情，防止受伤　　D. 观察病情，详细记录

E. 用舌钳固定舌头，防止舌咬伤及舌后坠，保持呼吸通畅

9. 硫酸镁中毒最早出现的现象是

A. 膝反射消失
B. 呼吸 <16 次/分
C. 尿量 <25ml/h
D. 反应迟钝
E. 心搏骤停

10. 某孕妇，32 岁，目前妊娠 36 周。出现头痛伴视物不清 2 天。今晨头痛加剧，恶心、呕吐 1 次，随后剧烈抽搐约 1 分钟渐清醒，急诊入院。即刻测血压 180/120mmHg，胎心 140 次/分，有不规律子宫收缩。阴道检查：羊膜未破，子宫口未开，骨盆测量均正常。对该孕妇的护理措施，正确的是

A. 安置于明亮房间
B. 听轻音乐
C. 取头低侧卧位
D. 每日听胎心一次
E. 留置导尿管

（袁　芳）

书网融合……

重点回顾　　微课　　习题

# 第八章　妊娠合并症妇女的护理

PPT

**学习目标**

**知识目标：**

1. **掌握**　妊娠合并心脏病、病毒性肝炎、贫血妇女的护理评估。
2. **熟悉**　妊娠合并心脏病、病毒性肝炎、贫血妇女的护理措施。
3. **了解**　妊娠合并心脏病、病毒性肝炎、贫血与母儿之间的相互影响。

**技能目标：**

学会初步识别妊娠合并心脏病、病毒性肝炎、贫血，并进行健康指导和整体护理。

**素质目标：**

具有爱心、同情心、责任心，表现出对妊娠合并症患者的理解和支持，具有良好沟通能力、一定的评判性思维和良好的应急反应能力，关爱母儿的健康。

## 导学情景

**情景描述：**患者，女，26岁，$G_1P_0$，孕35周，因呼吸困难、不能平卧2天入院。既往有关节炎病史。查体：T 36.6℃，P 115次/分，R 25次/分，BP 130/90mmHg。急性面容，口唇发绀，气促，能平卧，颈静脉充盈。心率115次/分，律齐。心尖区可闻及舒张期隆隆样杂音，两肺底部有少湿啰音，咳嗽后不消失。产科情况：宫高28cm，腹围92cm，LOA，胎心170次/分，全身水肿。实验室检查：尿蛋白（++），Hb 115g/L，HCT 0.36。

**情景分析：**结合患者既往病史和入院后的体格检查，可诊断为35周妊娠、心衰，可因缺氧造成胎儿宫内生长发育受限、治疗性早产、急性胎儿窘迫甚至死胎。应严密监测病情，积极控制心衰，选择适宜的分娩方式，保证母婴健康。

**讨论：**该患者进一步的主要检查有哪些？该患者目前的治疗原则是什么？

**学前导语：**孕妇妊娠前已有的内外科疾病在妊娠期间可能进一步加重，处理不当可严重危害母儿健康，因此严密监测病情变化、给予正确指导、定期随访尤为重要。

## 第一节　心脏病

妊娠合并心脏病（包括妊娠前已有心脏病及妊娠后新发生的心脏病）是非产科因素导致孕产妇死亡的首要原因。妊娠、分娩及产褥期的生理变化可导致心脏负担加重和血流动力学改变而诱发心力衰竭，危及孕产妇及围产儿生命安全。其发病率国外报道为1%～4%，我国约为1%。妊娠合并心脏病主要分为结构异常性心脏病、功能异常性心脏病和妊娠期特有心脏病三类。以结构异常性心脏病为主，其中先天性心脏病最多见，占35%～50%，风湿性心脏病发病率逐年下降，妊娠期高血压疾病性心脏病、围产期心肌病等也占有一定比例。

## 【妊娠、分娩及产褥与心脏病的相互影响】

**1. 妊娠、分娩及产褥对心脏病的影响**

（1）妊娠期　血容量逐渐增加，孕 32～34 周循环血量及心排血量达高峰；心率逐渐加快，妊娠晚期心率每分钟平均增加 10～15 次；妊娠晚期子宫增大、膈肌上升使心脏向上、向左移位，心脏大血管轻度扭曲，故易诱发心力衰竭。

（2）分娩期　心脏负担最重要的时期。第一产程，由于每次子宫收缩有 250～500ml 血液挤入体循环，回心血量增加，右心房压力增高，心排血量增加约 24%。第二产程中，子宫收缩加强，产妇屏气，腹压增高，内脏血液向心脏回流，肺循环压力增加，导致心脏前后负荷显著加重；第三产程，胎儿娩出时，腹压骤减，大量血液流向内脏，回心血量减少。继之胎盘娩出，胎盘循环停止，子宫突然收缩，子宫血窦中的大量血液回流进入循环，使回心血量骤增。分娩期孕妇血流动力学变化最为显著，加之机体能量及氧的消耗增加，心脏负担明显加重，此期最易发生心力衰竭。

（3）产褥期　产后前 3 天仍是心脏负担较重的时期，除子宫缩复使血液继续进入体循环、妊娠期潴留的水、钠回到体循环外，妊娠期出现的一系列心血管变化，在产褥期尚不能立即恢复妊娠前状态，故仍易出现心力衰竭。

**2. 心脏病对妊娠、分娩及产褥的影响**　心脏病一般不影响受孕。心脏功能正常者，大多数可顺利妊娠及安全分娩。心功能不良者，可因缺氧诱发宫缩，导致早产、胎儿宫内生长发育受限、急性胎儿窘迫甚至死胎。此外，部分先天性心脏病具有较高的遗传性，治疗心脏病的某些药物对胎儿也存在潜在的毒性。

## 【护理评估】 微课

### （一）健康史

询问孕妇妊娠、分娩或产褥期情况，包括既往妊娠经过、分娩过程及方式以及产褥期恢复情况等。询问其心脏病史及诊治情况，了解孕产妇心脏功能。了解是否存在导致心力衰竭的诱因，如呼吸道感染、贫血、妊娠并发症以及过度疲劳。

### （二）身体评估

询问本次妊娠过程，了解心悸、胸闷和气促等症状出现的时间。观察双下肢水肿情况。行心脏体检，正确评估心界，了解心率、心律以及有无异常心音及杂音。正确判断心脏功能，及时发现早期心力衰竭。行产科检查，评估胎儿发育情况，注意有无异常产科情况。

**1. 临床表现**

（1）与心脏病有关的表现　包括心悸、气促、发绀、双下肢水肿、肝脾肿大、心脏舒张期杂音及Ⅱ级以上收缩期杂音等。

（2）产科情况　多表现为胎心和胎动异常、胎儿生长发育受限及早产等。

（3）心脏代偿功能分级　目前通用的是美国纽约心脏病学会（NYHA）的分级方案，主要依据患者自觉的活动能力划分为 4 级。

Ⅰ级：一般体力活动不受限制。

Ⅱ级：一般体力活动轻度受限制，活动后心悸、轻度气短，休息时无症状。

Ⅲ级：一般体力活动显著受限制，休息后无不适，轻微日常工作即感不适、心悸、呼吸困难，或既往有心力衰竭史者。

Ⅳ级：一般体力活动严重受限制，不能进行任何活动，休息时有心悸、呼吸困难等心力衰竭表现。

这种心功能分级的优点是简便易行，不依赖任何器械检查，不足之处是主观症状和客观检查并非完全一致。因此，NYHA对心脏病心功能分级进行多次修订，1994年采用并行的两种分级方案，即第一种是上述患者主观功能量，第二种是根据客观检查手段（心电图、负荷试验、X线、超声心动图等）来评估心脏病严重程度。后者将心脏病分为4级。

A级：无心血管病的客观依据。

B级：客观检查表明属于轻度心血管病患者。

C级：客观检查表明属于中度心血管病患者。

D级：客观检查表明属于重度心血管病患者。

其中轻、中、重没有做出明确规定，由医师根据检查进行判断。将患者的两种分级并列，如心功能Ⅱ级C、Ⅰ级B等。

（4）早期心力衰竭表现　①轻微活动后感胸闷、心悸、气短；②休息时心率超过110次/分，呼吸超过20次/分；③夜间常因胸闷而坐起呼吸，或到窗口呼吸新鲜空气；④肺底部少量持续性湿啰音，咳嗽后不消失。

**2. 辅助检查**

（1）心电图检查　可见心房颤动、心房扑动、房室传导阻滞、ST段改变和T波异常等。

（2）X线检查　严重患者可见不同情况的心房心室大小、左右心缘、主动脉及肺动脉影像改变，部分患者可出现肺影像异常。

（3）超声心动图　通过实时观察心脏和大血管结构、各心腔大小的变化以及心瓣膜结构及功能情况，了解心脏病变。

（4）胎儿电子监护　胎儿基线率改变、NST及OCT结果异常提示胎儿窘迫。

### （三）心理－社会评估

评估孕产妇及家属的相关知识认知情况，加强沟通，判断孕产妇有无良好家庭社会支持系统。随着妊娠的进展，心脏负担逐渐加重，孕产妇及家属的心理负担也逐渐加重，甚至产生恐惧心理而拒绝合作。

### （四）处理原则

心脏病变较轻，心脏代偿功能Ⅰ～Ⅱ级，无心力衰竭病史，无其他并发症者，可以妊娠，妊娠后须加强监护。心脏病变较重，心功能Ⅲ～Ⅳ级、既往有心力衰竭病史、肺动脉高压、严重心律失常、风湿热活动期、急性心肌炎和发绀型先天性心脏病等，不宜妊娠。不宜妊娠者一旦受孕，则应尽早终止妊娠。若妊娠到中期再行引产术，其危险性不亚于继续妊娠。

**1. 妊娠期**　①加强孕期保健，发现异常均应及时住院治疗；②减轻心脏负担，及时去除心衰诱因；③积极控制心衰；④孕期经过顺利者，也应在孕36～38周提前入院待产。

**2. 分娩期**　提前选择适宜的分娩方式，心功能Ⅰ～Ⅱ级无产科手术指征者，可在严密监护下经阴道分娩，其余可选择剖宫产。

**3. 产褥期**　①产后1周内，尤其是产后3天内，应卧床休息并严密观察；②根据心功能状况指导喂养方式，不宜哺乳者应及时退奶；③预防控制感染。

## 【常见护理诊断/问题】

**1. 知识缺乏**　缺乏有关妊娠合并心脏病的自我护理知识。

**2. 焦虑**　与担心自己无法承担妊娠分娩压力有关。

**3. 活动无耐力**　与心排血量下降有关。

**4. 自理能力缺陷**　与心功能不全需绝对卧床休息有关。

**5. 潜在并发症** 心力衰竭和感染。

**【护理目标】**

（1）孕产妇获得有关妊娠合并心脏病的知识。

（2）孕产妇自诉焦虑程度减轻。

（3）孕产妇卧床期间基本生活得到满足。

（4）维持孕产妇及围产儿健康安全，孕产妇不发生感染和心力衰竭。

**【护理措施】**

**1. 加强孕期保健** 妊娠20周前每2周行产前检查1次，妊娠20周以后每周1次。发现异常，应及时住院治疗。提前入院待产。

**2. 预防心衰**

（1）充分休息，避免劳累 保证每晚10小时以上的睡眠及2小时午休，避免劳累及情绪激动。必要时，妊娠30周后完全卧床休息。宜采取左侧卧位或半卧位。

（2）科学安排膳食营养 指导孕妇摄入高热量、高维生素、低盐、低脂饮食，饮食宜多样化以保障微量元素的供给。加强孕期体重管理，孕体重增加不超过12kg。孕中晚期，每日盐的摄入量不超过4～5g。

（3）及时去除诱发心衰的因素 控制上呼吸道感染、纠正贫血及控制其他合并症。

**3. 急性心衰的紧急处理** 与未妊娠者基本相同。帮助患者取坐位，双腿下垂，以减少回心血量，必要时可考虑应用四肢轮流三肢结扎法。立即给予高流量面罩吸氧，可用50%乙醇置于氧气过滤瓶中，以增加气体交换面积。不主张预防性应用洋地黄，遵医嘱及时给药，并注意观察疗效及有无不良反应。妊娠晚期发生心力衰竭，原则是在心力衰竭控制后再行产科处理，应放宽剖宫产手术指征。严重心力衰竭，经内科各种治疗措施均无效，继续发展危及母儿安全时，可在积极控制心力衰竭的同时立即行剖宫产。

**4. 分娩期护理** 选择阴道分娩者，应严密监护产程进展。

（1）第一产程 ①专人陪伴护理；②鼓励产妇左侧卧位，上半身抬高30°；③遵医嘱给予吸氧；④每15分钟测量生命征1次；⑤严密观察产程进展，注意子宫收缩、胎心、胎动及胎先露下降情况；⑥根据产妇情况提供无痛分娩支持，以减轻产妇疼痛，缓解其紧张情绪；⑦注意保持外阴清洁，防止感染，临产后遵医嘱及时给予抗生素；⑧发现异常及时报告医师。

（2）第二产程 ①应尽量缩短第二产程，减少产妇体力消耗，宫口开全后应避免产妇屏气用力，继续无痛分娩支持，必要时给予硬膜外麻醉，积极配合医师行会阴切开术、阴道助产术，并做好新生儿抢救准备。②胎儿娩出后，立即在产妇腹部放置1～2kg重沙袋，以防腹压骤降。③预防产后出血：给予按摩子宫同时静脉或肌内注射催产素10～20U以减少出血，禁用麦角新碱；出血多者，遵医嘱输血或输液，但应严格控制输液速度。

**5. 产褥期护理** ①产后72小时内密切观察生命体征及心功能变化，及时发现早期心衰；②保证充足的睡眠，必要时遵医嘱给予小剂量镇静剂，如地西泮口服；③指导产妇注意饮食，预防便秘；④预防感染：保持外阴清洁，使用消毒会阴垫，遵医嘱给予抗生素，并适当延长给药天数；⑤心脏病妊娠风险低且心功能Ⅰ级者建议哺乳，对于疾病严重的心脏病产妇，即使心功能Ⅰ级也建议人工喂养。长期服用华法林者建议人工喂养。不宜哺乳者应及时退奶并开展人工喂养宣传指导，退奶时不宜使用雌激素，以免加重水钠潴留。

**6. 心理护理** 为产妇提供安静、舒适的休养及分娩环境，实施无痛陪伴分娩。及时提供相关信息，告知医疗和护理计划及围产儿情况，增加孕产妇的安全感和自信心。根据妊娠及分娩结局的不同，为产妇及家属提供相应的心理支持，减轻孕产妇及其家属的焦虑、紧张等不良情绪。

**7. 健康指导**

（1）指导开展避孕节育措施　不宜妊娠者，指导采取有效措施严格避孕，或实施绝育术（剖宫产手术同时；阴道分娩者可在产后1周）。

（2）帮助孕产妇及其家属识别早期心衰的表现及应对措施，发现异常应及时住院治疗。

（3）鼓励产妇适度参与照顾新生儿，促进亲子关系建立。

**练一练**

关于妊娠合并心脏病孕产妇的护理，下述正确的是（　）

A. 休息时宜右侧卧位　　B. 妊娠36周开始限制食盐的摄入

C. 定期评估心功能　　D. 第二产程鼓励产妇屏气用力

E. 心功能Ⅲ级的产妇可母乳喂养

答案解析

**【护理评价】**

（1）孕产妇能描述增加心脏负荷的因素及预防措施。

（2）孕产妇自述舒适感增加，心情平稳。

（3）孕产妇顺利妊娠和分娩，围生儿未发现异常。

## 第二节　病毒性肝炎

病毒性肝炎是肝炎病毒引起的以肝脏病变为主的传染性疾病。致病病毒包括肝炎病毒甲型、乙型、丙型、丁型和戊型五种，其中以乙型肝炎病毒感染多见。近年来，又发现庚型肝炎病毒和输血传播肝炎病毒，但这两种病毒的致病性尚未明确。妊娠合并病毒性肝炎的总体发病率为0.8%～17.8%，妊娠合并重型肝炎仍然是我国孕产妇死亡的主要原因之一。

**【妊娠、分娩与病毒性肝炎的相互影响】**

**1. 妊娠和分娩对病毒性肝炎的影响**　①妊娠期孕妇免疫功能改变，孕妇易感染肝炎病毒；②妊娠期新陈代谢增加，肝内糖原储备降低，大量雌孕激素等需在肝内灭活，同时胎儿代谢产物需在母体肝脏内解毒，导致肝脏负担增加，加重原有的肝炎病情，甚至发展为重症肝炎；③分娩时体力消耗、出血及手术等加重了对肝脏的损害，易发生急性肝坏死。

**2. 病毒性肝炎对妊娠、分娩的影响**

（1）对母体的影响　妊娠早期合并病毒性肝炎，可使早孕反应加重，甚至出现妊娠剧吐，而出现的水、电解质紊乱，导致肝脏损伤；妊娠晚期则易并发妊娠高血压疾病，可能与体内因肝功能下降、醛固酮的灭活能力下降有关；分娩期因肝功能受损，凝血因子合成减少，产妇易发生产后出血。

（2）对胎儿和新生儿的影响　肝炎病毒可通过胎盘进入胎儿体内，妊娠早期合并病毒性肝炎，胎儿畸形发生率约为正常的2倍；胚胎及胎儿感染后则易导致流产、早产、死胎、死产及新生儿感染。肝功能异常时，围生儿死亡率高达4.6%；妊娠期胎儿垂直传播而感染肝炎病毒者，有相当一部分将转为慢性病毒携带状态，以后容易发展为肝硬化或原发性肝癌。

**【护理评估】**

**（一）健康史**

了解急性病毒性肝炎病史及诊治情况，了解近期有无与肝炎患者密切接触史或半年内是否有输血和注射血制品史，询问有无肝炎家族史及是否有在肝炎流行地区生活史等。

### （二）身体评估

询问本次妊娠过程，了解恶心、呕吐、腹胀及厌油腻等消化道症状出现的时间，评估病情发生、发展过程，警惕有无肝性脑病的出现。行腹部检查，了解肝脏大小、有无触痛。行产科检查，了解胎儿发育情况，观察胎心及胎动，注意评估有无其他异常产科情况，如妊娠剧吐、流产、妊娠期高血压疾病及早产等。

#### 1. 临床表现

（1）与急性病毒性肝炎相关的表现　不能用早孕反应或其他原因解释的消化系统症状，如食欲下降、恶心、呕吐、腹胀及厌油腻，部分患者有乏力、畏寒、发热、皮肤巩膜黄染。腹部检查发现肝脏增大，肝区叩击痛等。

（2）与重症肝炎相关的表现　妊娠晚期多见，起病急，病情重，表现为畏寒发热、皮肤巩膜黄染迅速、尿色深黄、食欲极度减退、频繁呕吐、腹胀腹水、肝臭味、肝脏进行性缩小，甚至出现肝性脑病表现，如嗜睡、烦躁、神志不清、昏迷。重症肝炎可出现产后出血，是导致产妇死亡的主要原因。

（3）产科情况　早孕反应出现时间早，症状重，部分甚至发展为妊娠剧吐。其他并发症有流产、妊娠期高血压疾病、早产、死胎死产及产后出血等。妊娠期早期急性发病者可导致胎儿畸形。

#### 2. 辅助检查

（1）血常规检查　白细胞稍低或正常，淋巴细胞相对增多，偶可有异型淋巴细胞，但一般不超过10%；急性重症肝炎则白细胞总数及中性粒细胞百分比均显著增加。

（2）肝功能检查　丙氨酸氨基转移酶（ALT）升高，ALT大于正常值10倍以上，持续时间较长时，对肝炎的诊断价值很大；凝血酶原时间及其活动度的测定可用于判定重症肝炎，若注射维生素 $K_1$ 后仍明显异常，常表示肝细胞组织严重受损。

（3）血清病原学检测　①甲型肝炎：患者血清中抗HAV－IgM阳性有诊断意义；②乙型肝炎：血清HBsAg阳性是HBV感染的特异性标志，慢性肝炎、无症状携带者可长期检出HBsAg；③丙型肝炎：血清中出现抗HCV抗体可诊断为HCV感染。

（4）影像学检查　主要是超声检查，必要时可行磁共振检查，可观察肝脏大小，有无肝硬化、肝脏脂肪变性及腹水等。

**看一看**

各种肝炎的病原学检查及意义，请通过“更多阅读”二维码查看。

更多阅读

### （三）心理－社会评估

评估孕妇及家人对疾病的认知程度，因担心感染胎儿，孕妇可出现焦虑、矛盾及自卑心理等心理反应。评估产妇家庭社会支持系统是否完善。

### （四）处理原则

肝炎患者原则上不宜妊娠。最佳的受孕时机是肝功能正常，血清HBV－DNA低水平，肝脏超声无特殊改变。妊娠后，病情较轻者其处理原则与非妊娠期肝炎相同，主要采用护肝、对症、支持疗法。出现黄疸者应立即住院治疗，防止重症肝炎的发生。加强分娩监护，防止产后出血，采取有效措施阻断肝炎病毒的母婴传播。

【常见护理诊断/问题】

**1. 营养失调：低于机体需要量** 与肝炎致厌食、恶心、呕吐、营养摄入不足等有关。

**2. 知识缺乏** 缺乏有关病毒性肝炎感染途径、传播方式、母儿危害及预防保健等知识。

**3. 潜在并发症** 肝性脑病和产后出血等。

**4. 预感性悲哀** 与肝炎病毒感染导致的不良结局有关。

【护理目标】

（1）母儿维持良好的健康状态，不发生并发症。

（2）孕产妇能描述妊娠合并病毒性肝炎的自我保健及隔离措施。

（3）建立良好的家庭支持系统，减轻孕妇负面情绪。

【护理措施】

**1. 妊娠期护理** 妊娠合并急性病毒性肝炎的护理措施基本与非妊娠患者相同，但应特别注意以下内容。

（1）增加休息，加强营养 每日保证9小时睡眠和适当午休，避免重体力劳动；提供高蛋白、高维生素、足量糖类和低脂肪的饮食，多摄入富含纤维素的蔬菜和新鲜水果，保持大便通畅。

（2）加强产前检查，防止交叉感染 加强产前检查，防止感染，避免肝炎加重。严格执行消毒隔离制度。妊娠中、晚期应积极防治各种妊娠期并发症和合并症，严密监测肝功能、凝血功能等，若经治疗后病情继续发展，可考虑终止妊娠。

（3）阻断母婴传播 妊娠中晚期病毒载量$\geqslant 2\times10^6$IU/ml，在与孕妇充分沟通和知情同意后，可于妊娠24～28周开始给予抗病毒治疗，减少HBV母婴传播。

**2. 分娩期护理**

（1）将产妇安置在隔离待产室和产房，避免交叉感染；严格执行各项操作程序，避免产程延长、软产道损伤、羊水吸入、新生儿产伤等引起的母婴传播。

（2）密切观察产程进展，避免各种不良刺激，提供无痛分娩措施，防止并发症的发生。宫口开全后，应缩短第二产程，必要时配合医师行阴道助产术。

（3）预防产后出血 产前应备新鲜血液。产前1周开始肌注维生素$K_1$，每日20～40mg，产后按医嘱给予维生素$K_1$肌内注射。第二产程胎肩娩出后立即遵医嘱静脉注射催产素20U，防止胎盘残留。产前4小时及产后12小时内不得使用肝素治疗。

**3. 产褥期护理** 产后密切观察子宫收缩及阴道出血情况；遵医嘱继续使用保肝药物治疗，选用对肝损害小的抗生素；HBsAg阳性产妇的新生儿，经过主动及被动免疫后，无论产妇HBeAg阳性或阴性，都可以母乳喂养。因病情严重不宜哺乳者应尽早退奶。退奶禁用雌激素，可选择生麦芽煎服或用芒硝外敷乳房。

**4. 新生儿护理** 产后新生儿联合使用乙型肝炎疫苗和乙型肝炎免疫球蛋白（HBIG），可有效阻断HBV母婴传播。HBsAg阳性产妇的新生儿，在出生后12小时内（越早越好）注射HBIG 100～200IU，出生后24小时内在不同部位接种乙肝疫苗第1针，1个月、6个月再接种乙肝疫苗第2针和第3针（0、1、6方案）。

**5. 心理护理** 提供安静、舒适的环境。向孕产妇及家属讲解病毒性肝炎的相关知识及常用的隔离方法，争取患者及家属的理解与配合。关心、安慰、鼓励孕产妇，帮助产妇消除自卑、紧张、恐惧情绪，提高其自我照顾能力。

**6. 健康指导**

（1）重视围婚期保健，夫妇一方若患有肝炎者应使用避孕套避免交叉感染。乙型肝炎病毒携带者约40%为母婴传播，已患病毒性肝炎的育龄妇女应避孕，待肝炎痊愈后至少半年、最好2年后在医师指导下妊娠。

（2）大力宣传肝炎的传播方式、传染途径及危害，增强防病意识。指导产妇按时完成乙肝主动免疫计划。

（3）指导不宜母乳喂养的产妇采用科学的人工喂养方式。

**护爱生命**

**远离病毒，珍爱生命**

乙型病毒性肝炎是全球最常见的传染性疾病之一，在全世界范围内每年有一百万人死于与乙肝病毒感染相关的肝衰竭、肝硬化和原发性肝癌。根据国际权威医学杂志《柳叶刀》发布的论文，在2017年中国人十大死亡原因中，肝癌排到第五名。科学研究证明，我国80%的肝癌和乙肝相关，乙型肝炎仍是威胁人们健康的“重要杀手”，目前我国乙肝病毒携带者约7000万，占到全球数量的1/3左右。2019年我国病毒性乙型肝炎报告病例100.23万人，发病率为71.77/10万人，在甲乙类传染病中最高；死亡人数为447人，死亡率为0.032/10万人。

**【护理评价】**

（1）母儿维持良好的健康状态，未发生并发症。

（2）孕产妇能描述妊娠合并病毒性肝炎的自我保健及隔离措施。

（3）建立良好的家庭支持系统，减轻孕妇负面情绪。

## 第三节　贫　血

贫血是指人体外周血红细胞容量减少，低于正常范围下限的一种常见的临床症状。由多种病因引起。由于红细胞容量测量较复杂，临床上常以血红蛋白（Hb）浓度作为衡量指标。

妊娠期血容量增加，且血浆的增加多于红细胞的增加，故孕妇血液呈稀释状态，此为生理性贫血。妊娠期孕妇血红蛋白＜110g/L、血细胞比容＜0.33，即可诊断妊娠期贫血，可分为轻度贫血（100～109g/L）、中度贫血（70～99g/L）、重度贫血（40～69g/L）和极重度贫血（＜40g/L）。其中，缺铁性贫血最常见，也可见巨幼细胞贫血和再生障碍性贫血等。本节主要介绍缺铁性贫血。

**【病因及发病机制】**

妊娠期血容量增加及哺乳期泌乳使机体对铁的需要量增加，特别是在妊娠中晚期，为满足胎儿生长发育的需求，孕妇对铁的需要量增加更为明显。孕妇及哺乳期妇女维持体内铁代谢平衡，需每日从食物中摄取铁2～4mg。机体对铁的需求与供给失衡时，导致体内贮存铁耗尽，出现红细胞内缺铁，导致缺铁性贫血的发生。

**【妊娠与贫血的相互影响】**

妊娠期合并贫血，即使是轻度贫血，也可增加女性妊娠和分娩期间的风险。贫血时机体抵抗力低下，对分娩、手术和麻醉的耐受能力低。重度贫血可导致贫血性心脏病、妊娠期高血压疾病性心脏病、产后出血、失血性休克及产褥感染等并发症，危及孕产妇生命。孕妇骨髓和胎儿在竞争摄取孕妇血清铁的过程中，胎儿组织占优势，而且铁由孕妇通过胎盘运至胎儿的运输是单向性的，一般情况下，胎儿缺铁程度不会太严重。孕妇发生严重缺铁时，贫血导致胎盘供氧和营养物质供给不足，可导致胎儿生长受限、胎儿窘迫、早产、死胎或死产等不良后果。

**想一想**

孕妇，32岁，孕1产0。现妊娠33周，近10天自觉头晕、乏力、心悸及食欲减退。查体：面色苍白，心率100次/分，胎位、胎心及骨盆测量均正常，血红蛋白80g/L，红细胞压积0.25。

答案解析

**请问：**（1）该孕妇最可能的诊断是什么？

（2）首选的药物是什么？

**【护理评估】**

**（一）健康史**

询问孕妇既往史，了解其饮食习惯，有无长期挑食、偏食以及不良的食物加工方法。询问有无消化系统疾病，有无慢性失血性病史、营养不良病史以及胃肠道手术病史等。

**（二）身体评估**

询问本次妊娠过程及营养摄入情况，了解早孕反应以及持续时间。询问头晕、乏力、倦怠等症状出现的时间。行产前检查，评估孕妇皮肤、黏膜以及全身情况，正确判断贫血程度，注意了解胎儿生长发育情况，注意有无双胎及其他异常产科情况。

**1. 临床表现**

（1）与贫血相关的表现　孕妇自述头晕、乏力、倦怠、耳鸣、视物模糊、记忆力减退等，检查可见皮肤黏膜苍白、干燥，指甲脆薄，严重者可出现舌炎、呼吸和心率增快以及肝脾肿大等。

（2）产科情况　孕妇宫高、腹围低于正常水平，检查可见胎心、胎动异常，严重者可见早产、死胎、死产、宫缩乏力、产后出血及产褥感染等。

**2. 辅助检查**

（1）血象　呈小细胞低色素性贫血。血红蛋白 $<110g/L$，红细胞 $<3.5\times10^{12}/L$，血细胞比容 $<0.30$，红细胞平均体积 $<80fl$，红细胞平均血红蛋白浓度 $<32\%$，白细胞计数及血小板计数均在正常范围。

（2）骨髓象　红系造血呈轻度或中度增生活跃，以中、晚幼红细胞增生为主，骨髓铁染色可见细胞内外铁均减少，以细胞外铁减少明显。

（3）血清铁浓度　能灵敏反映缺铁状况，正常成年妇女血清铁为 $7\sim27\mu mol/L$。孕妇血清铁 $<6.5\mu mol/L$，可诊断为缺铁性贫血。

**（三）心理-社会评估**

评估孕妇对贫血的认知程度，了解孕妇有无紧张焦虑情绪。了解其家属经济状况，评估其家庭及社会支持系统情况。

**（四）处理原则**

处理原则为去除病因，补充铁剂。

**1. 病因治疗**　尽可能去除导致缺铁的病因。如改善饮食结构，积极治疗消化系统疾病。

**2. 补铁治疗**　治疗性铁剂有无机铁和有机铁两类。前者中以硫酸亚铁最常用。铁剂补充首选口服给药，如硫酸亚铁0.3g，每日3次，可同时服维生素C 0.3g及10%稀盐酸0.5～2ml，以促进铁的吸收。口服铁剂不能耐受或胃肠铁吸收存在障碍时，可用右旋糖酐铁肌内注射，其用法：第1天，首先注射0.5ml行过敏试验，观察1小时无过敏反应者，给予50mg，以后每日或隔日100mg，直至总需要量。注射用铁的总需要量（mg）计算公式：（需要达到的血红蛋白浓度－孕妇的血红蛋白浓度）×0.33×孕妇体重（kg）。

**3. 输血** 多数缺铁性贫血孕妇经补充铁剂后，血象很快改善，不需输血。当血红蛋白＜70g/L者，建议输血。

**【常见护理诊断/问题】**

**1. 活动无耐力** 与贫血引起的疲倦有关。

**2. 有受伤的危险** 与贫血引起的头晕、视物模糊等症状有关。

**3. 有感染的危险** 与血红蛋白低、机体免疫力下降有关。

**【护理目标】**

（1）妊娠期和分娩期母儿身心状态良好，不发生并发症。

（2）孕产妇住院期间得到满意的生活护理。

**【护理措施】**

**1. 生活护理** 加强休息，增加营养，纠正偏食及挑食不良饮食习惯，建议孕妇摄取高铁、高蛋白质及高维生素C食物，如动物肝脏、瘦肉、蛋类、葡萄干以及深色蔬菜。注意饮食搭配，避免蔬菜、谷类、茶叶中的磷酸盐和鞣酸等影响铁的吸收。

**2. 补铁护理** 指导孕妇遵医嘱正确补充铁剂。注意观察有无不良反应，口服铁剂对胃黏膜有刺激作用，可引起恶心、呕吐、胃部不适等症状，应指导孕妇饭后或餐中服用铁剂。此外，铁与肠内硫化氢作用可形成黑色便，护士应予以解释。注射法补充铁剂应行深部肌内注射法。

**3. 分娩期护理** 在临产前给予止血药维生素$K_1$、维生素C等，并配新鲜血备用，必要时可考虑输血。产前输血以浓缩红细胞为最好，输血不宜过多、过快。严密观察产程，加强胎心监护，第二产程酌情给予阴道助产，减少产妇的体力消耗；胎儿前肩娩出时，立即遵医嘱肌内注射或静脉注射宫缩剂，加强宫缩，预防产后出血。

**4. 产褥期护理** 产后密切观察子宫收缩及阴道流血，遵医嘱使用催产素促进子宫收缩，防止产后出血；加强会阴部护理，必要时给予抗生素防治感染。产前贫血未纠正者应继续治疗；严重贫血或有严重并发症者，不宜哺乳，指导产妇退奶；加强新生儿监护，吸氧，注意保暖，降低围产儿的死亡率。

**5. 心理护理** 加强护患沟通，耐心倾听患者主诉，缓解孕产妇紧张情绪，告知医疗和护理计划，增加孕产妇的安全感和自信心。及时向孕妇及家属通报病情，减轻家庭成员的焦虑，有效沟通取得其配合。

**6. 健康指导**

（1）加强营养保健，增加铁储备 改变长期偏食、挑食等不良饮食习惯，积极治疗慢性失血性疾病，适度增加营养，鼓励进食摄取高铁、高蛋白质及高维生素C的食物，必要时补充铁剂。

（2）监测血红蛋白和全身情况，坚持治疗及随访。

（3）产后保证足够的休息，保持会阴部清洁，预防感染。轻度贫血者鼓励加强营养，坚持母乳喂养。不能哺乳者开展新生儿人工喂养指导。

**【护理评价】**

（1）妊娠期和分娩期母儿身心状态良好，未发生感染等并发症。

（2）孕产妇住院期间得到满意的生活护理。

# 目标检测

答案解析

## 选择题

### A1/A2 型题

1. 下列哪项体征不能作为诊断妊娠合并心脏病的依据
   A. 心尖区舒张期杂音　　B. 心房颤动
   C. Ⅲ级以上粗糙的收缩期杂音　　D. 室性早搏
   E. 舒张期奔马律
2. 心脏病患者可以妊娠的情况是
   A. 心力衰竭史　　B. 心功能Ⅰ~Ⅱ级
   C. 围生期心肌病遗留心脏肥大　　D. 风湿热活动期
   E. 肺动脉高压史
3. 关于妊娠合并心脏病孕产妇的护理，叙述错误的是
   A. 休息时宜左侧卧位　　B. 妊娠16周后，限制食盐的摄入
   C. 定期评估心功能　　D. 鼓励产妇屏气用力，缩短第二产程
   E. 心功能Ⅰ~Ⅱ级的产妇可母乳喂养
4. 某产妇，29岁，患先天性心脏病，该患者在整个妊娠分娩过程中心脏负担最重要的时期是
   A. 妊娠12周内　　B. 妊娠13~18周
   C. 妊娠36周后　　D. 第二产程
   E. 第三产程
5. 某初孕妇，29岁，孕22周，第一次来产前检查。主诉日常活动后感到乏力、心悸、气急。经检查确诊为妊娠合并风湿性心脏病，心功能Ⅱ级。根据该孕妇情况，为防止心力衰竭，妊娠期监测的时间应重点放在
   A. 22~24周　　B. 25~26周
   C. 27~28周　　D. 29~31周
   E. 32~34周
6. 妊娠合并轻度贫血的诊断标准是
   A. 血红蛋白 <120g/L　　B. 血红蛋白 <110g/L
   C. 血红蛋白 <100g/L　　D. 血红蛋白 <80g/L
   E. 血红蛋白 <50g/L
7. 为了减少妊娠合并贫血的发生，以下预防措施不正确的是
   A. 积极补充叶酸　　B. 积极预防肠道感染
   C. 积极治疗腹泻　　D. 多摄入瘦肉类食物
   E. 减少酸性物质摄入
8. 下列关于病毒性肝炎对妊娠造成的影响的说法，不正确的是
   A. 可使妊娠反应加重　　B. 孕晚期妊娠高血压疾病的发生率增加
   C. DIC发生率增加　　D. 产后出血发生率增加
   E. 受孕率低

9. 为了防止新生儿感染乙肝，下列指导和护理措施中错误的是

A. 尽早进行母婴同室管理

B. 新生儿应隔离4周

C. 产后不要采用避孕药避孕

D. 积极给新生儿免疫接种乙肝疫苗

E. 注意不得使用雌激素回奶

（袁　芳）

**书网融合……**

重点回顾　　微课　　习题

# 第九章　高危妊娠的管理

PPT

**学习目标**

**知识目标：**

**1. 掌握**　高危妊娠的监护措施；胎儿窘迫及新生儿窒息的定义、临床表现及护理措施。

**2. 熟悉**　高危妊娠的定义；胎儿窘迫及新生儿窒息的病因。

**3. 了解**　高危妊娠的范畴；胎儿窘迫的病理生理；胎盘功能测定。

**技能目标：**

能够对高危孕产妇及高危儿进行护理评估；能进行新生儿窒息复苏技术的配合，并提供整体护理。

**素质目标：**

具有很好的亲和力及沟通能力，良好的职业道德和责任心，稳定的工作情绪，关爱母儿健康。

**导学情景**

**情景描述：**王女士，妊娠17周，来医院检查和建卡。医生详细了解她的病史，并做了体检。体重39.5kg，身高162cm。检查后医师在她的检查记录单上盖了个红色的“高危管理”印章。王女士说：“我今年26岁，不正是生育的最佳年龄吗？虽然因为工作忙流产了3次，但我现在不也怀得好好的吗？而且平时身体也没病，能吃能睡，就算瘦点吧，现在很多女孩子都像我这样啊！怎么都不能算高危啊！”

**情景分析：**王女士体重39.5kg，身高162cm，3次流产史。

**讨论：**王女士是否属于高危妊娠？针对王女士的情况，目前需行何项检查？应如何对王女士进行健康指导？

**学前导语：**高危妊娠的范围广泛，可在妊娠期或产后对孕妇、胎儿、新生儿产生不良影响，应早期识别和规范管理。

## 第一节　概　述

高危妊娠可在妊娠期或产后对孕妇、胎儿、新生儿产生不良影响，增加围产期的患病率和死亡率。早期识别和规范管理高危妊娠，改善妊娠结局是衡量围产医学质量的标准之一。

### 一、高危妊娠概念

高危妊娠是指妊娠期有个人或社会不良因素及有某种并发症或合并症等，可能危害孕妇、胎儿及新生儿或者导致难产者。具有高危因素的孕妇，称为高危孕妇。

### 护爱生命

都说对于产妇而言，生孩子就是在鬼门关上走一遭，每一对母子都是生死之交。安全顺利分娩，除了产妇勇敢无畏的闯关，也离不开产科医务人员的全力护航。医护人员用心对待每一位孕产妇，对高危产妇更是十分重视。产科表面看似风平浪静，实则暗流汹涌，分娩中可能会出现各种风险。医护人员不打无准备之战，只有训练有素的医疗团队加上提前充分的准备，才能够在最短的时间、以最快的速度来应对产科各种紧急情况，确保母婴平安。

### 二、高危妊娠的范畴

高危妊娠的范围广泛，基本包括了所有的病理产科。

**1. 个人条件及社会经济因素** 如孕妇年龄 < 18 岁或 ≥ 35 岁、妊娠前体重过轻或超重、身高 < 145cm、营养低下、家属中有明显的遗传性疾病、未婚或独居、婚姻不和谐、孕期遭遇不幸、收入低下、居住条件差等。

**2. 疾病因素**

（1）异常孕产史 如自然流产、异位妊娠、早产、死产、死胎、难产（包括剖宫产史）、新生儿死亡、新生儿溶血性黄疸、新生儿畸形及有先天性或遗传性疾病、巨大胎儿等，多年不孕经治疗受孕者。

（2）各种妊娠合并症 如妊娠合并心脏病、糖尿病、高血压、肾脏病、肝炎、甲状腺功能亢进、血液病（包括贫血）、病毒感染及性病、肺结核、恶性肿瘤、智力低下、明显的精神异常等。

（3）目前产科情况 各种妊娠并发症，如先兆流产、妊娠期高血压疾病、前置胎盘、胎盘早剥、早产或过期妊娠、羊水过多或过少、胎儿生长受限、母儿血型不合等；妊娠期接触有害物质，如放射线、同位素、农药、化学毒物及服用对胎儿有害的药物；可能发生分娩异常的因素，如产道异常、胎位异常、巨大胎儿、多胎妊娠等；胎盘功能不全。

（4）其他 如盆腔肿物或曾有过妇科手术史，有不良的嗜好，如酗酒、吸毒及吸烟等。

### 练一练

下列不属于高危妊娠范畴的是（ ）

A. 年龄 35 岁以上　　B. 妊娠高血压疾病患者　　C. 枕右前位
D. 双胎　　E. 曾有自然流产史

答案解析

## 第二节 高危孕妇的管理

对高危孕妇的管理包括高危妊娠的筛查及监护。

### 一、高危妊娠筛查

提供孕产期保健服务的医疗保健机构，要对所有备孕者及孕妇在孕前和早孕初诊时，通过详细询问病史、体格检查、常规化验等进行高危因素筛查，对筛出的高危孕妇要在孕妇保健手册上作特殊标志，以引起各级医疗机构医务人员的重视。在孕中期、孕晚期，对每次产前检查发现的高危因素要及时评定。对高危妊娠可适当增加产前检查次数和必要的辅助检查，并在保健手册上详细记录处理及转归过程。

### （一）孕前筛查

评估孕前高危因素，对不宜妊娠的妇女应及时告知，对存在高危因素但可以妊娠的妇女应作好标记并在孕期适当增加产检次数。

**1. 询问病史**

（1）了解夫妇的健康状况。

（2）询问家族和遗传病史。

（3）详细了解不良孕产史。

（4）评估其生活方式、饮食营养、职业状况及工作环境、运动（劳动）情况、家庭力、人际关系等。

**2. 身体检查**

（1）测量血压、体重，计算体重指数（BMI）。

（2）检查有无步态、胸廓异常等。

（3）常规妇科检查，包括妇科双合诊检查、电子阴道镜检查、妇科超声检查等。

**3. 辅助检查**

（1）必查项目　血常规；尿常规；血型（ABO 和 Rh）；肝功能；肾功能；空腹血糖；HBsAg；梅毒抗体；HIV 筛查；宫颈细胞学检查（1 年内未查者）；心电图检查等。

（2）备查项目　弓形虫、风疹病毒、巨细胞病毒和单纯疱疹病毒筛查、淋球菌、沙眼衣原体；甲状腺功能检测；地中海贫血筛查等。

### （二）孕期筛查

孕期主要通过定期产前检查来排查高危因素。通过对孕妇既往孕产史、本次妊娠史、家族史的了解及全面体格检查和产科检查，筛查有无对妊娠结局、母婴健康的不利因素，进行高危因素评分和分级，并加以系统管理。

**1. 病史采集**

（1）孕产史　有无不良孕产史如流产、早产、死胎、死产，了解既往分娩史如剖宫产史，有无胎儿畸形及巨大儿分娩史等。

（2）生殖系统手术史　如子宫肌瘤剔除术、宫颈病变手术等。

（3）孕前准备情况。

（4）本人及配偶家族史和遗传病史。

（5）既往内外科病史　如慢性高血压、心脏病、糖尿病、肝肾疾病、系统性红斑狼疮、血液病、神经和精神疾病等。

（6）本次妊娠过程　了解有无妊娠早期病毒感染及用药史，有无发热、皮疹及阴道出血史，饮食、睡眠、职业及工作环境、运动情况。

（7）有无接触有毒、有害或放射性物质等可能致畸因素。

**2. 一般检查**

（1）观察孕妇的发育、营养及精神状态。

（2）检查生命征，有无心率、呼吸异常。

（3）测量血压、体重，血压升高时，需鉴别为慢性高血压或妊娠高血压疾病，并纳入高危妊娠的管理；首诊时需计算基础 BMI。孕期需严格监测体重增长情况，对于基础 BMI≥$25kg/m^2$ 或孕期体重增加过度的孕妇，均应视为高危孕妇。

（4）观察步态、胸廓、发育有无异常以及身高的测量，排查脊柱和骨盆的异常。

**3. 胎儿筛查** 对高危妊娠胎儿宫内安危的评估贯穿整个孕期，涉及妇产科、内外科、影像科、检验科、儿科等多学科的合作。

（1）测量宫高，听诊胎心，自我监测胎动，评估胎儿宫内生长发育情况，异常者需进一步明确诊断。

（2）B超检查 正常妊娠整个孕期至少检查4次，高危妊娠酌情增加产检次数。

**（三）分娩期筛查**

分娩期主要对可能需行剖宫产的高危因素，以及与胎儿宫内情况有关的高危因素进行识别。主要包括以下几项。

（1）复查产妇身高、骨盆，评估胎儿体重，判断有无头盆不称。

（2）观察胎心及羊水性状，及早发现胎儿窘迫。

（3）评估宫缩、宫口扩张及胎头下降情况，判断有无宫缩乏力及产程异常。

## 二、高危妊娠监护

### （一）胎儿生长发育监测

**1. 孕周核实** 即胎儿的孕龄，根据末次月经起始日计算。但若末次月经记不清、孕前用过避孕药、月经失调，或前次人工流产、产后未转经及哺乳期月经未恢复，则根据早孕反应的时间、妊娠试验开始出现阳性结果的时间、早孕时妇科检查的子宫大小、初感胎动的时间以及胎儿B超测量的各项参数进行估计。

**2. 估计胎儿体重** 是判断胎儿成熟度的一项重要指标。目前临床上主要依靠临床测量和B超测量估计胎儿的体重。

**3. 子宫底高度、腹围** 是临床常规监测的指标。计算新生儿出生体重的公式较多，常用的估算公式为：胎儿体重（g）=宫高（cm）×腹围（cm）+200。

**4. 超声检查** 超声测量胎儿各径线对估计新生儿的体重有重要价值，其中与胎儿体重最相关的参数是胎儿腹围，将所获数据直接查专用图表，即可查得胎儿体重，或将有关参数输入带有根据多参数推算胎儿体重公式的超声仪器，亦十分方便且较准确。经验公式为：胎儿体重(g)=900×BPD(cm)-5200。

### （二）胎儿安危的监测

**1. 计数胎动** 胎动监测是最简便有效地评价胎儿宫内情况的方法之一，可通过孕妇自测或B超监测。妊娠28周以后，若胎动<6次/2小时或减少50%，提示有胎儿缺氧可能。胎动消失是胎儿垂危的信号，一般认为胎动消失后1~2天之内胎儿可能死亡。

**2. 胎心听诊** 于妊娠18~20周用听诊器经孕妇腹壁能听到胎心音，每分钟110~160次。胎儿缺氧可通过神经反射先兴奋交感神经使心率加快，出现胎心率过速；缺氧继续发展则兴奋迷走神经，胎心率减慢，出现胎心率过缓。

**3. 胎儿电子监护** 其优点是不受宫缩影响，能连续观察并记录胎心率（fetal heart rate，FHR）的动态变化，同时有子宫收缩描记、胎动记录，能反映三者间的关系，以评估胎儿宫内安危情况。

**看一看**

**胎儿监护发展简介**

胎儿监护在现代产科临床中应用广泛，其经历了一定的发展历程。在19世纪末发明了胎心听筒，通过听诊胎心的方法诊断胎儿是否存活。1958年Edward Hon发明了胎儿电子监护仪，1968年第一台厂商提供监护仪得以应用，此后胎儿电子监护迅速得到广泛应用，成为产前和产程中发现胎儿缺氧的主要方法。实践证明，胎儿电子监护的应用在一定程度降低了围生儿患病率和死亡率，但是显著增加了剖宫产率。

（1）胎心率基线　是指在无胎动、无宫缩影响时，持续 10 分钟以上的胎心率平均值。从每分钟心搏次数（beat per minute）及 FHR 变异（FHR variability）两方面估计胎心率基线。

正常 FHR 维持在 110～160 次/分。FHR＞160 次/分或＜110 次/分，历时 10 分钟称为心动过速（tachycardia）或心动过缓（bradycardia）。

FHR 变异是指 FHR 有小的周期性波动。基线摆动，包括胎心率的摆动振幅和摆动频率。摆动振幅指胎心率上下波动的范围，振幅波动范围正常为 10～25 次/分；摆动频率指计算 1 分钟内胎心率波动的次数，正常为＞6 次。基线波动活跃则频率增高，基线平直则频率降低或消失，基线摆动表示胎儿有一定的储备能力，是胎儿健康的表现。FHR 基线变平即变异消失或静止型，提示胎儿储备能力的丧失。

（2）胎心率一过性变化　受胎动、宫缩、触诊及声响等刺激，胎心率发生暂时性加快或减慢，持续十余秒或数十秒后又恢复到基线水平，称为胎心率一过性变化，是判断胎儿宫内安危的重要指标。

1）加速（acceleration）　是指子宫收缩后 FHR 基线暂时增加 15 次/分以上，持续时间＞15 秒，提示胎儿氧供正常，是胎儿良好的表现。加速原因是胎儿等躯干局部或脐静脉暂时受压。散发的、短暂的胎心率加速是无害的，但若脐静脉持续受压，则进一步发展为减速。

2）减速（deceleration）　是指依据与宫缩的关系出现的短暂性胎心率减慢。由于各种类型减速的原因和病理生理机制不同，必须准确记录宫缩以便区别。依据胎心率减慢出现、持续的时间和形状分 3 种类型。

①早期减速（early deceleration，ED）：特点是胎心率减速发生几乎与子宫收缩同时开始，宫缩达到峰值时胎心率达到最低点，宫缩停止后即恢复到基线。下降幅度＜50 次/分，时间短，恢复快。早期减速是宫缩时胎头受压，脑血流量一时性减少（一般无伤害性）的表现，常出现于活跃期。但早期减速并不常见，一旦出现应引起注意，可以尝试改变母亲的体位缓解胎头受压，并密切监护（图 9－1）。

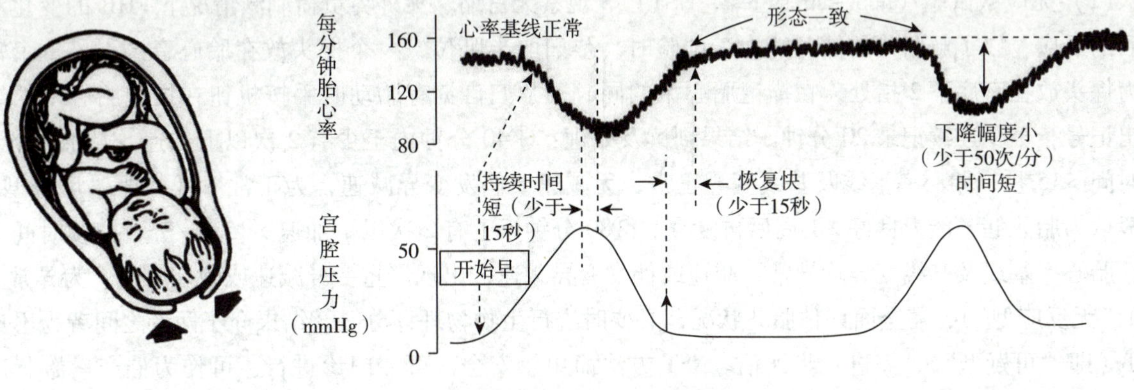


图 9－1　早期减速

②变异减速（variable deceleration，VD）：特点是胎心率减速与宫缩无特定关系，下降迅速且下降幅度大（＞70bpm），持续时间长短不一，但恢复迅速。一般认为是由宫缩时脐带受压兴奋迷走神经引起。变异减速对胎儿的影响取决于脐带受压的程度和时间，减速时间越长，振幅变化越大，对胎儿造成危害就越大（图 9－2）。

③晚期减速（late deceleration，LD）：特点是胎心率减速多在宫缩高峰后开始出现，即胎心率减速滞后于宫缩高峰期，下降缓慢，下降幅度＜50 次/分，持续时间长，恢复缓慢（图 9－3）。常伴胎心率

基线变异性减少或消失。一般认为是胎盘功能不良、胎儿缺氧的表现，应紧急处理。

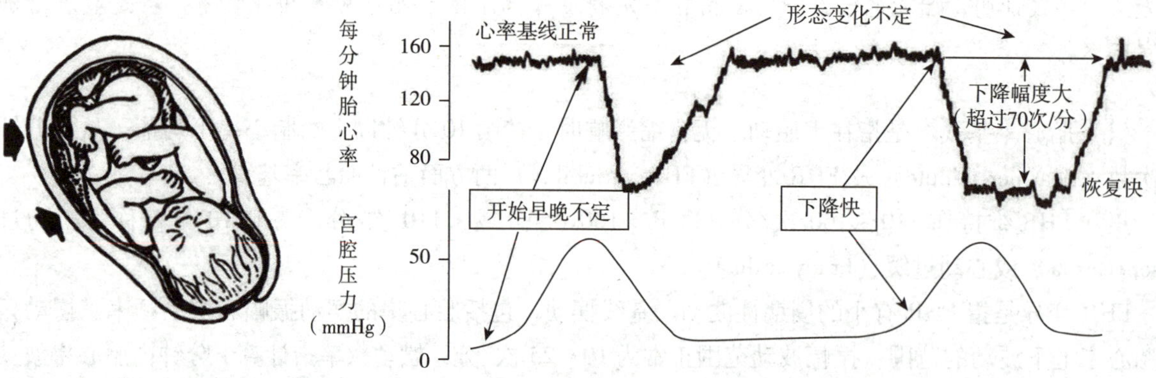


图9－2　变异减速

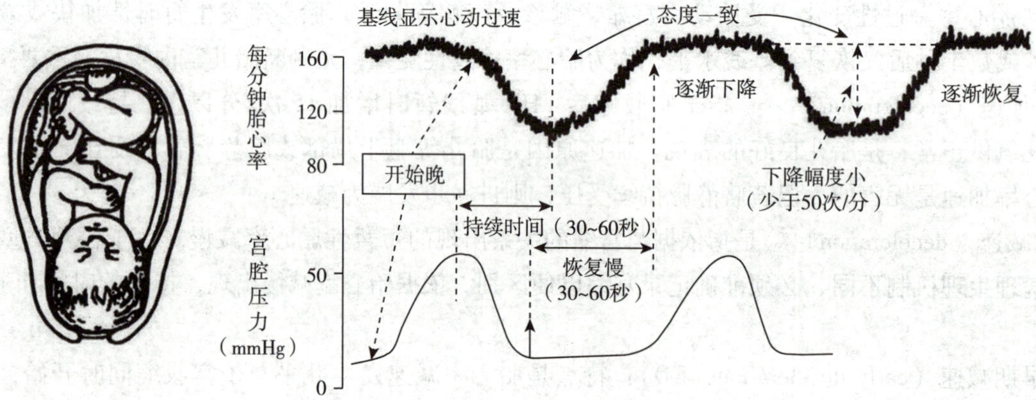


图9－3　晚期减速

**4. 预测胎儿宫内储备能力**

（1）无应激试验（non－stress test，NST）　观察无宫缩、无外界负荷刺激情况下FHR的变化和胎动后的反应，以了解胎儿的储备能力。试验时，孕妇取半卧位，一个探头放在胎心音区，另一个宫缩压力探头放在宫底下2指处，在描记胎心率的同时，孕妇自觉有胎动时手按机钮在描记胎心率的纸上作出记号，至少连续记录20分钟。结果判读及处理：①40分钟内至少有2次以上加速＞15次/分，持续时间＞15秒，胎心率基线及基线变异正常，无减速或偶发变异减速，为正常NST（即“反应型”），一般认为胎儿储备能力良好，1周后再复查。②80分钟以上有2次以下加速＞15次/分，持续时间＞15秒，胎心率基线及基线变异均异常，减速或偶发变异减速，出现严重变异减速或晚期减速，为异常NST（即“无反应型”），需全面评估胎儿状况，必要时进行生物物理评分。③结果介于两者之间者为不典型NST（即“可疑型”），需进一步评估。NST方法简单、安全，可在门诊进行，可作为催产素激惹试验前的筛选试验。

（2）宫缩应激试验（contraction stress test，CST）　又称催产素激惹试验（oxytocin challenge test，OCT），两者不同之处为前者为自然宫缩，后者是使用催产素诱导宫缩。本试验主要目的是通过子宫收缩时减少或阻断绒毛间隙的血流、影响母儿之间气体交换的生理性一过性缺氧，从而了解胎儿的储备能力。符合试验条件的子宫收缩为每10分钟有3次宫缩，而且每次宫缩持续30～40秒。观察20分钟内宫缩时胎心率的变化。

图形的判读主要基于是否出现晚期减速和变异减速。①阴性：无晚期减速和明显的变异减速，提示胎盘功能良好，一周内胎儿无死亡危险。一周后重复试验。②阳性：50% 的宫缩有晚期减速，若宫缩频率未达到 3 次/10 分钟，即有晚期减速，提示胎儿已出现不能耐受的缺氧状态。③可疑阳性：有间断的晚期减速或重度变异减速；宫缩过频（>5 次/10 分钟）；每次宫缩持续时间 >90 秒时出现胎心减速；不能判读的图形。

**想一想**

此图为何种胎心曲线异常？

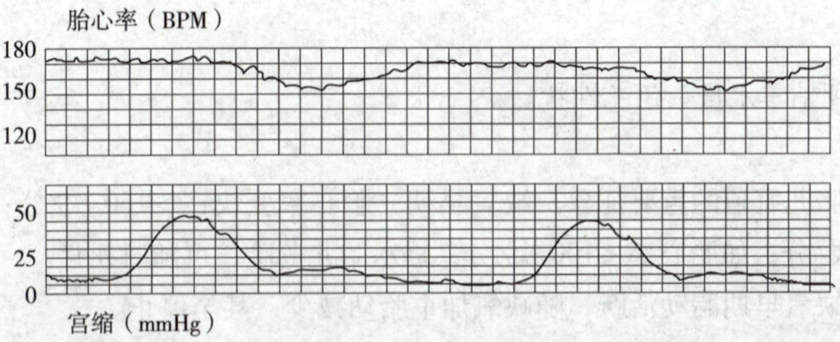


答案解析

**（三）胎儿成熟度监测**

测定胎儿成熟度的方法，除计算胎龄、测宫高和腹围及 B 超测量外，还可通过经腹壁羊膜腔穿刺抽取羊水，进行下列项目检测。

（1）羊水卵磷脂/鞘磷脂（L/S）比值　该值≥2，提示胎儿肺成熟。能测出羊水磷脂酰甘油，提示胎儿肺成熟。此值更可靠。

（2）羊水泡沫试验或震荡试验　是一种快速而简便测定羊水中表面活性物质的试验。通过羊水试管有无泡沫环产生，判读胎肺成熟度。此项检查为有创性检查，目前临床应用较少。

**（四）胎盘功能监测**

（1）孕妇尿雌三醇测定　24 小时尿雌三醇 >15mg 为正常值，10 ~ 15mg 为警戒值，<10mg 为危险值。也可测尿雌激素/肌酐比值，>15 为正常值，10 ~ 15 为警戒值，<10 为危险值。

（2）孕妇血清人胎盘催乳素测定　妊娠足月 hPL 值为 4 ~ 11mg/L，若该值于妊娠足月 <4mg/L，或突然降低 50%，提示胎盘功能低下。

## 第三节　高危儿的管理

### 一、胎儿窘迫

胎儿窘迫（fetal distress）是指胎儿在子宫内因急性或慢性缺氧危及胎儿健康和生命的综合症状。胎儿窘迫有急性和慢性两种情况发生，急性胎儿窘迫多发生在临产后，慢性胎儿窘迫多发生在妊娠期。胎儿窘迫是围产儿死亡及新生儿神经系统后遗症的常见原因。

**【病因】**

**1. 母体血氧含量不足**　如母体患严重贫血、高热、失血性休克、妊娠合并心脏病等。

**2. 子宫胎盘血运受阻**　如子宫收缩过强、子宫过度膨胀（如双胎妊娠、羊水过多）等。

**3. 胎盘功能低下**　如过期妊娠、妊娠期高血压疾病、前置胎盘、胎盘早剥等。

**4. 脐带血液循环障碍**　如脐带脱垂、受压、打结、过短、绕颈等。

**5. 胎儿因素** 胎儿心血管系统发育异常、颅内出血、胎儿溶血、胎儿畸形等。

## 【护理评估】

### （一）健康史

了解孕妇年龄，既往孕产史，有无内外科疾病史；本次妊娠经过，孕早期有无患病史、用药史；有无妊娠并发症、合并症；产程进展，催产素使用情况；胎儿生长发育有无异常；胎盘功能是否正常等。

### （二）身体评估

评估胎心率、胎动；评估羊水量、色、性状。

**1. 急性胎儿窘迫**

（1）胎心率异常 是胎儿窘迫的重要征象。缺氧早期，胎心率变快，>160 次/分；缺氧严重时胎心率变慢，胎心率<110 次/分；如胎心率<100 次/分，提示胎儿危险，可随时死亡。

（2）胎动异常 胎儿缺氧早期胎动活跃，随缺氧加重胎动减少，甚至停止。

（3）羊水胎粪污染 羊水污染分 3 度：Ⅰ度浅绿色，常见胎儿慢性缺氧；Ⅱ度深绿色或黄绿色，提示胎儿急性缺氧；Ⅲ度棕黄色，稠厚，提示胎儿严重缺氧。羊水胎粪污染对头先露胎儿缺氧有诊断意义，若胎头固定，应在无菌条件下，于宫缩间歇期上推胎头，观察后羊水的性状。臀先露时羊水中出现胎粪不一定是胎儿窘迫的征象，因臀先露分娩时，胎儿腹部受产道挤压可将胎粪挤入羊水。

**2. 慢性胎儿窘迫** 表现为胎动减少或消失，是胎儿缺氧的重要表现，临床常见胎动消失 24 小时后胎心消失。胎儿电子监护出现异常。

### （三）心理－社会评估

当胎儿窘迫发生时，孕产妇及家属常因担心胎儿安危出现焦虑；对阴道手术助产或剖宫产感到恐惧、犹豫；对胎儿不幸夭折感到无助，难以接受。

### （四）辅助检查

**1. 血气分析** 胎儿头皮血气分析，若 pH<7.20（正常值 7.25～7.35），$PO_2$<10mmHg（正常值 15～30mmHg），$PaCO_2$>60mmHg（正常值 35～55mmHg），表明胎儿酸中毒。

**2. 胎儿电子监护** NST 无反应型；OCT 或 NST 出现频发晚期减速及明显变异减速，均提示胎儿窘迫的可能。

**3. 胎儿生物物理评分** 根据 B 超监测的胎动、胎儿呼吸运动、胎儿肌张力、羊水量及胎儿电子监护 NST 结果进行综合评分，每项 2 分；评分≤3 分提示胎儿窘迫，4～7 分提示胎儿缺氧。

**4. 羊膜镜检查** 羊水污染见羊水呈浅绿色、深绿色及棕黄色。

### （五）处理原则

**1. 急性胎儿窘迫** 采取果断措施，改善胎儿缺氧状态。

（1）一般处理 左侧卧位，面罩或鼻导管吸氧，10L/min，每次 30 分钟，间隔 5 分钟。纠正脱水及电解质紊乱。

（2）病因治疗 若为不协调性子宫收缩过强，停用催产素，用抑制子宫收缩药物特布他林或哌替啶、硫酸镁；若为羊水过少，脐带受压，可行羊膜腔内输液。

（3）终止妊娠 ①宫口未开全应立即剖宫产；②宫口开全、骨盆正常、胎头双顶径已达坐骨棘水平以下，应尽快阴道分娩。

**2. 慢性胎儿窘迫** 根据病因、孕周、胎儿成熟度、缺氧程度决定。

（1）一般处理　左侧卧位，定时吸氧，2～3 次/天，每次 30 分钟。积极治疗妊娠合并症和并发症。

（2）期待疗法　孕周小，胎儿娩出后存活率低，尽量保守治疗延长孕周，同时促胎肺成熟，争取胎儿成熟后终止妊娠。

（3）终止妊娠　妊娠近足月，胎动减少，OCT 出现频繁晚期减速及明显变异减速；胎儿生物物理评分≤3 分，均应剖宫产终止妊娠。

## 【常见护理诊断/问题】

**1. 气体交换受损（胎儿）**　与子宫胎盘血流改变，脐带血流减慢、中断有关。

**2. 焦虑**　与担心胎儿安危有关。

**3. 预感性悲哀**　与担心胎儿可能死亡有关。

## 【护理目标】

（1）胎儿宫内缺氧情况改善，胎心率恢复正常。

（2）孕妇焦虑情绪减轻。

## 【护理措施】

**1. 一般护理**

（1）休息　嘱孕妇取左侧卧位。

（2）饮食　慢性胎儿窘迫的孕妇，孕期应加强营养，进高蛋白、高热量、高维生素、富铁的食物，以促进胎儿生长发育。

**2. 病情观察**

（1）急性胎儿窘迫　观察胎动变化及羊水性状，每 10～15 分钟听 1 次胎心，并记录。遵医嘱进行胎心电子监护。

（2）慢性胎儿窘迫　加强孕期监护，协助检查胎盘功能，教会孕妇胎动计数和判断胎动异常的方法。

**3. 治疗护理**　改善胎儿缺氧状况。

（1）急性胎儿窘迫　①左侧卧位，吸氧；②缓解宫缩，停止滴注催产素；③遵医嘱用药。

（2）慢性胎儿窘迫　遵医嘱应用宫缩抑制剂和促胎肺成熟的药物，争取改善胎盘供血，延长孕周。

（3）协助终止妊娠　胎儿缺氧严重或经处理无效者应迅速结束分娩。宫口开全，胎头双顶径已达坐骨棘平面或以下，协助行阴道助产术；宫口未开全，或估计在短时间内不能经阴道分娩者，迅速做好剖宫产术前准备，协助医生尽快娩出胎儿，做好新生儿窒息抢救的准备。

**4. 心理护理**　向孕妇提供相关信息，如病因、病情、治疗方案及孕妇需做的配合，减轻孕妇焦虑。若胎儿死亡，应帮助产妇及家属度过悲哀期。

**5. 健康指导**

（1）向孕妇及家属介绍围生期保健知识，指导患妊娠期高血压疾病、心脏病、糖尿病的高危孕妇增加产前检查次数，酌情提前住院待产。

（2）指导孕妇学会胎动计数，凡胎动 <6 次/2 小时或逐日下降 50% 而不能恢复者，及时到医院检查，早期发现胎儿窘迫，及时处理。

## 【护理评价】

（1）胎儿宫内缺氧情况改善，胎心率恢复正常。

（2）孕妇焦虑情绪减轻。

## 二、新生儿窒息

新生儿窒息（neonatal asphyxia）是指新生儿出生后1分钟，只有心跳而无呼吸或未建立规律呼吸的缺氧状态。根据窒息程度可分为轻度（青紫）窒息和重度（苍白）窒息。必须积极抢救，精心监护，降低新生儿死亡率及智障发生率。

### 【病因】

**1. 胎儿窘迫** 各种原因造成的胎儿缺氧在出生前未得到纠正，胎儿娩出后即可表现为新生儿窒息。

**2. 呼吸中枢受到抑制或损害**

（1）胎儿颅内出血及脑部长时间缺氧导致呼吸中枢受到损害。

（2）分娩过程中母体使用麻醉剂、镇静剂，抑制了呼吸中枢。

**3. 呼吸道阻塞** 胎儿在通过产道时吸入胎粪、羊水，阻塞呼吸道影响气体交换。

**4. 先天发育异常** 早产、呼吸道畸形、肺部发育不良，导致新生儿不能进行正常的气体交换。

### 【护理评估】

**1. 健康史** 了解有无导致新生儿窒息的诱因，如产妇孕期是否患有妊娠期高血压疾病、前置胎盘、胎盘早剥、妊娠合并心脏病、胎膜早破等；胎儿有无心脏、呼吸道先天畸形等；产妇分娩中是否有产程延长、脐带脱垂、胎儿窘迫、用镇静剂等。了解新生儿有无早产、颅内出血等。

**2. 身体评估** 以Apgar评分为指标，于出生后1分钟进行评分和分度（表9－1）。出生后5分钟评分对预后有重要意义，评分越低，低氧血症越严重，如5分钟评分 <3分，则新生儿死亡率及日后脑损伤后遗症发病率明显增加。

**表9－1 新生儿窒息分度**

| 项目 | 轻度（青紫）窒息 | 重度（苍白）窒息 |
|---|---|---|
| Apgar评分 | 4～7分 | 0～3分 |
| 心跳 | 规则，强且有力，心率 <110次/分 | 不规则，慢而弱，心率 <80次/分 |
| 呼吸 | 呼吸表浅或不规律 | 无呼吸或仅有喘息样微弱呼吸 |
| 肌张力 | 肌张力好 | 肌张力松弛 |
| 喉反射 | 存在 | 消失 |
| 皮肤颜色 | 面部与全身皮肤呈青紫色 | 皮肤苍白，口唇暗紫 |

**3. 心理－社会评估** 产妇因担心新生儿死亡或留下后遗症，而表现焦虑、恐惧、悲伤等心理。

**4. 辅助检查** 新生儿血气分析pH值下降，$PaCO_2$升高，$PaO_2$降低。

**5. 处理原则** 按A、B、C、D、E复苏原则，必须强调新生儿窒息复苏，不能等待新生儿出生1分钟评分来判断新生儿窒息的状况，应及时复苏，以免延误抢救时机。新生儿窒息复苏可分为4个步骤：①快速评估，初步复苏。②正压通气和血氧饱和度监测。③正压人工呼吸加胸外按压。④给予药物。遵循评估—决策—实施—再评估—再决策—再实施的循环程序，直到复苏完成；呼吸、心率、肤色是评估复苏效果的三大重要指标。

### 【常见护理诊断/问题】

**1. 气体交换受损（新生儿）** 与胎儿窘迫未纠正，新生儿呼吸道阻塞、呼吸中枢抑制或损害有关。

**2. 有受伤的危险（新生儿）** 与抢救操作、缺氧损害心脑脏器有关。

**3. 有感染的危险（新生儿）**　与受凉、全身抵抗力下降、抢救操作有关

**4. 体温过低（新生儿）**　与环境温度低和新生儿缺氧有关。

**5. 预感性悲哀（母亲）**　与新生儿的生命受到威胁有关。

**【护理目标】**

（1）新生儿呼吸道通畅，建立自主、规则呼吸，复苏成功。

（2）新生儿缺氧并发症降至最低。

（3）新生儿未发生感染。

（4）新生儿体温维持在正常范围。

（5）母亲情绪稳定。

**【护理措施】**

**（一）抢救前准备**

**1. 物品准备**　随时可用、随手可及的全套复苏设备。

（1）保暖用物　预热辐射保温台、预热毛巾。

（2）清理呼吸道用物　吸痰管、低负压吸引器、胎粪吸引管。

（3）吸氧用物　氧气及导管、面罩、复苏气囊。

（4）气管插管用物　喉镜（电池、镜片）、气管导管、肩垫、固定胶布。

（5）评估用物　听诊器、秒表。

**2. 复苏常用药物**　肾上腺素、等渗晶体溶液、碳酸氢钠、纳洛酮等药物。

**3. 人员准备**　两名经过复苏专门训练、配合默契的医务人员（通常是助产士和医生）。

**（二）抢救配合**

**1. 初步复苏**

（1）最初评估　新生儿娩出后立即评估。包括：是否足月？羊水是否清亮？是否有呼吸或哭声？肌张力是否好？肤色是否红润？只要有1项是“否”，即启动复苏程序。

（2）复苏

1）保暖　新生儿娩出断脐后即放于辐射台保暖，拿走原盖在身上的湿毛巾。也可因地制宜采取保温措施，如用预热毯子裹住新生儿以减少热量散失等。

2）体位　置新生儿头轻度伸仰位（鼻吸气位），新生儿仰卧，头略后仰，颈部适度仰伸；在其肩下垫布卷或软垫使肩抬高2~2.5cm。

3）清理呼吸道

①常规处理：在新生儿肩娩出前助产士用手挤捏新生儿的面、额部，排出口、鼻腔羊水及黏液；娩出后摆正体位，用吸痰管（孕28~32周选6号吸痰管，孕32~36周选8号吸痰管，>37孕周选10号吸痰管）先口咽后鼻腔清理羊水及分泌物。

②羊水胎粪污染时处理：当羊水有胎粪污染时，无论胎粪是稠或稀，头部一旦娩出，可用大孔吸痰管（12号或14号吸痰管）吸引胎粪，先口咽后鼻腔。新生儿娩出即评估新生儿有无活力，新生儿有活力时（强有力的呼吸、肌张力好、心率>100次/分），继续初步复苏；如无活力，即采用气管插管吸引胎粪清理呼吸道。

4）擦干　清理完呼吸道，迅速擦干身上的羊水（数秒钟内完成，毛巾最好预热），擦用后的毛巾应取走。

5）触觉刺激呼吸　适当的刺激方法为用手拍打或手指弹新生儿的足底或摩擦新生儿背部 2 次以诱发自主呼吸。

6）重新摆正体位。

7）评估　前述步骤要求 20 秒内完成。评估心率、呼吸、肤色，耗时 6 秒，必要时监测血氧饱和度。

**2. 呼吸支持**　新生儿复苏有效，心率 >100 次/分、自主呼吸建立、皮肤黏膜转红，予支持护理；如未达预期效果进行下列处理。

（1）保暖　当呼吸正常、心率 >100 次/分、皮肤周围性青紫时，给予保暖。

（2）常压给氧　当呼吸正常、心率 >100 次/分、皮肤中心性青紫时，常压给氧。

（3）气囊面罩正压人工呼吸　如触觉刺激后无规律呼吸建立，或心率为 60 ~ 100 次/分，或持续中心性青紫，给予气囊面罩正压人工呼吸。

1）器械　自动充气气囊、复苏面罩（足月儿与早产儿型号不同）。预先检查气囊是否连接良好、有无漏气。

2）正压人工呼吸方法　面罩的安置应使其覆盖口、鼻，并使下颌下缘置于面罩边缘之内。挤压气囊速率为 40 ~ 60 次/分，吸呼比率为 1∶2。确定人工呼吸方法的有效性：胸廓随着进气而扩张，双肺闻及呼吸音。异常情况分析：如正压人工呼吸达不到有效通气，需检查面罩和面部之间的密闭性；是否有气道阻塞（可调整头位，清除分泌物，使新生儿的口张开）。

（4）评估　正压通气 30 秒后，评估心率、呼吸、肤色，耗时 6 秒，必要时监测血氧饱和度。

**3. 呼吸、循环支持**　复苏有效，心率 >100 次/分，有自主呼吸，可逐步减少并停止正压人工呼吸。如未达预期效果，进行下列处理。

（1）如自主呼吸不充分，或心率为 60 ~ 100 次/分，继续用气囊面罩或气管导管实施正压人工呼吸。新生儿复苏成功的关键是建立充分的正压人工呼吸。注意持续气囊面罩人工呼吸（ >2 分钟）可产生胃充盈，应常规插入胃管持续胃肠减压，以防止胃扩张及胃内容物吸入。

（2）如心率 <60 次/分，继续正压人工呼吸并开始胸外按压（是有节奏地按压胸骨，把压力传到心脏，心脏内压力升高，血液被挤入动脉系统）。当作用在胸骨上的压力撤除时，血液从静脉回流入心脏。

1）胸外按压的体位和部位　取仰卧位，颈部轻度仰伸，并正压呼吸。按压部位在胸骨的下 1/3，即两乳头假想连线中点下缘（图 9 - 4）。

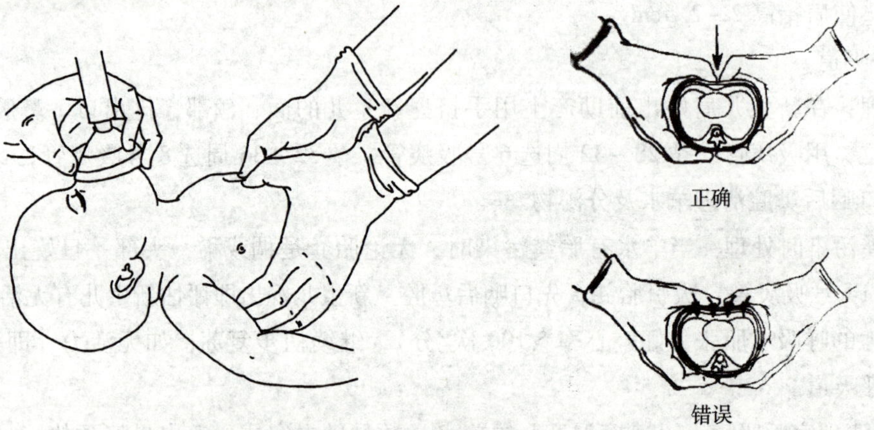


**图 9 - 4　胸外按压部位及方法**

2）操作步骤 ①方法：有双指法和拇指法两种。②压力：按压深度为胸骨前后径1/3。③速度：胸外按压和人工呼吸配合，按压3次，人工呼吸1次，耗时2秒，每分钟120个动作。④注意：手不能离开胸骨按压区，以防错位或按压过深损害脏器；按压速度及深度要恒定，按压同时要检查效果。⑤可能发生的损伤：肋骨骨折、气胸、肝破裂。

（3）评估 正压通气加胸外按压30秒后，评估心率、呼吸、肤色，耗时6秒。

**4. 药物治疗** 如心率为60～100次/分，继续正压通气；如心率<60次/分，继续正压通气加胸外按压，并给予药物治疗。

（1）肾上腺素 为强心药，能加快心率、加强心肌收缩力。使用特点：静脉或气管套管内快速给药，静脉给药0.1～0.3ml/kg（1∶10000）；气管内给药0.5～1 ml/kg（1∶10000）。观察：如心率仍<60次/分，3～5分钟可重复使用肾上腺素。

（2）扩容剂 血容量不足者给扩容剂，可用全血、生理盐水溶液、乳酸林格液。使用特点：静脉给药，10ml/kg，缓慢推入（>10分钟）。观察：如仍有低血容量表现，可重复使用；如改善不明显，考虑有代谢性酸中毒。

（3）碳酸氢钠 一般不推荐使用。

（4）纳洛酮 适用于严重呼吸抑制，其产妇分娩前4小时使用过麻醉剂者。用药特点：0.1mg/kg，静脉或气管套管内给药。严密观察呼吸、心率，若再出现呼吸抑制，可再给药。

### （三）病情监护

新生儿复苏后进入新生儿监护室，复苏后的新生儿有多器官功能损害的危险，应继续监护。包括：①体温管理。②监护新生儿呼吸道是否通畅，注意观察面色、呼吸、心率。③早期发现并发症，监测心率、血压、血氧饱和度、血细胞比容、血糖、血气分析及血电解质等；复苏后立即对新生儿进行血气分析有助于估计窒息的程度；对新生儿的脑、心、肺、肾及胃肠等器官进行功能监测，早期发现异常并及时干预，减少新生儿的死亡和伤残率。

### （四）一般护理

窒息复苏后的新生儿置暖箱中保暖，维持肛温36.5～37℃；保持安静，减少刺激；应延迟哺乳，以静脉补液维持营养。

### （五）心理护理

向家属介绍本病的相关医学知识，告知家长，该病可能引起缺氧缺血性脑病，发生神经系统严重后遗症，如智力低下、听力下降、瘫痪等，取得家长的理解和配合。

### （六）健康指导

对恢复出院的患儿应指导定期复查。对有后遗症的患儿，应指导家长学会康复护理的方法。

## 【护理评价】

（1）新生儿建立自主、规则呼吸。

（2）新生儿缺氧并发症降至最低。

（3）新生儿无感染征象。

（4）新生儿体温恢复正常。

（5）新生儿母亲能接受事实，情绪稳定。

# 目标检测

答案解析

## 选择题

A1/ A2 型题

1. 高危妊娠的概念是指

   A. 对孕妇有较高危险性或导致难产的妊娠

   B. 对胎儿有较高危险性或导致难产的妊娠

   C. 对新生儿有较高危险性或导致难产的妊娠

   D. 对孕妇、胎儿有较高危险性或导致难产的妊娠

   E. 对孕产妇、胎儿及新生儿有较高危险性或导致难产的妊娠

2. 胎儿窘迫的主要病理变化是

   A. 小动脉痉挛　　B. 水钠潴留

   C. 缺血、缺氧　　D. 回心血量减少

   E. 电解质平衡失调

3. 有关胎儿窘迫的描述，不正确的是

   A. 胎心 >160 次/分或 <110 次/分　　B. 母体血氧含量不足会引起

   C. 临床以慢性胎儿窘迫多见　　D. 可出现胎动频繁或减少

   E. 严重者可出现胎儿头皮血 pH 值 <7. 20

4. 胎儿窘迫最明显的临床征象是

   A. 胎心率改变　　B. 胎动改变

   C. 孕妇尿 $E_3$ >20mg/24h　　D. 头位，羊水胎粪污染

   E. 酸中毒

5. 诊断胎儿窘迫的胎儿头皮血 pH 值应为

   A. <7. 20　　B. 7. 20 ~7. 24

   C. 7. 25 ~7. 29　　D. 7. 30 ~7. 34

   E. >7. 20

6. 孕妇，26 岁，孕 39 周。上午家务劳动时突感胎动频繁，至傍晚胎动渐减弱、消失，急诊入院，听诊胎心音 90 次/分。下列护理措施不妥的是

   A. 侧卧位，间断吸氧

   B. 行胎心监护

   C. 嘱孕妇增加营养和休息即可，继续观察病情

   D. 协助做好手术产的准备

   E. 做好新生儿抢救和复苏的准备

7. 有关胎儿窘迫的护理措施，下面哪项不宜

   A. 协助孕妇取左侧卧位　　B. 给予孕妇吸氧

   C. 临产后出现羊水Ⅰ度污染立即结束分娩　　D. 孕晚期监测胎动变化

   E. 分娩过程中出现胎儿窘迫要做好新生儿复苏的准备

8. 下列哪项与胎儿窘迫的预防无关
   A. 积极防治妊娠期高血压疾病、贫血等
   B. 孕晚期、分娩期取左侧卧位
   C. 少运动，保证休息
   D. 孕晚期应注意休息防胎膜早破、脐带脱垂
   E. 第二产程不宜超过 2 小时
9. 有关新生儿轻度窒息，错误的是
   A. 心跳弱、不规则，心率 <80 次/分
   B. Apgar 评分 4 ~7 分
   C. 呼吸表浅或不规律
   D. 肌张力好，对外界刺激有反应
   E. 喉反射存在
10. 新生儿窒息时，首先要进行的处置是
   A. 清理呼吸道
   B. 吸氧
   C. 口对口人工呼吸
   D. 脐静脉推注碳酸氢钠
   E. 胸外按摩

（任延艳）

**书网融合……**

重点回顾　　微课　　习题

# 第十章　异常分娩妇女的护理

PPT

**学习目标**

**知识目标：**

1. **掌握**　产力异常的护理评估和护理措施；臀位的护理评估和护理措施。

2. **熟悉**　产力异常的病因；骨盆狭窄的类型；持续性枕后位、持续性枕横位的护理评估和护理措施。

3. **了解**　产力异常对母儿的影响；软产道异常的分类。

**技能目标：**

学会观察和初步识别各种异常分娩。

**素质目标：**

具有爱心、同情心、责任心，细心观察每一位产妇的产程进展情况，运用沟通技巧协助产妇顺利度过分娩期。

## 导学情景

**情景描述：**王女士，32岁，孕1产0，孕$38^{+4}$周。昨晚8点因阵痛入院。入院检查：宫缩持续30秒，间歇4~5分钟。LOA位，胎心146次/分。骨盆测量：坐骨结节间径9cm。今上午7点检查：宫缩持续35~45秒，间歇3~4分钟，宫口开大6cm。10点再行检查：宫缩持续30~40秒，间歇4~5分钟，宫缩不强。宫口开大6cm，先露：头S-1。

**情景分析：**结合王女士入院后的体格检查、产程进展及宫缩的变化，可诊断为产力异常。产力异常是造成产程进展缓慢或停滞的因素之一。及早发现产力异常，判断产力异常的类型并进行有效纠正，可使产程顺利进展。

**讨论：**请问王女士属于何种产力异常？可以采取哪些针对性的护理措施？

**学前导语：**影响分娩的因素有产力、产道、胎儿和精神心理因素。这些因素在分娩过程中互相影响，因此应严密观察产程，及时识别异常分娩征象，综合分析、判断并做出正确处理，对保证产程顺利进展至关重要。

异常分娩（abnormal labor）俗称难产（dystocia），是指由于各种原因所致的产程进展异常或分娩受阻。影响分娩的因素有产力、产道、胎儿和产妇的精神心理因素。这些因素在分娩过程中互相影响，其中任何一个或一个以上因素异常或这些因素相互之间不能协调、适应，都可能导致难产。顺产与难产一定条件下可以相互转化，妥善处理可使难产转化为顺产，否则可能出现难产导致母儿并发症，严重时危及母儿生命。因此，严密观察产程，及时识别异常分娩征象，综合分析和判断，并做出正确恰当的处理，对保证母婴安全度过分娩期至关重要。

## 第一节　产力异常

产力是将胎儿及其附属物从子宫腔内逼出的力量，包括子宫收缩力、腹肌和膈肌收缩力、肛提肌收缩力。子宫收缩力是主要产力，贯穿于分娩的全过程。分娩过程中，子宫收缩的节律性、对称性和极性不正常或宫缩的强度和频率改变，称为子宫收缩力异常，又称产力异常（abnormal uterine action），表现为子宫收缩的协调性异常和强度异常。

产力异常分为子宫收缩乏力和子宫收缩过强两大类，每一类又分为协调性和不协调性两种类型（图 10－1），临床上以协调性宫缩乏力最常见。

- 子宫收缩力异常
  - 子宫收缩乏力
    - 协调性宫缩乏力（低张性宫缩乏力）
    - 不协调性宫缩乏力（高张性宫缩乏力）
  - 子宫收缩过强
    - 协调性宫缩过强
      - 急产（产道无阻力）
      - 病理缩复环（产道有阻力）
    - 不协调性宫缩过强
      - 强直性子宫收缩
      - 子宫痉挛性狭窄环

**图 10－1　子宫收缩力异常的分类**

## 一、子宫收缩乏力

子宫收缩乏力是产科最常见的产力异常，多发生于初产妇，尤其是高龄初产妇。

### 【病因】

常为多种因素综合所致，常见的原因如下。

**1. 头盆不称或胎位异常**　胎儿先露部下降受阻，不能紧贴子宫下段及宫颈内口，不能有效地刺激盆底神经丛，影响内源性催产素释放，不能引起反射性子宫收缩，是导致继发性宫缩乏力的最常见原因。

**2. 子宫局部因素**　子宫发育不良或畸形（如双角子宫）、子宫壁过度膨胀（如多胎妊娠、巨大儿、羊水过多等）、多产妇子宫肌纤维变性及结缔组织增生、子宫肌瘤、子宫手术史（剖宫产和子宫肌瘤剥除）等均可引起子宫收缩乏力。

**3. 精神因素**　产妇精神紧张、情绪不佳、疼痛耐受力弱、对分娩阵痛的恐惧、与家人分离的焦虑等导致大脑皮层功能紊乱，临产后进食不足等导致体力过度消耗，可引起原发性子宫收缩乏力。

**4. 内分泌失调**　妊娠后期雌激素、孕激素、催产素、前列腺素、某些电解质（如钾、钠、钙、镁等）均与分娩的发动和子宫收缩有关，可影响子宫的正常收缩。

**5. 药物影响**　临产后使用大剂量解痉剂、镇静剂、镇痛剂及宫缩抑制剂，如吗啡、哌替啶、硫酸镁等，可引起继发性宫缩乏力。

**6. 其他**　产妇过度疲劳、睡眠不足；膀胱、直肠过度充盈，前置胎盘等影响胎先露下降；第一产程过早使用腹压；体质虚弱以及急慢性疾病致全身衰竭等，都可能引起宫缩乏力。

### 【对母儿的影响】

**1. 对产妇的影响**

（1）体力消耗　因产程延长，影响产妇休息、进食，严重时可引起脱水、酸中毒、低钾血症；产妇精神疲惫与体力消耗，可致肠胀气、排尿困难等，加重宫缩乏力。

（2）产伤　由于第二产程延长，膀胱被压迫于胎先露（尤其是胎头）和耻骨联合之间，可致组织缺血、水肿、坏死、脱落，形成膀胱阴道瘘或尿道阴道瘘。

（3）产后出血　因宫缩乏力，影响胎盘的剥离和及时娩出，也影响子宫壁血窦的关闭，容易引起产后出血。

（4）产后感染　由于产程长，进展慢，产程中阴道检查次数多、胎膜早破、产后出血等均可增加产后感染的机会。

**2. 对胎儿及新生儿的影响** 产程延长易发生胎儿窘迫，增加了手术助产率，使新生儿产伤、新生儿窒息、新生儿颅内出血、吸入性肺炎等并发症的发生率明显升高。不协调性宫缩乏力宫缩间歇期宫腔内压力较高，影响子宫胎盘循环，更易致胎儿窘迫。

## 【护理评估】 微课

### （一）健康史

评估产前检查的一般资料，了解产妇的身体发育状况、身高、骨盆测量值、胎儿大小、头盆关系等；评估既往史，尤其是孕产史。注意评估临产后产妇的精神状态，产妇的休息、进食、排泄及用药情况，了解产程进展。

### （二）身体评估

**1. 临床表现**

（1）协调性宫缩乏力 又称低张性宫缩乏力，较常见。指子宫收缩具有正常的节律性、对称性和极性，但收缩力弱，宫腔内压力 < 15mmHg，宫缩持续时间短，间歇时间长且不规律，宫缩 < 2 次/10 分钟。当宫缩高峰时，宫体无明显隆起，用手指按压子宫底肌壁仍可出现凹陷。根据发生时期分为原发性和继发性两种。①原发性宫缩乏力：指产程一开始即出现子宫收缩乏力，初产妇多见，临床上常表现为潜伏期延长，需与假临产鉴别。②继发性宫缩乏力：指产程开始宫缩正常，但进展到一定阶段后宫缩减弱，产程进展缓慢甚至停滞。多发生在活跃期或第二产程，常见于骨盆狭窄或持续性胎位异常。

**练一练**

关于不协调性宫缩乏力的临床表现，下列正确的是（ ）

A. 宫腔压力高，使宫颈扩张快

B. 宫缩时产妇腹痛难忍、拒按，间歇时消失

C. 比协调性宫缩乏力多见

D. 用镇静药效果明显

E. 宫缩仍保持正常极性与对称性

答案解析

（2）不协调性宫缩乏力 又称高张性宫缩乏力。指子宫收缩失去正常的节律性和对称性，极性倒置。宫缩的兴奋点不是起自两侧子宫角，而是来自子宫的一处或多处，收缩波由下向上扩散，节律不协调。宫缩时宫底部不强，宫体或子宫下段强，宫缩间歇期子宫壁不能完全放松，宫腔内压力常大于 20mmHg。这种宫缩不能使宫颈口扩张和胎先露下降，属无效宫缩。常与精神过度紧张或催产素应用不当有关，可伴有头盆不称或胎位异常。产妇自觉下腹部持续性疼痛，烦躁不安，严重者可出现水、电解质紊乱，胎儿窘迫等。检查时下腹部压痛，宫缩期子宫收缩强度弱，间歇期子宫张力高，产程进展缓慢或停滞。

（3）产程图异常 根据新产程标准及处理的专家共识（2014），产程曲线异常有以下几种情况。①潜伏期延长：从临产至宫颈口扩张 4～6cm，初产妇 > 20 小时，经产妇 > 14 小时，为潜伏期延长［图 10－2（1）］。②活跃期停滞：当破膜且宫颈口扩张 ≥ 6cm 后，若宫缩正常，宫颈口停止扩张 ≥ 4 小时，或宫缩欠佳，宫颈口停止扩张 ≥ 6 小时，为活跃期停滞［图 10－2（2）］。③活跃期延长：是指活跃期宫颈口扩张速度 < 0.5cm/h。④第二产程延长：第二产程无进展，初产妇 > 3 小时，经产妇 > 2 小时；行硬膜外麻醉镇痛分娩者，初产妇 > 4 小时，经产妇 > 3 小时，为第二产程延长［图 10－2（3）］。⑤胎头下降延缓：是指第二产程初产妇胎头先露下降速度 < 1cm/h，经产妇 < 2cm/h。⑥胎头下降停滞：是指第二产程胎头先露停留在原处不下降超过 > 1 小时。

评估产妇的血压、脉搏、呼吸、心率，观察产妇的神志，评估皮肤弹性。评估产妇宫缩的节律性、

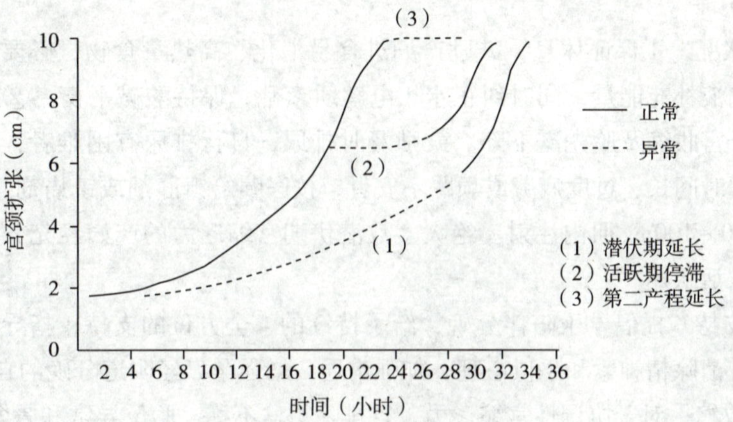


图10-2　异常的宫颈扩张曲线

极性、强度及频率，识别协调性与不协调性宫缩乏力。根据产程曲线，判断产程进展情况。

**2. 辅助检查**

（1）胎心监测　超声多普勒胎心仪监测胎心变化。协调性宫缩乏力胎心变化较迟，而不协调性宫缩乏力较早出现胎心变化。

（2）实验室检查　尿液检查可出现尿酮体阳性；血液生化检查可出现钾、钠、氯、钙等电解质的改变，二氧化碳结合力可降低。

**（三）心理-社会评估**

由于产程延长，尤其是不协调性宫缩乏力，产妇因持续性腹痛、进食差、休息不好而情绪急躁，甚至痛苦不堪，失去对阴道分娩的信心。家属担心母儿安危，显得焦虑与恐惧，常要求尽快剖宫产结束分娩。

**（四）处理原则**

**1. 协调性宫缩乏力**　应及时查找原因，检查有无头盆不称或胎位异常，了解宫颈扩张及胎先露下降情况。如发现异常，应综合评估，估计不能经阴道分娩者应做好剖宫产术前准备。若有阴道分娩的可能，应给予积极试产。

**2. 不协调性宫缩乏力**　停止一切操作，首先是恢复子宫收缩的节律性、对称性和极性，将不协调性宫缩调整为协调性宫缩，然后按协调性宫缩乏力处理。在恢复为协调性宫缩之前，严禁使用催产素。

**【常见护理诊断/问题】**

**1. 疼痛**　与子宫收缩不协调致子宫肌纤维间歇期不能完全放松有关。

**2. 有体液不足的危险**　与产程延长、进食少致电解质紊乱有关。

**3. 焦虑**　与知识经验缺乏、产程进展异常、担心母儿健康有关。

**【护理目标】**

（1）不协调性宫缩得到纠正，产妇能理解分娩阵痛的过程。

（2）产妇水、电解质保持平衡。

（3）产妇及家属能积极配合医护人员的处理方案，情绪稳定，安全度过分娩期。

**【护理措施】**

**（一）协调性子宫收缩乏力**

经综合评估判断，估计可经阴道分娩者应做好以下护理。

### 1. 第一产程的护理

（1）改善全身状况 ①保证休息，鼓励产妇进食易消化、高热量食物，必要时应根据生化检查结果按医嘱给予静脉输液补充能量，同时纠正水、电解质紊乱，保持酸碱平衡。②保持膀胱和直肠的空虚状态，以免影响子宫收缩及胎先露下降。鼓励及时排尿，自行排尿有困难者，先行诱导排尿，无效时应予导尿。③产程时间长、过度疲劳或烦躁不安者，按医嘱给镇静剂或镇痛剂，如地西泮 10mg 缓慢静脉推注或哌替啶 50 ~ 100mg 肌内注射。绝大多数潜伏期宫缩乏力的产妇经充分休息后，子宫收缩力得以恢复，自然进入活跃期。

（2）提供心理支持 提倡导乐陪伴分娩，给予持续的、全方位的支持，指导舒适体位，配合呼吸和按摩等放松技巧，消除精神紧和恐惧心理，加强沟通，增强孕妇经阴道分娩的自信心。

（3）加强子宫收缩 对于协调性宫缩乏力，且排除头盆不称、胎位异常和骨盆狭窄，无胎儿窘迫，可按医嘱选用以下方法加强宫缩。①人工破膜：宫颈扩张≥3cm，产程无进展、胎头已衔接，排除脐带先露后，可在宫缩间歇时行人工破膜，同时观察羊水量、性状及胎心变化，记录破膜时间。破膜后胎头下降紧贴子宫下段及宫颈，可引起有效的反射性宫缩。②催产素静脉滴注：破膜后宫缩仍不理想，可用催产素静脉滴注加强宫缩。原则是以最小的浓度获得最佳的宫缩。先用 0.9% 生理盐水 500ml 静脉滴注，从 4 ~ 5 滴/分开始，然后加入催产素 2.5U，摇匀（相当于含催产素 0.33mU/滴，1 ~ 2mU/min），专人护理，观察宫缩、胎心、血压、脉搏等情况并记录。根据宫缩情况，每隔 15 分钟调节剂量和滴速，如宫缩不强可逐渐加快滴速，以每次增加 1 ~ 2mU/min 为宜，最大给药剂量不超过 20mU/min（60 滴/分），以维持宫缩时宫腔内压力达 50 ~ 60mmHg，宫缩持续 40 ~ 60 秒，间歇 2 ~ 3 分钟。对于不敏感者，可酌情增加催产素剂量。如子宫收缩过强（10 分钟内宫缩 >5 次，持续 >1 分钟，间歇 <2 分钟）或出现胎心异常，应立即停止静滴催产素，必要时按医嘱给予宫缩抑制剂，以免发生子宫破裂或胎儿窘迫等严重并发症。若发现血压升高，应减慢滴注速度。催产素具有抗利尿作用，可出现少尿，应注意水中毒的发生。③针刺穴位：常用穴位有合谷、三阴交、太冲、关元、中极等穴位，有增强宫缩的效果。④刺激乳头：可促进内源性催产素释放，加强宫缩。

**看一看**

#### Bishop 宫颈成熟度评分

利用 Bishop 宫颈成熟度评分法可估计人工破膜加强宫缩措施的效果。该评分法满分为 13 分。若产妇得分≤3 分，人工破膜均失败，应改为其他方法，4 ~ 6 分者成功率约 50%，7 ~ 9 分者成功率约 80%，9 分以上均成功。

**Bishop 宫颈成熟度评分法**

| 指标 | 分数 | | | |
|---|---|---|---|---|
| | 0 | 1 | 2 | 3 |
| 宫口开大（cm） | 0 | 1 ~ 2 | 3 ~ 4 | ≥5 |
| 宫颈管消退（%）（未消退为 2 ~ 3cm） | 0 ~ 30 | 40 ~ 50 | 60 ~ 70 | ≥80 |
| 先露位置（坐骨棘水平 =0） | −3 | −2 | −1 ~ 0 | +1 ~ +2 |
| 宫颈硬度 | 硬 | 中 | 软 | |
| 宫口位置 | 朝后 | 居中 | 朝前 | |

（4）剖宫产术的准备 如经上述处理试产 2 ~ 4 小时产程仍无进展，或出现胎儿窘迫、产妇体力衰竭等，应立即做好剖宫产的术前准备。

**2. 第二产程的护理**　经上述处理后，进入第二产程，此时应继续密切观察胎心、宫缩与胎先露下降情况。当胎头双顶径达坐骨棘水平或以下者，等待自然分娩，并做好阴道助产和新生儿抢救的准备工作。若胎头仍未衔接或出现胎儿窘迫征象，应行剖宫产结束分娩。

**3. 第三产程的护理**　预防产后出血和感染。

（1）预防产后出血　当胎儿前肩娩出后，立即给予催产素 10～20U 肌内注射或静脉滴注加强宫缩，促使胎盘剥离娩出及子宫血窦关闭。若出血量较多，也可使用米索前列醇 0.4mg 直肠给药。

（2）预防感染　破膜>12 小时，总产程>24 小时，产程中阴道检查次数多者，应给予抗生素预防感染。

留产房内观察 2 小时，密切观察子宫收缩、阴道出血情况及生命体征。每 15～30 分钟按压宫底 1 次，了解宫缩情况，防止凝血块堵塞宫颈口而阴道流血不多但大量积血淤滞宫腔内。注意产后保暖，进食一些高热量饮品，使产妇得到充分的休息和恢复。

**想一想**

初产妇，27 岁，孕 40 周入院待产。临产后宫缩具有正常的节律性、对称性和极性，但宫缩持续 30 秒，间隔 6～10 分钟，强度弱，产程进展缓慢，胎心音正常。

**请问：**目前该产妇的宫缩属于哪种类型？

答案解析

### （二）不协调性子宫收缩乏力

应关心、安慰、鼓励产妇，向产妇耐心解释疼痛原因，分散产妇注意力。指导产妇在宫缩时做深呼吸、腹部按摩及放松技巧，以减轻疼痛，稳定情绪，消除其对分娩的恐惧。若宫缩仍不协调，可给予哌替啶 100mg 肌内注射或地西泮 10mg 静脉推注，使产妇充分休息。若发现头盆不称或胎儿窘迫，应做好剖宫产术和抢救新生儿的各项准备。

### （三）提供心理支持，减少焦虑和恐惧

在分娩过程中给予心理支持，及时给予解释，加强沟通。鼓励产妇讲出她们的担心和不适感，将产程进展和护理计划告知产妇及家属，以增加产妇对分娩的信心。做检查和治疗时应遵循知情同意的原则，以取得良好的配合。检查后应将结果用通俗的语言告诉产妇和家属，以解除其担忧。有条件可提供家人陪伴分娩或导乐分娩，提高分娩质量。

**【护理评价】**

（1）产妇于待产和分娩过程中获得支持，能满足基本需要且舒适度增加。

（2）产妇没有出现水、电解质失衡与酸中毒问题。

（3）产妇情绪稳定，安全度过分娩期。

## 二、子宫收缩过强

子宫收缩过强是指宫缩持续时间超过正常时限，宫缩间歇时间过短，宫缩时产生的宫内压力过强。子宫收缩过强可造成急产、强直性子宫收缩或痉挛性狭窄环，均可对母儿产生不利影响，应积极寻找原因，予以恰当处理。

**【病因】**

（1）产妇精神高度紧张、过度疲劳、胎膜早破及粗暴地多次进行阴道内或宫腔操作均可引起不协调性宫缩过强。

（2）催产素使用不当，如剂量过大或浓度过高，或个体对催产素过于敏感。

（3）分娩中遇有阻力或胎盘早剥血液浸润子宫肌层，也可导致强直性子宫收缩。

【对母儿的影响】

**1. 对产妇的影响** 协调性宫缩过强造成急产，由于宫颈、阴道、会阴等未得到充分扩张，易造成产道撕裂，甚至严重损伤；若有梗阻则可发生子宫破裂，危及母儿生命。接产时来不及消毒可造成感染。胎儿娩出后子宫收缩乏力，可致胎盘滞留或产后出血。

**2. 对胎儿及新生儿的影响** 过强、过频的宫缩使子宫胎盘血液循环受阻，致胎儿窘迫甚至死亡；宫缩过强可造成急产，胎儿在短时间内通过产道，一旦娩出后，胎头的阻力骤然下降，可致新生儿颅内出血；骨盆狭窄、头盆不称可引起子宫破裂、胎儿死亡；若来不及接产，新生儿坠地可致骨折、外伤及感染。

【护理评估】

**（一）健康史**

认真查阅产前检查的各项记录，包括骨盆测量值、胎儿大小、有无妊娠并发症等。经产妇需了解有无急产史。重点评估临产时间、宫缩强度、频率及胎心情况、用药情况等。

**（二）身体评估**

**1. 临床表现**

（1）协调性宫缩过强　是指子宫收缩的节律性、对称性和极性均正常，但子宫收缩力过强、过频。当产道无阻力，无头盆不称及胎位异常时，宫口在短时间内迅速开全，产程可在短时间内结束，如总产程不足3小时，称为急产，多见于经产妇。若存在产道梗阻或瘢痕子宫，宫缩过强可发生病理缩复环甚至子宫破裂，由于宫缩过强、过频，产妇表现为疼痛难忍，大喊大叫。

（2）不协调性宫缩过强　可分为强直性子宫收缩和子宫痉挛性狭窄环。①强直性子宫收缩：大多由于外界因素造成，如梗阻性难产、应用宫缩剂不当或胎盘早剥，引起宫颈内口以上的肌纤维发生强直性痉挛性收缩，宫缩无明显间歇或间歇期极短，产妇诉腹部剧痛难忍，烦躁不安，拒按。检查胎位触诊不明，胎心听诊不清，有时可见病理缩复环。子宫下段压痛明显，导尿可见血尿，为先兆子宫破裂的征象。②子宫痉挛性狭窄环：多见于产妇精神紧张、过度疲劳，不恰当地应用宫缩剂及粗暴的宫腔操作，使子宫局部肌肉出现痉挛性不协调性收缩，形成环状狭窄，持续不放松。痉挛性狭窄环多发生在宫体与子宫下段交界处或胎体的某一狭窄部位，如胎颈、胎腰处（图10－3），可阻碍胎儿下降。产妇表现为持续腹痛、烦躁、宫颈扩张缓慢，胎心率不规则。阴道检查可在宫腔内触及狭窄环，不随宫缩上升，需与病理缩复环鉴别。

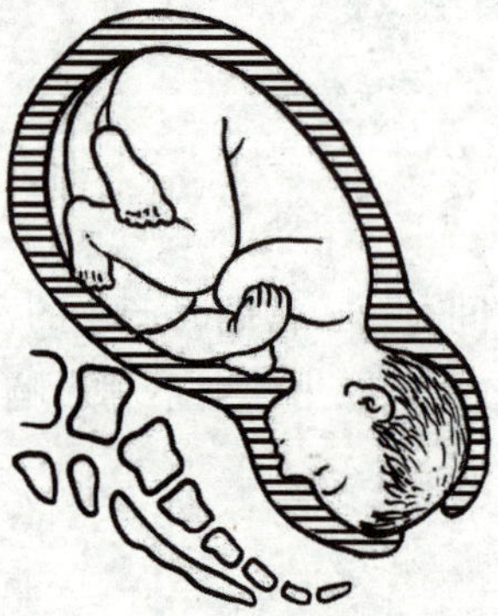
(a)狭窄环围绕胎颈

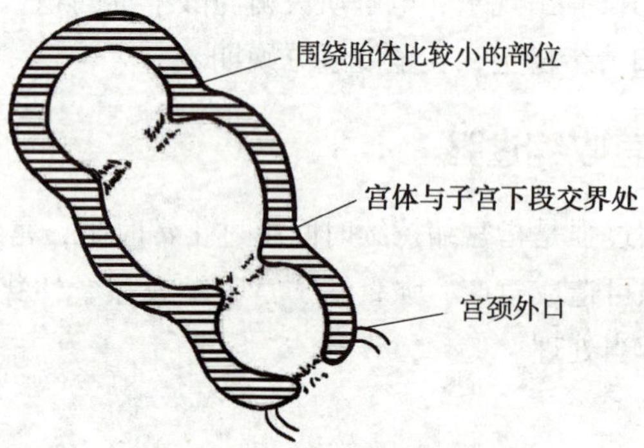

(b)狭窄环容易发生的部位

**图10－3　痉挛性狭窄环易发生的部位**

**2. 辅助检查**　及时抽血查血常规、血型和血生化，胎儿监护仪了解胎儿宫内安危情况，B超确定胎儿大小、胎方位及胎盘位置等。

### （三）心理-社会评估

产程进展很快，产妇毫无思想准备，尤其周围无医护人员或家人的情况下，产妇有恐惧和极度无助感，担心自身和胎儿安危。评估产妇精神状态及配合程度，评估产妇及家属对自然分娩的信心。

### （四）处理原则

识别发生急产的高危人群和急产征兆，正确处理急产，临产后慎用宫缩剂及各种加强宫缩的措施以防引起宫缩过强，预防并发症发生。不协调性宫缩过强，应停止阴道内操作及宫缩剂使用，根据胎心、宫缩是否恢复正常、产道条件等因素综合判断，确定处理方式。

## 【常见护理诊断/问题】

**1. 疼痛**　与宫缩过频、过强有关。

**2. 焦虑**　与担心自身及胎儿安危有关。

**3. 有感染的危险**　与产道损伤、产程延长、失血过多机体抵抗力下降等因素有关。

## 【护理目标】

（1）产妇能应用减轻疼痛的常用技巧应对宫缩痛。

（2）产妇能理解宫缩过强对母儿的危害并能积极配合处理。

（3）产妇未发生产道损伤、产程延长和失血过多等。

## 【护理措施】

### （一）协调性宫缩过强

**1. 妊娠期**　有急产史的孕妇在预产期前2~3周不宜外出，以免发生意外。应提前入院待产，入院后应经常巡视。产妇主诉腹坠用力时要及时检查宫口及胎先露情况，并迅速做好接产准备及新生儿抢救准备。

**2. 分娩期**　产程中严密观察宫缩情况、胎心变化，鼓励产妇做深呼吸，嘱其不要用力向下屏气，以减慢胎儿娩出速度。胎头娩出时注意保护会阴及无菌操作，及时发现软产道裂伤并缝合。按医嘱给予新生儿维生素 $K_1$ 10mg 肌内注射，预防新生儿颅内出血。如产道阻力大或有头盆不称，应立即停用宫缩剂，按医嘱给予解痉镇静药物，防止发生子宫破裂，尽快结束分娩。

**3. 产后护理**　急产来不及消毒者，应重新无菌处理脐带，必要时给予母儿抗生素预防感染，注射破伤风抗毒素1500U。严密观察子宫复旧、会阴伤口、阴道出血等情况，并仔细检查软产道，有裂伤及时正确缝合。

### （二）不协调性宫缩过强

（1）应停止一切刺激，如禁止阴道内操作，并立即停用催产素。

（2）按医嘱给予宫缩抑制剂，如利托君100mg加于5%葡萄糖500ml中静脉滴注。若无胎儿窘迫，估计胎儿在4小时内不会娩出者，按医嘱给予镇静剂，如哌替啶100mg肌内注射。消除异常宫缩后，可行阴道助产或等待自然分娩。如经上述处理不能缓解，宫口未开全，胎先露高浮，或出现胎儿窘迫，应立即做好剖宫产的术前准备。若胎死宫内，宫口已开全，使用药物缓解宫缩，随后以不损害母体为原则，阴道助产处理死胎。

（3）健康指导　指导产妇继续观察子宫复旧及恶露的情况，注意局部卫生，及时更换会阴垫，产褥期禁止盆浴及性生活；指导产后康复保健及科学育儿；明确产后复查的时间，若产褥期出现异常应及时就诊，以便及时发现问题，及时处理。

【护理评价】

（1）产妇能应用减轻疼痛的技巧，使宫缩痛减轻。

（2）产妇能积极配合，解除焦虑，产程进展顺利。

（3）产妇分娩过程顺利，未发生产道损伤、产程延长和失血过多等。

## 第二节　产道异常

产道是胎儿娩出的通道，包括骨产道和软产道两部分。产道异常可阻碍胎儿娩出造成难产，以骨产道异常为多见。骨产道又是分娩因素中相对固定的因素，在异常分娩中应引起高度重视。

### 一、骨产道异常

骨盆径线过短或形态异常，致使骨盆腔容积小于胎儿先露部可通过的限度，阻碍胎先露下降，影响产程顺利进展，称为狭窄骨盆（contracted pelvis）。狭窄骨盆可以表现为一个平面或多个平面狭窄，一条或多条径线过短。原因可为先天发育异常、出生后营养不良、疾病及外伤等。在临床实践中常遇到的是临界或轻度的骨盆狭窄，能否构成难产，还与胎儿大小、胎位、胎头可塑性、产力和处理是否得当等密切相关。

【分类】

**1. 骨盆入口平面狭窄**　以扁平骨盆为代表，主要为骨盆入口平面前后径狭窄，以对角径为主，分为3级（表10－1）。

**表10－1　骨盆三个平面狭窄的分级（各径线单位：cm）**

| 分级 | 入口平面狭窄 | 中骨盆平面狭窄 | | 出口平面狭窄 | |
|---|---|---|---|---|---|
| | 对角径 | 坐骨棘间径 | 坐骨棘间径＋中骨盆后矢状径 | 坐骨结节间径 | 坐骨结节间径＋出口后矢状径 |
| Ⅰ级（临界性） | 11.5 | 10 | 13.5 | 7.5 | 15.0 |
| Ⅱ级（相对性） | 10.0～11.0 | 8.5～9.5 | 12.0～13.0 | 6.0～7.0 | 12.0～14.0 |
| Ⅲ级（绝对性） | ≤9.5 | ≤8.0 | ≤11.5 | ≤5.5 | ≤11.0 |

扁平骨盆常见以下两种类型。①单纯扁平骨盆：骨盆入口呈横椭圆形。因骶骨岬向前突出，使入口平面前后径缩短而横径正常，骶骨弧度正常（图10－4）。②佝偻病性扁平骨盆：多因幼年时患佝偻病，使骨骼软化，致骨盆变形。骶骨岬向前突，骶骨下段平直后移，骶骨弧度消失，尾骨前翘，坐骨结节外翻使耻骨弓角度及坐骨结节间径增大（图10－5）。

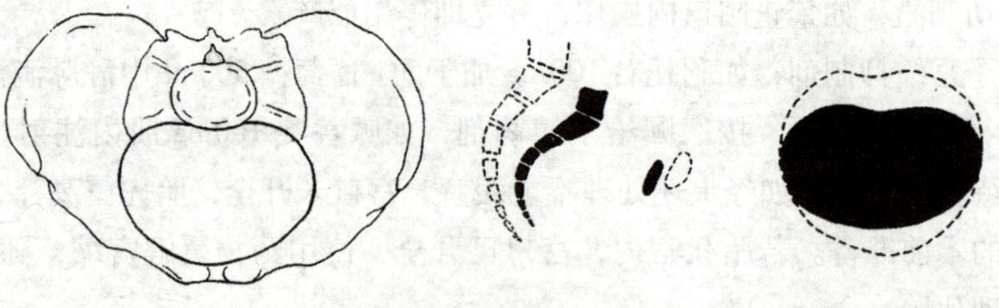

**图10－4　单纯扁平骨盆**

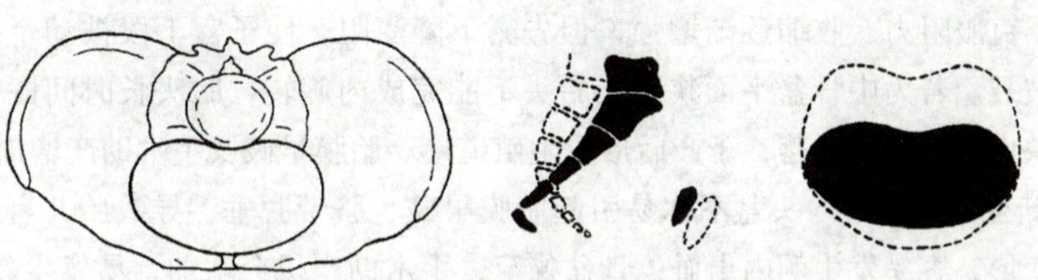

图 10-5　佝偻病性扁平骨盆

**2. 中骨盆平面狭窄**　中骨盆平面狭窄较入口平面狭窄更常见，主要见于男型骨盆及类人猿型骨盆，以坐骨棘间径和中骨盆后矢状径为主，分为 3 级（表 10-1）。

**3. 骨盆出口平面狭窄**　常与中骨盆狭窄同时存在，主要见于男型骨盆，以据坐骨结节间径和出口后矢状径为主，分为 3 级（表 10-1）。

中骨盆和出口平面狭窄常见以下两种类型。①漏斗型骨盆：骨盆入口平面各径线正常，两侧骨盆壁逐渐向内倾斜，呈漏斗状。中骨盆及骨盆出口平面均明显狭窄，使坐骨棘间径、坐骨结节间径缩短，坐骨切迹宽度 <2 横指，耻骨弓角度 <90°，坐骨结节间径与后矢状径之和 <15cm（图 10-6）。②横径狭窄骨盆：相当于类人猿型骨盆，即骨盆三个平面横径均缩短，前后径略长，呈纵椭圆形，坐骨切迹增宽（图 10-7）。

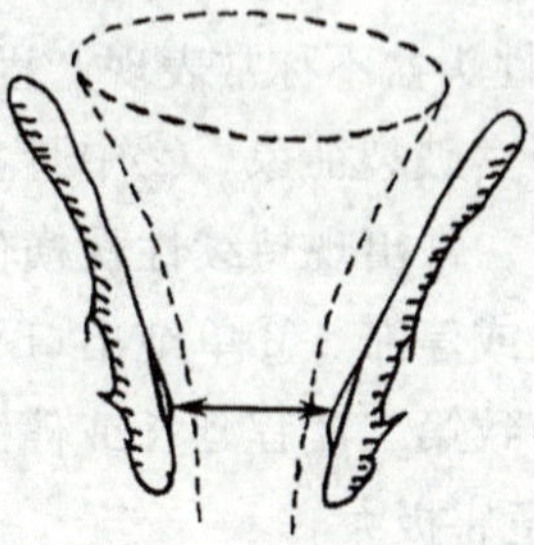

图 10-6　漏斗型骨盆

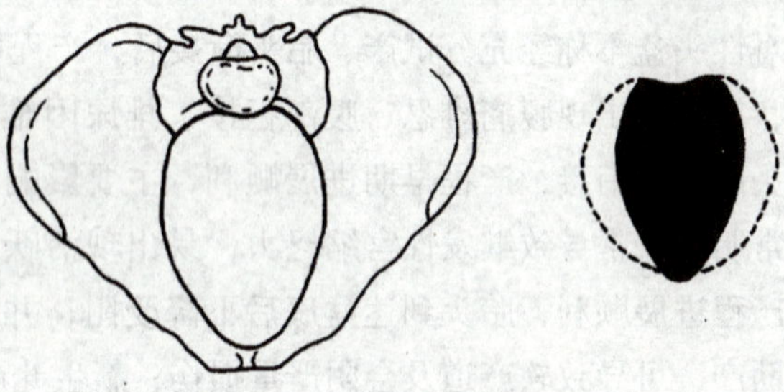

图 10-7　横径狭窄骨盆

**4. 骨盆三个平面均狭窄**　骨盆的形态属正常女性骨盆，但骨盆三个平面各径线均较正常女型骨盆小 2cm 或更多，故称为均小骨盆（图 10-8）。常见于身材矮小、体型匀称的女性。

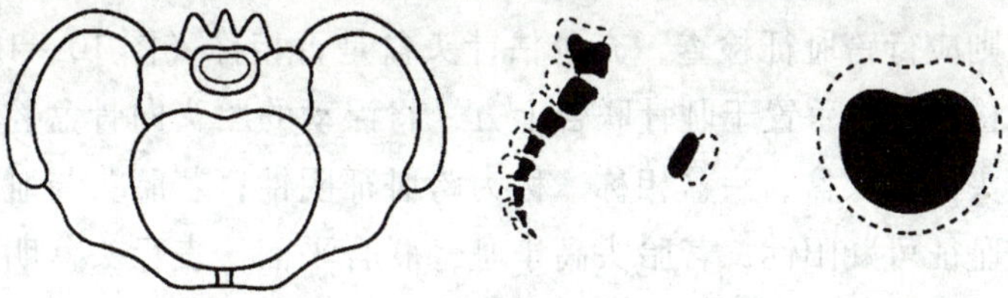

图 10-8　均小骨盆

**5. 畸形骨盆**　骨盆外形失去正常形态和对称性，如骨软化症骨盆，偏斜骨盆，脊柱病变、髋关节病变和骨盆外伤所致畸形骨盆（图 10-9）。骨软化症骨盆特征是耻骨联合向前突出、骶骨岬前突、骨盆入口呈三角形、坐骨结节间径明显缩短。严重骨盆畸形使骨盆形态不规则，骨盆腔狭窄。

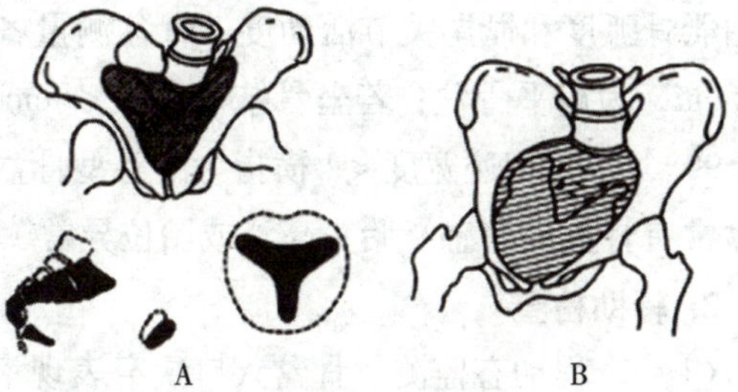


图 10-9　畸形骨盆

A. 骨软化症盆骨；B. 偏斜骨盆

**【对母儿的影响】**

**1. 对产妇的影响**　骨盆中度或重度狭窄时，分娩过程中子宫为了克服阻力，收缩逐渐增强，但先露下降受阻，使子宫下段被动牵拉变薄，如不及时处理可导致子宫破裂。若为中骨盆平面狭窄，胎头不能完成内旋转，胎头长时间嵌顿于产道内，压迫软组织引起局部缺血、坏死、脱落，于产后形成生殖道瘘。胎膜早破及手术助产增加感染机会。

**2. 对胎儿及新生儿的影响** 头盆不称易引起胎膜早破、脐带脱垂，导致胎儿窘迫甚至死亡；胎头受压过久、极度变形，容易发生颅内出血；骨盆狭窄，手术助产机会增加，易发生新生儿产伤及感染，围生儿死亡率增高。

**【护理评估】**

**（一）健康史**

认真查阅产妇产前检查的有关资料，尤其是骨盆测量异常资料及妇科检查的记录。了解既往分娩史，内、外科疾病史，如佝偻病、脊柱和关节结核及外伤史等。应了解经产妇有无难产史及原因、分娩方式、新生儿体重、出生后情况、有无产伤等。评估本次妊娠的经过，是否有妊娠并发症等。

**（二）身体评估**

**1. 临床表现**

（1）症状 ①骨盆入口平面狭窄：影响胎先露的正常衔接，孕妇常表现为腹形异常，如悬垂腹或尖腹；胎位异常，如臀先露、面先露、肩先露、枕横位等；因胎头衔接不良，多表现为产程早期进展缓慢。相对性头盆不称经充分试产、胎头衔接后，产程可顺利进展。绝对性头盆不称常表现产程停滞。若宫缩强，产妇可出现腹痛难忍、腹部拒按、排尿困难，甚至出现先兆子宫破裂征象。②中骨盆平面狭窄：胎头能正常衔接，产程早期进展顺利，主要影响胎头俯屈与内旋转，常出现持续性枕横位或枕后位等异常胎位，常导致继发性宫缩乏力，易出现活跃期及第二产程延长或停滞。③单纯出口平面狭窄：第一产程进展顺利，胎头到达盆底后下降受阻，并继发宫缩乏力，导致第二产程延长或停滞。如强行阴道助产，可导致软产道及会阴严重损伤，新生儿严重产伤，对母儿危害极大。

（2）体征 ①一般检查：身材矮小（身高 $<145cm$）的女性可能存在均小骨盆；身材矮壮者往往骨骼粗大，可能存在骨盆内径狭窄；脊柱侧弯、后凸、米氏菱形窝不对称等可存在骨盆畸形；跛足、脊髓灰质炎后遗症可使骨盆产生偏斜畸形。②腹部检查：初产妇呈尖腹、经产妇呈悬垂腹，常有骨盆入口狭窄。测量子宫底高度及腹围，估计胎儿大小。四步触诊判断胎位是否正常。③评估头盆关系：若临产后胎头仍未衔接则应行跨耻征检查，充分估计头盆是否相称（图 10－10）。方法：产妇排空膀胱，仰卧，两腿伸直。检查者将手置于耻骨联合上方，将浮动的胎头向骨盆腔方向推压。若胎头低于耻骨联合平面，表示胎头可以入盆、头盆相称，称为跨耻征阴性；若胎头与耻骨联合在同一平面，提示可疑头盆不称，即跨耻征可疑阳性；若胎头高于耻骨联合平面，表示头盆明显不称，称为跨耻征阳性。阳性产妇应令其两腿屈曲半卧位，再次检查跨耻征，若为阴性，提示骨盆倾斜度异常，不是头盆不称。④骨盆测量：应测量对角径、中骨盆前后径、坐骨棘间径、坐骨切迹宽度、坐骨结节间径等，评估骶骨弧度和骶尾关节活动度。骨盆测量各径线都较正常值小 2cm 或以上，为均小骨盆；对角径 $<11.5cm$，为扁平骨盆；若坐骨结节间径 $<8cm$，坐骨结节间径与出口后矢状径之和 $<15cm$，耻骨弓角度 $<90°$，坐骨切迹宽度 $<2$ 横指为漏斗型骨盆。骨盆狭窄的类型及分级见表 10－1。⑤阴道检查：狭窄骨盆常有骨盆内聚感、胎头高浮或胎位异常、宫颈水肿、产瘤形成等。

**2. 辅助检查**

（1）产程动态监测 骨盆入口狭窄表现潜伏期和活跃期延长或停滞；中骨盆及骨盆出口狭窄易致活跃期及第二产程延长或停滞、胎头下降延缓或停滞。

（2）B 超检查 观察胎先露与骨盆的关系，通过测量胎儿多条径线如双顶径、胸径、腹径、股骨长度估计胎儿体重，判断能否经阴道分娩。

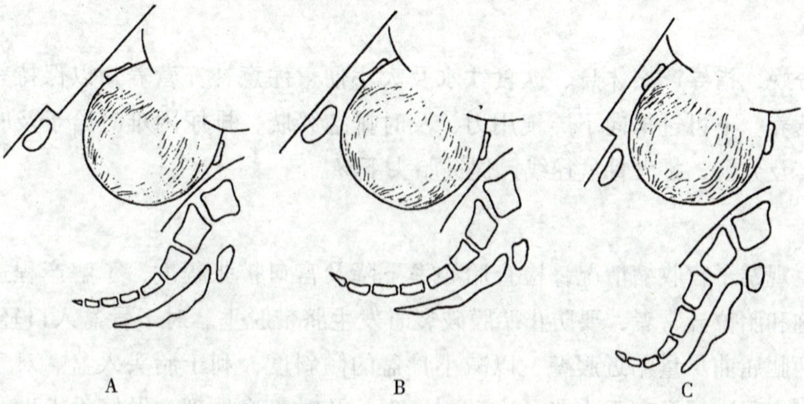

图 10 - 10　跨耻征检查

A. 头盆相称；B. 可疑头盆不称；C. 头盆不称

### （三）心理 - 社会评估

当产妇被告之骨盆异常时，常表现为紧张、焦虑、不知所措，会急迫询问医护人员能否从阴道分娩。部分产妇不愿意配合试产，而坚决要求剖宫产。

### （四）处理原则

应明确骨盆狭窄的类型和程度，了解胎方位、胎儿大小、胎心率、宫缩强弱、宫颈扩张程度、胎先露下降程度、是否破膜等，并结合产妇年龄、产次、既往分娩史等进行综合判断，选择合理的分娩方式。

**1. 骨盆入口平面狭窄**　相对性狭窄，预计胎儿体重 < 3000g，枕先露，胎心率正常，产妇一般状况及产力良好，可在严密监护下试产。产程有进展，可经阴道分娩，如产力正常，胎头不能入盆，宫颈扩张缓慢，产程无进展，为试产失败，应考虑剖宫产；绝对性狭窄，应做好剖宫产的准备。

**2. 中骨盆平面狭窄**　若宫口开全，宫缩正常，胎头双顶径达坐骨棘水平以下，可用手法协助胎头旋转成枕前位或枕后位，再行阴道助产或自然分娩；若胎头双顶径未达坐骨棘水平，或出现胎儿窘迫征象，应行剖宫产术结束分娩。

**3. 骨盆出口狭窄**　阴道试产应慎重。

**4. 骨盆三个平面均狭窄**　如估计胎儿不大、头盆相称、胎位及胎心正常、产力好，可在严密监护下试产；若胎儿较大、有明显头盆不称，应尽早行剖宫产术。

**5. 畸形骨盆**　严重畸形、明显头盆不称者，应及时行剖宫产术。

### 【常见护理诊断/问题】

**1. 有感染的危险**　与胎膜早破、产程延长、手术操作有关。

**2. 有新生儿窒息的危险**　与产道异常、产程延长有关。

**3. 潜在并发症**　子宫破裂、胎儿窘迫。

### 【护理目标】

（1）产妇的感染征象得到预防和控制。

（2）新生儿出生状况良好。

（3）产妇能平安分娩，无并发症发生。

【护理措施】

（一）一般护理

提倡导乐陪伴分娩，指导产妇休息、饮食饮水及大小便，注意补充营养，以保持充沛的体力。不能进食者静脉补充营养。不可过早向下屏气用力，及时排空膀胱，排尿困难时给予及时导尿。鼓励产妇采用自由体位待产及分娩，扩大骨盆径线，促进胎头下降。

（二）观察产程

严密监测胎心，观察子宫收缩情况，检查胎心率下降及宫口扩张程度，了解产程进展，防止产程延长。对于头盆不称和胎位异常者，要防止胎膜破裂时发生脐带脱垂。对于骨盆入口轻度狭窄的产妇，可进行体位纠正，两腿屈曲尽量贴近腹壁，以减小骨盆的倾斜度，利于胎头入盆。对于试产的产妇要专人护理，严密观察产程进展及有无先兆子宫破裂表现，及时正确处理。做好手术助产或剖宫产的准备及新生儿抢救的准备工作。

（三）预防产后出血和感染

胎儿娩出后，按医嘱使用催产素、抗生素，预防产后出血和感染。保持外阴清洁，每日擦洗外阴2次，使用消毒会阴垫。胎先露长时间压迫阴道或出现血尿时，产后留置导尿管8～12天，定期更换尿袋，用无菌等渗盐水冲洗以保持尿管通畅，防止发生尿路感染和生殖道瘘。

（四）心理护理

为产妇及其家属提供心理支持和做好产妇的心理护理。向产妇及家属讲清楚阴道分娩的可能性及优点，增强其信心。认真解答产妇及家属提出的疑问，使其了解目前产程进展的情况，解除焦虑、恐惧心理，使她们建立对医护人员的信任感，以取得良好的合作，安全度过分娩期。

（五）新生儿护理

胎头在产道压迫时间过长或经手术助产的新生儿，应按高危儿处理，严密观察颅内出血或其他损伤的症状。

（六）健康指导

指导产褥期保健，加强营养与休息，观察恶露性状及会阴伤口恢复情况，做好母乳喂养指导。

【护理评价】

（1）产妇无感染征象，产后体温、恶露、白细胞计数正常，伤口愈合情况好。

（2）未发生新生儿窒息。

（3）产妇能配合实施处理方案，母儿平安度过分娩期，无并发症。

## 二、软产道异常

软产道异常包括阴道、宫颈、子宫下段、子宫本身发育异常或病变以及盆腔其他器官病变。软产道异常所引起的难产临床上较少见，容易被忽略，但分娩中如处理不当会造成母儿损伤。因此，孕期至少应进行一次阴道检查及B超检查，以便及早发现软产道及盆腔器官的异常。外阴虽不属于软产道，但与分娩关系密切，在此一并讲述。

【分类】

（一）外阴异常

**1. 会阴坚韧** 多见于初产妇，尤其35岁以上高龄初产妇更为多见。由于会阴体与盆底组织坚韧，缺乏弹性，会阴体伸展性差，使阴道口狭窄。常在第二产程中使胎头下降受阻，胎头娩出时造成会阴体严重撕裂，分娩时应做预防性会阴切开。

**2. 外阴水肿**　常发生在重度妊娠期高血压疾病、重度贫血、慢性营养不良等各种原因引起的低蛋白血症、心脏病、肾炎的孕妇，在引起全身性水肿的同时，可伴有严重的外阴水肿，使外阴组织失去弹性，分娩时妨碍胎先露下降，容易造成组织损伤、感染、伤口愈合不良等。处理：临产前应积极纠正全身性疾病及营养不良、低蛋白血症等，局部可用50%硫酸镁湿热敷，以减轻水肿。临产后会阴水肿仍未消退者，可在严密消毒下进行多点针刺放液，产时行会阴切开术；产后应加强会阴部护理，预防感染。

**3. 外阴瘢痕**　为炎症或外伤之后遗症，如瘢痕挛缩，可使阴道口过于狭窄，不能扩张，影响胎先露的下降和娩出。如瘢痕范围仅限于外阴，胎头可达盆底者，应行会阴切开术经阴道分娩。如瘢痕范围过大，累及阴道，妨碍胎头下降，应行剖宫产术。

**4. 其他异常**　如会阴处炎症明显或有其他肿物，妨碍胎头娩出或防其因分娩损伤而加重炎症，应选择剖宫产。

### （二）阴道异常

**1. 阴道横隔**　多位于阴道中、上段，往往较坚韧。完全性阴道横隔不能受孕，不完全横隔在其中央或偏一侧有一小孔，常被认为是宫口而忽略诊断。阴道横隔在临产后不能像宫颈那样扩张，可阻止胎先露下降。当胎头下降将横隔撑薄后，可以中央小孔为中心做X形切开，待分娩结束后，再修剪剩余隔瓣，用肠线作间断或连续锁边缝合。由于胎先露压迫，切开后一般无明显出血。厚的横隔可阻止胎先露下降，需行剖宫产术。

**2. 阴道纵隔**　常伴有双子宫、双宫颈畸形。位于一侧宫内的胎儿下降通过阴道时，纵隔被推向对侧，一般不阻碍分娩。单宫颈合并部分性阴道纵隔时，纵隔位于胎先露的下方，有时产力强，胎头可冲断纵隔娩出。如纵隔肥厚坚韧、阻碍胎先露下降，可于纵隔中部剪断，分娩结束后再修剪残余纵隔，用肠线连续锁边或间断缝合残端。

**3. 阴道闭锁或狭窄**　导致难产的阴道狭窄多见于因分娩损伤、感染、腐蚀性药物等引起的瘢痕挛缩。严重阴道瘢痕挛缩者可因影响性生活而导致不孕，狭窄范围小者，在妊娠期可随妊娠进展而充血、软化，临产后，胎先露对之扩张往往能克服瘢痕阻力而完成分娩。瘢痕广泛而坚韧者可阻碍胎头下降，不宜试产，应以剖宫产为妥。

**4. 阴道尖锐湿疣**　妊娠期尖锐湿疣常生长迅速，如阴道尖锐湿疣范围广、体积大，疣体根部弹性差，可阻碍分娩，容易发生撕裂、血肿及感染，并可能使新生儿患喉乳头状瘤，故以剖宫产为宜。

**5. 阴道囊肿或肿瘤**　如瘤体较大，可能妨碍分娩者，特别是有恶性肿瘤可能者，应行剖宫产。待产后再处理原有病灶。若为单纯性阴道囊肿，可经阴道穿刺抽出囊液，使之体积缩小，以利于娩出胎儿。

### （三）宫颈及子宫异常

**1. 宫颈水肿**　多见于持续性枕后位或前不均倾位。宫口未开全前，由于胎先露压迫直肠，产妇过早出现便意而增加腹压，使宫颈前唇长时间受压于胎头和耻骨联合之间，血液回流受阻，而引起宫颈水肿。水肿常发生于宫颈前唇。处理时可先用手法旋转异常胎位，解除胎头对宫颈的压迫。如宫颈扩张尚小，可用0.5%利多卡因5～10ml于宫颈两侧注射。如宫口近开全，可用手法扩张宫颈并将之上推。如经上述处理后宫口扩张缓慢或停滞，应行剖宫产。

**2. 宫颈坚韧**　常见于高龄初产或精神过度紧张的初产妇，或宫颈手术后瘢痕形成，宫颈坚韧不易扩张，可用0.5%利多卡因行宫颈封闭，或地西泮10mg缓慢静脉推注，若仍不能缓解，应行剖宫产术。

**3. 宫颈癌** 宫颈癌合并妊娠不常见。患者宫颈质地脆硬，缺乏伸展性，如从阴道分娩，有导致宫颈撕裂、出血、感染和癌细胞扩散的危险，应行剖宫产术，根据癌肿的期别、大小、有无扩散等进一步处理。

**4. 子宫肌瘤** 子宫肌瘤可随妊娠的进展而充血、增大，可发生红色变性。多发性子宫肌瘤可影响子宫收缩的协调性和极性，引起宫缩乏力。较大的子宫下段肌瘤或宫颈肌瘤可阻塞产道，影响先露入盆和下降，应行剖宫产术。若肌瘤不阻碍先露下降，不影响分娩进程，可经阴道分娩，产后再处理肌瘤。

**5. 子宫畸形** 可因宫腔形态异常导致胎位异常，或因子宫发育不良而致宫缩乏力。如胎盘附着于子宫纵隔，产后不易自然剥离，需行人工剥离胎盘术，且易残留宫内而引起产后出血。

**（四）盆腔肿瘤**

妊娠合并卵巢肿瘤时，容易发生蒂扭转、破裂；卵巢肿瘤位于骨盆入口阻碍胎先露衔接者，应行剖宫产术，并同时切除卵巢肿瘤。

**【常见护理诊断/问题】**

**1. 有软产道损伤的危险** 与软产道狭窄或组织坚韧有关。

**2. 焦虑** 与知识缺乏、担心分娩过程的结果有关。

**3. 潜在并发症** 产后出血、胎儿窘迫、新生儿窒息。

**【护理目标】**

（1）产妇不发生产道严重裂伤。

（2）产妇能积极配合处理，缓解焦虑。

（3）产妇能顺利分娩，无并发症发生。

**【护理措施】**

**1. 治疗配合** 根据软产道异常的种类和程度，配合医生进行处理，对于不适合阴道分娩的产妇做好剖宫产的准备。

**2. 产程观察** 对于阴道分娩的产妇，产程中要观察宫口开大和胎先露下降情况，及时发现产道因素对产程的影响；严密监测胎心，及时处理胎儿窘迫；在胎儿娩出后要及时检查软产道情况，若有裂伤应及时缝合，防止发生产后出血。

**3. 心理护理** 加强与产妇沟通，及时解释病情，给予心理支持，减轻产妇对分娩的担心。

**4. 健康指导** 保持外阴清洁卫生；防止感染发生，观察会阴伤口愈合情况。

**【护理评价】**

（1）及时正确处理软产道异常，产妇未发生产道严重裂伤。

（2）产妇理解软产道异常的危害，积极配合处理，缓解焦虑。

（3）严密观察产程，产妇顺利分娩，未发生并发症。

## 第三节　胎位异常

胎位异常包括胎头位置异常、臀位、横位及复合先露，其中胎头位置异常较常见，如持续性枕后位、持续性枕横位，在产科临床上占有重要地位，臀位次之，横位及复合先露极少见。

### 一、持续性枕后位、持续性枕横位

正常头位分娩时，大部分胎头以枕前位衔接，仅有少数以枕后位或枕横位入盆。下降过程中，在强有力的宫缩压力下，绝大多数胎位能向前旋转 90°～135°，转成枕前位分娩（图 10－11）。只有少数在分娩过程中，胎头枕骨不能转向前方，至中骨盆及盆底时仍位于母体骨盆的后方或侧方，致使分娩发生困难者，称为持续性枕后位或持续性枕横位（图 10－12）。

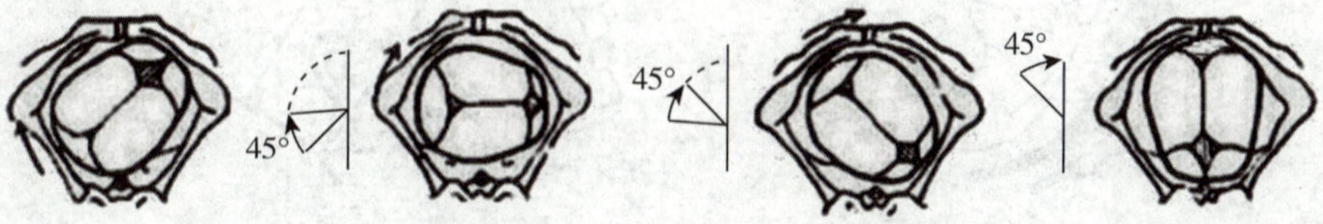


**图 10－11 枕右后位转为枕前位**

【病因】

**1. 骨盆异常** 多见于漏斗型骨盆或横径狭窄骨盆，骨盆入口前半部较狭窄，后半部较宽，胎儿取枕后位或枕横位衔接；中骨盆平面及骨盆出口平面狭窄，阻碍胎头在中骨盆平面向前旋转，易致持续性枕后位或持续性枕横位。

**2. 胎头俯屈不良** 当胎头以枕后位衔接时，由于胎背和母体脊柱靠近，不利于胎头俯屈，胎头径线与产道不相称，阻碍胎头下降及内旋转，使胎头枕部持续位于骨盆的侧方或后方。

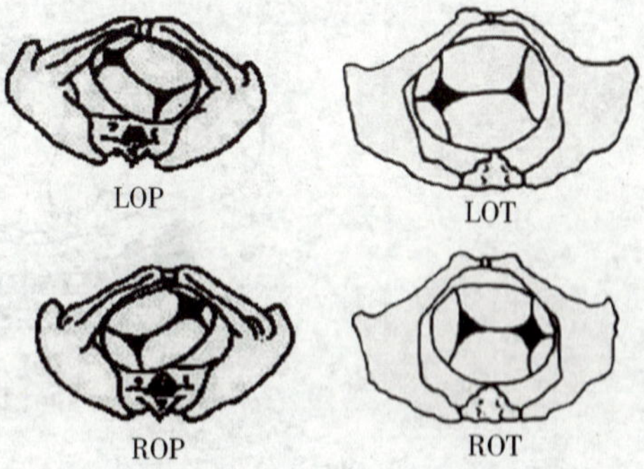


**图 10－12 持续性枕后位、持续性枕横位**

**3. 子宫收缩乏力** 宫缩乏力时胎头下降与旋转的动力不足，胎头易保持原来位置不变，形成持续性枕后位或枕横位，而持续性枕后位或枕横位易致继发性宫缩乏力，两者互为因果。

**4. 头盆不称** 胎头过大可妨碍胎头的内旋转，而呈持续性枕后位或枕横位。

**5. 其他** 胎盘位于子宫前壁且位置较低时，膀胱充盈、子宫下段肌瘤等均可妨碍胎头的内旋转而出现持续性枕后位或枕横位。

【分娩机制】

**1. 枕后位** 枕后位衔接时，在良好的产力驱动下，胎头向前旋转 135°，多数以枕前位娩出，或向前旋转 45°以枕横位分娩，少数向后旋转 45°成正枕后位（图 10－13）。其分娩方式有以下 2 种。①胎头俯屈良好：胎头继续下降，前囟先抵达耻骨联合下方时，以前囟为支点，胎头继续俯屈，使顶部及枕部自会阴前缘娩出，继而胎头仰伸，相继由耻骨联合下缘娩出额、鼻、口、颏。此为最常见的分娩方式（图 10－14）。②胎头俯屈不良：当鼻根出现在耻骨联合下缘时，以鼻根为支点，胎头先俯屈，从会阴前缘娩出前囟、顶部及枕部，然后胎头仰伸，使鼻、口、颏相继由耻骨联合下娩出。由于胎头以较大的枕额周径旋转，胎儿娩出更加困难，多需手术助产（图 10－15）。

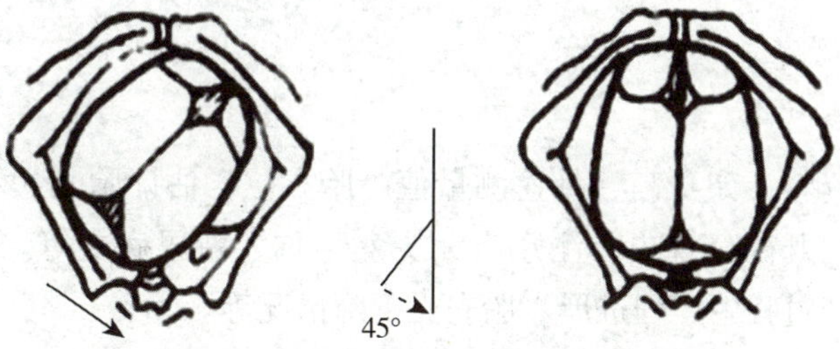


**图 10－13 枕右后位转为枕后位**

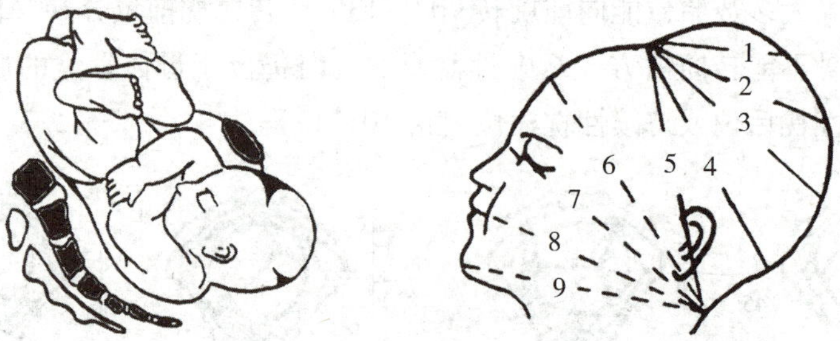


图 10－14　枕后位以前囟为支点娩出（胎头俯屈良好）

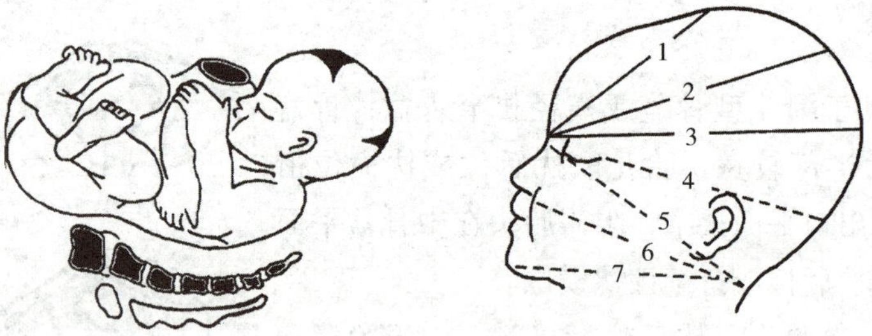


图 10－15　枕后位以鼻根为支点娩出（胎头俯屈不良）

**2. 枕横位**　枕横位胎头可向前旋转 90°以枕前位娩出，部分枕横位在下降过程中无内旋转动作，或枕后位胎头枕部仅向前旋转 45°而形成持续性枕横位，虽然也能经阴道分娩，但多需用手或借助胎头吸引器将胎头转成枕前位娩出。

## 【对母儿的影响】

**1. 对产妇的影响**

（1）手术产机会增加　持续性枕后（横）位时，由于胎头以较大径线适应产道，胎头下降缓慢或停滞。由于产程长，产妇疲劳，容易发生胎儿窘迫，常需行剖宫产术及阴道助产结束分娩。

（2）软产道损伤　胎头以较大径线适应产道分娩，容易造成产道撕裂；由于产程长，特别是第二产程延长，胎头长时间压迫软产道，可发生软组织缺血、坏死、脱落，形成生殖道瘘。

（3）产后出血　持续性枕后（横）位时，常继发宫缩乏力，产妇疲劳；产后子宫复旧差，容易发生产后出血。

（4）产褥感染　由于产程长，阴道检查的次数增加，阴道助产及剖宫产率增加，容易诱发产褥感染。

**2. 对胎儿及新生儿的影响**　由于产程长，手术助产概率增加，常引起胎儿窘迫、新生儿窒息和产伤，使围生儿死亡率增高。

## 【护理评估】

### （一）健康史

详细评估产前检查的资料，如身高、骨盆测量值、胎方位，估计胎儿大小、羊水量、有无前置胎盘及盆腔肿瘤等。重点询问既往分娩史，注意有无头盆不称、糖尿病史等。了解是否有分娩巨大儿、畸形儿等家族史。评估待产过程中产程进展、胎先露下降情况等。

### （二）身体评估

**1. 临床表现**

（1）症状　临产后胎头衔接较晚且俯屈不良，常导致继发性宫缩乏力、宫口扩张缓慢；由于胎头枕部持续位于骨盆后方压迫直肠，产妇自觉肛门坠胀、有便意，宫口未开全就过早使用腹压，易致宫颈水肿，产程进展受阻，产程延长；或出现胎膜早破、脐带脱垂等，导致胎儿窘迫，甚至胎儿死亡。

（2）体征 ①腹部检查：宫底可触及胎臀，胎背在母体的后方或侧方，胎儿肢体可明显触及。若胎头已衔接，可在胎儿肢体侧耻骨联合上方触及胎儿颏部。胎心在母体偏外侧最清晰。②阴道检查：盆腔后部空虚，矢状缝位于骨盆的斜径上，前囟位于骨盆的右前方，后囟（枕部）位于骨盆的左后方为枕左后位，反之为枕右后位。矢状缝位于骨盆的横径上，前囟在骨盆的左侧，后囟（枕部）在骨盆的右侧，为枕右横位；反之为枕左横位。当出现胎头水肿、颅骨重叠、囟门触摸不清时，可借助胎儿耳屏位置及耳廓朝向判定胎方位。

**2. 辅助检查**

（1）B 超检查 可根据胎头枕部、颜面及脊柱所处位置，准确查明胎方位，并有助于了解胎头入盆的深度。

（2）胎儿监护仪 通过监护仪描绘的曲线，可了解胎儿宫内安危。

### （三）心理－社会评估

因产程过长，产妇体力消耗、极度疲乏、失去信心而产生急躁情绪，同时也十分担心自身及胎儿的安危，表现为紧张、焦虑。

### （四）处理原则

当骨产道正常，胎儿不大时，可以试产，试产时应严密观察产程，注意胎头下降和宫口扩张情况、宫缩强度和胎心变化。

## 【常见护理诊断/问题】

**1. 有新生儿窒息的危险** 与分娩因素异常有关。

**2. 焦虑** 与产程延长、体力消耗有关。

**3. 潜在并发症** 产道裂伤。

## 【护理目标】

（1）新生儿不发生窒息。

（2）产妇能与医护人员合作，接受分娩处理方案。

（3）产程能顺利进展，阴道助产得当，不发生产道裂伤。

## 【护理措施】

### （一）第一产程

**1. 潜伏期** 以支持疗法为主，保证产妇充分营养和休息。如产妇精神紧张、睡眠欠佳、宫缩乏力，可肌内注射哌替啶或地西泮，使产妇得以充分休息后，宫缩常转好。让产妇朝向胎背对侧的方向侧卧，有助于胎头枕部转向前方；进食少者可予静脉输液，以补充能量和液体。经上述处理后宫缩仍乏力者，应尽早静脉滴注催产素。

**2. 活跃期** 如产程停滞，排除明显头盆不称后，宫口开大 3cm 以上，可行人工破膜，观察羊水性状，促进产程进展。如宫缩欠佳，可予静脉滴注催产素。在宫口开全之前，嘱产妇不可用力屏气，以防宫颈水肿影响产程进展；如宫口扩张 >1cm/h，伴胎先露下降，可继续试产。如经上述处理后，宫颈扩张缓慢 <0.5cm/h 或停滞，或出现胎儿窘迫，应行剖宫产术结束分娩。

### （二）第二产程

宫口开全后先露下降缓慢或停滞，阴道检查胎头双顶径已达坐骨棘水平以下（S≥ +3），可试行徒手旋转胎头成枕前位。若旋转成功，胎头继续下降，可等待自然分娩或行阴道助产。如向前旋转困难，也可向后转为正枕后位，以产钳助产。如胎头位置偏高，可疑有头盆不称或徒手旋转胎位失败，应改行剖宫产术。

### （三）第三产程

因产程较长，容易发生产后宫缩乏力性出血，胎儿娩出后应立即肌内注射或静脉注射催产素，以促进子宫收缩和胎盘娩出；软产道裂伤及时缝合；凡手术助产、软产道撕裂、产程较长、产程中多次阴道检查者，产后应予抗生素预防感染。

**【护理评价】**

（1）未发生新生儿窒息。

（2）产妇接受分娩处理方案并与医护人员积极合作。

（3）产程进展顺利，阴道助产得当，未发生产道裂伤。

## 二、臀位

臀位即臀先露，是异常胎位中较常见的一种，在足月分娩中占3%～4%。因胎臀比胎头小易娩出，后出胎头无明显变形，可造成胎头娩出困难。同时，由于胎先露衔接不良，易发生脐带脱垂，使臀位分娩的难产率、围生儿死亡率较头位明显增高。臀位以骶骨为指示点，有骶左前（LSA）、骶左横（LST）、骶左后（LSP）、骶右前（RSA）、骶右横（RST）、骶右后（RSP）6种胎位。

**【病因】**

**1. 胎儿在宫内的活动范围过大**　妊娠30周以前，臀先露较多见，30周以后多能自然转成头先露。羊水过多、经产妇、多产妇、腹壁过于松弛、早产儿羊水量相对偏多等，胎儿在宫腔内活动频繁，易形成臀位。

**2. 胎儿在宫内的活动范围受限**　如双胎、羊水过少、单角子宫、子宫纵隔等。胎儿活动空间狭窄，臀位不易转成头位。

**3. 胎头衔接受阻**　如骨盆狭窄、巨大儿相对性头盆不称、胎儿脑积水、前置胎盘、盆腔肿瘤阻塞产道等。

**【分类】**

根据胎儿下肢的姿势，可分为3种类型。

**1. 单臀先露**　又称腿直臀先露，胎儿的两髋关节屈曲，双膝关节伸直，以臀为先露，临床上最常见。

**2. 完全臀先露**　又称混合臀先露，较常见。胎儿双髋关节和双膝关节均屈曲，如盘膝而坐，以臀和双足为先露。

**3. 不完全臀先露**　较少见。以一足或双足、一膝或双膝或一足一膝为先露。膝先露是暂时的，多在分娩时转成足先露。

**【分娩机制】**

臀先露时，较小且软的胎臀不足以使产道充分扩张，径线最大的胎头娩出时易发生困难。在娩出胎臀、胎肩、胎头时需按一定机制适应产道条件，以骶右前位为例加以阐述。

**1. 胎臀娩出**　临产后，胎臀以粗隆间径衔接于骨盆入口的右斜径上，骶骨位于母体右前方。胎臀逐渐下降，前髋下降稍快，故位置较低，抵达盆底遇阻力后，发生内旋转，向前方旋转45°，转到母体的耻骨联合后方，此时粗隆间径和母体骨盆入口前后径一致。胎臀继续下降，胎体由于适应产道的弯曲而稍侧屈，后髋从会阴体前缘娩出，随即胎体稍伸直，使前髋自耻骨弓下娩出，随后娩出双下肢，胎体行外旋转，使胎背转向右前方或前方。

**2. 胎肩娩出** 当胎体外旋转时，胎儿双肩径衔接于骨盆入口的右斜径或横径上，并沿此径线逐渐下降，当双肩到达盆底时，前肩向前旋转45°至耻骨弓下，使双肩径和骨盆出口前后径一致，同时胎体侧屈使后肩及后上肢从会阴前缘娩出，随后前肩及前上肢从耻骨弓下娩出。

**3. 胎头娩出** 当胎肩通过会阴时，胎头矢状缝衔接于骨盆入口的左斜径或横径上，并沿此径线下降，同时胎头俯屈。当枕骨到达骨盆底时，胎头枕骨向母体前方旋转45°，枕骨转至母体的耻骨联合后方。胎头继续下降，当枕骨下凹到达耻骨弓下时，以此处为支点，胎头继续俯屈，使颏、面、额部自会阴前缘相继娩出，枕部随之自耻骨弓下娩出。

## 【对母儿的影响】

### 1. 对产妇的影响

（1）产后出血及产褥感染 因胎先露形状不规则，不能紧贴子宫下段和子宫颈内口，易引起继发性宫缩乏力，导致产程延长，使产后出血及产褥感染的机会增多。

（2）软产道损伤 由于产道扩张不充分或操作不当，宫口未开全强行牵引，容易造成复杂的宫颈、阴道裂伤，甚至延及子宫下段。

### 2. 对胎儿及新生儿的影响

（1）胎膜早破、早产 因胎先露形态不规则，前羊膜囊压力不均匀，易致胎膜早破，引起早产可能性增加、羊膜腔内感染等。

（2）脐带脱垂 臀位脐带脱垂的发生率是头位的10倍。脐带受压可致胎儿窘迫，围生儿死亡率可高达40%。单臀先露时先露形态规则，较少发生脐带脱垂，足先露时脐带脱垂的发生率最高。

（3）新生儿产伤和窒息 因胎儿臀部小于胎头，分娩时先露部不能充分扩张产道，易致后出头困难，导致新生儿窒息及颅内出血。此外，新生儿产伤发生率较高，如臂丛神经损伤、骨折、关节脱位等。

## 【护理评估】

### （一）健康史

详细查阅产前检查的资料，重新测量骨盆径线、腹围、宫高，评估胎儿大小、羊水量、有无前置胎盘及盆腔肿瘤、是否胎膜早破等。着重了解臀位的类型。

### （二）身体评估

#### 1. 临床表现

（1）症状 妊娠晚期孕妇胎动时常有季肋部胀痛感。临产后，因胎足及臀不能充分紧贴子宫下段、宫颈及宫旁盆底神经丛，易出现宫缩乏力、宫口扩张缓慢、产程延长、产妇体力消耗量大等。足先露时容易发生胎膜早破和脐带脱垂。

（2）体征 ①腹部检查：子宫呈纵椭圆形，胎体纵轴与母体纵轴一致。在宫底部触及圆而硬的胎头，有浮球感。若先露未衔接，在耻骨联合上方，可触到不规则、软而宽的胎臀。胎心在脐左（或右）上方听得最清晰。衔接后胎臀位于耻骨联合之下，胎心在脐周或脐下最清楚。②阴道检查：宫颈扩张3cm以上且胎膜已破时，可触及软而不规则的胎臀或下肢。如触及坐骨结节、肛门时应和面先露鉴别。如触及胎足，应与胎手鉴别。还应注意有无脐带脱垂。

#### 2. 辅助检查

（1）实验室检查 若在妊娠37周之前发生胎膜早破，需行胎儿成熟度检查、胎盘功能检查等。若需行剖宫产，应行血常规、血型、血生化等检查。

（2）B超检查　可准确探清臀位的类型，并估计胎儿大小、胎头姿势、胎儿畸形等，有助于分娩方式的决定。

（3）胎儿监护仪　通过监护仪描绘的曲线，可了解胎儿宫内安危。

**（三）心理－社会评估**

当产程进展不顺利，产妇得知臀位分娩比头位分娩困难时，常失去阴道分娩的信心。若发生胎膜早破、脐带脱垂，产妇十分担心胎儿宫内的安危而表现为焦虑、恐惧和无助感。部分产妇及家属因对臀位分娩的知识有所了解，常要求剖宫产结束分娩。

**（四）处理原则**

妊娠30周后，应予胎位矫正。根据产妇的产力、胎儿大小、骨盆形态、臀位类型及母体情况等综合因素，选择分娩方式。

**【常见护理诊断/问题】**

**1. 有新生儿窒息的危险**　与胎位异常有关。

**2. 恐惧**　与担心胎儿宫内安危和自身健康有关。

**3. 潜在并发症**　产后出血、产褥感染。

**【护理目标】**

（1）不发生新生儿窒息。

（2）产妇能及时了解胎心情况，情绪稳定。

（3）不发生产后出血、产褥感染。

**【护理措施】**

**（一）妊娠期**

**1. 矫正胎位**　妊娠30周前，臀先露多能自行转为头先露，不必急于处理。如妊娠30周后仍为臀先露，可予以矫正。常用的方法有以下几种。

（1）胸膝卧位　让孕妇排空膀胱，松解裤带，双膝跪于床上，身体前俯，胸部尽量贴近床面，大腿与床面垂直（图10－16）。每次15分钟，每日2次，1周后复查。胸膝卧位可使胎臀退出骨盆腔，借助重心改变，使胎头与胎背所形成的弧形顺着宫底弧面滑动而完成胎位矫正。亦可取胎背对侧侧卧位，促进胎儿俯屈转位。

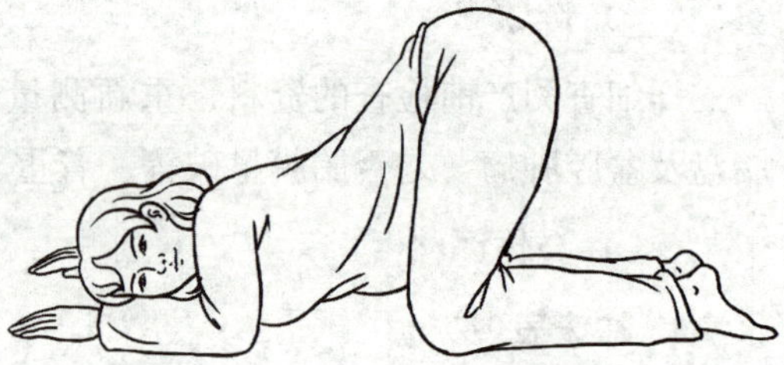

图10－16　胸膝卧位

（2）激光照射或艾灸至阴穴　至阴穴位于足小趾甲根部外侧角旁0.1寸。每日1次，每次15～20分钟，5次为一疗程。

（3）外倒转术　经上述矫正方法无效时，可尝试行外倒转术。医师通过向孕妇腹部施加压力，用手向前或向后旋转胎儿，使其由臀位转成头位，存在胎盘早剥、胎儿窘迫、母胎出血、胎膜早破、早产等潜在风险。

**2. 提前入院待产**　孕妇应于预产期前1～2周提前入院待产，以防意外情况出现。

**（二）分娩期**

应根据产妇年龄、胎产次、骨盆类型、胎儿大小、胎儿是否存活、臀先露的类型以及有无妊娠合并症等综合分析，选择分娩方式。

**1. 择期剖宫产的指征**　骨盆狭窄、瘢痕子宫、胎儿体重超过3500g、胎儿生长受限、胎儿窘迫、胎头仰伸位、有难产史、妊娠合并症、脐带先露、完全和不完全臀先露等。

**2. 经阴道分娩的处理**

（1）第一产程　①产妇左侧卧位，不宜站立或走动。补充液体和能量，以保持良好的体力。临产后少做阴道检查，避免胎膜早破。②破膜后应立即听胎心，行阴道检查有无脐带脱垂。若有脐带脱垂、宫口未开全、胎心好，应抬高臀部，减少先露对脐带的压迫，立即行剖宫产；如宫口已开全，可行臀牵引术。若无脐带脱垂，继续严密观察产程及胎心变化。③足先露，当宫口扩张至4～5cm时，胎足即可脱出阴道口。为使产道充分扩张，此时应开始“堵”外阴。即消毒外阴后，在每一阵宫缩时，用无菌巾以手掌堵住阴道口，阻止胎足脱出，使胎臀在下降过程中充分扩张产道，以利于后出胎头。在“堵”的过程中，应每10～15分钟听1次胎心。宫口开全不应再“堵”，以免引起胎儿窘迫或子宫破裂。做好接产和新生儿抢救的准备。

（2）第二产程　导尿排空膀胱，初产妇应行会阴侧切术。臀位有3种娩出方式。①自然分娩：胎儿不需任何牵拉而自然娩出，极少见，可见于经产妇、骨盆宽大而胎儿较小、产力好的情况下。②臀助产术：是最常见的娩出方式。胎臀自然娩出至脐部后，助产者通过滑脱法或旋转胎体法助娩胎肩，正确手法助娩胎头。脐部娩出后一般应于8分钟内娩出胎儿，以免因脐带受压而致死产。胎头娩出时不应猛力牵拉，以防臂丛神经麻痹及颅内出血。③臀牵引术：胎儿全部由助产人员牵拉娩出，因对胎儿损伤大而禁用。

（3）第三产程　应积极抢救新生儿窒息及预防产后出血。胎儿娩出后立即肌内注射催产素或前列腺素制剂，以促使胎盘娩出，防止产后出血。胎盘娩出后，及时检查软产道有无损伤并缝合，给予抗生素预防感染。

### （三）心理护理

因臀位为异常胎位，产妇常表现为紧张、焦虑，反复询问分娩可能出现的问题，助产人员应耐心解释，讲解有关臀位分娩的知识，消除产妇紧张情绪，增强产妇自然分娩的信心。及时将检查结果和产程进展情况告之产妇及家属，并指导产妇配合医护人员。

### （四）健康指导

臀位是较常见的异常胎位，孕期应定期检查，发现臀位给予矫正。在妊娠晚期应避免性生活及腹部创伤，以防发生胎膜早破。一旦发生胎膜早破应立即取平卧位，尽快入院，以防继发脐带脱垂。产褥期保持外阴清洁卫生，观察恶露性状及子宫复旧情况。产褥期注意休息及营养，正确进行新生儿喂养。

## 护爱生命

### 异常分娩与助产

异常分娩也称难产，泛指在分娩过程中出现异常、造成胎儿分娩困难、需要助产或剖宫产结束分娩的情况。临床表现是分娩过程缓慢，甚至停止。胎儿经阴道顺利分娩取决于产力、产道、胎儿和产妇的精神心理因素，如果其中一个或一个以上的因素出现异常，如胎儿因素，或母亲骨盆狭窄、子宫或阴道结构异常、子宫收缩乏力或过强等，即可导致难产。

助产服务是健康和安全妊娠及分娩的关键。全球每天有1000名妇女死于怀孕和分娩，每年有800万妇女遭受严重与怀孕相关的疾病和由此导致的残疾，200万新生儿在出生后24小时死亡，造成这些悲剧的主要原因之一是缺乏妇幼保健服务，包括缺乏专业助产护理。

为弘扬和发展助产专业，庆祝和传承助产士在卫生保健领域的贡献，自1992年起，国际助产士联盟（ICM）将每年的5月5日定为"国际助产士日"，并在每年的"国际助产士日"推出一个活动主题。

【护理评价】

（1）未发生新生儿窒息。

（2）产妇及时了解胎儿宫内安危情况。

（3）产妇未发生产后出血、产褥感染。

## 目标检测

答案解析

### 选择题

A1/ A2 型题

1. 出现病理缩复环常见于下列哪种情况

A. 不协调性宫缩乏力　　B. 头盆不称

C. 软产道异常　　D. 先兆子宫破裂

E. 胎位异常

2. 关于臀位，下列正确的是

A. 常见的异常胎位　　B. 足先露为最多见

C. 常发生于骨盆出口狭窄　　D. 多见于初孕妇

E. 常合并羊水过多

3. 骨盆入口狭窄常见于

A. 均小骨盆　　B. 佝偻病性扁平骨盆

C. 漏斗型骨盆　　D. 倾斜骨盆

E. 横径狭窄骨盆

4. 关于原发性宫缩乏力的处理，下列错误的是

A. 应排空膀胱　　B. 应查明原因，排除头盆不称

C. 依产妇全身情况补给葡萄糖＋维生素C　　D. 禁用哌替啶

E. 指导产妇在宫缩时深呼吸

5. 关于不协调性宫缩乏力处理，首选

A. 刺激乳头　　B. 人工破膜

C. 肥皂水灌肠　　D. 静滴催产素

E. 肌注哌替啶

6. 初孕妇，妊娠36周，少量阴道流血1天入院，无腹痛。查体：宫底剑突下两横指，臀位，胎心150次/分，骨盆正常，阴道无活动性出血，无宫缩，宫口未开，一般情况好。恰当的处理是

A. 人工破膜　　B. 催产素滴注引产

C. 立即行剖宫产　　D. 住院观察

E. 臀位牵引术

7. 初产妇，28 岁，孕 40 周。第一产程 8 小时，曾给予地西泮治疗，进食好，目前宫口开全已达 3 小时 10 分钟，头先露 S+2，胎位 LOT，宫缩由强转弱 40 分钟，宫缩间隔由 2.5 分钟延长至 5 分钟，诊为第二产程延长，继发宫缩乏力。造成这种情况最常见的原因是

A. 中骨盆狭窄　　B. 产妇衰竭

C. 持续性枕横位　　D. 骨盆出口狭窄

E. 胎儿过大

8. 初产妇，28 岁，足月妊娠，诊断为臀先露，骨盆外测量：髂棘间径 26cm，髂嵴间径 28cm，骶耻外径 19.5cm，坐骨结节间径 8.5cm。内测量：对角径 13cm，坐骨棘间径 10.5cm，骶骨凹正常。该产妇骨盆属于

A. 正常骨盆　　B. 扁平骨盆

C. 均小骨盆　　D. 横径狭窄骨盆

E. 漏斗型骨盆

9. 初产妇，25 岁，孕 39 周，第一产程进展顺利，宫口开全已超过 3 小时，胎头位于坐骨棘下 2cm，宫缩间隔 3~4 分钟，持续 30 秒，胎心 130 次/分。目前情况是

A. 正常分娩经过　　B. 原发性宫缩乏力

C. 胎儿宫内窘迫　　D. 第二产程延长

E. 滞产

10. 初产妇，25 岁，孕 1 产 0，妊娠 40 周，规律性腹痛 2 小时于昨晚 11 点入院待产。入院检查：胎位 ROA，胎心率 136 次/分，宫口开 1 指尖，先露高。今天上午 7 点检查，胎心率 140 次/分，宫口开大 5cm，先露 S-1。8 点产妇突然破膜，此时首要的护理是

A. 立即通知医生　　B. 更换患者内衣

C. 查先露下降情况　　D. 立即听胎心

E. 立即剖宫产

（王　玉）

书网融合……

重点回顾　　微课　　习题

# 第十一章　分娩期并发症妇女的护理

PPT

学习目标

**知识目标：**

1. **掌握**　产后出血、子宫破裂、胎膜早破和羊水栓塞的概念、护理评估和护理措施。

2. **熟悉**　产后出血、子宫破裂、胎膜早破、脐带脱垂及羊水栓塞的预防、辅助检查方法和处理原则。

3. **了解**　分娩期并发症的病因、病理生理。

**技能目标：**

能够识别产后出血、子宫破裂、胎膜早破、羊水栓塞，配合医生处理及监护，熟练掌握各项护理操作。

**素质目标：**

具有“时间就是生命”的意识和团队合作精神。

**导学情景**

**情景描述：**王女士，28 岁，于今日上午 9 时自然分娩一女婴，胎儿娩出后阴道流血不止，全身疲乏无力。查体：神志清楚，呼吸 28 次/分，血压 70/50mmHg，脉搏 130 次/分，腹软，胎盘边缘不完整，胎盘小叶有缺如。

**情景分析：**结合王女士的临床表现及体征检查，可以初步诊断王女士因胎盘滞留引起产后出血。根据产后出血的护理要点对王女士进行护理。

**讨论：**请问王女士的护理问题有哪些？如何对王女士进行治疗和护理？

**学前导语：**前面章节已学习影响分娩的因素及异常分娩的相关内容。分娩过程中会出现某些严重的并发症，危及母儿安全，需要医护人员做出紧急处理和护理。

## 第一节　产后出血

产后出血（postpartum hemorrhage，PPH）指胎儿娩出后 24 小时内，阴道分娩者出血量≥500ml，剖宫产者≥1000ml，是分娩期的严重并发症，是我国产妇死亡的首要原因。

**看一看**

**希恩综合征**

希恩综合征是由于产后大出血，尤其伴有长时间失血性休克，使垂体组织缺血、缺氧、变性、坏死，继而纤维化，最终导致垂体功能减退的综合征。其发生率占产后出血及失血性休克患者的 25% 左右。近几年研究显示，希恩综合征的发生并非仅与垂体前叶功能减退有关，有报道部分患者垂体前叶功能有减退征象，其中 50% 显示垂体后叶功能亦有不同程度的异常。典型表现为：在产后大出血休克后长期衰弱乏力，最早无乳汁分泌，然后继发性闭经，继发不孕。性欲减退，外生殖器萎缩及第二性征消退或减弱，精神淡漠、嗜睡、反应迟钝，多数有水肿、体重下降。希恩综合征不仅可以发生于阴道分娩者，还可发生于剖宫产术之后，在现代剖宫产率上升的今天，应引起产科医师的高度重视。

【病因】 微课

引起产后出血的原因主要分为子宫收缩乏力、胎盘因素、软产道裂伤和凝血功能障碍四类。

**1. 子宫收缩乏力** 是产后出血最常见的原因。常见因素包括难产、产程延长、精神过度紧张、产妇体力过度消耗、临产后过多过早使用镇静药物和麻醉剂、合并急慢性全身性疾病等全身因素和子宫肌纤维过度伸展（如多胎、羊水过多、巨大儿等）、子宫本身的病理改变（如子宫发育不良、畸形或合并子宫肌瘤）、子宫平滑肌水肿、渗出等局部因素。

**2. 胎盘因素** 主要包括胎盘滞留、胎盘植入、胎盘部分残留等因素。①胎盘滞留：是指胎儿娩出后超过30分钟尚未娩出胎盘，常见原因有膀胱充盈、胎盘剥离不全、胎盘嵌顿等。②胎盘植入：是指胎盘绒毛侵入或穿透子宫肌层所致的一种异常胎盘种植。部分性胎盘粘连与植入时，表现为胎盘部分剥离，导致子宫收缩不良，往往发生致命性出血。③胎盘部分残留：是指胎盘娩出不完整，部分滞留在宫腔，也可以引起大出血。

**3. 软产道裂伤** 常见原因有软产道水肿、宫颈口未开全而使用腹压、子宫收缩力过强、胎儿过大、分娩过快、手术助产不当等。

**4. 凝血功能障碍** 任何原发或继发的凝血功能异常均能造成产后出血。

**练一练11-1**

引起产后出血最常见的原因是（ ）

A. 子宫收缩乏力 B. 胎盘植入 C. 软产道裂伤

D. 凝血功能障碍 E. 胎盘粘连

答案解析

【护理评估】

**（一）健康史**

从引起产后出血的常见因素入手，重点评估有无诱发产后出血的高危因素。

**（二）身体评估**

**1. 临床表现** 主要表现为阴道流血过多，如出血速度快，产妇可迅速出现休克表现，严重时表现为呼吸急促、烦躁不安甚至昏迷。病因不同表现各异。

（1）子宫收缩乏力 分娩过程中出现胎盘剥离延迟，或胎盘娩出后子宫出血不止，呈阵发性，流出的血液能凝固；子宫大而软，宫底升高，轮廓不清，压之有较多的血液和血块流出。

（2）胎盘因素 表现为胎盘娩出延迟或娩出不完整，伴有大量阴道流血。检查胎盘、胎膜时发现有胎盘和（或）胎膜残留；胎盘粘连或植入，徒手剥离胎盘时可发现胎盘较牢固地附着在子宫壁上或与宫壁连成一体；胎盘剥离不全及胎盘滞留时，可伴有宫缩乏力。

（3）软产道裂伤 多表现为胎儿娩出后，立即出现持续不断的能自凝的新鲜血流出。出血时宫缩良好，查体时可见宫颈、阴道、会阴有裂伤或血肿。会阴裂伤按损伤程度分为4度：Ⅰ度裂伤指会阴部皮肤及阴道入口黏膜撕裂，出血不多；Ⅱ度裂伤指裂伤已达会阴体筋膜及肌层，累及阴道后壁黏膜，向阴道后壁两侧沟延伸并向上撕裂，解剖结构不易辨认，出血较多；Ⅲ度裂伤指裂伤向会阴深部扩展，肛门外括约肌已断裂，直肠黏膜尚完整；Ⅳ度裂伤指肛门直肠和阴道完全贯通，直肠肠腔外露，组织损伤严重，出血量可不多。

（4）凝血因素　主要因为失血过多引起继发性凝血功能障碍，表现为持续阴道流血，血液不凝；全身多部位出血、身体瘀斑。

**2. 失血量的评估**　较常用的评估方法有4种。①称重法：失血量（ml）=［使用后敷料湿重（g）－使用前敷料干重（g）］/1.05（血液比重g/ml）。②容积法：用专用产后接血容器收集血液后用量杯测定失血量。③面积法：按10cm×10cm=10ml计算失血量。④休克指数法：休克指数=脉率/收缩压，可根据休克指数估计失血量（为粗略估计）。休克指数为1时轻度休克；休克指数为1.0～1.5，失血量约为全身血容量的20%～30%；1.5～2.0时为30%～50%；若2.0以上，约为50%以上，重度休克。

**3. 辅助检查**　主要是实验室检查，包括血常规、出凝血时间测定、凝血酶原时间及纤维蛋白原测定等。

### （三）心理－社会评估

因出血较多，产妇及其家属往往表现为惊慌、恐惧、无助、有濒死感等心理反应。

### （四）处理原则

寻找病因，迅速止血，抢救休克，预防感染。

## 【常见护理诊断/问题】

**1. 组织灌注量不足**　与失血过多有关。

**2. 有感染的危险**　与身体失血抵抗力低下、手术操作有关。

**3. 活动无耐力**　与产后出血导致贫血有关。

**4. 恐惧**　与大量出血危及生命有关。

**5. 潜在并发症**　失血性休克、希恩综合征。

## 【护理目标】

（1）能及时止血，产妇血容量得到快速恢复。

（2）产妇不出现休克或休克得到及时处理和护理。

（3）产妇无感染征象发生，体温正常。

## 【护理措施】

### （一）一般护理

（1）环境　保持病室安静、舒适，温湿度适宜，床铺整洁。

（2）休息与活动　患者取平卧位，卧床休息，注意保暖与吸氧，减少下床活动次数。

（3）饮食　合理安排饮食，给予高蛋白饮食。

（4）卫生　及时更换护理垫，保持外阴的清洁干燥，预防感染。

（5）迅速建立静脉通道，做好输液、输血及急救准备，记录液体出入量。

### （二）病情观察

（1）严密监测基础生命征以及产妇的精神状态。

（2）注意子宫收缩，准确估计阴道出血量。

（3）观察膀胱是否充盈，尿量、尿色。

（4）观察皮肤颜色、温度、末梢感觉，有无全身出血倾向。

（5）立即抽取血样，进行血常规检查和凝血功能检查。

### （三）治疗护理

**1. 子宫收缩乏力引起的出血**　排空膀胱后可采用以下方法加强宫缩，达到迅速止血的目的。

（1）子宫按摩　①腹壁双手按摩子宫法：术者一手的拇指在前、其余四指在后，在下腹按摩并压迫宫底，挤出宫腔内积血，按摩子宫应均匀而有节律（图 11－1）。②腹部－阴道按摩子宫法：一手在腹部按压子宫后壁，另一手戴无菌手套后握拳置于阴道前穹隆顶压子宫前壁，双手相对紧压按摩子宫，能有效止血（图 11－2）。

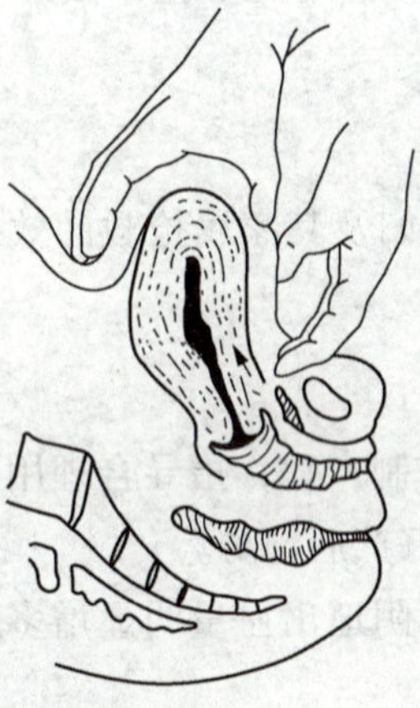

图 11－1　腹壁双手按摩子宫图

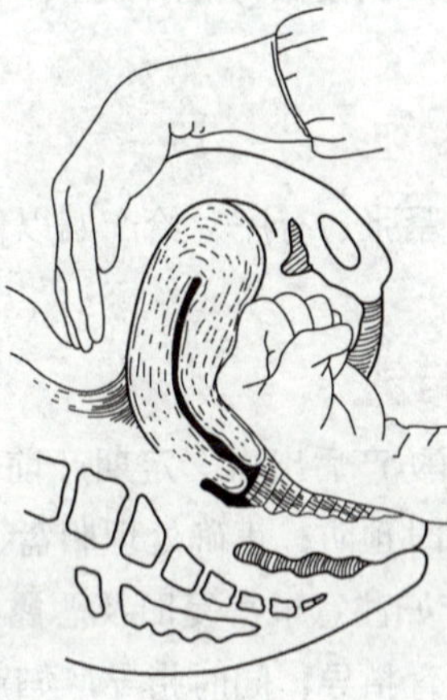

图 11－2　腹部－阴道双手按摩子宫

（2）应用宫缩剂　遵医嘱应用催产素 10U 加入 0.9% 生理盐水 500ml 中静脉滴注；也可肌内注射催产素 10U，必要时宫体注射。无效时尽早使用米索前列醇等前列腺素类药物。

（3）宫腔填塞　纱布条填塞宫腔（图 11－3）适用于子宫全部松弛无力、经按摩及宫缩剂等治疗无效者，在无输血及手术条件的情况下，抢救时可采用纱条填塞宫腔压迫止血。需严格消毒，固定宫底，用卵圆钳将无菌脱脂纱条送入宫腔，自宫底由内向外均匀填塞，不留空隙，严密观察生命体征，注意宫底高度及子宫大小变化。24 小时后先使用宫缩剂，再缓慢取出纱条，并给予抗生素预防感染，也可采用宫腔放置球囊压迫止血。

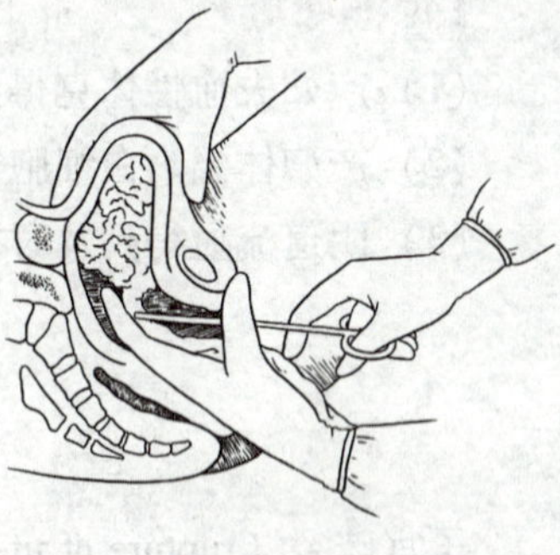

图 11－3　宫腔填塞纱布条

（4）结扎盆腔血管　用以上方法不能止血或要求保留生育能力者，可结扎子宫动脉或髂内动脉，以达到止血目的。

（5）髂内动脉或子宫动脉栓塞　行股动脉穿刺插入导管至髂内动脉或子宫动脉，注入吸收性明胶海绵栓塞动脉，栓塞剂可于 2～3 周后吸收，血管复通。术后观察栓塞效果，患者绝对平卧，术侧肢体伸直制动 12 小时，穿刺部位用沙袋加压 6 小时，防出血、血肿及血栓形成，24 小时后方可下床活动。密切观察术侧肢体皮肤颜色、温度、感觉、运动功能及足背动脉搏动情况等变化（并与对侧肢体相比较），若出现疼痛、麻木、运动障碍、无脉和苍白时，常提示肢体动脉血栓形成，护士应积极配合医生做好溶栓或手术切开取血栓准备。

（6）切除子宫　用以上几种止血法无效时，为挽救产妇生命，应立即行子宫次全切或子宫全切除术，按医嘱做好术前准备。

**2. 胎盘因素引起的出血**　胎儿娩出后，疑有胎盘滞留时，立即行宫腔检查。若胎盘已剥离则应立即取出胎盘；若胎盘粘连，可试行徒手剥离胎盘后取出。若剥离困难疑有胎盘植入，停止剥离，根据患者出血情况及胎盘剥离面积行保守治疗或子宫切除术。孕产妇一般情况良好，无活动性出血；胎盘植入面积小、子宫壁厚子宫收缩好、出血量少者，可采用局部切除、髂内动脉栓塞术、甲氨蝶呤等治疗方式。如有活动性出血、病情加重或恶化、穿透性胎盘植入时，应切除子宫。

**3. 软产道裂伤引起的出血** 协助医生查找裂伤部位，按解剖层次逐层缝合裂伤止血，做好会阴护理。

**4. 凝血功能障碍引起的出血** 应针对不同病因、不同疾病进行护理，遵医嘱使用药物改善凝血功能，输新鲜血液，积极做好抗休克及纠正酸中毒等抢救准备。如阴道流血不止，做好子宫切除术的准备。

**（四）心理护理**

抢救工作应紧张、有序，给产妇以信任、安全感。及时转告产妇及其家属抢救的效果取得其配合和支持。

**（五）健康指导**

（1）积极预防产后出血。定期产前检查加强产前预防；严格控制产程，指导合理用力，正确保护会阴等，做好产时预防；正确处理胎盘、胎膜娩出并及时检查，做好产后预防。

（2）告诉产妇注意子宫复旧及恶露变化，发现恶露持续不尽、阴道出血量明显增多时，应及时就诊并接受计划生育指导，同时指导产妇产褥期禁止盆浴和性生活。

（3）部分产妇分娩 24 小时后，于产褥期发生子宫大量出血，应予高度警惕。

**【护理评价】**

（1）产妇失血性休克得到纠正，生命体征平稳。

（2）产妇体温、白细胞数、恶露正常，伤口无红肿和脓性分泌物。

（3）阴道流血得到及时控制。

## 第二节　子宫破裂

子宫破裂（rupture of uterus）是指妊娠晚期或分娩期，子宫体部或子宫下段发生破裂，是产科严重的并发症，若不及时处理，可引起出血、感染、休克，严重威胁母儿生命。随着剖宫产率的增加，子宫破裂的发生率有上升趋势。

**【分类】**

按照不同的分类标准，子宫破裂可以分为不同的类型。

**1. 按发生原因分为** 自发性破裂和损伤性破裂。

**2. 按破裂程度分为** 完全性子宫破裂和不完全性子宫破裂。完全性子宫破裂指为子宫肌层、浆膜层完全的裂开，子宫腔直接与腹腔相通。不完全性子宫破裂为子宫肌层全部或部分的裂开，浆膜层完整，不与腹腔相通。

**3. 按发生部位分为** 子宫体部破裂和子宫下段破裂。

**4. 按发生时间分为** 妊娠期破裂和分娩期破裂。

**【病因】**

引起子宫破裂的因素很多，可以分为子宫因素、梗阻性因素、药物因素和手术因素。

**1. 子宫因素** 引起子宫破裂的子宫因素主要是指各种宫腔手术操作及宫腔病变，如剖宫产术、多次刮宫、子宫肌瘤剔除术、子宫发育不良、子宫畸形、子宫肌壁病理变化、感染等。其中，瘢痕子宫是近年来导致子宫破裂的常见原因。

**2. 梗阻性因素** 主要见于胎儿因素（如胎儿畸形、胎位异常等）与母体因素（如骨盆狭窄、软产道及盆腔肿瘤等）导致胎先露下降受阻，导致梗阻性难产。

**3. 药物因素** 主要是指宫缩剂使用不当。在胎儿未娩出前不正确使用宫缩剂，如宫缩剂剂量过大或者子宫对宫缩剂太敏感，引起子宫收缩过强，当胎儿下降受阻，可引起子宫破裂。

**4. 手术因素** 多发于不适当或粗暴的阴道助产手术，如宫口未开全时行臀牵引术、中高位产钳术等。

## 【护理评估】

### （一）健康史

根据引起子宫破裂的因素重点评估产妇是否具有高危因素，是否有滥用催产素及阴道手术助产史。

### （二）身体评估

**1. 临床表现** 子宫破裂多发生于分娩期，且大多数有先兆破裂征象，而瘢痕子宫破裂和损伤性破裂则无先兆破裂征象或征象不明显。

（1）先兆子宫破裂 ①症状：子宫呈强直性或痉挛性收缩，有持续性子宫下段疼痛。胎先露下降受阻，产妇感下腹部剧痛难忍、拒按，烦躁不安、呼叫、呼吸急促、脉搏加快，胎动频繁，可有排尿困难及血尿。②体征：患者心率、呼吸加快，由于子宫强直性收缩，子宫体部肌壁变得越来越厚，子宫下段被拉长，肌壁变薄，在子宫上、下段之间形成病理性缩复环（图11-4）。由于子宫收缩过频，胎儿供血受阻，胎心音加快或变慢。有些产妇伴有少量的阴道出血。膀胱由于过度受压，肌壁发生水肿，黏膜损伤出血，导尿时可见血尿。

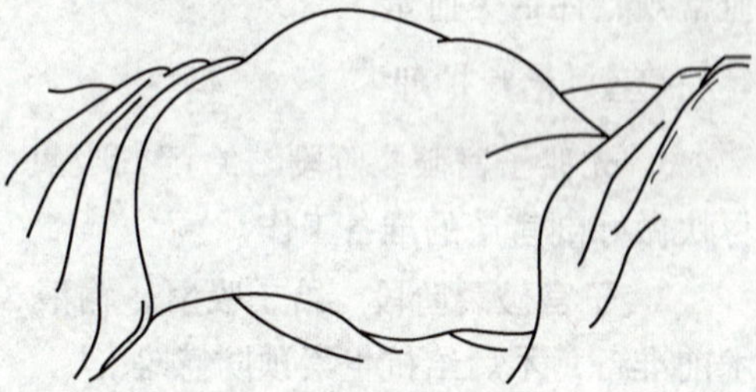

图11-4 先兆子宫破裂时的病理性缩复环

（2）子宫破裂 ①症状：产妇突然感撕裂状剧烈腹痛，子宫强烈收缩突然停止，疼痛暂时缓解，由于血液、羊水、胎儿进入腹腔，很快又感到全腹疼痛。②体征：休克征象明显，腹膜刺激征阳性。脉率加快微弱，呼吸急促，血压下降，移动性浊音阳性，胎体可以清楚触及，缩小的子宫位于胎儿侧方，胎心音消失，若做阴道检查，因子宫颈口回缩，先露部触不到或升高。

**2. 辅助检查**

（1）实验室检查 血、尿常规检查，血红蛋白值下降，肉眼血尿或镜下血尿。

（2）其他 腹腔穿刺可证实腹腔内出血，B超检查可发现子宫破裂的部位及胎儿与子宫的关系。

### （三）心理-社会评估

产妇因剧烈腹痛而烦躁不安，随着病情恶化，产妇及其家属有不祥的预兆，担心母婴的生命，而产生悲伤、失望或恐惧等情绪。

### （四）处理原则

先兆子宫破裂者抑制子宫收缩，立即行剖宫产术；子宫破裂者积极纠正休克，无论胎儿存活与否，尽快做好术前准备。

## 【常见护理诊断/问题】

**1. 疼痛** 与强直性子宫收缩、病理性缩复环或子宫破裂血液刺激腹膜有关。

**2. 组织灌注量不足** 与子宫破裂后大出血有关。

**3. 预感性悲哀** 与胎儿死亡或子宫切除有关。

【护理目标】

（1）强直性子宫收缩得到控制，产妇疼痛减轻。

（2）产妇失血性休克得到控制和纠正。

（3）产妇情绪得到调整，悲伤程度降低。

【护理措施】

**（一）一般护理**

**1. 环境** 保持环境安静无噪音，备齐抢救物品，抢救室安置在单人病房。

**2. 休息与活动** 注意保暖，患者取平卧位或中凹位。

**（二）病情观察**

**1. 先兆子宫破裂阶段** 密切观察产程进展；检查产妇的生命体征，评估产妇的精神状态；注意宫缩强度，有无先兆子宫破裂的征象；注意胎心率的变化。

**2. 子宫破裂阶段** 严密观察并记录产妇生命体征、液体出入量；注意胎心、胎动是否存在；急查血常规，评估失血量。

**（三）治疗护理**

**1. 先兆子宫破裂阶段** 给产妇吸氧，监测胎心变化；立即肌内注射哌替啶100mg抑制子宫收缩；尽快做好剖宫产的准备工作。

**2. 子宫破裂阶段** 给予吸氧，输液、输血补充血容量；补充电解质，纠正酸中毒；做好剖腹探查术前准备，术后给抗生素预防感染。

**（四）心理护理**

（1）向产妇及家属解释子宫破裂的治疗计划及对再次妊娠的影响。

（2）对胎儿已死亡的产妇，倾听其诉说内心感受，允许产妇表达悲伤情绪甚至哭泣，帮助产妇及家属度过悲伤期。

（3）为产妇及家属提供舒适的环境，给予生活上的护理和更多的陪伴，鼓励其进食，以更好地恢复体力。

（4）为产妇提供产褥期休养计划，帮助产妇尽快调整情绪，接受现实，以适应现实生活。

**（五）健康指导**

（1）积极预防子宫破裂，加强产前检查，对有瘢痕子宫、产道异常等高危因素的患者，应提前收入院待产。严格掌握催产素等宫缩剂的用药指征及方法，严防发生宫缩过强。

（2）宣传计划生育的重要性，减少分娩及流产次数。

（3）子宫破裂行子宫修补术的产妇，应避孕2年再孕，避孕方法可选用药物或工具避孕。

## 护爱生命

### 病情观察的重要性

病情观察是各种疾病护理措施的重要内容。通过病情观察，护理人员能第一时间了解患者用药后的病情改变，并将之告知医生，使医生能尽快了解治疗方案是否恰当，用药是否合理，并根据患者的病情及时调整治疗方案或者用药。这就要求护理人员在病情观察时一定要“及时、认真、全面、正确”。非瘢痕子宫破裂和非损伤性子宫破裂多发生于分娩期，且大多数有先兆破裂征象。因此，如果医护人员对产妇做到“及时、认真、全面、正确”的病情观察，动态了解产妇的产程进展，发现异常及时告知医生，及时处理，则有可能避免该类型子宫破裂的发生，挽救母婴的生命。

【护理评价】

（1）住院期间患者的血容量得到及时补充，手术经过程顺利。

（2）患者生命体征维持在正常水平。

（3）患者情绪稳定，饮食、睡眠恢复正常。

## 第三节　胎膜早破

胎膜在临产前自然破裂，称为胎膜早破，可引起早产、脐带脱垂、胎盘早剥、胎儿窘迫及宫腔感染等。发生在37周后，称为足月胎膜早破；发生在37周前者，称为未足月胎膜早破。

【病因】

导致胎膜早破的原因很多，多是多因素相互作用的结果，包括以下几方面。

**1. 生殖道感染**　病原微生物上行感染，引起胎膜炎，使胎膜局部张力下降而破裂。生殖道感染是胎膜早破的最重要原因。

**2. 胎膜发育不良**　孕妇孕早期缺乏维生素C、铜及吸烟等因素，使胎膜发育不良。

**3. 子宫颈功能不全**　主要表现为宫颈内口松弛，前羊膜囊易于嵌入宫颈内使得该处羊膜囊受压不均，且接近阴道易于感染，从而造成胎膜早破。

**4. 宫腔内压力异常**　宫腔内压力不均常见于头盆不称和胎位异常；宫腔内压力过大常见于双胎妊娠、羊水过多、剧烈咳嗽和排便困难等。

**5. 创伤和机械性刺激**　主要分为非医源性和医源性两类。非医源性常见为妊娠晚期性生活；医源性包括羊膜腔穿刺、反复阴道检查等。

**想一想**

胎膜早破对母儿有哪些危害？

答案解析

【护理评估】

**（一）健康史**

详细询问病史，了解诱发胎膜早破的诱因，确定破膜时间及孕周，评估是否有腹痛及感染征象等。

**（二）身体评估**

**1. 临床表现**

（1）症状　孕妇自觉突然有液体自阴道排出，量或多或少，可持续或间断，或在某一体位或增高腹压时流出较多。排出量的多少根据破口大小及位置高低而异，偶尔也可由于破口较小、位置较高、排出一次后破口愈合，不再排出，直至第二次破膜后再流出羊水。

（2）体征　肛查或阴道检查触不到羊膜囊，上推胎儿先露部可见到流液增多。羊膜腔感染时母儿心率增快、子宫压痛。

**2. 辅助检查**

（1）阴道液酸碱度检查　正常的阴道液pH值为4.5～5.5，羊水pH值为7.0～7.5。用酸碱试纸测定，pH值≥6.5，胎膜早破的可能性大。

（2）阴道液涂片检查　待干后见到羊齿状结晶可以确诊。

（3）羊膜镜检查　可直视胎先露部，见不到前羊膜囊。

（4）宫颈阴道液的其他检测　包括胰岛素样生长因子结合蛋白1（IFGBP－1）、胎盘α微球蛋白－1（PAMG－1）等。

（5）绒毛膜羊膜炎的诊断　常发生在破膜24小时后，表现为：①体温升高，超过38℃；脉搏增快，常高于100次/分；②胎心增快，超过160次/分；③羊水黏稠，有臭味；④血白细胞总数增高，伴有核左移，C反应蛋白升高。

### （三）心理－社会评估

患者及其家属往往对胎膜早破表现为惊慌、恐惧，担心因羊水流尽而影响孕妇及胎儿健康。

### （四）处理原则

**1. 期待疗法**　妊娠在28～33$^{+6}$周，无感染征象，无胎儿窘迫者，可采用期待疗法尽量延长妊娠时间。

**2. 终止妊娠**　适用于妊娠34周以上者。此外，在期待疗法过程中如出现感染征象，应及时终止妊娠。

## 【常见护理诊断/问题】

**1. 有感染的危险**　与破膜后下生殖道内病原体上行感染有关。

**2. 有胎儿受伤的危险**　与脐带脱垂和早产儿肺部不成熟有关。

**3. 恐惧**　与担忧自身和胎儿安危有关。

## 【护理目标】

（1）孕妇不发生感染或感染被及时发现和处理。

（2）胎儿不发生并发症或并发症被及时发现和处理。

（3）孕妇焦虑程度减轻，能正确面对病情。

## 【护理措施】

### （一）一般护理

（1）患者绝对卧床休息，抬高臀部，避免增加腹压的动作，禁止性生活，防止脐带脱垂。

（2）保持外阴清洁，勤换会阴垫，避免不必要的肛查和阴道检查。

**练一练11-2**

胎膜早破对胎婴儿的影响，错误的是（　）

A. 早产　B. 感染　C. 新生儿窒息的发生率比较高

D. 脐带脱垂　E. 胎儿畸形

答案解析

### （二）病情观察

（1）观察产妇生命征及血象变化。

（2）监测胎心率的变化。

（3）记录破膜时间，观察羊水性状、颜色和气味等。羊水量流出过多、有异味者通知医生。

（4）注意临产时间及产程进展情况，观察宫缩及胎心音变化，明确胎先露入盆情况，尽量避免阴道检查，防止早产和感染，有异常报告医生，做好新生儿抢救的准备工作。

### （三）治疗护理

（1）胎膜破裂时间超过12小时者，严格执行医嘱应用抗生素预防感染。

（2）遵医嘱给予宫缩抑制剂（如沙丁胺醇、硫酸镁等）及促进胎儿肺成熟药物。如早产不可避免，用地塞米松促进胎儿肺成熟度，减少新生儿呼吸窘迫综合征的发生，降低围生儿的死亡率。

（3）孕龄已达34周或以上者，可适时终止妊娠。

### （四）心理护理

用婉转的语言将分娩情况及可能发生的问题及时告知产妇及其家属，并将处理措施及注意事项交代清楚，取得他们的配合。给予其精神安慰，提供必要的帮助，缓解焦虑，促进舒适。

### （五）健康指导

（1）加强围生期卫生宣教与指导，妊娠晚期禁止性生活，不宜劳累，避免腹压突然增加，防止腹部受到撞击或外伤。

（2）积极预防和治疗下生殖道感染。

（3）宫颈内口松弛者于妊娠12～14周行宫颈内口环扎术。

（4）加强营养，注意补充维生素、锌、铜、钙等。

（5）骨盆狭窄、胎位异常、双胎等孕妇应提前入院待产。

（6）一旦发生胎膜早破应立即取平卧位并抬高臀部，及时抬送医院，勿直立行走。

### 【护理评价】

（1）孕妇生命体征平稳，胎心正常，无感染征象发生。

（2）母儿生命安全，未发生并发症。

（3）孕妇保持良好心态，能积极参与护理过程。

## 第四节 羊水栓塞

羊水栓塞（amniotic fluid embolism，AFE）是指羊水在分娩过程中进入母体血液循环引起肺栓塞、休克、弥散性血管内凝血、急性肾功能衰竭或骤然死亡等一系列严重症状综合征，是孕产妇死亡的重要原因之一。足月分娩发生者死亡率高，也可发生于妊娠中期引产或钳刮术时，但病情较缓和，死亡率较低。

### 【病因】

羊水可通过子宫内膜静脉、胎盘附着部位的血窦以及病理情况下开放的子宫壁血窦进入母体血液循环。但是，羊水进入母体血液循环须具备三个条件：①强烈子宫收缩；②子宫壁血窦开放；③胎膜破裂。因此，多产妇、前置胎盘、胎盘早剥、宫缩过强、子宫破裂、剖宫产术、引产、钳刮术等，均可使羊水在较强的子宫收缩下从裂伤的子宫内膜静脉或病理开放的子宫壁血窦进入母体血液循环而造成栓塞。

### 【病理生理】

**1. 肺动脉高压** 羊水中有形物质，如毳毛、胎脂、胎粪、上皮细胞，直接形成栓子，在肺小血管造成机械性栓塞；同时羊水的有形物质激活凝血过程，在血管内形成弥漫性血栓，进一步阻塞肺小血管。肺动脉高压导致急性右心衰，继而呼吸循环衰竭、血压下降休克，甚至死亡。

**2. 过敏性休克** 羊水有形成分是很强的致敏原，进入母体血液循环可发生过敏性休克。

**3. DIC** 羊水中含有大量促凝物质，进入母体后形成大量微血栓，消耗大量凝血因子和纤维蛋白原而发生 DIC，极易发生产后出血及失血性休克。

**4. 急性肾功能衰竭** 循环功能衰竭引起肾缺血及 DIC 形成的微血栓堵塞肾小血管，引起肾脏急性缺血，导致肾功能障碍，甚至衰竭。

## 【护理评估】

### （一）健康史

重点评估有无引起发生羊水栓塞的原因及相关因素。

### （二）身体评估

**1. 临床表现** 羊水栓塞主要发生在分娩过程中，少数可在孕中期、临产前或产后，剖宫产者多在手术中。典型病例的表现分为三个阶段。

（1）休克期 突发寒战、呛咳、憋气、烦躁不安，继而出现咳嗽、咳粉红色的泡沫样痰、呼吸困难、发绀、抽搐昏迷，出现心率快、血压下降等休克表现，甚至昏迷。

（2）出血期 严重的出血倾向，可表现为产后大出血，血液不凝或身体其他部位如皮肤、黏膜、胃肠道、肾出血，也可有切口创面、针孔处、腹腔内等广泛的出血。

（3）急性肾功能衰竭期 羊水栓塞的后期出现少尿、无尿或尿毒症征象。

**2. 辅助检查**

（1）胸部 X 线摄片 可见双侧肺部弥漫性点片状阴影，沿肺门呈扇形分布，伴右心扩大及轻度肺不张。

（2）心电图 提示右心扩大，常有心肌劳损图像。

（3）实验室检查 取下腔静脉血做涂片检查，见到羊水中的有形物质即可确诊。其他如凝血功能及 DIC 相关的检查，如出凝血障碍检查、纤溶酶活性检查等。

### （三）心理－社会评估

因起病急、进展快，病情险恶，产妇和其家属毫无思想准备，因担忧产妇及胎儿的安危而感到恐惧。

### （四）处理原则

一旦确诊，立即给予紧急处理。治疗原则是迅速纠正呼吸衰竭，抗休克，抗过敏，纠正凝血功能障碍，防治急性肾衰竭，病情稳定后尽快结束分娩。

## 【常见护理诊断/问题】

**1. 气体交换受损** 与肺血管阻力增加、肺动脉高压、肺水肿有关。

**2. 组织灌注量改变** 与 DIC 有关。

**3. 有胎儿窘迫的危险** 与羊水栓塞、母体呼吸循环受阻有关。

## 【护理目标】

（1）产妇胸闷、呼吸困难症状有所改善。

（2）产妇能维持体液平衡，并维持最基本的生理功能。

（3）胎儿或新生儿安全。

## 【护理措施】

### （一）急救护理

（1）立即停用宫缩剂，停止手术操作，配合医生积极施行抢救。

（2）产妇取半卧位，加压吸氧，建立静脉通路，遵医嘱给药。

（3）立即抽取血样，进行必要的检验。

### （二）病情观察

（1）监测产程进展、宫缩强度与胎儿情况。

（2）观察出血量、凝血情况，如子宫出血不止，应做好子宫切除术的术前准备。

（3）严密监测生命体征。

### （三）治疗护理

**1. 解除肺动脉高压**　加压给氧，使用解痉药，如阿托品、罂粟碱、氨茶碱等，必要时做气管插管或气管切开。

**2. 抗过敏、抗休克**　按医嘱立即静脉推注地塞米松或氢化可的松；用低分子右旋糖酐、新鲜血液补充血容量，若血压不回升，可用多巴胺静脉滴注；可用毛花苷 C 纠正心衰、消除肺水肿；纠正酸中毒及电解质紊乱。

**3. 防止 DIC 及肾衰竭**　肝素用于羊水栓塞早期的高凝状态；及时输新鲜血或血浆、纤维蛋白原等凝血因子；纤溶亢进时可用抗纤溶药物。密切关注尿量，若血容量补足后仍少尿，按医嘱给予以呋塞米、甘露醇等利尿剂。

**4. 产科处理**　原则上应先进行抢救，待病情好转后再处理产科情况。如在第一产程发病，应行剖宫产结束分娩；如在第二产程发病，应采取阴道助产。对产后发生无法控制的子宫出血，应边抢救休克边行子宫切除术。分娩后应用足量抗生素预防感染。

### （四）心理护理

产妇及其家属可能出现激动、愤怒、否认和悲哀等情绪变化，医护人员应给予理解和同情，耐心解释，鼓励其尽快度过悲伤时期。

### （五）健康指导

（1）向患者及其家属解释羊水栓塞的病因及治疗计划。

（2）为患者及其家属提供舒适的环境，给予生活上的护理，鼓励其进食，以更好地恢复体力。

（3）为患者提供产褥期的休养计划，帮助产妇尽快调整情绪。

**【护理评价】**

（1）实施抢救处理方案后，患者胸闷、呼吸困难症状改善。

（2）患者血压及尿量正常，阴道流血量减少，全身皮肤、黏膜出血停止。

（3）胎儿或新生儿无生命危险，患者出院时无并发症。

## 目标检测

答案解析

### 选择题

A1/A2 型题

1. 产后出血指胎儿娩出 24 小时内和剖宫产时失血量分别超过

A. 300ml，900ml　　B. 400ml，1000ml

C. 500ml，1000ml　　D. 500ml，900ml

E. 300ml，1000ml

2. 引起产后出血最常见的原因是

A. 子宫收缩乏力　　B. 胎盘滞留

C. 胎盘植入　　D. 软产道裂伤

E. 凝血功能障碍

3. 小王，25 岁，$G_1P_0$，妊娠 39 周，于今日上午 8 点临产，在分娩过程中，突然出现呛咳，咳粉红色泡沫痰，则小王的诊断可能是

A. 胎膜早破　　B. 胎盘早剥

C. 先兆子宫破裂　　D. 羊水栓塞

E. 早产

4. 有关胎膜早破的处理，错误的是

A. 立即听胎心并记录破膜时间

B. 卧床休息，抬高臀部

C. 头先露无需观察脐带脱垂情况

D. 破膜超过 12 小时尚未临产，遵医嘱给予抗生素治疗

E. 注意羊水的性质和颜色

5. 产后出血首要的处理措施的是

A. 补充血容量　　B. 止血

C. 抗感染　　D. 心理护理

E. 抢救休克同时促宫缩

6. 胎膜早破超过几小时后需要预防性使用抗生素

A. 10　　B. 11　　C. 12　　D. 13　　E. 14

7. 关于羊水栓塞的急救护理措施，不正确的是

A. 立即停用宫缩剂　　B. 停止手术操作，配合医生积极施行抢救

C. 产妇取平卧位，加压吸氧　　D. 建立静脉通路，遵医嘱给药

E. 立即抽取血样，进行必要的检验

（熊冬梅）

**书网融合……**

重点回顾　　微课　　习题

# 第十二章　产褥期并发症妇女的护理

微课

PPT

**学习目标**

**知识目标：**

**1. 掌握**　产褥感染、产褥病率、晚期产后出血的概念、护理评估及护理措施。

**2. 熟悉**　产褥感染、产褥病率、晚期产后出血及产褥期抑郁症的临床表现和治疗要点。

**3. 了解**　产褥感染、晚期产后出血、产褥期抑郁症的病因、实验室检查及其他辅助检查；产褥期抑郁症的诊断标准。

**技能目标：**

1. 能针对产褥感染、产褥期抑郁症妇女进行护理评估，并配合医生处理及进行整体护理。

2. 能够运用护理程序对产褥感染、晚期产后出血、产后抑郁症患者进行人性化护理，初步建立临床评判性思维。

**素质目标：**

具有关爱、体贴之情，尊重产妇，关爱母儿健康，具有积极帮助患者消除思想顾虑的意识，能尊重并关心产后并发症患者。

## 导学情景

**情景描述：**王女士，29岁，初产妇，产后6天，开始出现下腹疼痛伴畏寒、高热、恶心、呕吐1天入院。该患者足月妊娠，破膜15小时后临产，因持续性枕横位行会阴切开娩一女婴。胎盘自然娩出，完整，产后出血200ml。查体：T 38.7℃、P 106次/分、R 26次/分、BP 126/74mmHg。乳房无异常；子宫收缩好，有明显压痛。妇科检查：恶露量多，色暗红，有臭味。

**情景分析：**结合产妇王女士的临床表现和查体，可诊断为产褥感染。产褥病率的主要原因是产褥感染，也包括生殖道以外部位的感染，如尿路感染、乳腺炎、上呼吸道感染等。

**讨论：**请思考该产妇最可能发生了什么情况？该患者的护理问题有哪些？怎样实施护理？

**学前导语：**产褥感染是指分娩时或产褥期生殖道受病原体侵袭而引起局部或全身的炎性变化，感染部位、病原体种类不同，其临床表现也不同。

## 第一节　产褥感染

产褥感染（puerperal infection）是指分娩时或产褥期生殖道受病原体侵袭而引起局部或全身感染，其发病率约为6%，是导致我国孕产妇死亡的四大原因之一。产褥病率（puerperal morbidity）是指分娩24小时以后的10天内，用口温表每日测量体温4次，间隔时间4小时及以上，有2次达到或超过38℃。产褥病率最常见的原因是产褥感染，此外还包括生殖道以外的其他感染，如尿路感染、乳腺炎、上呼吸道感染、血栓性静脉炎等。

## 【病因】

### （一）感染诱因

女性生殖道对感染有自然防御功能，但分娩时由于软产道的扩张及损伤使病原体易于入侵体内；另外，产妇由于体质虚弱、营养不良、贫血、羊膜腔感染、产科手术、产程延长等原因，也容易发生产褥感染。

### （二）病原体

产褥感染可由单一的病原体引起，也可由多种病原体引起混合感染，以混合感染多见。常见病原体由大肠埃希菌、葡萄球菌、需氧性链球菌、厌氧性链球菌、支原体及衣原体等。厌氧菌是产褥感染最常见的病原体。

### （三）感染途径

**1. 内源性感染** 正常生殖道内或其他部位寄生的病原体，多数并不致病，当机体抵抗力下降、细菌数量增多、毒力增强等感染因素出现时可致病。

**2. 外源性感染** 由外界病原体进入生殖道引起的感染。病原体可通过污染的衣物、用具、各种手术器械或妊娠晚期不洁性交、盆浴等，将致病菌带入生殖道引起感染。

## 【护理评估】

### （一）健康史

评估引起产妇产褥感染的病因。了解妊娠、分娩经过，有无贫血、营养不良、慢性疾病、胎膜早破、产程延长、产科手术、产道损伤、产后出血、胎盘残留及孕妇个人卫生习惯等。

### （二）身体评估

产褥感染多以发热、疼痛、恶露改变为主要症状。由于感染部位、病原体种类不同及机体的防御能力不同，其临床表现也不同。

**1. 临床表现**

（1）急性外阴、阴道、宫颈炎　分娩时会阴部损伤导致感染，以葡萄球菌和大肠杆菌感染为主。外阴伤口感染表现为局部疼痛、灼热、伤口红肿、有脓性分泌物。阴道与宫颈感染表现为黏膜充血、溃疡、脓性分泌物增多。感染部位较深时，可导致阴道旁结缔组织炎。宫颈裂伤感染深部蔓延时，引起盆腔结缔组织炎。

（2）子宫感染　包括急性子宫内膜炎、子宫肌炎，是最常见的病理类型，两者常同时伴发。子宫内膜炎一般发生在产后 3～4 天，表现为低热、下腹痛、恶露多、浑浊有臭味。子宫肌炎表现为腹痛，恶露增多、呈脓性，子宫压痛明显、复旧不良，可伴有头痛、寒战、高热，体温可高达 40℃，及心率加快、白细胞增多等全身感染症状。

（3）急性盆腔结缔组织炎及急性输卵管炎　产妇表现为高热、寒战、脉速、头痛等全身症状，下腹明显压痛、反跳痛、肌紧张及肛门坠胀感，宫旁一侧或两侧结缔组织增厚，触及炎性包块，子宫复旧差，严重者侵及整个盆腔形成“冰冻骨盆”。淋病奈瑟菌沿生殖道黏膜上行感染，达输卵管与盆腹腔，形成脓肿，致患者高热不退。

（4）急性盆腔腹膜炎及弥漫性腹膜炎　炎症继续发展，扩散至子宫浆膜，形成盆腔腹膜炎继而发展成弥漫性腹膜炎，产妇出现全身中毒症状，如高热、恶心、呕吐、腹胀，检查时下腹部有明显压痛、反跳痛、肌紧张。腹膜面分泌大量渗出液，可引起肠粘连，也可在直肠子宫陷凹形成局限性脓肿。急性期治疗不彻底可发展成盆腔炎性疾病后遗症导致不孕。

（5）血栓性静脉炎　厌氧菌为常见病原体，这类细菌分泌肝素酶，分解肝素，促进血液凝结。盆腔内栓塞静脉炎病变单侧居多，产后1～2周多见，产妇表现为寒战、高热并反复发作，持续数周。下肢血栓性静脉炎，因静脉血液回流受阻，引起下肢疼痛、水肿、皮肤发白，称为“股白肿”，彩色多普勒检查可协助诊断。

（6）脓毒血症　感染血栓脱落进入血循环可引起脓毒血症，随后可并发感染性休克和迁徙性脓肿（肺脓肿、左肾脓肿）。若病原体大量进入血循环并繁殖可形成败血症，表现为持续高热、寒战、脉细数、血压下降、呼吸急促、尿量减少等全身明显中毒症状，可危及生命。

**练一练**

某产妇，足月产后3天，出现下腹痛，体温不高，恶露多、有臭味，子宫体无压痛。该产妇可能的诊断是（　）

A. 子宫内膜炎　　B. 子宫肌炎　　C. 盆腔结缔组织炎

D. 急性输卵管炎　　E. 腹膜炎

答案解析

**2. 辅助检查**

（1）实验室检查　血常规示白细胞计数增高，尤其是中性粒细胞升高。病原体培养、分泌物涂片检查、病原体抗原和特异抗体检测可发现病原体。

（2）影像学检查　B超检查、彩色多普勒超声、CT、MRI等检查手段能够对感染形成的炎性包块、脓肿及静脉血栓作出定位及定性诊断。

### （三）心理－社会评估

产妇可产生沮丧、烦躁及焦虑情绪，评估产妇及其家属的心理变化及感受。

### （四）治疗原则

治疗原则为积极控制感染，并改善全身状况。

**1. 支持疗法**　加强营养，给予高热量、高蛋白、高维生素饮食，纠正贫血和水、电解质紊乱，必要时静脉补充能量，提高机体抵抗力。

**2. 抗生素治疗**　感染严重者用广谱高效抗生素，做到早期、足量、足疗程，以求彻底治愈，最好根据细菌培养和药敏试验结果选用抗生素。中毒症状严重者，短期加用肾上腺皮质激素，提高机体应激能力。

**3. 手术治疗**　若会阴伤口或腹部切口感染，则应拆线引流，如宫腔有残留或积脓，应在感染控制后清理宫腔；如已形成盆腔脓肿可经腹或阴道后穹隆穿刺引流。

**4. 血栓性静脉炎的治疗**　肝素用量150U/（kg·d），加于5%葡萄糖液500ml中静脉滴注，每6小时1次，体温下降后改为每日2次，连用4～7天。尿激酶40万U加于0.9%氯化钠溶液或5%葡萄糖液500ml中，静脉滴注10天，用药期间监测凝血功能，根据监测的具体情况对用药剂量进行调整。同时可口服双香豆素、阿司匹林等，也可用活血化瘀中药。

### 【常见护理诊断/问题】

**1. 体温过高**　与生殖道感染引起全身炎性反应有关。

**2. 疼痛**　腹痛及下肢痛，与盆腔炎及下肢静脉炎有关。

**3. 焦虑**　与担心自身疾病及母婴分离有关。

### 【护理目标】

（1）产妇住院期间感染得到控制，体温正常。

（2）产妇住院期间疼痛减轻或无疼痛。

（3）产妇焦虑情绪得以缓解，担心程度降低，能说出心理感受。

【护理措施】

（一）一般护理

**1. 休息与体位** 患者卧床休息，取半卧位或将床头抬高以利恶露引流排出，使得盆腔炎症局限。如为血栓性静脉炎，应延长卧床时间，减少活动，以防栓子脱落。

**2. 饮食** 增强营养，给予高热量、高蛋白、高维生素、易消化的食物，保证足够的液体摄入，保持大小便通畅，减轻盆腔充血，以利于子宫复旧，必要时少量输血，纠正贫血，提高机体抵抗力。

（二）病情观察

（1）严密观察产妇生命体征，每4小时测量体温一次。

（2）注意恶露的量、颜色、气味及伤口愈合情况，若有异常及时报告医生并协助处理。

（三）治疗护理

**1. 外阴伤口的护理** 保持外阴清洁干燥，取健侧卧位，及时更换会阴垫。每日用0.05%聚维酮碘擦洗外阴2次，大、小便后及时擦洗。每日红外线照射2次，每次15～20分钟。感染严重者应及时拆除缝线，脓肿已形成者给予切开引流。严格做好床边隔离措施，防止交叉感染。

**2. 下肢血栓性静脉炎** 抬高患肢，局部保暖、湿热敷，以增加血液回流、减轻肿痛，用支架支撑衣被等覆盖物，防止摩擦引起疼痛。

（四）用药护理

遵医嘱正确使用抗生素，严格遵守药物配伍原则。注意抗生素使用的时间间隔，维持血液中有效药物浓度。

（五）心理护理

向产妇及家属详细介绍病情及治疗情况，消除其心理焦虑，鼓励家属为产妇提供有力的家庭支持，增加其治疗信心以配合治疗。

（六）健康指导

（1）加强孕期指导，临产前2个月避免盆浴和性生活。加强营养，提高机体抵抗力。及时发现外阴、阴道等慢性炎症并给予治疗。避免胎膜早破、产程延长、产后出血等产褥感染诱因的出现。

（2）防止医源性感染，任何操作严格遵守无菌操作，减少不必要的阴道检查。正确掌握手术指征。

（3）加强产褥期监测，及早发现产褥感染征象，如异常恶露、发热、腹痛等。

（4）指导产妇出院后，保持外阴部清洁，便后及时清洁会阴，勤换会阴垫。按时复诊，如有异常及时就诊。对治疗期间不宜哺乳者，指导其定时挤奶维持泌乳，待感染控制后可继续哺乳。

【护理评价】

（1）产妇感染症状得到控制，体温恢复正常。

（2）产妇疼痛消失或减轻，舒适感增强。

（3）产妇情绪稳定，能积极配合诊治和护理。

**想一想**

廖女士，28岁，以“$G_2P_1$孕40周待产；胎膜早破”诊断入院。临产进入第二产程，发现胎儿呈持续性枕后位，胎头吸引术助产，产后出血不多。产后第6天体温为37.8～38.6℃，两乳房稍胀，无肿块，宫底脐下1cm，轻压痛，血性恶露，量多有臭味，会阴切开伤口已愈合。

**请问：**（1）该产妇的主要病因是什么？

（2）目前该产妇的主要护理诊断/问题是什么？

（3）针对护理诊断/问题应给予哪些护理措施？

答案解析

## 第二节　晚期产后出血

晚期产后出血是指分娩24小时以后，在产褥期内发生的子宫大量出血。产后1～2周发病最常见，亦有迟至产后2个月余发病者。

### 【病因】

**1. 胎盘、胎膜残留**　最常见，残留的胎盘组织发生变性、坏死、机化，当坏死组织脱落时，暴露基底部血管，引起大出血，多发生于产后10天左右。

**2. 蜕膜残留**　若蜕膜因剥离不全，长时间残留，可致子宫复旧不全，继发子宫内膜炎，引起出血。

**3. 子宫胎盘附着面感染或复旧不全**　胎盘娩出后其附着面血管即有血栓形成，继而血栓机化，出现玻璃样变，血管上皮增厚，宫腔变窄、堵塞，子宫内膜逐渐修复，此过程需6～8周。若胎盘附着面复旧不全可引起血栓脱落，血窦重新开放，导致子宫出血。多发生在产后2周左右。

**4. 剖宫产术后子宫切口裂开**　多见于子宫下段剖宫产横切口两侧端。常因切口感染导致肠线溶解脱落，血窦重新开放，引起大量阴道流血。多发生于产后2～3周。

**5. 感染**　以子宫内膜炎多见，炎症引起胎盘附着面复旧不良和子宫收缩欠佳，血窦关闭不全导致产后出血。

**6. 其他**　产后子宫滋养细胞肿瘤及子宫黏膜下肌瘤等也可引起产后出血。

### 【护理评估】

#### （一）健康史

了解产妇分娩史，阴道流血情况；分娩时胎盘、胎膜娩出是否完整。了解剖宫产术式及术后恢复情况。

#### （二）身体评估

**1. 临床表现**

（1）症状　①阴道流血：胎盘胎膜残留、蜕膜残留引起的阴道流血多于产后10天发生。胎盘附着部位复旧不良常发生于产后2周左右，可反复多次阴道流血，也可突然大量阴道流血。剖宫产子宫切口裂开或愈合不良所致的阴道流血多于术后2～3周发生，常为子宫突然大量出血。流血多者可继发贫血，严重者可因失血性休克危及生命。②腹痛与发热：常见于合并感染者，常伴恶露量增多且有恶臭味。

（2）体征　子宫复旧不良、宫颈口松弛，伴有感染者子宫可明显压痛。

**2. 辅助检查**

（1）实验室检查　血、尿常规检查，以了解感染与贫血情况。

（2）B超检查　可了解宫腔内有无残留物及子宫切口愈合情况。

（3）病理检查　宫腔刮出物或子宫切除标本应送病理学检查，以明确诊断。

#### （三）心理－社会评估

因反复阴道流血、腹痛、发热，使产妇及其家属产生焦虑、抑郁情绪；若发生阴道大流血，可使产妇惊慌失措、紧张、恐惧等。

### （四）治疗要点

抗感染，使用宫缩剂促进子宫收缩，针对病因进行处理。

（1）少量或中等量阴道流血，给予宫缩剂及支持疗法，同时应用抗生素。多量阴道流血，可行剖腹探查。

（2）疑有胎盘、胎膜或蜕膜残留或胎盘附着部位复旧不良，在建立静脉通道、做好输血准备前提下行刮宫术。刮宫时操作轻柔，以防子宫穿孔，刮出物送病理检查，以明确诊断，术后继续用抗生素及子宫收缩剂。

（3）疑剖宫产子宫切口裂开，仅少量阴道流血也应住院治疗，密切观察病情变化，给予广谱抗生素及支持疗法。

**看一看**

**产后出血与晚期产后出血的鉴别**

| | 产后出血 | 晚期产后出血 |
| --- | --- | --- |
| 定义 | 胎儿娩出后24小时内阴道流血量超过500ml，剖宫产超过1000ml | 分娩24小时以后，在产褥期内发生的子宫大量出血，又称产褥期出血。产后1～2周发病最常见，亦有迟至产后2个月发病者 |
| 原因 | ①子宫收缩乏力<br>②胎盘因素<br>③软产道裂伤<br>④凝血功能障碍 | ①胎盘、胎膜残留<br>②蜕膜残留<br>③子宫胎盘附着面感染或复旧不全<br>④剖宫产术后子宫切口裂开<br>⑤感染<br>⑥产后子宫滋养细胞肿瘤及子宫黏膜下肌瘤等 |

## 【常见护理诊断/问题】

**1. 组织灌注量改变**　与阴道大量流血有关。

**2. 有感染的危险**　与失血过多、机体抵抗力下降、反复检查及操作有关。

**3. 焦虑、恐惧**　与阴道流血、担心自身安危及对婴儿照顾产生影响有关。

**4. 潜在并发症**　失血性休克。

## 【护理目标】

（1）产妇低血容量能迅速得到纠正，生命体征平稳。

（2）产妇无感染症状，体温、恶露正常。

（3）产妇焦虑、恐惧情绪得到缓解，能积极配合治疗与护理。

## 【护理措施】

### （一）一般护理

**1. 休息与饮食**　保持病房安静、舒适，保证产妇充足的休息和睡眠；给予高热量、高蛋白、高维生素、易消化饮食，增强机体的抗病能力。

**2. 清洁护理**　加强口腔、皮肤、会阴及乳房的清洁护理。

### （二）病情观察

（1）严密观察患者神志、生命体征、尿量及全身情况。

（2）观察子宫收缩情况、是否有压痛。注意观察阴道流血的量、颜色、气味，评估出血量、速度及阴道有无块状物排出，伤口有无红、肿、热、痛及炎性渗出物等，若有异常，及时报告医生并协助处理。

**（三）治疗护理**

（1）出血多者应迅速建立静脉通道，遵医嘱输液、输血，及时补充血容量，纠正贫血，防止失血性休克的发生。

（2）胎盘、胎膜残留者应做好清宫术前准备，尽快清除宫腔内残留物，并送病理检查。若为子宫切口裂开，需做好剖腹探查术准备。

（3）保持床单的清洁、干燥，指导产妇保持会阴清洁卫生，勤换会阴垫，每日用碘伏棉球擦洗外阴，并遵医嘱给予有效抗生素。

**（四）心理护理**

产妇因阴道流血时间长、出血量多，非常紧张，需给予产妇关心、支持和心理安慰，增加其安全感。向产妇及其家属做好解释工作，允许家属陪伴，提高产妇战胜疾病的信心。

**（五）健康指导**

（1）教会产妇如何观察子宫复旧及恶露变化，正确施行会阴及伤口护理。

（2）产后定期进行复查，发现异常及时就诊。

（3）指导产妇产褥期禁止性生活与盆浴。

**【护理评价】**

（1）产妇低血容量迅速得到纠正，生命体征平稳。

（2）产妇无感染症状，体温、恶露正常。

（3）产妇焦虑、恐惧情绪得到缓解，能积极配合治疗与护理。

## 第三节　产褥期抑郁症

产褥期抑郁症是指产妇在产褥期出现抑郁症状，是产褥期非精神病性精神综合征中最常见的一种类型，主要表现为产褥期持续和严重的情绪低落以及一系列症状，如动力减低、失眠、悲观等，甚至影响对新生儿的照料能力。其发病率国外报道约为30%，通常在产后2周内出现症状。

**【病因】**

产后抑郁的病因不明，一般认为可能与以下因素有关。

**1. 神经内分泌因素**　产后24小时体内孕激素、雌激素含量急剧下降严重影响了产妇的情绪，对产后心理障碍的发生均起着一定的作用。

**2. 分娩因素**　分娩经历给产妇带来紧张、恐惧，非计划妊娠、产时和产后并发症、产钳助产、对分娩疼痛的恐惧心理，均与产后心理障碍的发生有关。

**3. 社会因素**　产妇年龄、职业、文化程度、家庭收入等与产后心理障碍存在相关关系。年龄≥35岁的产妇，由于机体条件差、妊娠并发症多，产后心理障碍的发生率也偏高。

**4. 遗传因素**　遗传是产后心理障碍的潜在因素，有精神病家族史，特别是有家族抑郁症的产妇，产后心理障碍的发病率高。

**【护理评估】**

**（一）健康史**

评估分娩后产妇的精神状态情况，了解既往是否有心理疾病、其他精神病史和精神病家族史。

### （二）身体评估

**1. 临床表现**

（1）情绪改变　患者最突出的症状是持久的情绪低落，表现为沮丧、焦虑、易哭、易怒、易激惹和对自身及婴儿健康过度担忧。

（2）认知改变　自我评价降低，担心不能照顾好婴儿；对身边的人充满敌意，与家人、丈夫关系不协调。

（3）生理改变　出现厌食、睡眠障碍、易疲倦、性欲减退，有时处于错乱或昏睡状态，严重者可能出现绝望、自杀等行为。

**2. 辅助检查**

（1）采用行为监测、各种症状自评量表、产后抑郁量表等对产妇心理状态进行评估。

（2）美国精神病学会（1994）在《精神疾病的诊断与统计手册》一书中，制定了产褥期抑郁症的诊断标准（表12－1）。

**表12－1　产褥期抑郁症的诊断标准**

| |
|---|
| 1. 在产后2周内出现下列5条或5条以上的症状，必须具备①②两条 |
| ①情绪抑郁 |
| ②对全部或多数活动明显缺乏兴趣或愉悦 |
| ③体重显著下降或增加 |
| ④失眠或睡眠过度 |
| ⑤精神运动性兴奋或阻滞 |
| ⑥疲劳或乏力 |
| ⑦遇事均感毫无意义或自责感 |
| ⑧思维能力减退或注意力不集中 |
| ⑨反复出现自杀企图 |
| 2. 在产后4周内发病 |

### （三）心理－社会评估

患者家属往往对产后抑郁表现为惊慌、恐惧，担心产妇和婴儿健康安全。

### （四）治疗要点

**1. 心理治疗**　通过心理咨询，解除致病的心理因素，家人对产妇多关心、照顾，尽量调整好家庭关系，指导产妇养成良好的睡眠习惯。

**2. 药物治疗**　重症产后抑郁者需住院治疗，应用抗抑郁的药物。

### 【常见护理诊断/问题】

**1. 个人应对无效**　与情绪抑郁、心理沮丧有关。

**2. 有暴力行为的危险**　与产后精神状态异常有关。

**3. 睡眠形态紊乱**　与焦虑、恐惧有关。

### 【护理目标】

（1）产妇的生理、心理舒适感增加，睡眠正常。

（2）产妇没有出现暴力行为。

（3）产妇情绪稳定，能配合护理人员与家人采取有效应对措施。

### 护爱生命

目前我国针对产后抑郁症有明确的诊断标准，与抑郁诊断标准类似，唯一的区别在于产后抑郁发生在产后或围产期。数据显示，近年来产后抑郁症的发病率在15%～30%，从门诊量看，到产科和心理科寻求心理帮助的产妇数量也很大，是什么原因导致的呢？导致产后抑郁障碍的因素很复杂，可能因为哺乳、照看孩子睡眠不足、家庭内部关系出现矛盾等，也可能是多因素叠加。对于产后抑郁症，首先，我们可以对产妇进行一些心理方面的治疗，比如在产褥期，医护人员可以对患者的心理状态采取一些安慰以及理解等方法；其次，我们也可以采取音乐治疗的疗法，听一些缓和的音乐，使产后女性的精神放松，适当转移自己的注意；还可以身体力行的去参与力所能及的愉快活动。为了降低产后抑郁症的发生，医务工作者要关心产妇，对她们多一点关爱，这样才能使她感觉到幸福与安全感，才能够使每个家庭和乐美满幸福。

## 【护理措施】

### （一）饮食指导

需要重视产后营养，鼓励进食高蛋白、高热量的食物，多食新鲜的鱼肉、虾肉、蔬菜及水果等，忌食辛、辣等刺激性食物，避免摄入过多碳水化合物，造成产妇情绪激动。

### （二）活动与休息

保持环境的安静、舒适，让产妇多休息，保证足够的睡眠。一般正常分娩后6～8小时就可以坐起，24小时后可以下床适当活动，如在室内走动等，或者在床上做一些简单的、活动量小的康复体操等。

### （三）病情观察

观察产妇的日常活动和行为、母婴之间接触和交流的情况，了解产妇对婴儿的喜恶程度及对分娩的感受，了解产妇的夫妻关系及与家庭其他成员的关系。

### （四）治疗护理

**1. 心理治疗**　重症患者需要请心理医师或精神科医师给予治疗。通过心理咨询，解除致病的心理因素，对产妇多加关心和照顾，调整好家庭关系。

**2. 药物治疗**　药物治疗适用于中度产褥期抑郁症及心理治疗无效者。尽量选择毒副作用小、特别是不通过乳汁排泄的抗抑郁药。临床常首选5－羟色胺再吸收抑制剂，如帕罗西汀、盐酸舍曲林等。

### （五）防止意外发生

妊娠期间加强宣教，利用孕妇学校、图谱等使孕妇了解有关妊娠、分娩相关知识及育婴技术，在思想上、技能上做好准备，以减轻其紧张、恐惧心理；条件允许时，行导乐分娩，允许丈夫或亲人全程陪产，给予更多、更好的关心和精神支持，以改善待产妇的紧张状态。

### （六）健康指导

（1）解除产妇不良的社会、心理因素，减轻心理负担和身体症状。

（2）宣教丈夫及其家庭成员，不仅要从物质上提供支持，还要从情感上更加爱护和关怀产妇。

（3）鼓励产妇能够表达自己的内心感受，学会倾诉与放松，倾听产妇诉说心理问题，并提供必要的帮助。

（4）帮助产妇适应母亲角色，指导产妇与婴儿进行交流，为婴儿提供照顾，培养产妇的自信心。发挥社会支持系统的作用，改善家庭生活环境及家庭关系。

（5）对于不良行为的产妇，尽量避免精神刺激，减轻生活中的压力。重症患者要高度警惕其伤害性行为，注意安全保护，避免危险因素。

【护理评价】

（1）产妇的生理、心理舒适感增加，睡眠正常。

（2）产妇没有出现暴力行为。

（3）产妇情绪稳定，能配合护理人员与家人采取有效应对措施。

## 目标检测

答案解析

### 选择题

A1/ A2 型题

1. 关于产褥感染的病因，错误的是

A. 产道本身存在细菌

B. 妊娠末期性交、盆浴

C. 医务人员的手、呼吸道以及各种手术器械的接触

D. 催产素的使用

E. 急性输卵管炎

2. 产褥感染中最常见的是

A. 急性输卵管炎　　B. 急性外阴炎

C. 急性盆腔结缔组织炎　　D. 急性子宫内膜炎

E. 宫颈炎

3. 有关产褥感染的处理原则，错误的是

A. 选用有效的抗生素

B. 改善全身一般情况

C. 半卧位以利引流

D. 禁用宫缩剂，避免感染扩散

E. 产后 3 天下腹部阵痛，有时需要服用止痛药

4. 引起产褥感染最常见的病原菌是

A. 产气荚膜梭菌　　B. 大肠埃希菌

C. 厌氧性链球菌　　D. 金黄色葡萄球菌

E. 需氧菌

5. 下列关于产褥感染的描述，正确的是

A. 指产后生殖器官及全身感染

B. 指产后发热

C. 指产后 24 小时至 10 天内发热

D. 指分娩时或产褥期生殖道受病原体侵袭而引起局部或全身的炎性变化

E. 乳腺炎也属于产褥感染

6. 产褥感染产妇应取

A. 左侧卧位　　B. 右侧卧位

C. 半坐卧位　　D. 患侧卧位

E. 健侧卧位

7. 胎盘、胎膜残留引起的晚期产后出血常发生于

A. 产后1周内　　B. 产后10天左右

C. 产后2周左右　　D. 产后2~3周

E. 产后4周左右

8. 产褥期抑郁症的诊断依据中必备的是

A. 失眠　　B. 精神运动性阻滞

C. 情绪抑郁　　D. 遇事皆感毫无意义或自罪感

E. 疲劳或乏力

9. 张女士，足月产后3天，出现下腹痛，体温不高，恶露多、有臭味，子宫底脐上一指，子宫体软。本例为

A. 子宫内膜炎　　B. 子宫肌炎

C. 盆腔结缔组织炎　　D. 急性输卵管炎

E. 急性外阴炎

10. 王女士，产后第10天出现多量阴道流血，关于出血的原因，不正确的是

A. 蜕膜残留　　B. 胎盘、胎膜残留

C. 产后休息过久　　D. 子宫胎盘附着面感染或复旧不全

E. 剖宫产术后子宫伤口裂开

（王旭艳）

书网融合……

重点回顾　　微课　　习题

# 第十三章　妇科疾病患者护理计划的制订

PPT

**学习目标**

**知识目标：**

1. **掌握**　妇科病史的采集方法和内容。
2. **熟悉**　检查的方法和护理配合。
3. **了解**　妇科患者的心理特点。

**技能目标：**

能够运用护理程序对妇科疾病患者进行整体护理。

**素质目标：**

具有爱心、同情心、责任心，维护患者的自尊，在妇科检查过程中注意保护患者的隐私。

## 导学情景

**情景描述：** 曹女士，28岁，$G_3P_1A_2L_1$，既往月经规律。因月经周期不规则，经量增多6个月，阴道流血20余天来院就诊。

**情景分析：** 根据患者临床表现，诊断为异常子宫出血。护士要依据护理程序，认真进行护理评估，确定护理诊断、制订护理目标以及护理措施、作出护理评价。制订个性化的妇科护理计划可为患者查明出血原因，提供相应的护理措施，使患者得以顺利康复。

**讨论：**

1. 需要对曹女士进行哪些方面的护理评估？
2. 采集曹女士健康史时，采集的方法和内容有哪些？
3. 对曹女士进行身体评估的内容和方法有哪些？
4. 从哪几个方面可以确定曹女士的护理诊断？
5. 从哪几个方面为曹女士制订护理目标和护理措施？

**学前导语：** 异常子宫出血的原因很多，护士应正确采集健康史，进行身心状况评估，并配合医生完善相关检查。

妇科护理计划制订的目的是使患者得到适合个体的护理，保持护理工作的连续性和科学性。通过与患者交谈及护理体检，可了解患者临床症状、体征、分娩史，有无合并症或并发症，家庭情况及心理状况等，根据不同的个体正确进行护理诊断/问题，采取相应的护理措施，促进患者的身心健康。

### 【护理评估】

#### （一）健康史

**1. 采集方法**　病史采集是指收集患者的全面资料，并加以整理、分析、综合和判断，是护理评估的重要内容之一。病史采集的主要方法有观察、交谈和询问等。妇科疾病是女性生殖器官特有的疾病，多与月经、性生活和生殖有关。因此，从事妇科工作的医护人员要关心体贴患者，态度和蔼，语言亲切，举止端庄，取得患者信任，患者才会如实详尽地反映病情，应耐心细致地询问，避免暗示，尽可能地避免第三者在场，为患者保密。配合医生检查时要认真细致、动作轻柔，使采集的病史准确、完整、真实可信。

**2. 内容**

（1）一般内容　包括患者姓名、年龄、籍贯、婚姻、文化程度、职业、民族、宗教信仰、住址、联系方式、入院方式、入院诊断、入院日期等。如果不是患者本人陈述，应注明患者与陈述者的关系。

（2）主诉　患者就诊的主要症状及病程。主诉简明扼要，重点突出，字数通常不超过20个。妇科临床常见的症状有：外阴瘙痒、白带异常、异常阴道流血、下腹痛、腹部包块、不孕等。主诉应按其发生时间顺序书写，如：停经50天，阴道流血3天，腹痛2小时。若患者无自觉症状，仅在体检或妇科检查时发现子宫肌瘤，主诉应写为：普查发现“子宫肌瘤”10天。

（3）现病史　是病史的重要组成部分，应以主诉为中心，按本次疾病的发生、演变、诊疗等先后顺序依次进行详细描述。妇科疾病询问及描述要点如下。①白带异常：发病时间，白带的量、色、性状、气味，与月经的关系及伴随症状。②阴道流血：出血时间、量、色、质，有无血块或组织物，与月经的关系，有无诱因与伴随症状，如发热、腹痛、腹部包块等。此外，正常的末次月经日期及持续天数亦应问及。③腹痛：发生时间，疼痛部位、性质及程度，持续时间，起病缓急，疼痛与体位或月经有无关系及伴随症状。④腹部包块：发现部位、时间包块大小、生长速度、活动度、硬度及伴随症状。

（4）月经史　包括初潮年龄、周期、经期、经量（可问每日更换卫生巾数）、有无血块，经前有无不适，经期伴随症状，包括有无痛经、下腹部不适、乳房胀痛、下肢水肿、情绪不稳定等，末次月经（LMP）的日期。已绝经妇女应询问绝经年龄，绝经后有无阴道流血、异常白带或其他不适。月经史描述如下：如12岁初潮，周期为28～30天，经期持续4～5天，50岁绝经，可简写为$12\frac{4\sim5}{28\sim30}50$。

（5）婚育史　婚次及每次结婚年龄，是否近亲结婚，配偶年龄及健康状况，双方性功能。初孕或初产年龄，足月产、早产、流产次数和现存子女数。如足月产1次，无早产，流产2次，现存子女1人，可简写为1－0－2－1，或孕$_3$产$_1$（$G_3P_1$）表示。询问分娩方式，有无难产史，新生儿出生情况，产后或流产后有无出血或感染史，末次分娩或流产日期，目前采用何种避孕措施及其效果。

（6）既往史　以往健康情况及患病史，着重了解与妇科及现病史有关的既往史与手术史；还应询问过敏史，注明对何种药物过敏；既往饮食与排泄习惯等。

（7）个人史　生活和居住情况，出生地和曾居住地区，有无烟、酒嗜好，与疾病有关的职业工种、劳动条件。

（8）家族史　父母、兄弟、姐妹及子女健康状况，家庭成员中有无癌症、传染病（如结核、病毒性肝炎）及遗传性疾病（如血友病、白化病）。

### （二）身体评估

**1. 全身检查**　测量患者生命体征、身高、体重；观察患者精神状态、全身发育、头部器官、颈、乳房、心、肺、脊柱、四肢、毛发分布、皮肤、淋巴结等。

**2. 腹部检查**　视诊腹部的形状，有无隆起或蛙状腹；腹壁有无瘢痕、妊娠纹、静脉曲张、水肿及皮疹等。触诊肝、脾、肾等有无压痛或增大；腹部软硬度，有无压痛、反跳痛或腹肌紧张；能否触及肿块，若有肿块应描述其部位、大小、形状、活动度、边界是否清晰、表面是否光滑及有无压痛等。叩诊注意有无移动性浊音，肝、肾区有无叩击痛。根据情况听诊肠鸣音情况。

**3. 盆腔检查**　是妇科特有的检查，又称妇科检查，主要检查女性内、外生殖器官，包括外阴、阴道、宫颈及子宫附件等。检查应在独立的妇科专有检查室进行（应有屏风或围帘遮挡以保护患者隐私），光线明亮，温湿度适宜。

（1）用物准备　消毒阴道窥器（或一次性窥器）、无菌手套、镊子、无菌持物钳、探针、玻片、长棉签、生理盐水、液状石蜡或肥皂水、臀垫（卫生纸或治疗巾）、器具浸泡桶（内盛消毒液）、污物桶、照明灯等。

（2）注意事项

1）关心体贴患者，态度严肃认真，语言亲切，动作轻柔，做好宣传解释工作，以解除其顾虑，取得合作。

2）除尿失禁患者外，检查前嘱患者先排空膀胱，必要时导尿，大便充盈者应先排便或灌肠后检查。协助年老体弱患者上下床，以防跌倒。

3）一般均取膀胱截石位。嘱患者脱去一侧裤腿，仰卧于检查台上，双膝关节屈曲分开，头略抬高，两手平放于身旁，使腹肌松弛。检查时应光线充足，冬季注意保暖。尿瘘患者有时需取胸膝位。

4）所用物品应消毒，一人一套，臀下的垫单（卫生纸或治疗巾）应一人一换，以防交互感染。

5）月经期尽量避免阴道检查。但若为异常出血时则必须检查，检查前应充分消毒外阴，并使用无菌手套及器械，以防感染。

6）对未婚女子，一般只做外阴视诊和直肠－腹部诊检查，严禁行阴道窥器检查或双合诊。如必须行阴道检查，应先征得本人及家属同意。

7）检查者为男性时，应有其他女医护人员在场，以减轻受检者紧张心理和避免发生不必要的误会。

8）如患者腹直肌紧张，可边检查边与患者交谈，使其张嘴呼吸而使其腹肌放松。对疑有盆腔病变或盆腔检查不满意者，可行B超检查，必要时在麻醉下进行妇科检查。

**练一练**

患者月经期间，不宜做的检查是（　）

A. B超检查　　B. 窥器检查　　C. 腹部检查

D. 无菌操作下直肠指检　　E. 外阴视诊

答案解析

（3）检查方法

1）外阴检查　观察外阴发育、阴毛疏密与分布情况，有无畸形、损伤、充血、水肿、炎症、溃疡、赘生物或肿块，注意外阴皮肤和黏膜色泽。用左手拇指和食指分开小阴唇，暴露阴道前庭、尿道口和阴道口，注意有无炎症、赘生物，前庭大腺是否肿大，处女膜是否完整、有无闭锁。检查时嘱患者用力向下屏气，观察有无阴道前后壁膨出、子宫脱垂或压力性尿失禁等。

2）阴道窥器检查　检查根据患者阴道壁松弛情况选用合适的阴道窥器。

方法：用左手分开两侧小阴唇，右手持阴道窥器，合拢上、下两叶，涂肥皂液或其他润滑剂（需取阴道分泌物检查时勿用润滑剂，可用生理盐水润滑），沿阴道侧后壁缓慢插入，边推进边旋转，将窥器转成正位，并逐渐张开两叶，暴露宫颈、阴道壁及穹隆部（图13－1）。检查结束，取出阴道窥器时，应将其两叶合拢后缓慢退出。

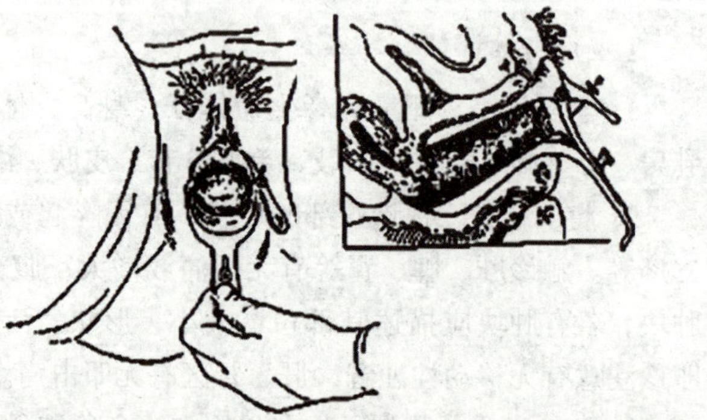

图13－1　阴道窥器检查

检查宫颈：注意宫颈大小、色泽、外口形状、有无撕裂、外翻、糜烂、息肉、肿物及接触性出血等，宫颈管分泌物的量和性状。必要时可采集子宫颈细胞样本或取分泌物涂片检查。

检查阴道：放松阴道窥器侧部螺丝，旋转阴道窥器，观察阴道前后壁和侧壁黏膜色泽，皱襞有无充血、溃疡、赘生物等，是否有阴道隔或双阴道等畸形，分泌物的量、性状、有无臭味等。若分泌物异常，需行白带涂片或悬滴检查，应在此时取材。检查完毕，合拢阴道窥器上、下两叶后取出。

3）双合诊　指经阴道和腹壁的联合检查（图13－2），是盆腔检查中最重要的项目。目的是了解阴道、宫颈、子宫、输卵管、卵巢、宫旁结缔组织和子宫韧带，以及盆腔内壁的情况。

检查方法：检查者一手戴消毒手套，示指和中指涂润滑剂后，沿阴道后壁轻轻插入阴道，检查阴道通畅度、深度和弹性，有无畸形、瘢痕、肿块，穹隆部是否饱满、有无触痛；宫颈的大小、形状、质地，宫颈口是否开大、有无接触性出血和宫颈举痛；然后将两手指置于宫颈后方，向上向前抬举宫颈，另一手在腹部向下向后按压腹部，使子宫位于腹部与阴道的两手之间，以内、外手指的感觉来了解子宫的位置、大小、形状、质地、活动度以及有无压痛；扪清子宫后，将手指移向一侧穹隆部，另一手在腹部相应部位下压腹壁，以了解附件和宫旁组织情况，正常输卵管不能触及，正常卵巢偶可触及。如发现子宫附件有肿块，应查清其位置、大小、形状、软硬度、活动度、有无压痛及与子宫的关系等。

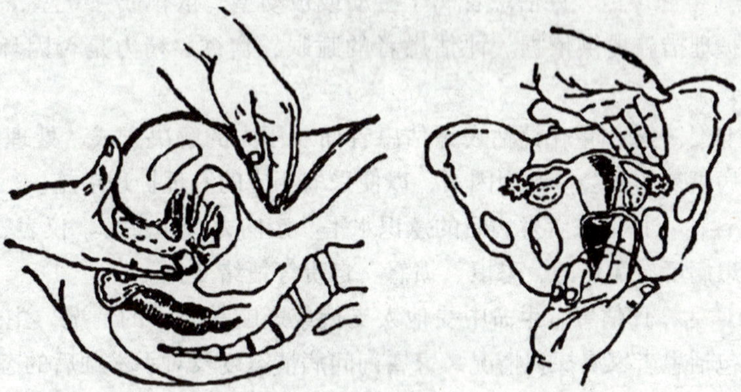

双合诊检查子宫　　双合诊检查附件

**图13－2　双合诊**

4）三合诊　指经阴道、直肠与腹壁的联合检查（图13－3），是双合诊的补充检查。检查者将一手的食指放入阴道，中指放入直肠，另一手在腹部配合。三合诊可扪清后倾后屈子宫的大小，发现子宫后壁、直肠子宫陷凹、宫骶韧带及盆腔后部的病变，估计病变范围，也可了解阴道直肠隔、骶骨前方或直肠内有无病变。

5）直肠－腹部诊　指经直肠、腹壁的联合检查（图13－4）。检查者一手食指放入直肠，另一手在腹部配合检查，检查内容同双合诊和三合诊。适用于未婚、阴道闭锁或其他原因不宜行双合诊检查者。

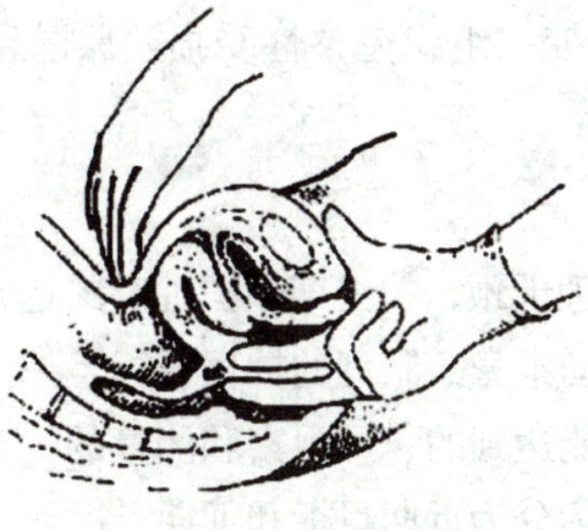

**图13－3　三合诊**

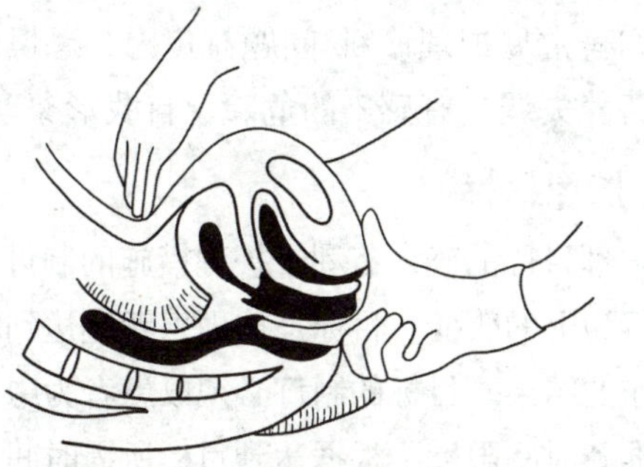

**图13－4　直肠－腹部诊**

（4）记录　盆腔检查后，应将结果按解剖部位顺序记录。

外阴：发育情况及婚产式（未婚、已婚未产或经产），有异常者应详细描述。

阴道：是否通畅，黏膜情况，分泌物量、色、性状及有无臭味等。

宫颈：色泽、大小、硬度，有无柱状上皮移位、裂伤、息肉、腺囊肿、接触性出血、举痛等。

宫体：位置、大小、形状、质地、活动度、有无压痛等。

附件：有无肿块、增厚或压痛等，若扪及肿物，应记录其位置、大小、质地、形状、表面光滑与否、活动度、有无压痛及其与子宫和盆腔的位置关系，左右两侧分别记录。

**想一想**

李女士，66岁，绝经18年，因阴道大量出血急诊入院。

**请问：**做盆腔检查时应采取哪种检查方法？

答案解析

### （三）心理-社会评估

**1. 应激水平和应对措施评估**　评估患者属于主动或被动型，依赖或独立型，内向或外向型，紧张或松弛型等，为制订护理措施提供依据。评估患者的睡眠、食欲、精力是否因环境改变而发生变化，了解其应对能力及方式。

**2. 对疾病的反应评估**　采用量化评估表评估患者面对压力的解决方式，处理问题过程中遇到的困难。明确影响患者疾病康复的社会-心理因素，以便采取相应的心理护理措施。

**3. 精神心理状态评估**　评估患者发病后的意识水平、定向力、注意力、仪表、行为、举止、情绪、沟通能力有无改变，患病后有无焦虑、恐惧、愤怒、自责等情绪变化。

**4. 社会支持方面评估**　评估患者生命中受他人支持或影响等方面的情况，主要是夫妻感情及对患者的影响，评估内容包括患者家属探视情况、家属询问病情态度及对手术预后的态度等。

### （四）辅助检查

辅助检查包括血、尿、便常规检查、相应的实验室检查项目、相应的影像学检查（如超声检查、X线、CT、MRI等）、内镜检查、病理学检查等。

## 【常见护理诊断/问题】

护理诊断是对患者生命历程中所遇到的生理、心理、社会等方面问题的阐述，这些问题可以通过护理措施解决。妇科护士通过评估全面收集服务对象的健康资料后，对资料进行综合整理、分析，确定服务对象的健康问题，形成护理诊断。护理诊断应包括患者现存的或潜在性问题、自我护理能力及妇女群体健康改变的趋势。我国目前多使用北美护理诊断协会（NANDA）认可的护理诊断，需按照其紧迫性和重要性排列先后顺序，使护士能够根据患者病情轻重缓急采取先后护理措施。

妇科常见护理诊断/问题有焦虑、恐惧、疼痛、舒适度的改变、组织完整性受损、尿潴留、排尿障碍、营养失调、有感染的危险、自我形象紊乱、个人应对无效等。

## 【护理目标】

护理目标的确定有利于护理措施的制订和实施，是指通过护理干预，护士期望护理对象达到的健康状态或行为上的改变。目标是护理患者应达到的结果，不是护理行动本身。制订的护理目标是护士与患者双方合作的结果。目标的制订必须以患者为中心，必须是现实的、能达到的、可观察和测量的，有具体的评价标准和时间限度。根据达到目标所需时间的长短，可将护理目标分为近期目标和远期目标。

**1. 近期目标**　又称短期目标，是指在较短时间内（1周或数日甚至更短时间）能够达到的目标。

常用于病情变化较快或短期住院的妇科患者，如异位妊娠破裂、急性盆腔炎等。

**2. 远期目标**　又称长期目标，需要较长时间（数周或数月）才能达到的，范围广泛。长期目标有利于护士针对护理对象长期存在的问题采取连续的护理措施。常用于妇科出院患者，如慢性盆腔炎、手术后康复患者。

**【护理措施】**

护理措施是护士为帮助患者达到护理目标而提供的具体护理活动，包括心理疏导、病情观察、减轻症状、促进舒适、用药指导等。护理措施主要分为以下 3 种。

**1. 依赖性护理措施**　是护士按医嘱执行医疗措施。受过专业培训的注册护士，既执行医嘱实施护理措施，又应对给予患者的治疗和护理负责任。

**2. 协作性护理措施**　是护士与其他医务人员共同完成的护理活动。例如，异位妊娠破裂大出血医护人员的抢救配合，子宫内膜癌手术中的护士与手术者的合作等。

**3. 独立性护理措施**　是护理人员应用自己的专业知识和能力，自行或授权其他护士进行的护理活动，包括生活护理、住院评估、健康指导、病区环境管理等。

### 护爱生命

**保护患者隐私**

女性的隐私是不容忽视的问题，是个人对自己身体、生活、精神独处的享有。众所周知，妇科是个特殊环境，其涉及未婚先孕、不孕不育、畸形、性器官的暴露、性传播疾病、异常婚育史等多方面的隐私问题。而对妇科患者的体检、病史采集及各项操作常涉及患者的隐私，许多患者存在不同的心理变化和情绪反应。因此，医护工作者在医疗服务过程中，应充分关注患者的心理活动，并且有义务尽可能最大限度地保护患者的隐私。

**【护理评价】**

护理评价是对整个护理效果的鉴定，可以判断执行护理措施后患者的反应。评价是对患者所经历的某些变化的评估，是评价预期目的是否达到的过程，在评价的基础上对患者健康状况重新评估，如评估原来提出的问题是否正确，是否有发展潜力的可能或又有新的健康问题，重审护理计划时一般有以下几种可能。

**1. 继续**　护理问题依然存在，措施适宜则继续执行。

**2. 修订**　对护理目标部分实现和未实现的部分进行分析。护理措施、目标不恰当致使结果甚微或需增加护理措施，需修订护理目标及措施。

**3. 停止**　问题已解决，目标已全部达到，其相应的护理措施可以停止。

**4. 排除**　经过实践和分析，排除不存在的问题。

在评价的过程中注意总结经验教训，不断改进和提高护理计划的质量，以争取患者早日康复。

## 目标检测

微课

答案解析

### 选择题

A1/ A2 型题

1. 关于询问妇科病史的叙述，错误的是

A. 绝经后的患者无需询问月经史　　B. 生育期患者应详细询问月经史

C. 月经异常者应了解其前次月经时间　　D. 青春期患者应询问其初潮年龄
E. 生育期患者应了解其采取的避孕措施及效果

2. 患者，女，60岁。13岁初潮，每28～30天来一次月经，每次持续6～7天，50岁绝经。其月经史可描述为
A. 13 6－7/28－30 60　　B. 13 6－7/28－30 50
C. 13 28－30/6－7 60　　D. 13 28－30/6－7 50
E. 60 6－7/28－30 13

3. 妇科现病史中不包括
A. 病情发生发展及就医经过　　B. 采取的治疗、护理措施及效果
C. 患者的心理反应　　D. 患者的饮食、排泄、体重、休息及活动等变化
E. 采取的计划生育措施及效果

4. 妇科检查前无需做哪项准备
A. 准备检查用物　　B. 查血常规
C. 向患者做解释工作　　D. 协助患者脱去一侧裤腿
E. 大便干结者先通大便

5. 妇科检查床的台垫更换频率为
A. 按人　　B. 每天
C. 隔天　　D. 三合诊检查后
E. 出现污渍后

6. 观察阴道壁、子宫颈情况所用的检查方法是
A. 外阴检查　　B. 阴道窥器检查
C. 双合诊检查　　D. 三合诊检查
E. 直肠－腹部诊检查

7. 医生对患者进行妇科检查时，护士正确的做法是
A. 为患者常规导尿，排空膀胱　　B. 指导患者取自由体位
C. 所有患者均做阴道检查准备　　D. 每位患者所用检查用具均应消毒
E. 臀垫如无污染，可继续使用

8. 患者，女，30岁。流产1次，早产1次，足月产2次，现存子女2人，生育史可简写为
A. 3－1－0－2　　B. 1－3－0－2
C. 1－0－2－3　　D. 2－1－1－2
E. 2－0－3－1

（张玉红）

书网融合……

重点回顾　　微课　　习题

# 第十四章 女性生殖系统炎症患者的护理

PPT

**学习目标**

**知识目标：**

**1. 掌握** 外阴炎症、阴道炎症、子宫颈炎症和盆腔炎性疾病的护理评估、治疗原则、护理措施及健康教育。

**2. 熟悉** 女性生殖系统的自然防御功能；常见妇科炎症的病因及病理。

**3. 了解** 引起盆腔炎性疾病常见的病原体及感染途径。

**技能目标：**

能针对生殖系统炎症患者进行护理评估，配合医生处理，正确进行妇科常用护理操作技术及进行整理护理。

**素质目标：**

具有爱心、同情心、责任心，注意保护患者隐私，耐心指导患者预防常见妇科炎症。

**导学情景**

**情景描述：**曹女士，38岁，已婚。因"外阴瘙痒伴白带增多6天"就诊。妇科检查：外阴充血，有抓痕；阴道畅，见较多豆渣样白带；子宫颈光滑，无赘生物，无举痛；子宫前位，正常大小，无压痛，活动度好，两侧附件区无增厚，无压痛。

**情景分析：**结合曹女士症状及白带特点，可诊断外阴阴道假丝酵母菌病。假丝酵母菌病是常见的阴道炎症之一，往往是内源性感染，好发于糖尿病、妊娠、长期应用广谱抗生素、雌激素及大量应用免疫抑制剂者。

**讨论：**请问曹女士的主要护理问题是什么？应采取哪些护理措施？

**学前导语：**女性阴道炎症类别较多，应观察白带的特点，结合阴道分泌物检查结果，有针对性地指导患者全身和局部用药，同时要告知患者注意个人卫生。

## 第一节 概 述

### 一、女性生殖系统自然防御功能

女性生殖器官在解剖和生理特点方面具有其比较完善的自然防御系统，不会轻易发生感染。这种自然防御系统包括以下器官系统。

**1. 外阴** 两侧大、小阴唇自然合拢，遮盖阴道口、尿道口，防止外界微生物污染。

**2. 阴道** 骨盆底有丰富的肌肉组织，使阴道口闭合，阴道前后壁紧贴，抵御外界致病因素的侵入。阴道上皮在卵巢分泌的雌激素作用下，增生变厚，对病原体的抵抗力增强。阴道上皮细胞内含有丰富的糖原，在阴道乳酸杆菌的作用下，糖原分解成乳酸，使阴道内环境呈酸性，pH值多在3.8～4.4，使适于弱碱性环境病原菌的活动和繁殖受到抑制，称为阴道自净作用。此外，阴道分泌物可保持巨噬细胞活性，防止细菌侵入阴道黏膜。

**3. 子宫颈** 子宫颈管黏膜的腺体分泌大量碱性黏液，形成胶冻状黏液栓堵塞宫颈管，宫颈内口平时处于闭合状态，阻止病原体的入侵。宫颈管黏液栓内含乳铁蛋白、溶菌酶等，可阻挡病原体侵入子宫内膜。

**4. 子宫内膜** 在性激素的作用下，育龄期妇女子宫内膜发生周期性剥脱，有利于清除侵入宫腔内的病原体。子宫内膜分泌液中含乳铁蛋白、溶菌酶，可清除少量进入子宫腔的病原体。

**5. 输卵管** 输卵管黏膜上皮细胞的纤毛向宫腔方向摆动，以及输卵管的蠕动，有利于清除侵入输卵管的致病菌。

**6. 免疫系统** 生殖系统黏膜聚集有一定数量的淋巴组织和散在的淋巴细胞，包括B细胞、T细胞。此外，中性粒细胞、巨噬细胞及补体在局部均有重要的免疫功能，发挥抗感染作用。

女性生殖系统炎症是女性常见病和多发病，主要有外阴炎、阴道炎、子宫颈炎、盆腔炎等。在妇女特殊生理时期，如月经期、妊娠期、分娩期和产褥期，以及性交、手术、损伤、大量应用广谱抗生素时，可使局部防御功能降低，引起炎症。

### 二、病原体

常见病原体有细菌（葡萄球菌、链球菌、大肠埃希菌、淋病奈瑟菌）、原虫（阴道毛滴虫、阿米巴原虫）、支原体、沙眼衣原体、假丝酵母菌、螺旋体、病毒（人乳头瘤病毒、疱疹病毒）等。

### 三、传播途径

**1. 沿生殖器黏膜上行蔓延** 病原体由外阴侵入阴道，沿黏膜上行经宫颈、子宫内膜、输卵管内膜到达卵巢及腹腔。该途径是非妊娠期、非产褥期盆腔炎性疾病的主要感染途径。

**2. 经淋巴系统扩散** 细菌由生殖器官创伤处的淋巴管侵入盆腔结缔组织及内生殖器其他部分，是产褥感染、流产后感染及放置宫内节育器后感染的传播途径。链球菌、大肠埃希菌及厌氧菌多沿此途径感染。

**3. 经血液循环传播** 病原体先侵入人体的其他系统，再经血液循环侵入生殖系统，为结核分枝杆菌的主要传播方式。

**4. 直接蔓延** 由腹腔其他器官感染后直接蔓延至内生殖器官，如阑尾炎可引起右侧输卵管炎。

## 第二节 外阴炎症

外阴炎主要指外阴部的皮肤与黏膜的炎症，以大、小阴唇多见。常见的有非特异性外阴炎和前庭大腺炎。

### 一、非特异性外阴炎

非特异性外阴炎一般是由物理因素和化学因素引起，而非病原体感染所致。可发生在任何年龄阶段的女性。由于外阴与尿道、肛门邻近，经常受到阴道分泌物、月经血、尿液、粪便等刺激，均会引起外阴炎症。其次是粪瘘患者的粪便刺激、尿瘘患者尿液长期浸渍、糖尿病患者的糖尿刺激等。此外，长期穿紧身化纤内裤、月经垫等，通透性差，导致局部潮湿等，也可引起外阴部炎症。

## 【护理评估】

### （一）健康史

询问患者年龄、月经史、婚育史；有无尿液或粪便刺激外阴皮肤；是否患糖尿病，有无长期应用激素类制剂或广谱抗生素等因素。

### （二）身体评估

**1. 临床表现**

（1）症状　外阴皮肤瘙痒、红肿、疼痛或灼热感，于排尿、排便或性生活时加重。

（2）体征　局部发红、肿胀、糜烂，重者可发生湿疹或溃疡，导致双侧小阴唇粘连，引起排尿疼痛或困难。慢性炎症者外阴局部皮肤增厚、粗糙，甚至苔藓样变。

**2. 辅助检查**　常规行阴道分泌物检查，查找病原体；必要时查血糖，并注意检查有无尿失禁、尿瘘、粪瘘等。

### （三）心理－社会评估

患者面对症状可有烦躁、焦虑不安、情绪低落等心理反应。

### （四）处理原则

去除病因，积极治疗阴道炎、生殖道瘘、糖尿病等。消除物理刺激，注意个人卫生，保持外阴清洁、干燥。局部可坐浴，如有破溃可涂抗生素软膏。

## 【常见护理诊断/问题】

**1. 舒适度减弱**　与炎症引起瘙痒、疼痛等不适有关。

**2. 组织完整性受损**　与炎症分泌物刺激引起局部瘙痒、搔抓破溃有关。

**3. 知识缺乏**　缺乏保持外阴卫生和预防炎症发生的知识。

## 【护理目标】

（1）患者舒适度增加。

（2）患者外阴部皮肤完整性得到修复。

（3）患者改变了以往的不良卫生习惯。

## 【护理措施】

**1. 一般护理**　嘱患者保持外阴清洁、干燥，尤其在经期、孕期、产褥期，每天清洗外阴，更换内裤。

**2. 治疗护理**

（1）配合医生积极治疗原发病。

（2）局部可用1∶5000高锰酸钾溶液坐浴，水温在41～43℃，每次15～30分钟，每日2次。坐浴前先排空大小便，用温水清洗外阴及肛周，坐浴时应将外阴部完全浸没于溶液中。坐浴后局部可涂抗生素软膏或紫草油。月经期和分娩后7天内停止坐浴。也可以用清热解毒的中草药水煎熏洗外阴部；急性期还可用红外线局部物理治疗。

**3. 心理护理**　向患者解释本病的原因及预后，解除患者的不安。

**4. 健康指导**

（1）养成良好的卫生习惯，每日清洗外阴；嘱患者不要搔抓皮肤，禁用刺激性药物和肥皂擦洗，外阴破溃者要预防继发感染。急性期注意休息，禁止性生活。

（2）选择透气性好的棉质内衣裤，不穿化纤内裤和紧身衣。勤换内裤，及时清洗，在阳光下晒干。

（3）指导尿瘘、粪瘘患者注意个人卫生，便后及时清洗会阴，更换内裤。指导糖尿病患者监测和控制血糖。

（4）指导患者纠正不正确的饮食及生活习惯，不饮酒，限制辛辣食物的摄入。

【护理评价】

（1）患者舒适度增加，生活状态正常。

（2）患者外阴伤口愈合。

（3）患者能复述疾病预防的相关知识。

## 二、前庭大腺炎

前庭大腺炎是指病原体侵入前庭大腺所引起的炎症，包括前庭大腺脓肿和前庭大腺囊肿。前庭大腺位于两侧大阴唇后1/3深部，腺管开口于处女膜与小阴唇之间。在性生活、分娩、流产等情况下，外阴部受污染时易发生炎症。育龄期妇女多见，幼女及绝经后妇女少见。主要病原体为葡萄球菌、链球菌、大肠埃希菌、肠球菌等。随着性传播疾病发病率的增加，沙眼衣原体和淋病奈瑟菌也成为常见病原体。急性炎症时，病原体首先侵犯腺管，腺管开口往往因肿胀或渗出物聚集而堵塞，脓液积聚不能外流，可形成前庭大腺脓肿。急性期炎症消退后，腺管口粘连堵塞，分泌物不能及时排出，脓液逐渐被吸收，被渗出液取代，则形成前庭大腺囊肿。前庭大腺囊肿可继发感染，形成脓肿并反复发作。

【护理评估】

### （一）健康史

了解有无不洁性生活史以及其他不良卫生习惯，询问患者月经期卫生保健情况。询问既往是否有前庭大腺炎或外阴阴道炎等病史。

### （二）身体评估

**1. 临床表现**

（1）症状　前庭大腺炎多发生于一侧。急性期可有发热、全身不适，患侧外阴部疼痛、肿胀、灼热感，行走不便，有时致排尿困难。

（2）体征　检查可见患侧大阴唇下1/3处皮肤红、肿、发热伴有压痛，患侧前庭大腺开口处可见白色小点。当脓肿形成后，脓肿直径可达3～6cm，疼痛加剧，局部可触及波动感，当脓肿内压力增大时，脓肿可破溃，脓液自行引流出后自觉症状减轻炎症消退而自愈；若脓液引流不畅，则炎症可反复急性发作。前庭大腺囊肿多为单侧，也可为双侧，检查见囊肿多呈椭圆形，大小不等，位于外阴部后下方，可向大阴唇外侧突起。

**2. 辅助检查**　可查血常规了解白细胞计数；取前庭大腺开口处分泌物进行细菌培养和药物敏感试验。

### （三）心理－社会评估

患者常因外阴部疼痛、行走不便影响生活与工作，担心前庭大腺脓肿反复发作而情绪低落、焦虑。

### （四）处理原则

急性期应卧床休息，保持局部清洁，根据病原体选用抗生素，也可选用清热解毒中药局部坐浴或热敷；脓肿/囊肿形成后可行切开引流或造口术，也可采用$CO_2$激光或微波行囊肿造口术。

【常见护理诊断/问题】

**1. 舒适度减弱**　与外阴坠胀、行走不便有关。

**2. 组织完整性受损**　与脓肿自然破溃或手术造口有关。

【护理目标】

（1）患者舒适度增加。

（2）患者外阴部皮肤完整性得到修复。

【护理措施】

**1. 心理护理**　向患者解释病因及预后，耐心倾听患者主诉，鼓励其表达内心的感受，解除其思想顾虑，增强信心，使其积极配合治疗和护理。

**2. 一般护理**　急性期嘱患者卧床休息，避免劳累，保持外阴清洁，指导患者进行外阴坐浴。避免性生活，禁忌辛辣食物。

**3. 病情观察**　注意体温变化，观察局部脓肿或囊肿的变化。行脓肿切开引流和造口术者，注意引流出液体性状改变，有异常者及时向医生反馈。

**4. 治疗护理**　局部可用1∶5000高锰酸钾溶液或清热解毒中草药煎水坐浴，每日2次；用0.5%碘伏棉球擦洗外阴，每日2次；脓肿形成或囊肿较大时，协助医生切开引流或行造口术，术后局部放置引流条引流，每日换药。遵医嘱给予止痛剂及抗生素。

【护理评价】

（1）患者舒适度增加，生活状态正常。

（2）患者外阴伤口愈合。

## 第三节　阴道炎症

正常健康妇女的阴道有自净作用，对病原体的入侵有自然防御功能，如果这种防御功能受到破坏，则易导致阴道炎症。临床上常见的阴道炎症有滴虫阴道炎、外阴阴道假丝酵母菌病、萎缩性阴道炎、细菌性阴道病。

### 一、滴虫阴道炎 微课

滴虫阴道炎由阴道毛滴虫引起，多见于青春期及育龄期妇女。滴虫在温暖（温度25~40℃）、潮湿、酸性（pH值为5.2~6.6）的环境中最易生长繁殖。月经前后，阴道pH值接近中性，隐藏在腺体及阴道皱襞中的滴虫开始繁殖，引起炎症发作。滴虫能够吞噬或消耗阴道上皮细胞内糖原及乳酸杆菌，从而影响乳酸生成，降低阴道酸度，导致滴虫繁殖。滴虫还可以寄生于尿道、尿道旁腺、膀胱、肾盂及男性包皮褶、前列腺等处。

经性交直接传播是滴虫阴道炎的主要传播方式，男性感染滴虫后常无症状，易成为感染源。也可经游泳池、公共浴盆、坐便器、衣物等间接传播；还可通过污染的器械及敷料发生医源性传播。

【护理评估】

**（一）健康史**

了解有无不洁性生活史，有无间接接触史。注意询问患者月经期卫生情况。

**（二）身体评估**

**1. 临床表现**

（1）症状　25%~50%的患者在感染初期无症状，典型症状是白带呈稀薄泡沫状，局部瘙痒。若合并其他细菌感染，白带可呈黄绿色、血性、脓性，且有臭味，可伴有疼痛、灼热、性交痛。若合并尿路感染，患者可出现尿急、尿频、尿痛，甚至出现血尿。滴虫可吞噬精子，可导致不孕。

（2）体征　妇科检查见阴道黏膜充血，宫颈有散在出血斑点，形成“草莓样”宫颈。阴道后穹隆有多量灰黄色、黄白色或黄绿色泡沫状白带。

**2. 辅助检查**

（1）湿片法　载玻片上滴1～2滴温的生理盐水，取分泌物混于生理盐水中，立即在低倍镜下寻找滴虫。敏感性为60%～70%。取分泌物检查时，阴道窥器不涂润滑剂，可用生理盐水润滑。分泌物取出后要注意保暖并及时送检，以免滴虫活力减弱降低检出率。

（2）培养法　可疑患者但多次湿片法未找到滴虫时，可送分泌物培养，准确率达98%。

### （三）心理－社会评估

外阴及阴道瘙痒、灼热不适可致患者痛苦，且因反复发作，影响其工作和休息而产生情绪低落、焦虑。

### （四）处理原则

消除病因，切断传播途径，杀灭阴道毛滴虫，恢复阴道正常酸碱度，恢复阴道自净功能。夫妻双方要同时治疗。

**1. 全身用药**　主要治疗药物是甲硝唑和替硝唑。初次治疗可选择甲硝唑2g，单次口服；或替硝唑2g，单次口服。口服吸收好，疗效高，尤其适用于未婚女子和男性。

**2. 局部用药**　不适宜全身用药或不能耐受口服药物者，可以局部单独给药；也可全身和局部联合用药。指导患者每晚用1%乳酸或0.5%醋酸溶液冲洗阴道后，将甲硝唑泡腾片200mg放入阴道，7天为一个疗程。

## 【常见护理诊断/问题】

**1. 舒适度减弱**　与炎症所致瘙痒、疼痛及分泌物增多有关。

**2. 皮肤完整性受损**　与分泌物增多，患者搔抓外阴部致皮肤破溃有关。

**3. 知识缺乏**　患者缺乏炎症预防及配合治疗的相关知识。

## 【护理目标】

（1）患者白带明显减少，瘙痒减轻，舒适感增加。

（2）患者配合治疗，依从性提高，皮肤完整性受到保护。

（3）患者能描述与该疾病相关的知识，性伴侣亦能积极治疗。

## 【护理措施】

**1. 一般护理**　嘱患者注意个人卫生，勤换内裤，保持外阴清洁与干燥，尤其在孕期、产褥期。避免搔抓外阴部皮肤。治疗期间所用的浴巾、内裤、毛巾等应煮沸消毒5～10分钟，以防止重复感染或交互感染。

**2. 治疗护理**

（1）教会患者掌握药液配制浓度、坐浴及阴道冲洗方法。指导阴道塞药方法及注意事项，遵医嘱足量、足疗程用药。

（2）甲硝唑口服后，少数患者有胃肠道反应，如食欲不振、恶心、呕吐。此外，偶见患者出现头痛、皮疹、白细胞减少等。甲硝唑用药期间及停药24小时内，替硝唑用药期间及停药72小时内，均禁止饮酒或含乙醇的饮料。哺乳期妇女在用甲硝唑期间及用药后24小时内不宜哺乳，服用替硝唑72小时内不宜哺乳。

（3）要求性伴侣同治，治疗期间避免无保护性交。

（4）妊娠期滴虫阴道炎可导致胎膜早破及低出生体重儿等不良妊娠结局，因此妊娠期需积极治疗。治疗方案为甲硝唑400mg，每天2次，连服7天。甲硝唑虽可透过胎盘，但尚未发现妊娠期使用甲硝唑会增加胎儿畸形的风险。替硝唑在妊娠期应用的安全性尚未明确，应避免应用。

**3. 心理护理**　告知患者滴虫阴道炎的病因、传播途径、临床表现、治疗措施，指导患者自我护理，提高患者的疾病预防意识，减轻其焦虑心理，同时鼓励患者及其性伴侣积极配合治疗。

**4. 健康指导**　告知患者取分泌物检查或复查前24～48小时，应避免阴道冲洗、局部用药和性交。指导患者每次月经干净后门诊复查白带，连续3次阴性者方为治愈。加强卫生宣教，改进公共卫生设施；禁止滴虫阴道炎患者及带虫者进入游泳池、浴池；勿互穿内裤、互用便盆和浴盆。

**【护理评价】**

（1）患者舒适感增加，阴道分泌物恢复正常。

（2）患者感染得到控制，皮肤完整性恢复。

（3）患者掌握相关知识，能够坚持治疗，并且做到性伴侣积极治疗。

## 二、外阴阴道假丝酵母菌病

外阴阴道假丝酵母菌病曾称念珠菌性阴道炎，是一种常见的外阴阴道炎。80%～90%的病原体为白假丝酵母菌。假丝酵母菌对干燥、日光、紫外线及化学制剂等抵抗力较强，但不耐热，加热至60℃持续1小时即死亡。白假丝酵母菌为条件致病菌，10%～20%非孕妇女及30%～40%孕妇阴道中有此菌寄生，但数量极少，并不引起症状。酸性环境适宜假丝酵母菌生长，假丝酵母菌感染的患者阴道pH通常<4.5。当阴道内糖原增多、酸度增加、局部免疫力下降时，最适宜假丝酵母菌生长繁殖。常见的诱因有糖尿病、妊娠、长期应用广谱抗生素、雌激素及大量应用免疫抑制剂者。此外，肥胖者及穿紧身化纤内裤，可使局部温度及湿度增加，假丝酵母菌易于繁殖引起感染。

内源性感染为主要感染途径，寄生于口腔、肠道、阴道黏膜的假丝酵母菌一旦条件适宜，可引起发病，且3个部位可互相传染；少部分患者可通过性生活直接感染，亦可通过接触感染的衣物、毛巾等间接传染。

**【护理评估】**

### （一）健康史

了解患者有无糖尿病及大量使用抗生素或雌激素，是否妊娠，是否长期应用免疫抑制剂等；有无间接接触史。

### （二）身体评估

**1. 临床表现**

（1）症状　患者主要症状为外阴瘙痒，奇痒难忍，坐立不安，痛苦异常。可伴有尿频、尿痛、性交痛等。白带增多，为白色稠厚凝乳状或豆渣样。

（2）体征　可见外阴水肿，常伴有皮肤的抓痕；小阴唇内侧和阴道黏膜充血、水肿，有白色膜状物覆盖，擦除后露出红肿黏膜面，少数患者还可见糜烂及溃疡。

**2. 辅助检查**

（1）湿片法　用10% KOH溶液与少许阴道分泌物混合，在低倍镜下找到假丝酵母菌的芽孢或菌丝即可确诊。阳性率约为80%。

（2）培养法　多次湿片法检查为阴性且可疑的患者，可选用培养法，阳性率可达95%以上。

### （三）心理－社会评估

了解疾病对患者生活质量的影响程度。外阴奇痒难忍使患者坐立不安，影响正常生活而导致精神压力大。因疾病治疗的要求，需停用抗生素、雌激素，患者会担心疾病加重，妊娠者会担心药物对胎儿有影响。

### （四）处理原则

合理使用抗生素、雌激素及皮质类固醇激素，积极治疗糖尿病，消除诱因。

**1. 局部用药**　每晚用2%～4%碳酸氢钠液阴道冲洗或坐浴，改变阴道酸碱度，之后将抗真菌栓剂1粒放入阴道内，可选用咪康唑栓剂、克霉唑制栓剂、制霉菌素栓剂等，疗程因药物种类、剂量不同可分为单次、3天、7天或10～14天用药。

**2. 全身用药**　可口服氟康唑、伊曲康唑等药物。此类药物对肝脏有损害，注意监测患者肝功能，孕妇及有肝炎病史者禁用。

## 【常见护理诊断/问题】

**1. 皮肤完整性受损**　与炎症刺激、分泌物增多有关。

**2. 舒适度减弱**　与外阴瘙痒、疼痛及分泌物增多有关。

## 【护理目标】

（1）患者局部炎症减轻或消退，皮肤黏膜完整性恢复。

（2）患者白带正常，瘙痒减轻或消退，舒适度增加。

## 【护理措施】

**1. 一般护理**　嘱患者培养良好的卫生习惯，保持外阴清洁与干燥，勤换洗内裤，穿棉质、透气的内裤，避免穿紧身、化纤内裤，少用卫生护垫，经期勤换卫生巾。不要搔抓外阴，以免皮肤黏膜破损。治疗期间所用的浴巾、内裤、毛巾等应煮沸消毒5～10分钟，以防止重复感染或交互感染。

**2. 治疗护理**

（1）教会患者掌握药液配制浓度，坐浴及阴道冲洗方法。指导阴道塞药方法及注意事项，遵医嘱足疗程用药，定期复查。

（2）治疗期间注意观察药物副作用及疗效。

（3）妊娠期合并感染者，为避免胎儿感染，应坚持局部用药，可选用克霉唑栓剂，以7天疗法效果为佳。禁用口服唑类抗真菌药物。

**3. 心理护理**　做好心理护理，减轻患者因疾病带来的烦恼，消除心理压力。鼓励患者积极配合治疗，减轻思想顾虑。

**4. 健康指导**　与患者讨论发病的因素及治疗原则，积极按治疗方案配合治疗；培养健康的卫生习惯，保持局部清洁；避免交叉感染；勤换内裤，用过的内裤、盆及毛巾均应用开水烫洗。

## 【护理评价】

（1）患者外阴部炎症好转，破溃组织痊愈，皮肤完整性恢复。

（2）患者阴道分泌物恢复正常，舒适感增加。

**想一想**

徐女士，27岁，自诉白带增多，外阴瘙痒伴灼热1周。检查：阴道黏膜充血（++），有散在红色斑点，白带呈泡沫状、灰白色、质稀薄，有腥臭味。

请问：徐女士患的是哪种阴道炎症？

答案解析

## 三、萎缩性阴道炎

萎缩性阴道炎常见于自然绝经后的妇女或人工绝经后的妇女，也可见于药物假绝经治疗、盆腔放疗后卵巢失去功能、卵巢切除后的妇女。因卵巢功能丧失或衰退，内源性雌激素水平下降，阴道黏膜变薄，上皮细胞内糖原含量减少，阴道内pH升高，局部抵抗力降低，病原体易侵入繁殖而引起炎症。

**【护理评估】**

**（一）健康史**

询问患者年龄、月经史、生育史及绝经情况，了解有无卵巢手术史、盆腔放疗史及其他妇科内分泌疾病等。

**（二）身体评估**

**1. 临床表现**

（1）症状　白带增多，黄水状，重者可呈黄色脓性或血性，伴外阴瘙痒、灼热感。感染严重者可呈脓血性白带，可伴有尿急、尿频、尿痛及性交痛等。

（2）体征　妇科检查可见阴道上皮萎缩变薄，上皮皱襞消失，黏膜充血，有散在出血点，有时见表浅溃疡。

**2. 辅助检查**　阴道分泌物检查，显微镜下见大量基底层细胞及白细胞而无滴虫及假丝酵母菌。对于有血性白带者，应做宫颈细胞学检查，必要时行分段诊断性刮宫以排除子宫恶性肿瘤。

**（三）心理－社会评估**

患者因分泌物增多，外阴瘙痒、灼热不适影响生活而产生焦虑和情绪低落。若出现血性白带，常引起患者恐惧和紧张。

**（四）处理原则**

**1. 增强阴道抵抗力**　排除癌症后可使用小剂量雌激素治疗。局部可用雌三醇软膏涂抹，每日1～2次，14天为一个疗程。全身用药可予口服替勃龙2.5mg，每日1次，也可选用其他雌孕激素制剂连续联合用药。

**2. 抑制细菌生长**　每晚阴道冲洗或坐浴后，予甲硝唑200mg或诺氟沙星100mg，放入阴道深部，每日1次，7～10天为一个疗程。阴道局部干涩明显者可用润滑剂。

**【常见护理诊断/问题】**

**1. 舒适度改变**　与分泌物增多致外阴瘙痒或疼痛有关。

**2. 皮肤完整性受损**　与炎症致外阴瘙痒，患者搔抓局部致皮肤破损有关。

**3. 知识缺乏**　与患者对萎缩性阴道炎的认知不足有关。

**【护理目标】**

（1）患者阴道分泌物减少，舒适度增加。

（2）患者能说出炎症的病因，皮肤完整性得到恢复。

（3）患者了解炎症发生的原因，积极配合治疗。

**【护理措施】**

**1. 一般护理** 每日清洗外阴，更换纯棉内裤，保持清洁干燥。

**2. 治疗护理** 指导患者规范用药，避免中断疗程。教会患者阴道塞药方法及注意事项。为提高疗效，在阴道放药前可用1%乳酸溶液或0.1%～0.5%醋酸进行阴道冲洗或坐浴。注意观察外阴瘙痒、灼热或疼痛缓解程度，以及阴道分泌物量、性质的改变。告知患者使用雌激素后可能出现的症状，叮嘱患者若患乳腺癌或子宫内膜癌需慎用雌激素制剂。

**3. 心理护理** 做好心理疏导，减轻患者因疾病带来的烦恼，增强治疗疾病的信心。对卵巢切除、放疗的患者应告知雌激素替代治疗可缓解内分泌失衡，降低萎缩性阴道炎的发生率。

**【护理评价】**

（1）患者阴道分泌物减少，瘙痒减轻或消失，舒适感增加。

（2）患者皮肤完整性恢复。

（3）患者了解炎症发生的病因，能积极配合治疗。

## 四、细菌性阴道病

细菌性阴道病为阴道内正常菌群失调所致的一种混合感染，但临床及病理特征无炎症改变。常见于性活跃期妇女。细菌性阴道病时，阴道内乳酸杆菌减少，导致其他微生物大量繁殖，主要有加德纳菌，还有其他厌氧菌（动弯杆菌、普雷沃菌、紫单胞菌、类杆菌、消化链球菌等）以及人型支原体。这些微生物的繁殖及其代谢产物，导致阴道分泌物的生化成分发生改变，pH值升高，酶类（黏多糖酶、唾液酸酶等）、胺类物质（尸胺、腐胺、三甲胺）和有机酸增加，出现阴道分泌物增多、有异味等症状。使阴道微生物群发生变化的原因仍不明确，可能与多个性伴侣、性交频繁或阴道灌洗等有关。

**【护理评估】**

### （一）健康史

仔细询问患者个人卫生习惯，使用女性护理洗液的成分及使用情况。了解有无不洁性生活史等。

### （二）身体评估

**1. 临床表现**

（1）症状 10%～40%患者无临床症状。有症状者表现为阴道分泌物增多，呈灰白色，有鱼腥臭味，性生活后加重，可伴有外阴轻度瘙痒或烧灼感。

（2）体征 妇科检查阴道黏膜无充血，分泌物为灰白色，均匀、稀薄，常黏附阴道壁，但黏度较低，易被从阴道壁拭去。

**2. 辅助检查**

（1）阴道酸碱度 阴道分泌物pH值>4.5。

（2）线索细胞检查 取少许阴道分泌物放在载玻片上，加0.9%氯化钠溶液混合，高倍显微镜下查找线索细胞，线索细胞比例可达20%以上，极少白细胞。

（3）胺试验阳性 取少许阴道分泌物放在载玻片上，加入10%氢氧化钾溶液1～2滴，可产生烂鱼肉样腥臭味。

### （三）心理－社会评估

患者因阴道分泌物增多引起局部不适，影响工作和生活。细菌性阴道病还可引起子宫内膜炎和盆腔炎，妊娠者还导致绒毛膜炎、胎膜早破及早产等，患者出现焦虑不安。

**看一看**

**常见阴道炎症的鉴别**

| | 滴虫阴道炎 | 外阴阴道假丝酵母菌病 | 萎缩性阴道炎 | 细菌性阴道病 |
|---|---|---|---|---|
| 症状 | 分泌物增多、轻度瘙痒 | 分泌物多，重度瘙痒，烧灼感 | 瘙痒、灼热不适 | 分泌物多，无或轻度瘙痒 |
| 分泌物特点 | 稀薄脓性、泡沫状 | 豆渣样 | 稀薄、黄水样 | 白色、匀质、鱼腥臭味 |
| 阴道黏膜 | 散在出血点 | 红斑、水肿 | 萎缩、散在出血点 | 正常 |
| 阴道 pH 值 | >4.5 | <4.5 | >4.5 | >4.5 |
| 胺试验 | 可为阳性 | 阴性 | 阴性 | 阳性 |
| 显微镜检查 | 阴道毛滴虫、多量白细胞 | 少量白细胞、芽生孢子及假菌丝 | 大量白细胞 | 线索细胞、极少白细胞 |

**（四）处理原则**

有症状者均需治疗，无症状者除有早产高风险的孕妇外，一般无需治疗。治疗药物首选抗厌氧菌药物，如甲硝唑、克林霉素、替硝唑等。甲硝唑可抑制厌氧菌生长且不影响乳杆菌生长，故为较理想的治疗药物。口服药物和局部用药疗效相似，治愈率为80%左右。

**【常见护理诊断/问题】**

**1. 舒适度减弱**　与分泌物增多、外阴瘙痒及疼痛有关。

**2. 焦虑**　与细菌性阴道病会导致继发盆腔感染以及对妊娠有不良影响有关。

**【护理目标】**

（1）患者阴道分泌物明显减少、无异味，瘙痒减轻，舒适度增加。

（2）患者了解该疾病相关的治疗知识，焦虑减轻，积极配合治疗。

**【护理措施】**

**1. 一般护理**　注意个人卫生，保持外阴清洁干燥，勤换内裤。避免多个性伴侣或性生活频繁。

**2. 治疗护理**

（1）指导患者掌握阴道冲洗及阴道用药的方法，经期暂停。告知患者甲硝唑使用的注意事项。不能耐受甲硝唑治疗者可改用克林霉素等。

（2）若是难治性反复发作的细菌性阴道病患者，其性伴侣需同时治疗。

（3）本病与不良妊娠结局有关，并且容易上行感染，故妊娠期妇女，如有胎膜早破、早产史或早产高危因素等，有症状者均需进行细菌性阴道病的筛查与治疗。妊娠合并细菌性阴道病患者治疗后需随访。

**练一练**

患者，女，36岁，已婚，主诉白带增多并有难闻气味，且从未出现过此症状，行妇科检查，胺试验示有烂鱼样腥臭味。诊断为细菌性阴道病。护士指导其丈夫（　）

A. 性伴侣治疗　　B. 性伴侣不需治疗

C. 性伴侣用高锰酸钾溶液洗外阴　　D. 性伴侣输液应用抗生素治疗

E. 性交不需戴避孕套

答案解析

**3. 心理护理**　向患者讲解细菌性阴道病的病因、治疗方法及注意事项等，帮助患者减轻焦虑，鼓励患者积极配合治疗。

【护理评价】

(1) 患者阴道分泌物减少，舒适感增加。

(2) 患者能说出该疾病相关的知识，焦虑不安的情绪得到缓解，积极配合检查及治疗。

护爱生命

正确清洗阴道

很多女性都听过这种说法：女性的阴道就和皮肤一样，需要经常清洗，才能保持卫生，而且只用清水还不够，还需要配合一些私处护理产品，如果是阴道瘙痒、有异味，那就说明阴道细菌多，需要用护理洗液抑菌！殊不知自己正一步步掉入清洗阴道的“陷阱”。

阴道真的需要清洗和抑菌吗？

某些特殊情况下，是需要的。比如做人流或清宫手术时，需要对阴道进行冲洗和消毒处理，防止手术引起宫腔感染。但是日常冲洗阴道就是多此一举！正常阴道具有自净作用，具有一定的防御功能，额外使用清洗液会破坏阴道自净作用，反而会诱发细菌性阴道病。

## 第四节　子宫颈炎症

子宫颈炎症是妇科最常见的疾病之一，包括宫颈阴道部炎症及宫颈管黏膜炎症，以宫颈管黏膜炎多见。分为急性炎症和慢性炎症，若急性子宫颈管黏膜炎未得到及时诊治或病原体持续存在，可导致慢性子宫颈炎。

【病因与发病机制】

引起宫颈炎症的病原体主要为性传播疾病病原体和内源性病原体。性传播疾病病原体包括淋病奈瑟菌、沙眼衣原体、单纯疱疹病毒等，主要发生于性传播疾病高危人群。内源性病原体和引起细菌性阴道病的病原体相似。正常情况下，宫颈具有多种防御功能，但易受到阴道分娩、流产或手术等损伤，同时宫颈管单层柱状上皮抗感染能力较差，病原体易侵入引起感染。

【病理】

慢性宫颈炎症常见病理改变表现为子宫颈肥大、子宫颈息肉、慢性子宫颈管黏膜炎。

**1. 子宫颈肥大**　慢性炎症长期刺激，导致子宫颈腺体及间质增生，使宫颈比正常大。此外，子宫颈深部的腺囊肿也可使宫颈呈不同程度的肥大。

**2. 子宫颈息肉**　子宫颈管局部黏膜增生，形成一个或多个大小不等、局部突起的病灶，称为宫颈息肉。息肉突出于宫颈口外，带蒂、色红、质软而脆、易出血，根部可在子宫颈外口，也可在宫颈管内。子宫颈息肉极少发生恶变，但摘除的息肉应送病理组织学检查，以与子宫的恶性肿瘤相鉴别。

**3. 慢性子宫颈管黏膜炎**　宫颈管黏膜皱襞较多，柱状上皮抗感染能力弱，感染后容易形成持续性子宫颈黏膜炎，表现为子宫颈黏液及脓液量增多，常反复发作。

宫颈糜烂样改变是指子宫颈阴道部外观呈红色细颗粒状，可能是生理性子宫颈柱状上皮异位，也可为炎症、宫颈上皮内瘤样变或宫颈癌的早期表现，不再用作慢性宫颈炎的诊断术语。

【护理评估】

（一）健康史

了解患者既往阴道分娩次数、妇科手术史等。询问其有无不洁性生活史以及其他不良卫生习惯等。

### （二）身体评估

**1. 临床表现**

（1）急性宫颈炎　主要症状为阴道分泌物增多，呈黏液脓性，阴道分泌物刺激引起灼痛及外阴瘙痒，部分患者出现经间期出血或接触性出血。当炎症沿宫骶韧带扩散到盆腔时，常伴有腰骶部疼痛，下坠感；若合并尿路感染，可有尿频、尿急、尿痛等。妇科检查可见宫颈充血、水肿、黏膜外翻，宫颈管内有黏液脓性分泌物附着甚至流出，子宫颈管黏膜质脆，触之易出血。若为淋病奈瑟菌感染，尿道旁腺及前庭大腺会同时受累，可见尿道口、阴道口黏膜充血、水肿及大量脓性分泌物排出。

（2）慢性宫颈炎　多无症状，少数患者表现为白带增多。依据病原体的种类及炎症的程度不同，白带可呈乳白色、黏液状或呈淡黄色脓性，有时可出现白带带血或接触性出血。患者可有腰骶部疼痛，下坠感，在排卵期、经期以及性生活后加重。部分患者可致不孕。检查时可见有黄色分泌物覆盖子宫颈口或从宫颈口流出，也可表现为宫颈肥大或宫颈息肉。

**2. 辅助检查**

（1）白细胞检测　宫颈管分泌物革兰染色中性粒细胞 >30 个/HP 对于诊断宫颈管炎症有重要意义。

（2）病原体检测　应做沙眼衣原体及淋病奈瑟菌的检测，以排除其他病原体的感染。

（3）宫颈细胞学检查　排除宫颈上皮内瘤样病变或癌变。

### （三）心理 - 社会评估

患者因炎症影响活动、性生活，影响夫妻感情；因白带有异味而有羞愧、焦虑，影响工作。部分患者可因接触性阴道出血担心宫颈炎发生癌变出现恐惧、焦虑。有不洁性生活史的患者，担心失去家庭的关心和支持，出现焦虑、烦躁等心理反应。

### （四）处理原则

**1. 急性子宫颈炎**　主要用抗生素进行治疗，原则是按医嘱及时、足量、规范用药。有不洁性生活史的患者，性伴侣需同时治疗。淋病奈瑟菌性急性宫颈炎，可选用头孢菌素，单次、大剂量给药，如头孢曲松钠 250mg，单次肌内注射；沙眼衣原体感染性宫颈炎，选用四环素类、红霉素类、喹诺酮类药物治疗；合并细菌性阴道病的患者，应同时治疗细菌性阴道病，否则会导致子宫颈炎持续不愈。

**2. 慢性子宫颈炎**　依据不同类型采取不同的治疗方法。出现白带增多及性交后出血的患者，在排除宫颈上皮内瘤样病变及宫颈癌后，以局部治疗为主，可给予物理治疗、药物治疗、手术治疗，其中最常用的是物理治疗，如激光、微波、冷冻等；宫颈息肉患者，行宫颈息肉摘除并送病理学检查；宫颈肥大一般无需特殊治疗。

## 【常见护理诊断/问题】

**1. 舒适度减弱**　与阴道分泌物增多、灼热或外阴瘙痒有关。

**2. 皮肤完整性受损**　与炎症刺激有关。

**3. 焦虑**　与担心炎症反复发作或发生癌变有关。

## 【护理目标】

（1）患者分泌物减少，疼痛、不适感减轻或消失。

（2）患者宫颈阴道部及宫颈管表面组织黏膜完整性得到恢复。

（3）患者对子宫颈炎症的认知提高，焦虑减轻，能积极配合检查及治疗。

## 【护理措施】

**1. 一般护理**　指导患者急性期适当休息，进高蛋白、高热量、高维生素食物，如瘦肉、鱼类、蛋类、豆类、蔬菜、水果等，以增加营养，增强抵抗力。做好会阴部护理，保持外阴部清洁干燥。

**2. 病情观察** 注意体温、脉搏的变化；注意观察阴道分泌物颜色、性状等变化；注意有无合并生殖道其他炎症的症状出现。

**3. 治疗配合** 向患者宣传慢性宫颈炎治疗的必要性。其原理是将炎症面单层柱状上皮破坏，结痂脱落后新的鳞状上皮覆盖创面，为期3～4周，病变较深者，需6～8周。①治疗前常规行宫颈癌筛查，指导患者行局部物理治疗的时间应选择在患者月经干净后3～7天内，有急性生殖器炎症者列为禁忌。②物理治疗后应每日清洗外阴2次，保持外阴清洁，在创面未愈合期间（4～8周）禁盆浴、性交和阴道冲洗。③告诉患者各种物理疗法术后均可出现阴道分泌物增多，呈黄水样，术后1～2周脱痂时可有少量出血，勿紧张。若出血多，需急诊处理，局部用止血药或加压包扎。④告知患者治疗后2次月经干净后3～7天复查。使用阴道窥器检查时，动作轻柔，避免损伤新生宫颈上皮，观察创面愈合情况，注意有无颈管狭窄。未痊愈者可择期再做第二次治疗。

**4. 心理护理** 引导患者说出内心感受，向患者介绍疾病发生的原因、过程及防治措施，让家属关心、理解、体贴患者，减轻其焦虑，帮助患者合理安排饮食起居，坚持治疗，促进康复。

**【护理评价】**

（1）患者阴道分泌物减少，舒适度增加。

（2）患者子宫颈组织黏膜完整性恢复。

（3）患者情绪稳定，焦虑减轻。

## 第五节　盆腔炎性疾病

盆腔炎性疾病是指女性上生殖系统的一组感染性疾病，主要包括子宫内膜炎、输卵管炎、输卵管卵巢脓肿、盆腔腹膜炎，其中最常见的是输卵管炎和输卵管卵巢炎。单纯的子宫内膜炎或卵巢炎比较少见。盆腔炎性疾病多发生于性活跃期、未绝经的妇女，初潮前、绝经后或无性生活的妇女很少发生盆腔炎性疾病，若发生盆腔炎性疾病，也是由邻近器官炎症蔓延所致。若盆腔炎性疾病未得到有效治疗，有可能导致生殖道感染后遗症（输卵管妊娠、慢性腹痛、不孕、炎症反复发作等），称为盆腔炎性疾病后遗症，从而长期影响妇女的生殖健康，增加家庭与社会的经济负担。

**【病因、病原体及感染途径】**

**1. 病因** 年轻女性、不良性行为、宫腔内操作、不注意性卫生保健、下生殖道感染、邻近器官炎症直接蔓延等是导致盆腔炎性疾病的高危因素。

**2. 病原体** 引起盆腔炎性疾病的病原体有：①内源性病原体，来自于寄居在阴道内的菌群，包括需氧菌和厌氧菌，可以单独引起感染，但以两者混合感染多见；②外源性病原体，主要是性传播疾病的病原体，如淋病奈瑟菌、沙眼衣原体、支原体等。内源性和外源性病原体可单独感染，但通常为混合感染，可能是外源性淋病奈瑟菌或衣原体感染后造成输卵管损伤，继发内源性需氧菌和厌氧菌感染。

**3. 感染途径** ①经生殖道黏膜上行蔓延：如刮宫术、子宫输卵管造影术、宫腔镜检查等，由于手术所致生殖道黏膜损伤或手术消毒不严格等，使下生殖道内源性菌群的病原体上行感染。②经淋巴系统蔓延：病原体可经外阴、阴道、宫颈及宫体创伤处的淋巴管经淋巴系统蔓延。③经血循环传播：病原体（结核分枝杆菌）先侵入人体的其他系统再经血液循环感染生殖器官。④直接蔓延：腹腔内其他脏器感染后直接蔓延到内生殖器。

## 【护理评估】

### （一）健康史

了解患者近期有无宫腔操作史、有无不洁性生活史。询问患者月经史及日常卫生习惯。了解是否为疾病反复发作患者及既往治疗情况。

### （二）身体评估

因盆腔炎性疾病炎症范围、轻重不同而出现不同临床症状和体征。

**1. 急性盆腔炎性疾病**

（1）症状　轻者无症状或有轻微症状。常见为发热、下腹痛、阴道分泌物增多。腹痛为活动性、持续性或性生活后加重。当病情严重时，可有高热、寒战、头痛、食欲减退等。有的患者可出现月经改变。月经期发病者可出现经期延长、经量增多。发生腹膜炎时，可出现恶心、呕吐、腹泻、腹胀。有脓肿形成者，可有局部压迫刺激症状。根据脓肿的位置不同，患者可出现膀胱刺激征或直肠刺激征。若有输卵管炎的症状及体征同时存在右上腹痛者，应该考虑肝周围炎的可能。

（2）体征　轻者可无明显异常，或仅妇科检查时有的患者子宫体或附件区压痛，或宫颈举摆痛。病情严重者，体温升高，呈急性病容，心率加快，下腹有压痛、反跳痛、肌紧张，肠鸣音减弱或消失。盆腔检查：阴道充血，宫颈充血、水肿，可见大量脓性分泌物从宫颈口流出；宫颈举摆痛和阴道后穹隆触痛明显；子宫体稍有增大，有压痛，活动受限；子宫旁一侧或两侧片状增厚，压痛明显。若为输卵管卵巢脓肿，可触及包块并且压痛明显；若为单纯输卵管炎，可触及输卵管增粗、压痛明显；若为宫旁结缔组织炎，可触及两侧宫骶韧带增厚或宫旁片状增厚；若形成盆腔脓肿位置较低时，则可扪及阴道后穹隆或侧穹隆有肿块且有波动感。三合诊常能帮助进一步了解盆腔情况。

**2. 盆腔炎性疾病后遗症**　患者可出现乏力、低热，临床表现多有异位妊娠、不孕、慢性盆腔痛、盆腔炎性疾病反复发作等。妇科检查：子宫呈正常大小或稍大，后倾后屈位、活动受限，子宫侧方片状增厚、压痛，宫骶韧带增粗、变硬、触痛。若为输卵管卵巢囊肿或输卵管积水，则在盆腔一侧或两侧触及囊性肿物，活动多受限；如果子宫被固定于周围瘢痕化组织中，则呈“冰冻骨盆”状态。

**3. 辅助检查**

（1）分泌物检测　阴道分泌物或宫颈分泌物涂片查找白细胞，为疾病诊断提供依据。宫颈分泌物及阴道后穹隆穿刺液涂片、细菌培养及药敏试验，有利于明确病原体种类。

（2）血常规检测　白细胞计数增高，尤其是中性白细胞计数升高明显，红细胞沉降率增快。

（3）B 超检查　有助于盆腔炎性包块诊断。

（4）其他　怀疑直肠子宫陷凹有脓肿形成者可行阴道后穹隆穿刺，抽出脓液即可确诊，并可协助排除其他疾病。

### （三）心理－社会评估

患者因疾病反复发作，症状重，容易产生烦躁、恐惧、不安等心理。尚未生育者，因担心影响生育而焦虑。患者缺乏对疾病的正确认知，影响其积极配合治疗。

### （四）处理原则

盆腔炎性疾病主要使用抗生素治疗，原则：经验性、广谱、及时和个体化。必要时行手术治疗。手术治疗主要适用于抗生素控制不佳的输卵管卵巢脓肿或盆腔脓肿。对于盆腔炎性疾病后遗症者，多采用综合性治疗方案控制炎症，增加受孕机会，包括物理治疗、中西结合治疗、手术治疗等。

## 【常见护理诊断/问题】

**1. 疼痛**　与炎症急性发作或长期刺激有关。

**2. 体温过高** 与炎症范围广及长期刺激有关。

**3. 焦虑** 与腹痛影响生活及疾病治疗时间长有关。

**【护理目标】**

（1）患者疼痛减轻或消失。

（2）患者体温恢复正常，舒适度增加。

（3）患者能了解疾病相关知识，积极配合治疗，焦虑减轻或消失。

**【护理措施】**

**1. 一般护理** 嘱患者注意休息，卧床时取半卧位，有利于脓液积聚在直肠子宫陷凹，减少毒素吸收，促使炎症局限。指导患者摄入高热量、高蛋白、高维生素饮食。避免受凉。必要时可遵医嘱给予镇静止痛药，缓解疼痛。睡眠不佳的患者，可在睡前喝热牛奶、用热水泡脚或进行睡前按摩，保持环境舒适，安静入睡。

**2. 病情观察** 治疗期间，观察患者精神状态及营养状况，观察患者有无寒战、发热、恶心、呕吐、食欲减退等症状。观察腹部有无压痛、反跳痛，子宫及双附件区压痛、宫颈抬举痛有无缓解等。

**3. 治疗护理**

（1）遵医嘱及时、足量、高效地给予抗生素治疗。注意用药的量、方法，观察患者用药后反应。

（2）高热者采取物理降温。有腹痛者需注意休息，取半卧位，必要时遵医嘱给予镇静、止痛药物以缓解症状。遵医嘱纠正电解质紊乱和酸碱失衡。

（3）对接受抗生素治疗的患者，应在 72 小时内评估其疗效。必要时做好手术探查的准备。

（4）盆腔炎性疾病后遗症患者，可采取中西医结合方法改善局部血液循环、松解盆腔粘连、促进炎症吸收与消退。可采取短波、超短波、微波、激光等物理方法辅助治疗，也可选择具有活血化瘀、清热利湿、温经散寒、行气活血作用的中药灌肠。

**4. 心理护理** 耐心倾听患者诉说，告知患者病情、治疗和愈后情况，解除思想顾虑，增强治疗信心。

**5. 健康指导** 做好经期、孕期及产褥期的卫生宣教。指导性生活卫生，减少性传播疾病，月经期禁止性交。对沙眼衣原体感染的高危妇女进行筛查和治疗可减少盆腔炎性疾病的发生率。若有下生殖道感染，需及时接受正规治疗，防止发生盆腔炎性疾病后遗症。

**【护理评价】**

（1）患者疼痛减轻或消失。

（2）患者体温恢复正常。

（3）患者情绪稳定，焦虑减轻，能接受慢性疾病的过程，能配合治疗。

## 目标检测

答案解析

### 选择题

A1/ A2 型题

1. 用于调整外阴阴道假丝酵母菌病阴道酸碱度的药液是

A. 0.5% 醋酸　　B. 1∶5000 高锰酸钾

C. 2% ~4% 碳酸氢钠　　D. 1% 乳酸

E. 聚维酮碘液

2. 滴虫阴道炎的间接传播途径不包括

A. 性交　B. 衣物　C. 浴盆　D. 游泳池　E. 污染的器械

3. 患者，女，32 岁，主诉近 2 个月反复白带增多，有难闻的鱼腥味，轻度外阴瘙痒或烧灼感。妇科检查：白带量较多、稀薄，阴道黏膜无红、肿、充血；无滴虫、假丝酵母菌及淋菌感染，清洁度 I 度。诊断为细菌性阴道病。护士指导其配偶口服甲硝唑时应

A. 禁酒 2 小时或 3 小时　B. 禁酒 4 小时或 5 小时

C. 禁酒 6 小时或 7 小时　D. 禁酒 8 小时或 10 小时

E. 禁酒 24 小时或 72 小时

4. 患者，女，32 岁，已婚，阴道分泌物增多伴外阴瘙痒 1 周，妇科检查分泌物呈豆渣样，阴道黏膜有白色膜状物，轻轻擦去后可见糜烂及浅表溃疡。下列说法正确的是

A. 应做分泌物细菌培养

B. 取分泌物前可以先做双合诊检查

C. 取分泌物前应先用 0.2‰的碘伏消毒会阴部

D. 首选取分泌物进行革兰染色

E. 首选进行胺试验

5. 盆腔炎性疾病后遗症的常见病因是

A. 产后感染　B. 生殖道感染

C. 经期卫生不良　D. 阑尾炎直接蔓延

E. 急性盆腔炎治疗不彻底

6. 患者，女，36 岁。长期吸烟，患有滴虫阴道炎，前来咨询避孕措施，护士应指导其选用

A. 口服避孕药　B. 长效避孕针

C. 安全期避孕　D. 阴茎套

E. 宫内节育器

7. 患者，女，38 岁，外阴瘙痒，白带增多。检查：白带滴虫（+）。适宜的阴道用药是

A. 甲硝唑　B. 制霉菌素　C. 曲古霉素　D. 己烯雌酚　E. 卡巴胂

8. 患者，女，30 岁，自述白带增多，妇科检查后初步诊断为慢性宫颈炎。计划实施物理治疗，护士开展健康指导，正确的是

A. 必须立即住院治疗

B. 治疗后每晚进行阴道冲洗

C. 治疗后 1～2 周无出血可停止治疗

D. 若无阴道出血，则不必复查

E. 治疗后可出现阴道分泌物增多，甚至大量水样排液

9. 患者，女，41 岁，宫颈糜烂样改变，拟行激光治疗。护士回答患者咨询，正确的是

A. 非月经期均可进行治疗

B. 妇科检查见宫颈糜烂样改变即可做激光治疗

C. 治疗可用 0.02% 高锰酸钾溶液冲洗阴道

D. 治疗后创面需 4～8 周愈合

E. 治疗后禁止性生活 1 周

10. 患者，女，38 岁，滴虫阴道炎反复发作。护士开展健康宣教，正确的指导是

A. 夫妻双方同时治疗　　B. 白带检查阴性为治愈

C. 复查前先行阴道用药　　D. 妊娠早期口服甲硝唑

E. 哺乳期以全身用药为主

（张玉红）

**书网融合……**

重点回顾　　微课　　习题

# 第十五章　妇科手术患者的围术期护理

微课

PPT

**学习目标**

**知识目标：**

1. **掌握**　腹部手术和外阴、阴道手术术前准备及术后的护理措施。
2. **熟悉**　腹部手术和外阴、阴道手术患者的护理评估。
3. **了解**　腹部手术和外阴、阴道手术的范围及种类。

**技能目标：**

能够指导患者正确配合术前各项准备及术后护理。

**素质目标：**

具有爱伤意识和良好的人际沟通能力，能充分尊重患者、理解患者，保护其隐私，耐心为患者提供知识支持和知识指导。

**导学情景**

**情景描述：**宋女士，45岁，发现盆腔包块1年多入院。查体：子宫体前位、活动、无压痛，增大如孕3个月大小，前壁可触及一块肿物，其余无明显异常发现。B超提示子宫增大，10cm×8cm×7cm大小，前壁有一个5cm×4cm×3cm的包块，与子宫关系密切。考虑子宫肌瘤可能。入院后拟行手术治疗，现比较紧张。

**情景分析：**结合宋女士的临床表现和查体，需要进行妇科腹部手术切除肌瘤。

**讨论：**该患者的首优护理问题是什么？如何进行术前准备？术后如何护理？

**学前导语：**妇科手术是妇科疾病常用的治疗手段。做好术前准备和术后护理，使患者平稳地度过围手术期，是手术成功的重要环节。

妇科手术是妇科疾病常用的治疗手段之一，主要包括腹部手术和外阴、阴道手术两大类。手术既是治疗的过程，也是创伤的过程。围术期护理的目标是通过充分的术前准备和精心的术后护理，保证手术顺利进行，减少或消除手术并发症，减轻创伤对患者的负面影响，促进患者尽早康复。

## 第一节　腹部手术患者的围术期护理

腹部手术按照手术范围可分为剖腹探查术、全子宫切除术、全子宫及附件切除术、次全子宫切除术、附件切除术、子宫根治术等；按疾病的缓急分为择期手术、限期手术和急诊手术；按手术方式分为常规手术和腔镜手术。近年来，机器人辅助手术也在部分医院实施。

**看一看**

腹腔镜手术的概念及适应证，请通过“更多阅读”二维码查看。

更多阅读

## 一、术前护理

### 【护理评估】

#### （一）健康史

询问患者年龄，仔细询问月经史、月经变化情况、婚育史、性生活史、既往疾病史、手术史、药物过敏史等。

#### （二）身体评估

**1. 一般情况** 评估患者营养状况、精神状态及食欲，患者年龄及全身营养状况等因素。

**2. 妇科疾病常见症状** 评估阴道流血的性质、量，有无继发性贫血及贫血严重程度；腹痛的性质、程度；盆腔包块的性质、大小、生长速度及伴随症状；分泌物的性状、量、气味等。

**3. 辅助检查** 实验室检查；影像学检查如超声检查等；TCT 和（或）HPV 测定，阴道镜检查，宫颈活检等；其他检查。

**4. 治疗要点** 根据病情、年龄、有无生育要求综合考虑可能的手术方式，如有合并症，在非急症情况下，应先改善机体状况，提高对手术的耐受力，再手术治疗。

#### （三）心理-社会评估

评估患者对健康问题和疾病的认知与反应、精神心理状态和社会支持系统情况，给患者以心理疏导及支持。

### 【常见护理诊断/问题】

**1. 恐惧** 与担心疾病预后有关。

**2. 预感性悲哀** 与切除子宫、卵巢有关。

**3. 知识缺乏** 缺乏疾病、手术、术后的相关知识。

### 【护理目标】

（1）患者对疾病及可能的手术方式有一定认知。

（2）患者恐惧、焦虑情绪缓解，积极配合治疗和护理。

### 【护理措施】

#### （一）心理护理

说明手术的必要性和可靠性，让患者了解手术目的及手术前后的注意事项，充分评估患者的心理反应和需求，解除其顾虑和恐惧心理。

#### （二）术前常规护理

**1. 遵医嘱做准备** 做血型及交叉配血试验，做好输血准备。遵医嘱做药物过敏试验。

**2. 皮肤准备** 手术前 1 天进行。妇科腹部手术的备皮范围是上至剑突下，两侧至腋中线，下至两大腿上 1/3 处及外阴部的皮肤。腹腔镜术前应特别注意彻底清洁脐部。

**3. 阴道准备** 全子宫切除的患者，为了防止病原体经阴道侵入手术部位，于术前 3 天行阴道冲洗，每日 1~2 次，常用 1∶5000 的高锰酸钾、0.5% 的碘伏或 1∶1000 的苯扎溴铵等。

**4. 胃肠道准备** 根据手术和麻醉的种类，遵医嘱在手术前 3 天或前 1 天进行肠道准备。

（1）一般妇科腹部手术　如全子宫切除术、附件切除术等。术前 1 天应清洁肠道，清洁肠道可口服轻泻药如番泻叶水、甘露醇等导泻，也可用 0.1% ~0.2% 肥皂水清洁灌肠，使患者排便 3 次以上或排出液中无粪便残渣即可。术前12小时禁食，术前4小时严格禁水。

**练一练**

经腹全子宫切除术的患者，术前备皮范围应为（　）

A. 上至剑突下，两侧至腋中线，下达阴部和大腿上1/3处

B. 上至剑突下，两侧至腋前线，下达阴部和大腿上1/3处

C. 上至剑突下，两侧至腋中线，下达大腿上2/3处

D. 上至脐部，两侧至腋中线，下达阴部和大腿上2/3处

E. 上至脐部，两侧至腋中线，下达阴部和大腿上1/3处

答案解析

（2）可能涉及肠道的手术　如卵巢癌细胞减灭术，由于肿瘤组织有可能侵犯肠道，肠道准备从术前3天开始。术前3天进无渣半流质饮食；遵医嘱口服肠道抑菌药物；术前2天患者进流质饮食；术前1天禁食，静脉补液，并行清洁灌肠。手术当天清晨清洁灌肠，至排泄物中无粪渣。

**5. 膀胱准备**　手术清晨常规安置、保留尿管，并保持通畅，以免术中损伤膀胱。

**6. 急诊手术准备**　妇科需要急诊腹部手术的疾病主要包括异位妊娠、卵巢肿瘤蒂扭转、卵巢黄体破裂等。在接待急诊需要手术的患者时，护士应冷静、快速、动作敏捷，在最短时间内简明扼要了解病史，初步作出判断，及时通知医生，密切配合医生做好手术前准备。

（1）妥善安置患者，提供安全环境。

（2）密切配合医生完善相关检查和治疗措施，如血、尿常规检查，快速建立静脉通道，给氧等。

（3）密切观察生命征和病情变化，并做好记录。

（4）迅速完善术前准备，如备皮、备血、更衣等，但一般不灌肠。

（5）配合医生向患者家属讲解疾病和手术相关知识，以取得其同意和配合。

**【护理评价】**

（1）患者对疾病及可能的手术方式有所认知。

（2）患者恐惧、焦虑情绪得到缓解，能积极配合治疗和护理。

## 二、术后护理

**【护理评估】**

### （一）健康史

当患者被送回病室时，责任护士应与手术室护士在床边交接班，了解术中情况，包括麻醉方式、手术范围、术中出血情况、是否输血以及术中尿量、输液、用药情况等。

### （二）身体评估

**1. 生命体征**　及时测量血压，与术前、术中血压相比较。

**2. 全身状况**　观察患者神志，了解患者的麻醉恢复情况，全麻未清醒者应注意观察瞳孔及神经反射。注意切口敷料是否干燥，有无渗血；麻醉针孔处有无渗血。注意观察患者术后疼痛的部位、性质、程度以及用镇痛剂后疼痛的缓解程度等。留置尿管及腹腔、盆腔引流管患者，评估引流管是否畅通，引流液的量、性质、颜色等。

### （三）心理－社会评估

评估患者有无出现紧张、焦虑等情绪。对手术后各种不适的应对方法、对手术后康复知识的了解。

评估社会支持系统，了解家人对患者的关心和重视程度等。

【常见护理诊断/问题】

**1. 疼痛** 与手术后腹部伤口有关。

**2. 自理能力缺陷** 与手术后卧床休息有关。

**3. 有感染的危险** 与机体抵抗力下降有关。

**4. 潜在并发症** 伤口感染、尿路感染、肺部感染、下肢深静脉血栓形成。

【护理目标】

（1）患者疼痛缓解。

（2）患者术后无并发症发生。

（3）患者自理能力逐渐恢复。

（4）患者紧张、焦虑情绪减轻。

【护理措施】

### （一）一般护理

根据麻醉方式安置患者体位。全麻未清醒时取去枕平卧位，头偏向一侧，保持呼吸道通畅，防止呕吐物、分泌物误吸引起窒息或吸入性肺炎。硬膜外麻醉患者平卧4～6小时，以防血压波动。脊椎麻醉患者取去枕平卧位6～8小时，利用重力的作用使血凝块封闭麻醉穿刺孔，减少脑脊液外漏，减缓颅内压降低引起的头痛。

病情稳定后，可取半卧位，此体位可使腹部松弛，减轻疼痛，有利于切口愈合；同时，腹腔液体引流至直肠子宫陷凹，使炎症局限，减少对腹腔内脏的刺激；另外，也有利于呼吸、咳嗽，减少肺部并发症的发生。

### （二）病情观察

**1. 生命体征** 术后24小时病情变化快，每15～30分钟监测一次血压、脉搏、呼吸并记录，平稳后改为每4～6小时一次，24小时后，每日测量生命征3～4次；3天后无异常每日测1次。手术后1～3天体温可稍有增高，一般不超过38℃，应每日测体温3次。如手术后持续高热或体温正常后又升高，提示有感染可能。

**2. 伤口的观察** 切口有无出血、渗液，切口周围皮肤有无红、肿、热、痛等感染征象。对全子宫切除术患者，观察有无阴道流血及阴道分泌物的量、颜色、性质，以判断阴道切口的愈合情况。全子宫切除术后7～14天，阴道少量粉红色分泌物，为阴道残端肠线溶化所致，不需处理。

**3. 会阴部护理** 观察阴道流血情况，会阴冲洗每日1～2次。

**4. 尿管的护理** 术后一般留置尿管24～48小时，注意保持留置尿管的通畅，观察尿液的颜色、性质、量。若为广泛性子宫切除及盆腔淋巴结清扫，术后保留尿管时间为7～14天，在拔尿管前3天试行夹尿管，每3～4小时放尿1次，以便训练膀胱肌肉，促使排尿功能恢复。

**5. 引流管的护理** 术后若有腹腔引流管或盆腔引流管者，观察引流管的位置、固定情况，引流管是否通畅及引流液的颜色、性质、量并做好记录，有多支引流管时应做好标识。术后24小时内引流液不超过200ml，为淡血性或浆液性。若引流液＞100ml/h并为鲜红色，应考虑有内出血应立即通知医生。

### （三）对症护理

**1. 疼痛** 重视伤口疼痛的护理，评估患者伤口疼痛程度，遵医嘱及时使用止痛药物。使用镇痛泵持续镇痛者，可指导其适时使用自控按钮。

**2. 负压引流管护理**　部分范围广、创面大的手术，如广泛性子宫切除术、卵巢癌根治术等，渗液、渗血多，常需安置腹腔负压引流管，应注意引流管安置部位、固定和通畅情况，防止脱落、折叠，观察引流液的颜色和量。术后负压引流液应呈淡红色，50～100ml/d，并逐渐减少，一般安置 72 小时左右。如果颜色呈鲜红色，量多，同时伴有血压下降、脉搏细速，患者烦躁不安、口渴或诉肛门坠胀感等，应考虑有腹腔内出血的可能。

**3. 腹胀**　患者一般需禁食 24～48 小时，待肠道蠕动恢复、肛门排气后，指导患者进食半流质饮食并逐渐向普通饮食过渡。应多进食高蛋白、高营养、高维生素、易消化食物，少食多餐，观察有无腹胀等不适，并避免便秘的发生。

**4. 尿路感染**　因手术后留置尿管，细菌侵入可导致尿路感染，感染概率与尿管留置时间密切相关。

**5. 活动**　肥胖、高脂血症、老年女性等易发生深静脉血栓的高危人群，或手术范围较大的患者，由于术后卧床时间长，活动减少，特别是盆腔淋巴结清扫术后，下肢淋巴回流受阻，容易发生下肢深静脉血栓。术后应指导并协助患者翻身、活动双下肢、用温水泡脚等。

**6. 出院指导**　应充分评估患者的支持系统、个人自我护理能力，按不同情况提供相应的健康教育。内容包括自我照顾技巧、生活形态改变后的适应方式、饮食与活动指导、药物使用、性生活指导、随访指导等。

**【护理评价】**

（1）患者疼痛逐渐缓解。

（2）患者术后未发生并发症。

（3）患者自理能力恢复。

（4）患者紧张、焦虑情绪减轻。

### 护爱生命

**尊重患者，保护隐私**

妇科手术是在一个特殊的部位进行，护理人员有较多机会接触患者的隐私，如何尊重、保护患者隐私，需要重新审视我们的日常护理工作。加强患者身心护理，实现保护患者合法权益与规避法律风险的良好结合，是手术室护理人员目前面临的一个新课题。“妇科手术”作为一种特殊的治疗手段，是以充分暴露患者手术部位为前提的。随着信息传播手段和技术的迅猛发展，手术患者的隐私越来越面临随时遭受侵犯的威胁，如倍受争议的电视直播手术、透明手术室等。因此我们要加强政策和法规学习，树立正确的隐私观。保护患者的隐私，对于医务人员来讲，既是职业道德的要求，也是法律的要求和应尽的义务。只有在充分了解患者的基本权利和义务的基础上，认真履行职责，规范护理行为，才能知法、守法，避免医疗投诉和纠纷的困扰，从而进一步提高护理质量和患者满意度，保证护理工作的正常进行。

## 第二节　外阴及阴道手术患者的围术期护理

会阴部手术是指外阴及阴道手术。外阴手术是指女性外生殖器部位的手术，包括外阴癌根治术、前庭大腺切开引流术、处女膜切开术、陈旧性会阴裂伤修补术等。阴道手术包括阴道及经阴道的手术，如宫颈手术、阴道前后壁修补术、阴道成形术、尿瘘修补术等。

**想一想**

某女士，60岁。近2年来排便时感觉阴道口有块状物脱出，休息后也不恢复。妇科检查：阴道口外2cm处见宫颈口，宫颈糜烂，子宫正常大小，双侧附件未见异常。诊断为子宫脱垂Ⅱ度重型。

**请问：**若要进行手术，则会阴部手术术前护理措施有哪些？

答案解析

## 一、术前护理

**【护理评估】**

**（一）健康史**

询问患者年龄，仔细询问月经史、月经变化情况、婚育史、性生活史、既往疾病史、手术史、药物过敏史等。

**（二）身体评估**

**1. 一般情况** 评估患者营养状况、精神状态及食欲等情况，有无心、肺、肝、肾或甲状腺功能异常等。

**2. 妇科疾病常见症状** 了解外阴包块出现时间、程度、变化，有无尿失禁等。

**3. 体格检查** 外阴包块部位、大小、软硬度、有无压痛，阴道前、后壁有无膨出，子宫位置、有无脱垂及脱垂程度等。

**4. 辅助检查**

**（三）心理－社会评估**

评估患者对健康问题和疾病的认知与反应，焦虑、恐惧、沮丧、绝望、悲观等情绪的严重程度和变化情况，评估社会支持系统情况。

**【常见护理诊断/问题】**

**1. 疼痛** 与手术后会阴部伤口有关。

**2. 自理能力缺陷** 与手术后卧床休息有关。

**3. 有感染的危险** 与机体抵抗力下降有关。

**4. 潜在并发症** 伤口感染、尿路感染、肺部感染、下肢深静脉血栓形成。

**【护理目标】**

（1）患者对疾病及可能的手术方式有所认知。

（2）患者紧张、焦虑情绪减轻。

**【护理措施】**

**（一）心理护理**

会阴阴道手术的患者常担心手术会损伤其身体的完整性；由于病变在隐私部位，会加重患者的心理负担。护士应理解患者，认同患者的情感，讲解疾病的相关知识，鼓励患者倾诉内心的感受，给予针对性的心理疏导。同时，应做好家属的工作，让其理解患者，给予患者积极的情感支持，帮助患者树立信心。

**（二）手术前准备**

**1. 皮肤准备** 患者术前要特别注意保持外阴清洁，每日清洗外阴。有炎症、溃疡者，需用药并保持局部干燥，促进创面愈合。术前1天行皮肤准备，备皮范围上至耻骨联合上10cm，下至会阴部、肛门周围、腹股沟区及大腿内侧上1/3。备皮后清洗皮肤。

**2. 阴道准备**　为防止术后感染，于手术前3天开始进行阴道准备。常用1∶5000的高锰酸钾、0.5%碘伏或1∶1000苯扎溴铵溶液等进行阴道冲洗或坐浴，每日2次。手术日晨进行阴道擦洗消毒。

**3. 肠道准备**　术前进无渣或少渣饮食3天；遵医嘱口服肠道抗生素；术前2天进流质饮食，术前1天禁食，静脉补液，并行清洁灌肠。手术当日清晨清洁灌肠，至排泄物中无粪渣。

**4. 其他**　根据手术方式，术前可留置尿管或嘱患者排空膀胱，将无菌导尿管带入手术室，待手术结束后使用。另外，根据手术的需要做好各种用物的准备，包括软垫、支托、阴道模型、丁字带、绷带等。注意月经有无来潮，一般手术在月经干净后3～5天进行。指导患者训练正确的排痰方法等。由于术后卧床时间较长，让患者术前进行床上使用便器排便的练习。同时教会患者床上肢体锻炼的方法，以预防术后并发症。

【护理评价】

（1）患者对疾病及可能的手术方式有所认知。

（2）患者恐惧、焦虑情绪得到缓解，能积极配合治疗和护理。

## 二、术后护理

【护理评估】

### （一）健康史

当患者被送回病室时，责任护士应与手术室护士在床边交接班，了解术中情况，包括麻醉方式、手术范围、术中出血情况、是否输血及术中尿量、输液、用药情况等。

### （二）身体评估

**1. 生命体征**　及时测量血压，与术前、术中血压相比较。

**2. 全身状况**　观察患者神志，注意切口敷料是否干燥，有无渗血。注意观察患者术后疼痛的部位、性质、程度以及用镇痛剂后疼痛的缓解程度等。留置尿管及腹腔、盆腔引流管患者，评估引流管是否畅通，引流液的量、性质、颜色等。

### （三）心理–社会评估

评估患者有无出现紧张、焦虑等情绪。对手术后各种不适的应对方法、对手术后康复知识的了解。评估社会支持系统，了解家人对患者的关心和重视程度等。

【常见护理诊断/问题】

**1. 疼痛**　与手术后会阴部伤口有关。

**2. 自理能力缺陷**　与手术后卧床休息有关。

**3. 有感染的危险**　与机体抵抗力下降有关。

**4. 潜在并发症**　伤口感染、尿路感染、肺部感染、下肢深静脉血栓形成。

【护理目标】

（1）患者对疾病及可能的手术方式有所认知。

（2）患者恐惧、焦虑情绪得到缓解，能积极配合治疗和护理。

【护理措施】

### （一）一般护理

**1. 体位**　根据不同的手术采取相应的体位，如处女膜闭锁及有子宫无阴道患者，术后应采取半卧位，有利于经血的流出；行阴道前、后壁修补的患者应以平卧位为宜，禁止半卧位，以降低外阴、阴道张力，有利于伤口的愈合；外阴癌行根治术后的患者应采取平卧位，双腿屈膝外展，膝下垫软枕头，减少腹股沟及外阴部的张力，减轻患者的疼痛，并有利于伤口的愈合。

**2. 保持外阴部清洁干燥** 注意阴道分泌物的颜色、性状、量及有无异味等，每日外阴冲洗或擦洗 2 次。术后保持外阴干燥，促进血液循环，利于伤口愈合。

### （二）对症护理

**1. 切口的护理** 随时观察会阴切口的愈合情况，注意有无渗血、红、肿、热、痛等；观察局部皮肤的颜色、温度、湿度，有无黏膜或皮肤组织坏死；注意阴道分泌物的量、性状、颜色及有无异味，发现异常及时汇报医生。

**2. 管道的护理** 术者的管道主要有尿管与皮下引流管。会阴部手术后一般保留尿管 2～10 天，注意保持尿管的通畅，观察尿量、尿色，特别是尿瘘修补术的患者，如发现尿管不通须及时查找原因并予以处理，必要时给予膀胱冲洗。拔尿管前应定时开放尿管，训练膀胱功能。拔除尿管后应嘱患者尽早排尿，如有排尿困难，给予诱导、热敷等措施帮助排尿，必要时重新留置尿管。伤口放置引流管者，要防止引流管扭曲、受压、堵塞等，观察并记录引流液的量及性质，定时更换引流袋。

**3. 肠道护理** 粪瘘修补术后，为避免手术及避免术后排便对伤口的影响，应控制首次排便的时间，以利于伤口的愈合。术后遵医嘱给予抑制肠蠕动药物，控制 5 天不排便。排便前给予粪便软化剂，避免排便困难影响手术伤口愈合。

**4. 减轻疼痛** 由于会阴部神经末梢密集，会阴部手术后患者疼痛感明显。护士应评估患者对疼痛的耐受性，针对患者的个体差异，采用不同的方法缓解疼痛，如认同患者的感受、提供一个良好的休养环境、采取恰当的体位减轻伤口的张力、遵医嘱及时给予足量止痛药物、应用自控镇痛泵等。同时，应注意观察用药后的止痛效果。

**5. 出院指导** 指导患者出院后保持外阴部清洁、干燥；注意休息，外阴癌患者至少休息 3 个月，禁止性生活及盆浴，避免重体力劳动及增加腹压的动作，如下蹲、用力大便、咳嗽等。注意逐渐增加活动量，术后根据病情指导患者定期随访。

### 【护理评价】

（1）患者疼痛缓解。

（2）患者术后无并发症发生。

（3）患者自理能力逐渐恢复。

（4）患者紧张、焦虑情绪减轻。

## 目标检测

答案解析

### 选择题

#### A1/A2 型题

1. 妇科腹部手术术后 24 小时内，负压引流液一般不超过

A. 100ml　B. 200ml　C. 300ml　D. 400ml　E. 500ml

2. 妇科腹部手术患者术前禁水时间为

A. 4 小时　B. 12 小时　C. 8 小时　D. 24 小时　E. 2 小时

3. 硬膜外麻醉患者术后采用去枕平卧位，头偏向一侧，此种姿势需保持

A. 1～2 小时　B. 3～4 小时　C. 6～8 小时　D. 9～10 小时　D. 10～12 小时

4. 术前晚需要清洁灌肠的手术有

A. 腹腔镜手术　　B. 子宫肌瘤剔除术

C. 卵巢囊肿剥离术　　D. 卵巢癌根治术

E. 输卵管结扎术

5. 王女士，40 岁，因子宫肌瘤入院，准备择期行全子宫切除术。在术前 1 天的准备中，不正确的是

A. 皮肤准备　　B. 夜间遵医嘱口服镇静安眠药

C. 1% 肥皂水清洁灌肠　　D. 禁食、禁饮 12 小时

E. 阴道冲洗

（王旭艳）

**书网融合……**

重点回顾　　微课　　习题

# 第十六章　女性生殖系统肿瘤患者的护理

PPT

学习目标

**知识目标：**

**1. 掌握**　女性生殖系统肿瘤的临床表现、治疗原则和护理措施。

**2. 熟悉**　女性生殖系统肿瘤的病理、常规治疗方法、常用药物；常见卵巢肿瘤的病理改变。

**3. 了解**　正常宫颈上皮生理、病理改变；卵巢肿瘤的组织学分类；恶性肿瘤的临床分期。

**技能目标：**

能进行女性生殖系统肿瘤患者的护理评估和健康教育。

**素质目标：**

具有爱心、同情心、责任心，细心观察每一位患者的病情，运用沟通技巧协助患者顺利度过手术期及顺利康复。

## 导学情景

**情景描述：**陈女士，女，34岁，月经量增多6年，有大血块，每次需用6~7包卫生巾（每包20片），常感头晕、乏力。查体：面色苍白，血压正常。妇科检查：子宫前位，增大如妊娠9周大小，质硬，于子宫左前方可触及一直径4 cm的硬结，无压痛，双附件（-）。Hb 86g/L。

**情景分析：**结合陈女士就诊的症状、体征及实验室检查，可诊断为子宫肌瘤。子宫肌瘤主要临床表现为月经量增多、经期延长、周期缩短及不规则阴道流血等。及早发现子宫肌瘤，按时接受随访指导，以便根据病情制订治疗方案。

**讨论：**该患者需做哪些辅助检查？可以采取哪些针对性的护理措施？

**学前导语：**子宫肌瘤是妇科常见的良性肿瘤。各种恶性肿瘤的发生率有逐年上升的趋势，严重威胁患者的健康。护理工作者需知晓生殖系统肿瘤患者的主要护理问题，掌握娴熟的护理技能及针对性地实施护理措施。

## 第一节　子宫肌瘤

子宫肌瘤（uterine myoma，fibroid）是女性生殖系统最常见的良性肿瘤，由子宫平滑肌及结缔组织组成，多见于30~50岁的妇女。由于肌瘤多无症状或很少有症状，临床报道发病率远低于实际发病率。

### 【病因】

子宫肌瘤确切的病因尚不清楚。有研究表明，25%~50%的子宫肌瘤存在细胞遗传学上的异常。且子宫肌瘤好发于育龄期妇女，绝经后肌瘤停止生长，甚至萎缩或消失，提示肌瘤的发生、发展可能与女性雌激素水平过高或长期刺激有关。

【分类】

**1. 按肌瘤所在部位**　分为子宫体肌瘤（约90%）及子宫颈肌瘤（约10%）。

**2. 按肌瘤与子宫肌壁的关系**　分为以下3种类型（图16-1）。

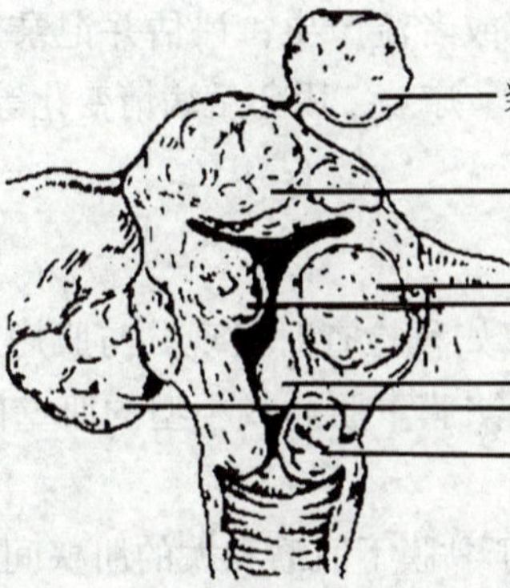


图16-1　各型子宫肌瘤示意图

（1）肌壁间肌瘤　为最常见的类型，占60%～70%，瘤体位于子宫肌层内，周围被正常的子宫肌层包围，两者界限清楚。

（2）浆膜下肌瘤　约占20%，肌瘤突出于子宫表面向腹腔方向生长，表面由浆膜层覆盖。如肌瘤基底部形成带与子宫相连，称为带蒂浆膜下肌瘤，易发生蒂扭转，可并发急腹症。如肌瘤向阔韧带内生长，称为阔韧带肌瘤。

（3）黏膜下肌瘤　占10%～15%，肌瘤向子宫腔突出，表面由子宫黏膜覆盖，可改变宫腔的形状，子宫外形可无明显变化。黏膜下肌瘤易形成蒂与子宫相连，称为带蒂黏膜下肌瘤。当蒂细长时，肌瘤可脱出于子宫颈口延伸阴道内或达阴道口以外。

子宫肌瘤可单发，也可多发，几种类型的肌瘤可发生在同一子宫，称为多发性子宫肌瘤。

【病理】

**1. 巨检**　肌瘤多为球形实质性结节，表面光滑，质地较硬，单个或多发，大小不一，与周围肌组织有明显界限。外表有被压缩的肌纤维和结缔组织构成的假包膜。肌瘤切面呈灰白色漩涡状结构。

**2. 镜检**　可见梭形平滑肌细胞呈漩涡状或栅状排列，中间有不等量的纤维结缔组织，细胞大小均匀，核为杆状。

**3. 肌瘤变性**　当肌瘤生长过快时，由于其供血不足使肌瘤失去原有典型结构，称为肌瘤变性。常见的变性有以下几种。

（1）玻璃样变性　又称透明变性，最多见。肌瘤部分组织水肿、变软，剖面漩涡状结构消失，被均匀透明样物质取代。镜下见肌细胞消失，为均匀透明无结构区。

（2）囊性变　继发于玻璃样变性，进一步缺氧后肌瘤组织坏死、液化形成多个囊腔，也可融合成一个大囊腔，囊内含清澈无色液体，也可自然凝固成胶胨状。

（3）红色变性　为一种特殊类型的坏死，多见于妊娠期或产褥期。患者可突发剧烈腹痛，伴发热、白细胞升高等，检查肌瘤迅速增大、压痛等。肌瘤剖面呈暗红色，如半熟的牛肉，质软，腥臭，漩涡状结构消失。

（4）肉瘤变　较少见，为肌瘤恶变。多见于绝经后女性，肌瘤在短期内迅速增大或伴不规则阴道流血和疼痛。瘤体切面呈生鱼肉样，质软脆，色灰黄，与周围组织界限不清。

（5）钙化　多见于蒂部细小、血供不足的浆膜下肌瘤及绝经后妇女的肌瘤，X 线摄片可发现钙化阴影。

## 【护理评估】

### （一）健康史

重点询问月经史、生育史，是否有不孕或者流产史；评估并记录是否长期使用雌激素；发病后月经的变化情况；曾经接受过何种治疗及经过、疗效、用药后病情变化等。

### （二）身体评估

**1. 临床表现**

（1）症状　多数患者无明显的症状，仅妇科检查时发现。与肌瘤发生的部位、生长速度及肌瘤有无变性有关，而与肌瘤数目关系不大。一般浆膜下肌瘤或小型的肌壁间肌瘤多无症状，而黏膜下肌瘤症状出现较早。

1）月经改变　是最常见的症状，多见于黏膜下肌瘤和大的肌壁间肌瘤。主要为月经量增多、经期延长、周期缩短及不规则阴道流血等，这是由于肌瘤使子宫内膜面积增大、子宫收缩受影响或子宫内膜增生所致。如肌瘤发生坏死、溃疡、感染时，可有持续性或不规则阴道流血或脓血样排液。

2）下腹包块　肌瘤较小时常扪不到下腹部包块，当肌瘤增大超过 3 个月妊娠大时可在下腹部扪及，尤其凌晨膀胱充盈时更易扪及。

3）压迫症状　肌瘤长大后压迫膀胱时，可出现尿频、排尿困难或尿潴留；如压迫直肠，可出现里急后重、排便困难；压迫输尿管，可致肾盂积水。

4）白带增多　肌壁间肌瘤使宫腔面积增大，内膜腺体分泌增多，导致白带增多，如黏膜下肌瘤脱出于阴道，表面易感染、坏死，可有大量血性或脓血性、伴有臭味的阴道排液。

5）继发性贫血　长期月经过多，可出现全身乏力、面色苍白、气短、心悸等症状。

6）其他　腰酸、腹痛及下腹坠胀；当肌瘤发生蒂扭转时，患者可出现急性腹痛；肌瘤红色变性时，腹痛剧烈，并伴发热、白细胞升高等；当肌瘤压迫输卵管，或肌瘤使宫腔变形，妨碍受精、着床可造成不孕；子宫肌瘤使子宫内膜充血，胚胎供血不足，导致流产。

（2）体征　肌瘤较大者可在下腹扪及质硬、不规则、结节状突起。妇科检查：子宫呈不规则或均匀性增大，质硬，表面可扪及数个结节状突起。浆膜下肌瘤子宫表面有球状物，可活动。黏膜下肌瘤的子宫多为均匀性增大，当脱出于宫颈口或阴道口时，可见有红色、表面光滑的实质性肿物，如伴有感染，表面可见溃疡，排液有臭味。

**2. 辅助检查**　B 超为常用的辅助检查方法，能了解肌瘤的大小、个数及部位等。也可用腹腔镜、宫腔镜、子宫输卵管造影等协助诊断。

### （三）心理－社会评估

患者因不知道肿瘤的性质，常会产生恐惧心理。有月经改变的患者，如长期月经量增多，可因贫血出现身体虚弱，不能承担正常的家庭和社会角色。如经期延长会影响性生活，患者出现焦虑、烦躁情绪。如出现压迫症状，患者常焦虑不安。

### （四）处理原则

根据患者的年龄、生育要求及肌瘤的部位、大小、数目、有无症状及症状的轻重、全身情况等选择适当的治疗方案。

**1. 随访观察**　适用于子宫肌瘤小、无症状或症状较轻者，尤其是近绝经期妇女，因激素水平下降，肌瘤可自然萎缩。应 3～6 个月定期随访 1 次，如肌瘤增大或症状加重，再进一步治疗。

**2. 药物治疗**　适用于肌瘤小于2个月妊娠子宫、症状轻、近绝经期或全身情况不能耐受手术者。一般采用以下方法。①雄激素：常用丙酸睾酮，可对抗雌激素，使子宫内膜萎缩，增强子宫平滑肌收缩，减少出血。②促性腺激素释放激素类似物：如亮丙瑞林或戈舍瑞林，可抑制垂体、卵巢功能，降低雌激素水平，使肌瘤缩小或消失。③抗孕激素药物：如米非司酮，与孕激素竞争受体，拮抗孕激素作用。

**3. 手术治疗**　适用于肌瘤大压迫症状严重、症状明显致继发贫血治疗无效、有蒂肌瘤发生蒂扭转致急腹症、肌瘤致严重腹痛、引起不孕或反复流产及肌瘤疑似恶变者等。年轻未生育、需保留子宫者，可经腹或经腹腔镜下切除肌瘤；突出宫颈口或阴道内的黏膜下肌瘤经阴道或经宫腔镜切除。肌瘤较大、症状明显、药物治疗无效、不需保留生育功能或怀疑有恶变者，可行子宫次全切除术或子宫全切术。年龄50岁以下、卵巢外观正常者应保留卵巢。

**4. 其他治疗**　近年还有子宫动脉栓塞术、宫腔镜子宫内膜切除术。

**【常见护理诊断/问题】**

**1. 营养失调：低于机体需要量**　与月经过多、长期失血导致贫血有关。

**2. 有感染的危险**　与月经增多、机体抵抗力下降有关。

**3. 焦虑**　与反复阴道流血。担心病情恶变及手术后遗症有关。

**4. 舒适度改变**　与肿瘤压迫症状及月经改变有关。

**5. 知识缺乏**　缺乏子宫肌瘤相关知识。

**【护理目标】**

（1）患者营养状况良好。

（2）患者获得子宫肌瘤相关知识，能积极接受检查及治疗。

（3）患者焦虑情绪减轻或消失。

**【护理措施】**

**1. 一般护理**　注意休息，加强营养，贫血者应予以高蛋白、含铁丰富的食物，减少活动量。

**2. 病情观察**　对出血多的患者，严密观察患者面色、生命体征，评估并记录出血量。黏膜下肌瘤脱出者，注意观察阴道分泌物的颜色、性质、量。浆膜下肌瘤者应注意观察患者有无腹痛，腹痛部位、程度及性质，若出现剧烈腹痛，应考虑肌瘤蒂扭转，并立即通知医师，做好急诊手术准备。

**3. 对症护理**

（1）阴道出血　保持外阴清洁与干燥，防止感染。加强营养，纠正贫血。

（2）压迫症状　压迫膀胱出现尿潴留者，应给予导尿；压迫直肠出现便秘者，可行番泻叶灌肠。

（3）剧烈腹痛　应联系医生及时处理，必要时做好经腹急症手术的准备。

（4）白带增多　黏膜下肌瘤脱出于阴道口者，每日用消毒液行会阴冲洗，并做好外阴皮肤准备，协助医生行蒂部留置止血钳24～48小时，摘除黏膜下肌瘤。

**4. 用药护理**　按医嘱给予止血药和子宫收缩剂止血，对贫血严重者遵医嘱输血、补液，维持正常血压并纠正贫血状态。对应用激素治疗的患者，讲明药物的作用原理、剂量、用药方法可能出现的不良反应及应对措施，告之服药过程中不能擅自停药或用药过多，以免出现撤药性出血或男性化。

**5. 围术期护理**　遵医嘱做好手术前准备。经腹或腹腔镜行子宫全切或肌瘤切除的患者，按妇科腹部手术患者进行术前准备和术后护理。经阴道行黏膜下肌瘤摘除术的患者按阴道手术患者行术前准备和术后护理。

**6. 心理护理**　建立良好的护患关系，给患者及家属讲解疾病的有关知识，使患者和家属确信子宫肌瘤为良性肿瘤。对症状重、需手术者，让患者及家属了解手术的必要性，纠正错误认识，共同配合治疗与护理，增强其康复的信心。

**7. 健康指导** 手术后患者出院后不能过早性生活及参加重体力劳动，1 个月后到门诊复查，了解患者术后康复的情况，并给予自我保健指导。让保守治疗者明确随访的时间、目的及联系方式，按时接受随访指导，以便根据病情需要修正治疗方案。鼓励患者多参加社会活动，保持心情开朗，情绪乐观。

**【护理评价】**

（1）患者月经改变和继发性贫血得到纠正。

（2）患者了解子宫肌瘤相关知识，能主动配合各项诊疗和护理工作。

（3）患者情绪稳定，积极参与康复计划。

## 第二节　子宫颈癌 微课

子宫颈癌是最常见的妇科恶性肿瘤，起源于子宫颈上皮内病变，两者病因相同，均为高危型 HPV 感染所致。

宫颈鳞状上皮内病变（cervical squamous intraepithelial lesion，SIL）常发生于 25 ~ 35 岁妇女，可分为低级别（LSIL）和高级别（HSIL）病变，HSIL 具有癌变潜能。宫颈癌高发年龄为 50 ~ 55 岁。由于宫颈细胞学筛查方法的普遍使用，使宫颈癌及癌前病变得到“早发现、早诊断、早治疗”，大大降低了宫颈癌的发病率和死亡率。

**【病因与发病机制】**

子宫颈癌的确切病因目前尚不完全清楚。国内外大量临床和流行病学资料表明，其发病与人乳头瘤病毒（HPV）感染、多个性伴侣、吸烟、性生活过早（年龄 < 16 岁）、性传播疾病、慢性宫颈炎、多产、经济状况低下、口服避孕药和免疫抑制等因素有关。

宫颈癌的好发部位在宫颈外口的原始鳞 - 柱交界部与生理性鳞 - 柱交界部间所形成的转化区或移行带。在移行带形成的过程中，未成熟的化生鳞状上皮在部分物质（精子、精液组蛋白、人乳头瘤病毒等）的刺激下，发生细胞异常增生，形成宫颈鳞状上皮内病变。SIL 形成后继续发展，突破上皮下基底膜，浸润间质，形成宫颈浸润癌（图 16 - 2）。

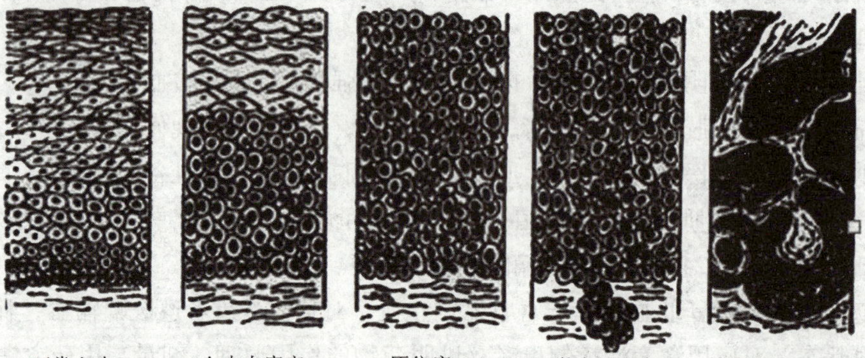


图 16 - 2　宫颈正常上皮、上皮内病变、浸润癌

**【病理】**

SIL 既往称为宫颈上皮内瘤变（CIN），分为 3 级。WHO 女性生殖器肿瘤分类（2014）建议采用二级分类法，即 LSIL 和 HSIL，后者为癌前病变。二级分类法简便实用，能更好地指导临床处理及判断

预后。

宫颈浸润癌由 SIL 发展而来，可分为以下类型。

**1. 鳞状细胞癌**　占子宫颈癌的 75% ~80%。微小浸润癌肉眼观察无明显异常，或类似宫颈柱状上皮异位，随着病变逐步发展可分为以下 4 种类型。

（1）外生型　最常见。病灶向外生长，状如菜花，组织脆，初起为息肉样或乳头状隆起，触之易出血。

（2）内生型　癌灶向宫颈深部组织浸润，使宫颈扩张并侵犯子宫峡部。宫颈肥大而硬，表面光滑或仅见轻度糜烂，整个宫颈段膨大如桶状。

（3）溃疡型　上述两型癌灶继续发展，癌组织坏死脱落形成凹陷性溃疡或空洞，似如火山口。

（4）颈管型　癌灶发生在宫颈外口内，隐蔽在宫颈管，侵入宫颈及子宫峡部供血层以及转移到盆壁的淋巴结。

镜下可见癌细胞团呈泪滴状、锯齿状穿破基底膜，进而出现膨胀性间质浸润。浸润癌可根据细胞分化程度分为高分化（Ⅰ级）、中分化（Ⅱ级）、低分化（Ⅲ级）3 种，有角化型、非角化型等类型。

**2. 腺癌**　占 20% ~25%。来自宫颈管，并浸润宫颈管壁。当癌灶长至一定程度即突向宫颈外口，常侵犯宫旁组织。病灶向宫颈管内生长，宫颈外观完全正常，但宫颈管膨大如桶状。镜下可见普通型宫颈腺癌、黏液性腺癌等类型。

## 【转移途径】

**1. 直接蔓延**　最常见。癌组织直接侵犯相邻组织和器官，向下蔓延至阴道，向上经宫颈管累及宫腔；也可向两侧蔓延至主韧带、阴道旁组织甚至骨盆壁；向前、后蔓延，侵犯膀胱、直肠等，可形成生殖道瘘。

**2. 淋巴转移**　癌组织通过病灶周围的淋巴管侵入局部淋巴结，向子宫旁或宫颈旁、闭孔、髂内、髂外、髂总、骶前、腹股沟、腹主动脉旁淋巴结蔓延，晚期可出现锁骨旁淋巴结转移。

**3. 血行转移**　极少见，发生在晚期。癌组织破坏小静脉后，随体循环转移到肺、肝或骨骼等处。

## 【临床分期】

目前采用国际妇产科联盟（FIGO，2009 年）修订的临床分期标准（表 16 -1），以治疗前分期为准，治疗后不再更改（图 16 -3）。

**表 16 -1　宫颈癌临床分期（FIGO，2009 年）**

| 分期 | 肿瘤浸润范围 |
|---|---|
| Ⅰ期 | 肿瘤局限于宫颈（扩展至宫体将被忽略） |
| ⅠA | 镜下浸润癌。间质浸润 <5mm，宽度≤7mm |
| ⅠB | 肉眼可见病灶局限于宫颈，或者临床前病灶 > ⅠA 期 |
| Ⅱ期 | 肿瘤超过子宫颈，但未达骨盆壁或未达阴道下 1/3 |
| ⅡA | 肿瘤侵犯阴道上 2/3，无宫旁浸润 |
| ⅡB | 有明显宫旁浸润 |
| Ⅲ期 | 肿瘤扩展到骨盆壁和（或）累及阴道下 1/3 和（或）导致肾盂积水或肾无功能 |
| ⅢA | 肿瘤累及阴道下 1/3，没有扩散到骨盆壁 |
| ⅢB | 肿瘤扩散到骨盆壁和（或）引起肾盂积水或肾无功能 |
| Ⅳ期 | 肿瘤扩散超出真骨盆或侵犯膀胱和直肠黏膜 |
| ⅣA | 肿瘤播散至邻近器官 |
| ⅣB | 远处转移 |

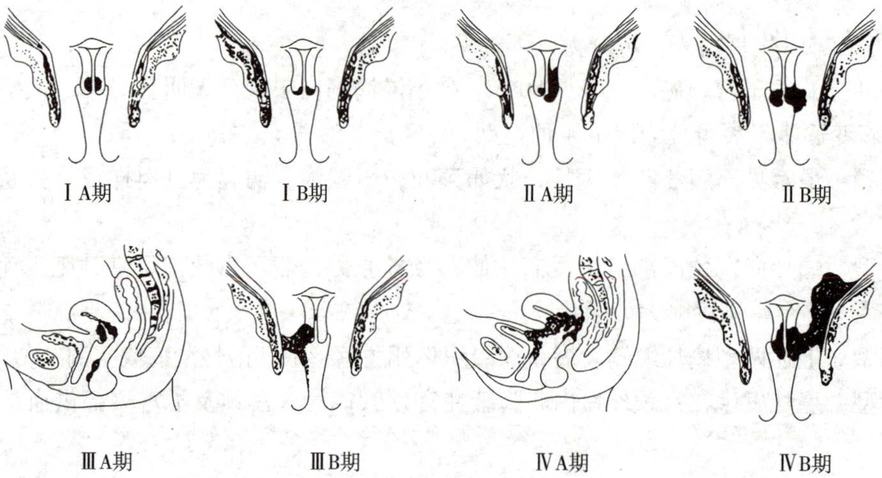


图16－3　宫颈癌的临床分期

## 【护理评估】

### （一）健康史

评估患者是否存在高危因素，有无家族史、过早的性生活史、吸烟及多次生育史、人乳头瘤病毒史、多个性伴侣等。

### （二）身体评估

**1. 临床表现**

（1）症状　早期一般无明显症状，易被忽略或误诊。随着期别的增加，症状逐渐加重，主要表现如下。

1）阴道流血　早期表现为性交后或妇科检查后接触性出血，以后可出现月经间期或绝经后不规则出血。出血多少与癌灶大小及受累间质内血管情况有关。晚期病灶大可出现大出血，危及生命。一般外生型出血早，量多；内生型出血晚。

2）阴道排液　常出现在阴道流血后，开始量不多，白色或血性，无臭味。随着癌组织的破溃，阴道分泌物呈稀薄水样或米泔样，有腥臭。晚期癌组织坏死继发感染，可有大量脓性或米泔样恶臭白带。

3）晚期症状　癌灶累及不同部位出现不同的继发症状，如尿频、尿急、便秘、腰骶痛及下肢肿痛等；累及或压迫输尿管可引起输尿管梗阻、肾盂积水及尿毒症等；晚期患者可出现贫血、恶病质等。

（2）体征　早期微小浸润癌可无明显表现，子宫颈光滑或呈糜烂样改变。随着疾病的进展，妇科检查可见外生型、内生型或溃疡型等宫颈局部病变。癌组织侵及阴道壁可见赘生物，向宫旁组织侵犯时，妇科检查可扪及两侧宫旁组织增厚、结节状、质硬或形成冰冻状骨盆。

**2. 辅助检查**　根据病史和身体状况，尤其有接触性出血者，应想到宫颈癌的可能，需做详细的全身检查及妇科三合诊检查，并采用以下辅助检查。

（1）宫颈细胞学检查　是目前筛查SIL和早期宫颈癌的基本方法。在宫颈外口移行带取材，可选用巴氏涂片法或液基细胞涂片法，报告形式主要有TBS分类系统。

（2）HPV检测　敏感性高，特异性较低。可与细胞学检查联合应用于25岁以上女性的宫颈癌筛查；也可用于21～25岁女性细胞学初筛为轻度异常的分流；还可作为25岁以上女性的宫颈癌初筛，阳性者用细胞学分流，阴性者常规随访。

（3）碘试验　将2%碘溶液直接涂在宫颈及阴道穹隆部，观察碘着色情况。正常宫颈阴道上皮含有丰富的糖原，可被碘液染成棕色，而瘢痕、糜烂及异常的鳞状上皮无糖原，不着色。在不着色区取材活检，可提高宫颈癌的检出率。

（4）阴道镜检查　凡筛查有异常者，应在阴道镜检查下，选择可疑癌变区进行宫颈活体组织检查，以提高诊断正确率。

**看一看**

### 液基薄层细胞学检查

液基薄层细胞学检查（thinprep cytologic test，TCT）是采用液基薄层细胞检测系统检测宫颈细胞并进行TBS细胞学描述性诊断，是国际上先进的宫颈癌细胞学检查技术。TCT的主要方法是将宫颈脱落细胞洗入放有细胞保存液的小瓶中，刮片毛刷在小瓶内搅拌数十钞钟，再通过高精密度过滤膜过滤后，将标本中的杂质分离，取过滤后的上皮细胞制成直径为20mm薄层细胞于载玻片上，95%乙醇固定，经巴氏染色、封片，由细胞学专家在显微镜下阅片，按TBS法作出诊断。与传统的宫颈刮片巴氏涂片检查相比，TCT涂片清晰、准确率高，明显提高了标本的满意度及宫颈异常细胞检出率，是宫颈癌筛查的最佳方法。

（5）子宫颈活体组织检查　是确诊宫颈癌的可靠方法。在宫颈鳞－柱状上皮交接部的3、6、9、12点四处取材送检，或在碘试验、阴道镜指导下在可疑区域单点或多点活检。如宫颈刮片细胞学检查阳性而活检阴性时，可行子宫颈管搔刮术。

（6）宫颈锥切术　适用于宫颈活检为HISL需确诊者，或可疑微小浸润癌需了解浸润深度和宽度等情况，锥切组织做连续病理切片（24～36张）检查。

### （三）心理－社会评估

由于宫颈癌为妇科恶性肿瘤，患者及家属均会出现癌症患者的心理变化过程。因此，需要评估患者及家属是否出现紧张、恐惧、愤怒、低落等异常情绪，是否能配合医疗护理工作。

### （四）处理原则

**1. SIL**　细胞学检查为LSIL及以下者可仅观察随访，在随访过程中病变发展或持续存在2年者宜进行治疗。细胞学为HSIL，阴道镜检查充分者可采用冷冻和激光等消融治疗，阴道镜检查不充分者宜采用子宫颈锥切术，包括环形电切除术（LEEP）和冷刀锥切术。经子宫颈锥切确诊、年龄较大、无生育要求、合并有其他妇科良性疾病手术指征的HISL也可行筋膜外全子宫切除术。

**2. 宫颈浸润癌**　根据患者的临床分期、年龄、全身情况等综合分析确定治疗方式，原则是手术和放疗为主，化疗为辅的综合治疗。

（1）手术治疗　优点是年轻患者可保留卵巢及阴道。适用早期宫颈癌（ⅠA～ⅡA期）的患者，根据病情选择不同手术方式。

（2）放射治疗　有根治性放疗、辅助放疗和姑息性放疗，适用于各期患者。放射治疗分为腔内放疗及体外照射两种。早期以腔内放疗为主，体外照射为辅；晚期则以体外照射为主，腔内照射为辅。

（3）全身治疗　包括全身化疗和靶向治疗、免疫治疗。化疗主要用于晚期癌症或复发转移的宫颈癌患者，也可用于手术前后的辅助治疗。常用药物有顺铂、卡铂、紫杉醇等，通常采用联合化疗方案，于可用动脉局部灌注化疗。靶向药物常与化疗联合应用。免疫治疗已在临床试验中。

**护爱生命**

### 宫颈癌的预防与筛查

宫颈癌的高危人群主要是性生活过早、性生活活跃、性伴侣较多、多胎多产等女性，而且较多官颈癌患者早期并无明显症状，所以目前临床上推荐可以早期行宫颈癌疫苗或者定期行宫颈癌筛查等早日发现宫颈病变，早诊断、早治疗，对于一些高危因素尽量杜绝发生，比如不要过早行性生活、保持固定的性伴侣、如果有妇科炎症及时治疗、不要多次人流等，如果家族中有宫颈癌的女性，更要行常规宫颈癌筛查。

对于宫颈癌的筛查，宫颈TCT和HPV检查是很有必要的，可以早期发现宫颈组织的异常，如果筛查中发现异常，必要时行电子阴道镜检查和宫颈组织多点活检，对于有HPV感染者给予干扰素治疗，有些可以转阴，因为高危型HPV感染跟宫颈癌密切相关，但如果发现HPV感染也不要过于紧张，因为正常女性体内也可以存在一过性的HPV感染，部分人会持续一年或一年半左右后自然转阴。

【常见护理诊断/问题】

**1. 恐惧** 与担心宫颈癌危及生命有关。

**2. 疼痛** 与癌肿浸润或手术创伤有关。

**3. 有感染的危险** 与生殖道流血、机体抵抗力下降有关。

**4. 营养失调：低于机体需要量** 与反复阴道出血、放疗及癌症消耗有关。

**5. 排尿困难** 与癌肿浸润、转移及手术影响膀胱正常张力有关。

【护理目标】

（1）患者焦虑情绪减轻或消失。

（2）患者疼痛减轻或消失。

（3）患者获得宫颈癌相关知识，能积极接受检查及治疗。

（4）患者营养状况良好，没有出现或及时纠正感染和排尿困难等情况。

【护理措施】

**1. 一般护理** 注意饮食与营养，宫颈癌术前流血较多、手术创伤大，有的患者有贫血，应鼓励进食高能量、富含维生素及营养素全面的食物，根据患者的身体状况、饮食习惯，协助患者及家属计划合理食谱，贫血严重者适当输血。协助患者维持个人卫生，保持会阴清洁，勤换内衣、内裤。指导卧床患者进行床上肢体活动，预防并发症。

**2. 病情观察** 注意观察阴道出血量及阴道排液情况，注意腰骶部疼痛的性质及范围，还应注意双侧腹股沟有无扪及质软的包块（淋巴囊肿）。手术后患者应观察伤口渗血及渗液情况，盆腔引流管是否通畅，引流液的量、颜色、性质等。

**3. 对症护理**

（1）阴道流血 便后及时冲洗并更换会阴垫，每天冲洗会阴2次。有活动性出血者需消毒纱布填满止血，要做好交接班工作，按时如数取出纱布。出现阴道大出血时，配合医生做好急救处理。

（2）恶病质 消瘦者加强营养，高热时物理降温，防止并发症。

**4. 治疗护理**

（1）手术患者护理 ①术前：需每日阴道冲洗2次，冲洗时动作应轻柔，以免损伤宫颈癌组织引起阴道大出血。肠道按清洁灌肠准备。术前教会患者进行肛门、阴道肌肉的缩紧与舒张练习。②术后：为协助膀胱功能康复，一般留置尿管7～14天，甚至21天。术后第2天开始进行盆底肌肉的练习。在拔尿管的前3天开始夹尿管，连续3天，每2～3小时放尿1次，锻炼膀胱功能，促进排尿功能的恢复。拔管后，嘱患者1～2小时排尿1次，并注意残余尿量，如残余尿量连续3次在100ml以下，证明膀胱功能恢复尚可，否则应及时给患者再留置尿管，保留3～5天后再行拔管。③保持负压吸引管的通畅：宫颈癌根治术的患者，由于创面大、渗出较多，以及清扫了盆腔淋巴结，使淋巴回流受阻，术后常在盆腔放置引流管，一般48~72小时拔除。

（2）放疗护理　按放疗常规护理方法进行护理。放疗的近期反应有放射性直肠炎和膀胱炎，但一般能自愈。

（3）化疗用药护理　按化疗常规护理方法进行护理。

**5. 心理护理**　了解患者的心理特点，告诉患者宫颈癌发生、发展的过程及预后，并强调早发现、早治疗的好处。帮助患者树立战胜疾病的信心，以最佳心理状态接受手术治疗。术后向患者讲解较长时间留置尿管的重要性，待膀胱功能恢复后尽早拔除尿管，消除带尿管导致的不良心理反应。

**6. 健康指导**

（1）提供预防保健知识　普及与宫颈癌发病有关的高危因素的知识，宣传定期普查、早期发现、早期治疗的重要性。一般妇女应每1~2年普查1次，积极治疗慢性宫颈炎和SIL，围绝经期及绝经后的妇女有异常阴道流血或接触性出血应及时就诊。

（2）出院后随访及康复指导　治疗后2年内应每3~6个月复查1次，3~5年内应每6个月复查1次，第6年开始每年复查1次。如有症状随时到医院检查。如有淋巴转移，则需继续接受放疗或化疗。少数患者出院时尿管未拔除，应教会患者保留尿管的护理，多饮水，保持外阴清洁，活动时勿将尿袋高于膀胱口，避免尿液倒流。继续进行盆底、膀胱功能锻炼，及时到医院拔尿管，导残余尿。康复后应逐步增加活动强度，适当参加社交活动或恢复日常工作。

**想一想**

刘女士，44岁，主因“性生活后阴道流血2个月”于门诊就医。发病以来，无腹胀、腹痛，无消瘦乏力及体重减轻，二便及饮食正常。13岁月经初潮，4~7/28~30天，量中等，无明显痛经，$G_3P_1$，人工流产2次。节育环避孕。既往体健，配偶及父母无特殊病史。查体：宫颈前唇见直径4.5cm菜花状肿物，表面有脓血性分泌物，宫颈质脆，触之易出血。子宫大小正常，双附件（－）。细胞学（TCT）检查：宫颈鳞状细胞癌。

**请问：**（1）该病例有何临床特点表现？

（2）相应的护理措施是什么？

答案解析

**【护理评价】**

（1）患者情绪稳定，能正确认识和对待疾病，积极配合各项诊疗护理工作。

（2）患者疼痛程度减轻甚至消失。

（3）患者能讲述出院后的康复计划。

（4）患者术后恢复排尿功能，未发生出血及感染等情况。

## 第三节　子宫内膜癌

子宫内膜癌是指发生于子宫内膜的一组恶性肿瘤，以腺癌最常见，又称子宫体癌。为女性生殖道三大恶性肿瘤之一，占女性生殖道恶性肿瘤的20%~30%，近年来发病率呈上升趋势。平均发病年龄为60岁，其中75%发生于50岁以上的妇女。癌肿生长缓慢，发生转移较晚，转移途径为淋巴转移、直接蔓延和血行转移。病变局限于子宫，预后较好，若蔓延至子宫颈、侵犯子宫肌层或子宫外，则预后极差。

**【病因】**

子宫内膜癌的确切病因不十分清楚，目前认为有两种发病类型。Ⅰ型为雌激素依赖型，其发生可能与雌激素长期刺激而无孕酮拮抗的情况下，子宫内膜增生过长有关。临床见于无排卵性疾病、分泌雌激素的卵巢肿瘤、长期服用雌激素的绝经后妇女及长期服用他莫昔芬的妇女。这种类型多见，为子宫内膜样腺癌，患者年轻，多伴有肥胖、糖尿病、高血压、未婚、少育、未育、月经紊乱及绝经延迟等。Ⅱ型为非雌激素依赖型，其发生与雌激素无明确关系。这种类型少见，多见于老年妇女，癌灶周围是萎缩的子宫内膜，恶性度高、分化差，雌孕激素受体多呈阴性，预后不良。约5%的子宫内膜癌与遗传有关。

## 【病理】

**1. 巨检** 根据病变的形态及范围分为弥漫型和局限型。

（1）弥漫型 起病时病变侵犯大部分或全部子宫内膜，癌灶常呈不规则菜花状突出于子宫腔，充满宫腔甚至脱出于宫颈口外，癌组织灰白或淡黄，表面有出血、坏死。晚期侵犯全层肌组织，子宫明显增大。阻塞宫颈管，可致宫腔积脓。

（2）局限型 病变多发生于宫底部或宫角部，癌灶小，呈息肉或小菜花状，易出血，易侵犯肌层。

**2. 镜检** 分为内膜样癌（占80% ~90%）、浆液性癌、黏液性癌和透明细胞癌等类型。

## 【分期】

采用国际妇产科联盟（FIGO，2009）修订的手术－病理分期（表16－2）。

**表16－2 子宫内膜癌手术－病理分期（FIGO，2009，部分）**

| 分期 | 肿瘤浸润范围 |
|---|---|
| Ⅰ期 | 肿瘤局限于子宫体 |
| Ⅱ期 | 肿瘤侵犯宫颈间质，但无宫体外蔓延 |
| Ⅲ期 | 肿瘤局部和（或）区域扩散 |
| Ⅳ期 | 肿瘤侵及膀胱和（或）直肠黏膜，和（或）远处转移 |

## 【护理评估】

### （一）健康史

询问患者年龄、月经史、婚育史，有无绝经延迟或基础疾病，询问有无高危因素如肥胖、糖尿病、高血压及心血管疾病、未婚、不孕不育、服用雌激素类食物或药物的情况等。

### （二）身体评估

**1. 临床表现**

（1）症状 早期症状不明显，病程较长，发生转移较晚。随病程进展出现下列症状。

1）阴道不规则流血 最典型的症状是绝经后不规则阴道流血。量一般不多，为持续性或间歇性，未绝经者表现为经期延长、经量增多或月经紊乱。

2）阴道排液 病变早期多为浆液或浆液血性排液，晚期有感染时可出现有臭味的脓性或脓血性排液。

3）疼痛及其他 当癌灶侵犯宫颈，堵塞宫颈管致宫腔积脓时，可出现下腹部胀痛或痉挛性疼痛。晚期肿瘤浸润周围组织或压迫神经时出现下腹及腰骶部疼痛，并向下肢或足部放射。晚期可出现贫血、消瘦及恶病质。

（2）体征 早期无明显异常，随病情发展，妇科检查发现子宫增大，质软，合并感染时子宫腔有脓性液体排出。晚期可触及宫旁的转移包块或不规则结节，癌灶可突出于宫颈口，质脆，触之易出血。癌灶浸润周围组织时，子宫固定或在宫旁扪及不规则结节状物。

**2. 辅助检查**

（1）影像学检查　阴道B超检查可了解子宫大小、宫腔形状及有无赘生物、内膜厚度、肌层有无浸润及浸润深度等。典型的子宫内膜癌超声图像为有实质不均回声区或宫腔线消失、肌层内有不均回声区。也可行MRI检查。

（2）分段诊断性刮宫　是目前早期确诊子宫内膜癌最常用、可靠的方法，可鉴别子宫内膜癌和子宫颈管腺癌。用小刮匙先刮取宫颈管内膜，再刮取宫腔内膜，标本分别做好标记，送病理检查。

（3）宫腔镜检查　直接观察宫腔及宫颈管内有无癌灶及大小、部位，在直视下取材活检则更为准确。

（4）其他　子宫内膜微量组织学或细胞学检查、血清CA125测定（有子宫外转移者或浆液性癌）等。

### （三）心理－社会评估

患者及其家属面对癌症及需要接受各种检查和手术治疗，会出现紧张、焦虑等情绪。

### （四）处理原则

应根据子宫大小、肌层是否被癌浸润、癌细胞分化程度及患者全身情况等制订适宜的治疗方案。早期患者以手术治疗为主。

**1. 手术治疗**　为首选的治疗方案，既可进行手术病理分期，又能切除病变子宫及其可能存在的转移病灶。一般行子宫全切及双附件切除术，和（或）双侧盆腔淋巴结清扫、腹主动脉旁淋巴结清扫术。如癌灶扩散到肌层、子宫颈管，则按子宫颈癌的手术范围进行。

**2. 放射治疗**　是治疗子宫内膜癌的有效方法之一，对体质差、期别晚、复发不能手术者，采用单纯放疗、放疗联合手术等方案可提高疗效。

**3. 化疗**　为全身治疗，主要用于晚期或复发患者，常用顺铂、阿霉素、紫杉醇等，可单独或联合应用。

**4. 药物治疗**　晚期或癌症复发、不能手术或要求保留生育功能者，可选用大剂量孕激素治疗，或用抗雌激素制剂与孕激素配合使用。

## 【常见护理诊断/问题】

**1. 焦虑**　与住院及手术有关。

**2. 知识缺乏**　缺乏子宫内膜癌的治疗、护理知识。

**3. 睡眠型态紊乱**　与环境（住院）变化有关。

## 【护理目标】

（1）患者获得子宫内膜癌的相关知识，能积极接受检查或治疗。

（2）患者疼痛程度得到减轻甚至消失。

（3）患者焦虑情绪减轻或者消失。

（4）预防出血及感染的发生。

## 【护理措施】

**1. 一般护理**　合理饮食，加强营养。鼓励患者进食高蛋白、高维生素等营养全面、丰富的食物，增强机体抗病能力。注意会阴部卫生，大量阴道排液者每日冲洗外阴2次。为患者提供安静、舒适的睡眠环境，减少夜间不必要的治疗；教会患者应用放松等技巧促进睡眠，必要时按医嘱使用镇静剂，保证睡眠。

**2. 病情观察**　注意观察阴道出血及排液量，出现恶病质应观察记录液体出入量。

**3. 治疗护理**

（1）需手术治疗者　严格执行腹部及阴道手术患者的护理措施；术后6~7天阴道残端缝合线吸收或感染可致残端出血，需严密观察并记录出血情况，此期间患者应减少活动。

（2）接受盆腔内放疗者　事先灌肠并留置导尿管，以保持直肠、膀胱空虚状态，避免放射性损伤。腔内置入放射源期间，保证患者绝对卧床，但应学会床上肢体运动方法，以免出现长期卧床的并发症。取出放射源后，鼓励患者渐进性下床活动及生活自理项目，具体措施按放疗护理内容。

（3）用药护理　对采取孕激素治疗的患者，应强调严格用药的重要性，教会患者口服药物的方法，告诉患者治疗过程中可能出现的反应及预后，如孕激素治疗可能导致水钠潴留、药物性肝炎，但停药后会逐步缓解消失；采取抗雌激素药物治疗时，可能有潮热、畏寒等类似绝经综合征的表现，有的患者可出现阴道流血、恶心、呕吐等，如反应严重者应报告医生，及时对症处理。

**4. 心理护理**　提供有关疾病的知识，缓解焦虑。评估患者对疾病及有关诊治过程的认知程度，鼓励患者及其家属讨论有关疾病及对治疗的疑虑，耐心解答。向护理对象介绍住院环境、诊断检查、治疗过程、可能出现的不适以取得主动配合。告知患者子宫内膜癌的病程发展缓慢，是女性生殖器官恶性肿瘤中预后较好的一种，缓解其焦虑程度，增强治病信心。

**5. 健康指导**

（1）做好防癌知识宣传　积极宣传防癌普查的重要性，中年妇女每年接受1次妇科检查，尤其注意有子宫内膜癌高危因素的人群。严格掌握雌激素的用药指征，加强用药期间的监护、随访。督促围绝经期、月经紊乱及绝经后出现不规则阴道流血者进行排查，及时接受正规治疗。

（2）出院指导　治疗后应定期随访，75%~95%患者在术后2~3年内复发。一般术后2~3年内，每3个月随访1次，3年后每6个月1次，5年后每年1次。随访时注意有无复发病灶，并根据患者康复情况调整随访间期。另外，性生活恢复时间应经过复查后决定，对治疗后阴道分泌物少或性交困难、疼痛的患者，应指导患者使用局部润滑剂。

### 【护理评价】

（1）患者情绪稳定，能正确认识和对待疾病，积极配合各项诊疗护理工作。

（2）患者疼痛程度减轻甚至消失。

（3）患者能讲述出院后的康复计划。

（4）患者术后恢复排尿功能，未发生出血及感染等情况。

## 第四节　卵巢肿瘤

卵巢肿瘤是妇科常见肿瘤，可发生于任何年龄。卵巢肿瘤组织成分复杂，是全身各脏器原发肿瘤类型最多的器官。卵巢恶性肿瘤是生殖器官三大恶性肿瘤之一，因位置深、早期诊断困难、晚期治疗效果不佳，死亡率为妇科恶性肿瘤的首位。

### 【病因】

病因不清，发病可能与家族史、高胆固醇饮食、内分泌因素有关。

### 【分类】

最常用的是世界卫生组织（WHO）制定的女性生殖器肿瘤组织学分类（2014版），其中主要组织学类型如下。

**1. 上皮性肿瘤**　最常见，占50%~70%，包括浆液性、黏液性、子宫内膜样肿瘤等5类，依据生物学行为可分为良性、交界性和恶性。

**2. 生殖细胞肿瘤**　占20%～40%，包括畸胎瘤、无性细胞瘤、卵黄囊瘤（内胚窦瘤）、胚胎性癌、非妊娠性绒癌等。

**3. 性索－间质肿瘤**　占5%～8%，包括颗粒细胞瘤、卵泡膜细胞瘤、纤维瘤等。

**4. 转移性肿瘤**　为继发于胃肠道、生殖道、乳腺等部位的原发性癌转移至卵巢形成的肿瘤。

**【常见的卵巢肿瘤及病理特点】**

**1. 卵巢上皮性肿瘤**　是最常见的卵巢肿瘤，有良性、交界性和恶性之分。交界性肿瘤是一种低度潜在恶性肿瘤，生长缓慢，转移率低，复发迟。

（1）浆液性囊腺瘤　占卵巢良性肿瘤的25%。单纯型多为单侧，圆形或卵圆形，大小不等，外表光滑，壁薄，单房，囊内有稀薄无色或淡黄色的清澈液体；乳头型常为多房，结节状，可有乳头状物向囊内突起，偶有向外生长。镜下见囊壁为纤维结缔组织，内衬单层立方形或柱状上皮。

（2）浆液性囊腺癌　占卵巢癌的75%。多为双侧，体积大，囊实性，切面多房，腔内充满乳头，质脆，易出血坏死。镜下见癌细胞为立方形或柱形，异型明显，向间质浸润。

（3）黏液性囊腺瘤　约占卵巢良性肿瘤的20%，体积较大或巨大。单侧，多房，圆形或卵圆形，囊壁光滑，呈灰白色，内含黏稠或胶胨状黏液。镜下见囊壁为纤维结缔组织，内衬单层高柱状上皮；可见杯状细胞及嗜银细胞。

（4）黏液性囊腺癌　占卵巢癌的3%～4%。多为单侧，瘤体大，囊壁见乳头或实质区，切面呈囊实性，囊液混浊或呈血性，镜下见腺体密集，间质较少，上皮细胞超过3层，异型明显，有间质浸润。

**2. 生殖细胞肿瘤**　是来源于原始生殖细胞的一组卵巢肿瘤，好发于儿童和青少年，发病率仅次于上皮性肿瘤。

（1）畸胎瘤　由多胚层组织构成，大部分为成熟畸胎瘤，质地多为囊性，少数为实性，其恶性程度与组织分化的程度有关。

1）成熟畸胎瘤　又称皮样囊肿，属良性肿瘤，约占畸胎瘤的95%，好发于任何年龄的女性，以20～40岁居多，肿瘤来源于生殖细胞，包含有外胚层、中胚层及内胚层结构。多为单侧，中等大小，壁光滑、质韧，多为单房，腔内充满油脂和毛发，有时可有牙齿或骨质。成熟畸胎瘤恶变率为2%～4%。

2）未成熟畸胎瘤　属恶性肿瘤，多发生于11～19岁的年轻患者，肿瘤多为单侧实性，可有囊性区域，体积较大，由分化程度不同的未成熟胚胎组织构成，主要为原始神经组织。该肿瘤易复发及转移，复发后手术时可见到恶性程度的逆转现象，5年存活率约20%左右。

（2）无性细胞瘤　呈中等恶性，好发于青春期及生育期妇女。肿瘤圆形或椭圆形，中等大，实性，触之如橡皮样，表面光滑呈分叶状，切面呈灰粉或淡棕色；镜下见圆形或多角形大细胞，细胞核大，胞浆丰富。对放疗敏感，5年生存率可达90%以上。

（3）卵黄囊瘤　又称内胚窦瘤，属高度恶性肿瘤，较罕见。多为单侧，肿瘤体积较大，呈圆形或分叶状，有包膜。切面实性或部分囊性，组织质脆，有出血、坏死区，呈灰红或灰黄色，易破裂。镜下见疏松网状和内胚窦样结构。生长迅速，易早期转移，对化疗敏感。

**3. 性索－间质肿瘤**

（1）颗粒细胞瘤　属于低度恶性肿瘤，好发于45～55岁的女性。肿瘤多为单侧，呈圆形、卵圆形或分叶，表面光滑，包膜完整，可为囊性或实性。瘤细胞主要为颗粒细胞，能分泌雌激素，青春期前易致性早熟，生育期月经紊乱，绝经后不规则阴道出血，常合并子宫内膜增生或癌变。镜下见颗粒细胞环绕成小圆形囊腔，菊花样排列，瘤细胞呈小多边形，胞浆液呈嗜伊红或中性，胞膜边界不清楚，核圆。预后良好，5年生存率可达80%以上。

（2）卵泡膜细胞瘤　为实性肿瘤，多属良性，单侧，呈圆形、卵圆形或分叶状，质硬，大小不一，表面被覆有纤维包膜，分泌雌激素，常与颗粒细胞瘤并存。切面实性，呈灰白色。镜下见瘤细胞呈短梭形，细胞交错排列呈漩涡状，胞浆富含脂质。常合并子宫内膜增生或子宫内膜癌。

（3）纤维瘤　多见于中年妇女，肿瘤多为单侧，中等大小，表面光滑或结节状，包膜完整，切面呈灰白色、实性，坚硬。镜下见由梭形瘤细胞组成，排列呈编织状。偶尔患者伴有腹水和（或）胸腔积液，称为梅格斯综合征（Meigs syndrome），手术切除肿瘤以后，胸腔积液、腹水自行消失。

（4）支持细胞－间质细胞瘤　又称睾丸母细胞瘤，罕见。多发生在40岁以下的妇女。多为单侧实性，较小，表面光滑而湿润，有时呈分叶状，切面灰白色伴囊性变，囊内壁光滑，含血性浆液或黏液。高分化者为良性；中低分化者为恶性，占10%～30%，具有男性化作用；少数无内分泌功能者呈雌激素升高。

**4. 转移性肿瘤**　常见的是库肯勃瘤，是一种特殊的胃肠道转移腺癌，肿瘤为双侧性，中等大小，多保持卵巢原状或呈肾形。镜下见典型的印戒细胞。恶性程度高，预后极差。

## 【恶性肿瘤的转移途径】

直接蔓延、腹腔种植及淋巴转移为主要转移途径，转移特点是盆、腹腔内广泛转移灶。横膈为转移的好发部位。瘤细胞可直接侵犯包膜，累及邻近器官，并广泛地种植在腹膜及大网膜的表面。淋巴转移主要通过卵巢淋巴管、卵巢门淋巴管及腹股沟淋巴结三种方式转移。血行转移较少见。

## 【恶性肿瘤分期】

按国际妇产科联盟（FIGO）2006年制定的手术病理分期，大体分为4期。

Ⅰ期：肿瘤局限于卵巢。

Ⅱ期：肿瘤累及一侧或双侧卵巢，伴有盆腔扩散。

Ⅲ期：肿瘤侵犯一侧或双侧卵巢，并有组织学证实的盆腔外腹膜种植和（或）局部淋巴结转移、肝表面转移、小肠及大网膜转移。

Ⅳ期：肿瘤侵犯一侧或双侧卵巢，伴有远处转移。如肝实质转移。

## 【护理评估】

### （一）健康史

询问患者基本资料，包括年龄、月经史、婚育史、有无基础疾病或明显致癌诱因；询问饮食习惯，有无高胆固醇饮食、霉变食物饮食等。

### （二）身体评估

**1. 临床表现**

（1）良性肿瘤　早期肿瘤较小，多无症状，往往在妇科检查时偶然发现。肿瘤生长缓慢，增长至中等大时，常感腹胀或腹部扪及肿块。若肿瘤增大，可出现压迫症状，如尿频、便秘、气急、心悸等。妇科检查在子宫一侧或双侧触及球形肿块，囊性或实性，表面光滑，与子宫无粘连，蒂长者活动良好。

（2）恶性肿瘤　早期常无症状，一旦出现症状常表现为腹胀、腹部肿块及腹腔积液等。肿瘤若向周围组织浸润或压迫神经，可引起腹痛、腰痛或下肢疼痛；若压迫盆腔静脉，出现下肢水肿；若为功能性肿瘤，产生相应的雌激素或雄激素过多症状。晚期时表现为消瘦、严重贫血等恶病质征象。妇科检查肿块多为双侧，实性或半实性，表面高低不平，活动度差或固定不动，常伴有腹水，三合诊检查可在阴道后穹隆触及盆腔内散在质硬结节。有时在腹股沟、腋下或锁骨上可触及肿大的淋巴结。

（3）并发症

1）蒂扭转　为最常见的并发症，也是妇科常见的急腹症。好发于蒂长、活动度大、中等大小、中心偏向一侧的肿瘤，如成熟畸胎瘤。常在体位突然改变或妊娠期、产褥期的子宫位置改变时发生蒂扭转（图16－4）。扭转后血液循环障碍，使肿瘤肿胀、出血、坏死，破裂或继发感染。扭转的典型症状为患者突然出现一侧下腹部剧烈疼痛，伴有恶心、呕吐甚至休克。检查时发现下腹部包块，伴腹肌紧张。盆腔检查可扪及张力较大的肿块，有压痛，以瘤蒂处最剧烈。有时扭转可自然复位，腹痛也随之缓解。

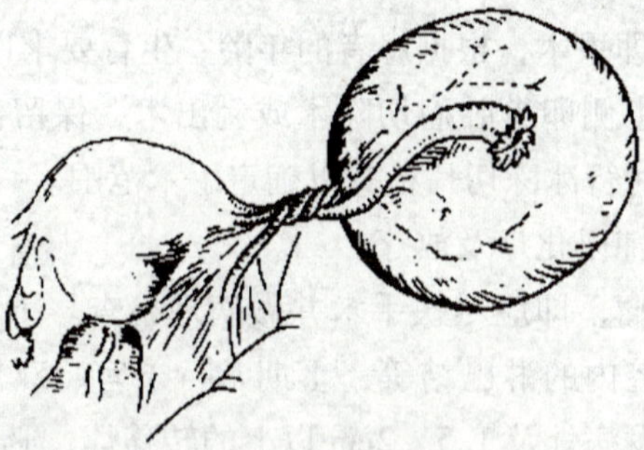

图16－4 卵巢肿瘤蒂扭转

2）破裂 卵巢肿瘤破裂分为自发性及外伤性两种。自发性破裂常由于肿瘤过速生长所致，多数为恶性肿瘤呈浸润性生长穿破囊壁引起；而外伤性破裂常由于挤压、性交、分娩、盆腔检查所致。肿瘤破裂后常伴有腹痛、恶心、呕吐，甚至腹膜炎、休克等，症状轻重与破口大小及穿破后流入腹腔的囊液量和性质有关。

3）感染 多由于肿瘤扭转或破裂后引起，也可由于邻近器官的感染所致，如阑尾脓肿扩散。主要表现为高热、腹痛、肿块、腹部压痛及白细胞升高等腹膜炎征象。

4）恶变 早期不易发现，如囊肿生长迅速时有恶变可能。

**练一练**

患者，女，38岁，诊断为左侧卵巢囊肿，拟行手术治疗。患者晚上在解大便后，突然感左下腹持续疼痛，随后肿块逐渐增大，这一征象可能是（ ）

A. 囊肿破裂 B. 瘤蒂扭转 C. 囊内出血

D. 囊内感染 E. 恶变

答案解析

**2. 辅助检查**

（1）B超检查 是目前诊断卵巢肿瘤的重要方法。可检测肿瘤的部位、大小、形态、性质及有无腹腔积液等。临床诊断符合率＞90%。

（2）肿瘤标志物测定 是以免疫、生化等方法来测定卵巢肿瘤制造和释放的产物，如卵巢上皮癌的患者，血清中CA125的浓度高于正常水平，尤其对浆液性腺癌更具特异性；AFP对内胚窦瘤有特异性价值；hCG增高对原发性卵巢绒癌有特异性；颗粒细胞瘤、卵泡膜细胞瘤产生较高水平雌激素；血清HE4是继CA125后被高度认可的卵巢上皮性癌的肿瘤标志物，可与CA125联合应用。

（3）腹腔镜检查 可直视肿瘤的大体情况，必要时在可疑部位多点活检协助诊断，取腹水行细胞学检查。

（4）细胞学检查 可通过胸腔积液、腹水或腹腔冲洗液寻找癌细胞，有助于卵巢肿瘤的分期及确定治疗方案。

（5）其他 若为卵巢畸胎瘤，腹部平片可显示牙齿、骨质；CT、MRI可显示肿瘤的图像及转移情况。

### （三）心理－社会评估

患者及家属对良性肿瘤往往忽视，误认为妊娠，或害怕手术而不到医院检查治疗；恶性肿瘤患者及家属可因肿瘤威胁健康及生命、害怕手术及化疗、晚期疼痛等原因，而产生紧张甚至恐惧心理。

### （四）处理原则

对直径小于5cm，疑卵巢瘤样病变者可观察随访。其他卵巢肿瘤一经发现，应行手术。

**1. 良性肿瘤** 一经确诊应立即手术，根据患者的年龄、生育要求以及对侧卵巢情况决定手术范围。对年轻需保留生育的妇女一般行患侧卵巢肿瘤切除术或剥出术，保留部分卵巢。围绝经期妇女宜行子宫及双侧卵巢切除术，术中必要时行冰冻切片检查以确定手术范围。

**2. 恶性肿瘤** 以手术为主，辅以化疗及放疗。

（1）手术　一经怀疑恶性肿瘤，即应尽快手术并做病理检查。手术时应全面检查腹腔、盆腔，包括肝、脾、肾、横膈、腹膜、腹腔内的淋巴结等，Ⅰ期常行子宫、双侧附件及大网膜切除；Ⅱ期以上应行肿瘤减灭术，指尽量切除原发病灶及1.5～2cm以上的转移灶，必要时切除部分肠曲，同时行腹膜后淋巴清扫。

（2）化疗　用于晚期卵巢癌不能手术或手术后的患者，也可用于手术后的补充治疗或为手术创造条件。卵巢癌对化疗敏感，效果好，常用的化疗药物有顺铂、卡铂、环磷酰胺、紫杉醇等，多采用以铂类为基础的联合化疗，可辅以靶向治疗。

（3）放疗　无性细胞瘤最敏感，其次是颗粒细胞瘤及上皮性癌等。对复发患者可采用姑息性局部放疗。

## 【常见护理诊断/问题】

**1. 焦虑/恐惧** 与发现盆腔包块及疑为恶性、预后不好有关。

**2. 营养失调：低于机体需要量** 与恶性肿瘤消耗，化疗引起食欲下降、摄入减少有关。

**3. 潜在并发症** 与蒂扭转、破裂、浸润、感染、恶变及转移等有关。

**4. 预感性悲哀** 与切除子宫、卵巢有关。

**5. 知识缺乏** 与缺乏卵巢肿瘤的治疗、护理知识有关。

## 【护理目标】

（1）患者情绪稳定，能积极接受检查及治疗。

（2）患者疼痛减轻或者消失。

（3）患者具备预防感染发生的相关知识，学习术后相关护理技术。

## 【护理措施】

**1. 一般护理** 保证休息，鼓励患者加强营养，进食高热量、高蛋白、高维生素的饮食，必要时遵医嘱静脉补充营养，提高机体对手术及化疗的耐受力。活动时要注意，避免体位的突然改变，防止并发症发生。对长期卧床患者做好生活护理，协助患者勤翻身。

**2. 病情观察** 观察有无并发症及感染；观察有无腹部疼痛及其程度；观察有无转移症状。

**3. 对症护理** 协助医师完成各种诊断性检查。如需放腹水者，备好腹腔穿刺用物，协助医师完成操作过程。放腹水过程中，严密观察、记录患者的生命体征变化、腹水性质及出现的不良反应；一次放腹水3000ml左右，不宜过多，以免腹压骤降，发生虚脱，放腹水速度宜缓慢，放后用腹带包扎腹部。

**4. 治疗护理**

（1）协助患者接受各种检查和治疗，向患者及家属介绍将经历的手术经过、可能施行的各种检查，取得主动配合。

（2）使患者理解手术是卵巢肿瘤最主要的治疗方法，解除患者对手术的各种顾虑。按腹部手术护理内容认真做好术前准备和术后护理，包括与病理科联系快速切片组织学检查事项，以助术中识别肿瘤的性质，确定手术范围；术前准备还应包括应对必要时扩大手术范围的需要。巨大肿瘤患者，需准备沙袋加压腹部，以防腹压骤然下降出现休克。

（3）需化疗、放疗者，为其提供相应的护理。

**5. 心理护理**　为患者提供表达情感的机会和环境，经常巡视病房，详细了解患者的疑虑与需求。评估患者焦虑的程度以及应对压力的技巧，耐心向患者讲解病情，解答患者的提问。安排访问已康复的病友，分享感受，增强治愈信心。鼓励患者尽可能参与护理活动，接受患者无破坏性的应对压力方式，以维持其独立性和生活自控能力。

**6. 健康指导**

（1）做好随访　对未进行手术的卵巢肿瘤患者应3～6个月检查1次。对良性肿瘤手术后的患者一般术后1个月常规复查；恶性肿瘤常以手术加化疗或放疗，晚期病例需用药10～12个疗程，护士应鼓励患者克服困难，完成治疗计划。卵巢癌易于复发，需长期进行随访和监测。随访时间：术后1年内，每个月1次；术后第2年，每3个月1次；术后第3年，每6个月1次；3年以上者，每年1次。

（2）加强预防保健意识　增加高蛋白、富含维生素A的饮食，避免高胆固醇饮食。30岁以上妇女，每1～2年进行1次妇科检查，高危人群不论年龄大小，最好每半年接受1次检查，以排除卵巢肿瘤。

**【护理评价】**

（1）患者情绪稳定，能积极面对现实健康问题，积极接受检查及治疗。

（2）患者疼痛得到缓解或消失。

（3）患者具备预防感染发生的相关知识，学会术后相关护理技术。

## 目标检测

答案解析

### 选择题

A1/A2型题

1. 子宫肌瘤临床表现月经过多时，与下述哪项关系特别密切

A. 肌瘤大小　　B. 肌瘤生长部位

C. 肌瘤多少　　D. 患者体质

E. 有无并发症

2. 下列哪项是宫颈癌的好发部位

A. 鳞状上皮　　B. 柱状上皮

C. 鳞－柱状上皮交界处移行带　　D. 宫颈管腺上皮

E. 宫颈内口处

3. 宫颈癌主要的致病因素为

A. 人巨细胞病毒　　B. 单纯疱疹病毒Ⅰ型

C. 单纯疱疹病毒Ⅱ型　　D. 高危型人乳头瘤病毒

E. 风疹病毒

4. 患者，女，45 岁，出现接触性出血半年，早期发现该患者宫颈癌的有效方法是

A. 阴道分泌物悬滴检查　　B. 阴道侧壁涂片检查

C. 宫颈细胞学检查　　D. 诊断性刮宫

E. B 超检查

5. 患者，女，36 岁，诊断左侧卵巢囊肿，拟行手术治疗。患者晚上在解大便后，突然感左下腹持续疼痛，随后肿块逐渐增大，这一征象可能是

A. 囊肿破裂　　B. 瘤蒂扭转

C. 囊内出血　　D. 囊内感染

E. 恶变

6. 女性生殖器肿瘤病死率最高的是

A. 子宫肌瘤　　B. 子宫颈癌

C. 子宫内膜癌　　D. 成熟畸胎瘤

E. 恶性卵巢肿瘤

7. 子宫肌瘤最常见的变性是

A. 玻璃样变性　　B. 红色样变

C. 囊性变　　D. 钙化

E. 肉瘤变

8. 宫颈癌根治术后，可以拔除尿管的时间是

A. 1～2 天　　B. 3～4 天

C. 5～6 天　　D. 7～14 天

E. 10～20 天

（周珂羊）

**书网融合……**

重点回顾　　微课　　习题

# 第十七章 女性生殖系统创伤性疾病患者的护理

PPT

**学习目标**

**知识目标：**

1. **掌握** 子宫脱垂的概念、临床特点及护理措施。
2. **熟悉** 女性生殖系统创伤性疾病的病因；生殖道瘘的临床特点及护理要点。
3. **了解** 子宫脱垂和生殖道瘘患者的处理原则。

**技能目标：**

能进行生殖道瘘、子宫脱垂等疾病的防治指导。

**素质目标：**

具有爱心、同情心、责任心，细心观察患者的情况，运用沟通技巧协助指导患者进行疾病的治疗和护理。

**导学情景**

**情景描述：**王女士，58岁，孕3产2，绝经10年，以“腰骶部坠痛，排便时有肿块自阴道脱出3年”入院。患者自诉近3年出现腰骶部坠痛，排便时有肿块自阴道脱出，且肿块渐大。妇科检查：外阴萎缩，宫颈肥大，用力屏气后见宫颈和部分宫体脱出阴道口外。

**情景分析：**结合王女士的临床表现和入院后的妇科检查，可诊断为子宫脱垂。子宫脱垂是中老年妇女的常见疾病，主要表现为阴道口肿物脱出，可伴有排尿、排便障碍，不同程度地影响患者的生活治疗，需要积极治疗。

**讨论：**请问王女士目前存在的护理问题有哪些？可以采取哪些针对性的护理措施？

**学前导语：**女性生殖器官能维持正常的解剖位置，主要依赖盆底肌肉、筋膜及子宫韧带的支托。当盆底组织及子宫韧带由于损伤、松弛导致支撑功能薄弱时，容易导致子宫脱垂和阴道前后壁膨出。生殖道损伤与相邻的泌尿道、肠道出现异常通道时，则形成生殖道瘘，严重影响患者的生活质量。

## 第一节 生殖道瘘

由于各种原因所致生殖器官与毗邻器官之间形成的异常通道称为生殖道瘘。临床上以尿瘘（urinary fistula）最常见，又称泌尿生殖瘘；其次为粪瘘（fecal fistula）；两者混合出现时则为混合型瘘。

### 一、尿瘘

尿瘘是指生殖道与泌尿道之间形成的异常通道，表现为尿液从阴道排出，不能控制。根据尿瘘发生的部位分为膀胱阴道瘘、尿道阴道瘘、膀胱尿道阴道瘘、输尿管阴道瘘等（图17－1）。临床上以膀胱阴道瘘最为常见，有时可并存两种或多种类型的尿瘘。

**【病因】**

**1. 产伤** 是最常见的原因。多见于难产处理不当者。根据病因不同，分为坏死型尿瘘和创伤型尿

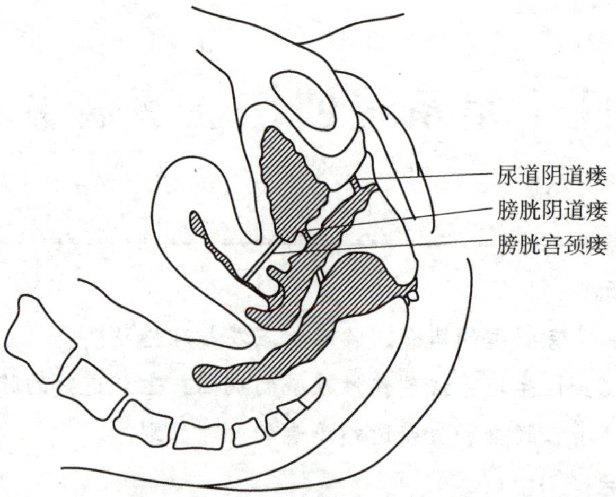


图 17－1　尿瘘

瘘。前者由于头盆不称，产程延长，阴道前壁、尿道、膀胱被挤压在胎头和耻骨联合之间，局部缺血坏死造成；后者是由于产科助娩手术导致的直接损伤。

**2. 妇科手术损伤**　多因手术时组织粘连或手术操作不细致而误伤膀胱、尿道及输尿管。

**3. 其他**　外伤、放射治疗后、膀胱结核、晚期生殖泌尿道肿瘤、子宫托放置不当、局部药物注射治疗等均能导致尿瘘的发生。

## 【护理评估】

### （一）健康史

询问尿瘘发生的时间和漏尿时的具体表现，了解患者有无肿瘤、结核、接受放射治疗等相关既往病史，有无难产及盆腔手术史。

### （二）身体评估

**1. 临床表现**

（1）漏尿　产后或妇科手术后出现阴道无痛性持续性流液是最常见、最典型的临床表现。病因不同，漏尿发生的时间也不同。坏死型尿瘘多在产后或手术后 3～7 天开始漏尿；手术损伤者术后立即开始漏尿；膀胱阴道瘘表现为不能控制的排尿，尿液从阴道流出，瘘孔极小，膀胱充盈或体位改变时出现漏尿。

（2）外阴瘙痒和疼痛　由于尿液长期刺激，外阴部常出现皮炎、痛痒；继发感染后，患者感外阴灼痛，行动不便。

（3）尿路感染　合并尿路感染时可出现尿频、尿急、尿痛等感染症状。

**2. 辅助检查**

（1）亚甲蓝试验　用于鉴别膀胱阴道瘘、膀胱宫颈瘘及输尿管阴道瘘。亚甲蓝稀释液 100～200ml 经过尿道注入膀胱后，出现蓝色液体从阴道壁小孔渗出者为膀胱阴道瘘，自宫颈外口流出者为膀胱宫颈瘘。

（2）靛胭脂试验　静脉注入靛胭脂 5ml，5～10 分钟后观察阴道有蓝色液体流出，可诊断输尿管阴道瘘。

（3）膀胱镜检查　了解瘘孔的位置及数目，必要时进行双侧输尿管插管。

（4）排泄性尿路造影　可了解双侧肾功能及输尿管有无异常，用于诊断输尿管阴道瘘、结核性尿瘘。

### （三）心理-社会评估

由于漏尿，患者不愿意出门，与他人接触减少，常伴有无助感，家属和周围人群的不理解会加重其自卑、失望等心理。

### （四）处理原则

手术修补为主要治疗方法。根据瘘孔的类型及位置选择经阴道、经腹、经阴道-腹部联合手术的方式。损伤的尿瘘应尽早手术修补；其他原因所致尿瘘应等待3个月，待组织水肿消退局部血液供应恢复正常再行手术；尿瘘修补失败后至少应等待3个月后再次手术；放疗所致的尿瘘12个月后再修补。结核及癌肿所致尿瘘，首先应积极治疗原发病。产后或妇科手术后7天内发生的尿瘘，留置导尿管于膀胱内或在膀胱镜下插入输尿管导管，4周到3个月有愈合的可能。

## 【常见护理诊断/问题】

**1. 皮肤完整性受损**　与尿液刺激外阴皮肤所致皮炎有关。

**2. 社交孤独**　与漏尿带来异味不愿与人交往有关。

**3. 自我形象紊乱**　与长期漏尿引起的自卑和失望等精神因素有关。

## 【护理目标】

（1）患者皮肤炎症得以控制。

（2）患者逐渐恢复正常人际间交往。

（3）患者理解漏尿引起的身体变化，增强自愈的信心，能配合治疗。

## 【护理措施】

### （一）一般护理

**1. 取适当体位**　对有些妇科手术后所致的小瘘孔，给予保留尿管，并根据瘘孔的位置采用正确的体位，使小瘘孔自行愈合。一般采用使瘘孔高于尿液平面的位置。

**2. 鼓励患者多饮水**　一般每日入量不要少于3000ml，必要时按医嘱输液，以保证液体入量，达到稀释尿液、自动冲洗膀胱的目的，减少漏出的尿液对患者皮肤的刺激。

### （二）手术护理

**1. 术前准备**　除一般外阴阴道手术前准备外，协助患者每日用低浓度的消毒液坐浴，常用的有1∶5000高锰酸钾溶液和0.02%的碘伏等。外阴局部有湿疹的患者，坐浴后进行红外线照射治疗，然后涂氧化锌软膏。按医嘱使用抗生素治疗。

**2. 术后护理**　是尿瘘修补术成功的关键。

（1）体位　根据患者瘘孔的位置选择体位，如膀胱阴道瘘中，若瘘孔在膀胱后底部者应取俯卧位；瘘孔在侧面者应健侧卧位，以减少尿液对修补伤口处的浸泡。保留尿管者，保持其通畅。

（2）尿管护理　术后保留尿管7~14天，保持尿管通畅，避免尿管脱落。拔管后注意排尿时间，避免膀胱过度膨胀。拔尿管前进行膀胱功能训练，拔管后协助患者每1~2小时排一次尿，并逐步延长排尿时间。

（3）避免增加腹压　积极预防咳嗽、便秘等使腹压增加的因素，避免增加腹压的动作。

### （三）心理护理

了解患者的心理感受，耐心解释和安慰患者，不能因患者异常的气味疏远患者。告诉患者此病通过手术治疗可以痊愈，让患者和家属对治疗充满信心。

### （四）健康指导

（1）保持外阴清洁干燥，每日清洗外阴，勤换内裤。

（2）患者出院后应按医嘱继续使用抗生素或雌激素药物。

（3）手术后 3 个月内禁止性生活及重体力劳动。

（4）尿瘘修补术后妊娠者，应加强孕期保健，提前住院分娩，原则上行剖宫产结束妊娠。再次出现尿瘘时要及时到医院就诊。

### 【护理评价】

（1）患者外阴、臀部的皮肤炎症得到改善。

（2）患者能与其他人正常的沟通与交流。

（3）患者能积极配合治疗，恢复自我形象。

## 二、粪瘘

粪瘘是指生殖器官与肠道之间形成的异常通道，以直肠阴道瘘多见。可以根据瘘孔在阴道的位置，将其分为低位、中位和高位瘘。

### 【病因】

**1. 产伤** 产程延长、胎头在阴道内停滞过久、直肠受压坏死形成、粗暴的助产手术操作、手术损伤等导致会阴Ⅲ度裂伤，或者行会阴切开术缝合时，缝线透过肠黏膜，导致直肠阴道瘘。

**2. 盆腔手术损伤** 行子宫切除术后严重盆腔粘连分离手术时易损伤直肠，瘘孔位置一般在阴道穹隆处。

**3. 其他** 感染性肠病、生殖器官恶性肿瘤晚期浸润、长期安放子宫托不取、发育畸形等，都可发生粪瘘。

### 【护理评估】

### （一）健康史

询问患者有无滞产、产伤、盆腔手术、子宫托治疗等病史。了解患者有无先天发育畸形、感染性肠病、生殖器官恶性肿瘤病史。

### （二）身体评估

**1. 临床表现** 主要临床表现为阴道内粪便排出。因瘘孔大小不同，症状轻重不同。瘘孔大者，成形粪便可经阴道排出，稀便则呈持续外流状；瘘孔小者，肠内气体可经瘘孔自阴道排出而无粪便污染，稀便时有粪便自阴道排出现象。若粪瘘与尿瘘同时并存，则漏尿中常夹杂粪便或同时排气。阴道及外阴因常受粪便及带有粪便的分泌物刺激而发生慢性外阴皮炎。

**2. 辅助检查**

（1）钡剂灌肠 如疑为小肠或结肠阴道瘘，可考虑钡剂灌肠或钡餐透视。

（2）消化内镜检查 必要时借助内镜检查确诊。

### （三）心理 - 社会评估

由于漏粪及身体异味给患者生活带来诸多不便，患者不能或不愿出门，与他人交往减少，社交孤立，感到无助。患者性生活可能受到影响，严重影响夫妻感情。重点评估疾病对患者日常生活带来的影响，患者家属及配偶对疾病的看法。

### （四）处理原则

手术修补为主要治疗方法。手术损伤者术中立即修补。先天性粪瘘应在患者15岁月经来潮后进行手术。压迫性坏死性粪瘘，应3～6个月后再行手术修补。

## 【常见护理诊断/问题】

**1. 皮肤完整性受损**　与粪便污染、刺激外阴所致外阴皮肤炎症有关。

**2. 社交孤立**　与长期漏粪，造成身体异味而不愿与人交往有关。

**3. 自我形象紊乱**　与长期漏粪，产生自卑心理有关。

## 【护理目标】

（1）患者皮肤完整性得到恢复。

（2）患者逐渐恢复正常的人际交往。

（3）患者能配合医护人员的治疗，减少身体异味，恢复自我形象。

## 【护理措施】

### （一）一般护理

基本同“尿瘘”。

### （二）手术患者的护理

**1. 术前护理**　术前3天严格肠道准备：术前第3天半流质饮食；术前第2天流质饮食；术前第1天禁食，并口服庆大霉素8万U，每天2次，从流食起每天补液2000ml，术前1天清洁灌肠。

**2. 术后护理**　术后护理基本同“尿瘘”，还需要注意术后3天给予无渣半流质饮食，控制排便3～5天。术后第4天口服轻泻药或肥皂水灌肠，保持会阴清洁。

### （三）心理护理

了解患者的心理感受，耐心地解释疾病的知识及手术目的，有的放矢地疏导情绪，同时做好家属特别是配偶的思想工作，共同关爱和鼓励患者，使其能够解除思想顾虑，心情愉快，树立信心，积极配合各项治疗护理工作，促使手术顺利进行。

### （四）健康指导

（1）出院后遵医嘱继续服用抗生素或激素类药物。

（2）3个月内禁止性生活及重体力劳动。

（3）如手术失败，教会患者外阴清洁的方法，尽量避免对外阴皮肤的刺激。

## 【护理评价】

（1）出院时，患者皮肤完整性得到恢复。

（2）患者能与其他人正常的沟通与交流。

（3）患者能积极配合治疗，恢复自我形象。

# 第二节　子宫脱垂

子宫脱垂（uterine prolapse）是指子宫从正常位置沿阴道下降或脱出，宫颈外口达到坐骨棘水平以下，甚至子宫全部脱出阴道口以外（图17－2）。子宫脱垂常伴有阴道前后壁膨出。

## 【病因】

**1. 分娩损伤**　是最主要的原因。第二产程延长或阴道助产，造成宫颈、宫颈主韧带、子宫骶韧带和盆底肌肉的损伤，若分娩后支持组织未能恢复正常，容易发生子宫脱垂。产褥期过早从事重体力劳动影响盆底肌组织张力的恢复。多次分娩增加盆底肌肉受损的机会。

**2. 长期腹压增加** 如长期慢性咳嗽、排便困难、腹腔巨大肿瘤等可增加腹压，造成子宫向下移位。

**3. 盆底组织发育不良或退行性改变** 子宫脱垂偶可见于未产妇，多是由于盆底组织发育不良或营养不良所致。年老或者长期哺乳的妇女由于体内雌激素水平下降，盆底组织退回，也可导致或者加重子宫脱垂。

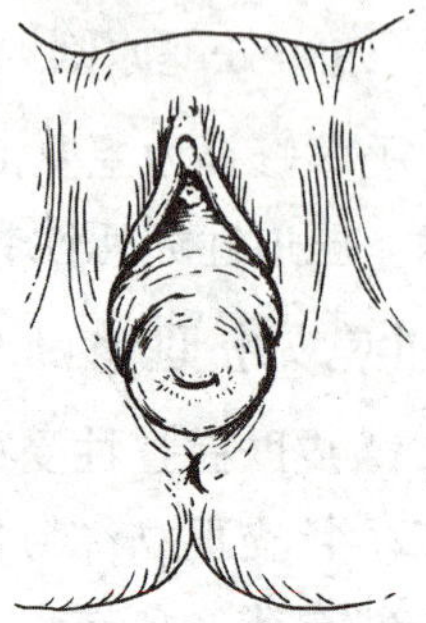

图 17－2 子宫脱垂

**练一练**

患者，女，45 岁，体检时发现子宫脱出，膀胱及直肠膨出，诊断为子宫脱垂。患者询问护士该病发生的原因，护士告知患者无关的是（ ）

A. 多产 B. 从事重体力劳动 C. 习惯性便秘

D. 产后过早参加体力劳动 E. 手取胎盘

答案解析

## 【临床分度】

检查时以患者平卧用力向下屏气时子宫下降的程度，将子宫脱垂分为三度（表 17－1，图 17－3）。

表 17－1 子宫脱垂的分度

| 分度 | 分型 | 表现 |
|---|---|---|
| Ⅰ度 | 轻型 | 宫颈外口距处女膜缘<4cm，未达处女膜缘 |
| | 重型 | 宫颈已达处女膜缘，阴道口可见子宫颈 |
| Ⅱ度 | 轻型 | 宫颈脱出阴道口，宫体仍在阴道内 |
| | 重型 | 宫颈及部分宫体脱出阴道口外 |
| Ⅲ度 | | 宫颈及宫体全部脱出阴道口外 |

## 【护理评估】

### （一）健康史

评估患者有无产程过长、阴道助产、盆底组织撕裂史。了解患者产褥期身体活动及复旧情况，询问有无慢性咳嗽、便秘、盆腔肿瘤等情况。

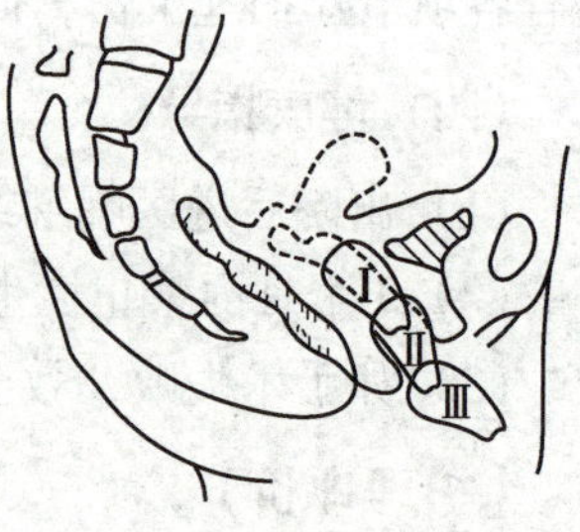


图 17－3 子宫脱垂的分度

### （二）身体评估

**1. 临床表现**

（1）症状 Ⅰ度子宫脱垂患者一般无自觉症状。Ⅱ～Ⅲ度脱垂患者有“肿物”自阴道脱出，有腰骶部酸痛或下坠感，在久站和劳累后加重。重度脱垂患者常伴有直肠、膀胱膨出，会出现排尿困难、尿潴留或压力性尿失禁等症状。子宫长期暴露在外，患者行动不便，长期摩擦还可导致破溃，继发感染时宫颈多有脓性分泌物。

（2）体征 Ⅱ～Ⅲ度脱垂患者宫颈及阴道黏膜多明显增厚，宫颈肥大，多数患者宫颈显著延长。由于宫颈、阴道长期暴露于阴道口外，可见宫颈及阴道壁溃疡，并伴有少量出血及脓性分泌物。

**2. 辅助检查**

（1）子宫颈细胞学检查 用于排除 CIN 和早期宫颈癌。

（2）膀胱功能检查 尿常规、尿培养、残余尿测定、泌尿系彩超、压力性尿失禁的检查等。

### （三）心理-社会评估

由于长期的子宫脱出及腰骶部疼痛使患者行动不便，不能从事体力劳动，影响患者的工作或生活，严重者性生活受到影响，患者常出现焦虑、情绪低落，因保守治疗效果不佳而悲观失望，不愿与他人交往。

### （四）处理原则

除非合并压力性尿失禁，无症状的患者无需治疗，有症状者可采用保守或手术治疗，治疗以安全、简单、有效为原则。

**1. 非手术治疗**　包括支持疗法、盆底肌肉的锻炼、放置子宫托、中医和针灸等。

**2. 手术治疗**　非手术治疗无效或子宫脱垂Ⅱ～Ⅲ度患者均可进行手术治疗。常见术式有阴道前后壁修补术，阴道前后壁修补、主韧带缩短及宫颈部分切除术，经阴道全子宫切除术及阴道前后壁修补术，阴道纵隔形成术，阴道、子宫悬吊术等。

## 护爱生命

### 女性盆底功能障碍性疾病

女性盆底功能障碍性疾病（FPFD）是临床常见的妇科病，主要包括盆腔器官脱垂、尿失禁、粪失禁、生殖道损失、性功能障碍等，对患者的身体和心理造成伤害，严重影响患者的生活质量。盆底肌是骨盆底部的肌肉，它像吊床一样，承托和支撑着膀胱、子宫、直肠等盆腔脏器，控制排尿和排便，维持阴道的紧缩度，女性在怀孕分娩后盆底肌会出现一定程度的损伤。研究表明，妊娠和分娩是造成女性盆底功能障碍性疾病的独立危险因素。为了保护女性健康，爱护身体，在分娩后建议积极进行盆底肌肉康复，坚持盆底肌肉功能锻炼，能够有效地预防盆底功能障碍性疾病。

### 【常见护理诊断/问题】

**1. 焦虑**　与长期的子宫脱出影响正常生活有关。

**2. 慢性疼痛**　与子宫下垂牵拉韧带、宫颈，阴道壁溃疡有关。

### 【护理目标】

（1）患者经治疗后焦虑减轻。

（2）患者子宫脱垂程度减轻，疼痛减轻。

### 【护理措施】 微课

#### （一）一般护理

**1. 饮食与休息**　加强营养，积极治疗引起长期腹压增加的疾病。避免重体力劳动，加强盆底肌肉锻炼，减轻子宫脱垂程度。

**2. 盆底肌肉锻炼**　又称 Kegel 运动，可以加强薄弱的盆底肌肉的力量，增强盆底支持力，改善并预防轻、中度脱垂及其相关症状的进一步发展。护士应指导患者进行收缩肛提肌的运动，每次持续收缩盆底肌不少于 3 秒，放松 2～6 秒，每次 10～15 分钟，每日 2～3 次。

**3. 子宫托的应用**　指导患者正确使用子宫托，需注意选择合适的型号，以放置后不脱出又无不适感为宜。应每日早上将子宫托放入阴道，睡前取出消毒后备用，月经期和妊娠期停止使用，使用子宫托后 3 个月应复查。

（1）放托　排尿、排便后，洗手，蹲下并两腿分开，一手握托柄，使托盘呈倾斜位进入阴道口内，将托柄边向内推边向前旋转，直至托盘达宫颈。然后屏气使子宫下降，同时将托柄向上推，使托盘紧紧吸附在宫颈上。放妥后，托柄弯度朝前，对正耻骨弓后面（图 17-4）。

（2）取托　手指捏住托柄，上、下、左、右轻轻摇动，待负压消除后，向后外方牵拉，子宫托可自阴道内滑出。

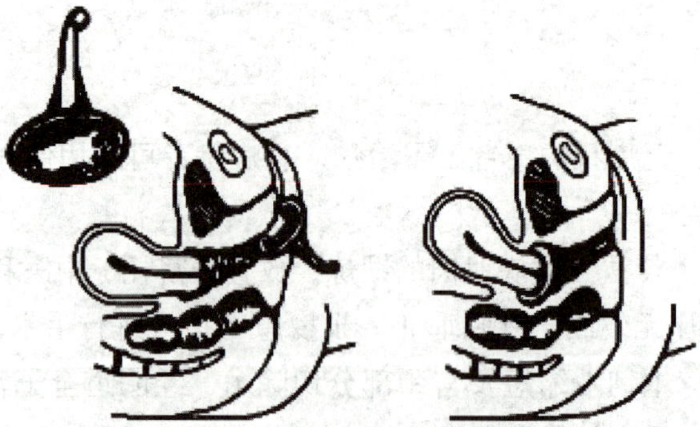


**图 17-4　子宫托的放置**

A. 放置前；B. 放置后

**看一看**

**子宫托的种类**

子宫托分为支撑型和填充型，前者用于脱垂程度稍轻的患者，后者用于重度脱垂患者。如辅助局部应用雌激素更有益于佩戴的成功率。子宫托可能造成阴道刺激和溃疡，所以子宫托应间断性地取出、清洗并重新放置。放置子宫托也应定期复查，否则会出现严重后果，如瘘的形成、嵌顿、出血、感染等。

**（二）手术患者的护理**

**1. 术前准备**　①皮肤准备：范围为上至耻骨联合上 10cm，下包括外阴部、肛门周围臀部及大腿内侧上 1/3。②阴道准备：术前 5 天进行，Ⅰ度子宫脱垂的患者用 1∶5000 的高锰酸钾或 1∶20 的碘伏液坐浴或阴道冲洗，每日 2 次。Ⅱ~Ⅲ度子宫脱垂的患者，特别是有溃疡者，行阴道冲洗后局部涂含抗生素的软膏，并勤换内裤。冲洗后，戴无菌手套还纳子宫后嘱患者平卧于床上 30 分钟。③可选用清洁的丁字带或卫生带托起子宫，减少与内裤的摩擦。④局部有炎症者，遵医嘱使用抗生素及涂含雌激素的软膏。

**2. 术后护理**　①术后患者宜取平卧位，降低外阴、阴道张力，促进伤口愈合。②卧床休息 7~10 天。③尿管留置 10~14 天。预防便秘，避免增加腹压的动作如咳嗽、下蹲等。④注意观察阴道分泌物的性质、颜色和量。

**（三）心理护理**

向患者及家属介绍子宫脱垂的防治方法和预后，以缓解患者的焦虑和情绪低落，提供必要的帮助，促使患者早日康复。

**（四）健康指导**

（1）消除子宫脱垂的诱因，加强产褥期保健，积极防治慢性咳嗽、习惯性便秘等使腹压增加的疾病。

（2）术后休息 3 个月，禁止性生活和盆浴，半年内避免重体力劳动。

（3）保持外阴清洁，术后2个月复诊伤口愈合情况。

（4）放置子宫托者分别于第1、3、6个月到医院检查1次。以后每3～6个月到门诊复查一次。

**想一想**

张女士，38岁，孕3产2，2年前阴道助产分娩一女婴，近半年来感觉长时间站立或者下蹲后腰背酸痛有下坠感，清洗外阴时触及一肿物，妇科检查：可看见宫颈已脱出阴道口，宫体仍在阴道内。

**请问**：应如何指导患者使用子宫托？

答案解析

**【护理评价】**

（1）患者焦虑减轻。

（2）患者能说出减轻疼痛的措施，并能积极应用，自述疼痛减轻或消失。

## 目标检测

答案解析

### 选择题

**A1/A2题型**

1. 发生尿瘘最常见的原因是
   A. 产伤及妇科手术损伤　　B. 长期安放子宫托
   C. 放射性损伤　　D. 阴道内放腐蚀性药物
   E. 膀胱病变

2. 产伤或者手术引起的坏死性尿瘘发生时间为产时或产后
   A. 立即发生　　B. 2周发生
   C. 3～7天发生　　D. 10天发生
   E. 1个月发生

3. 子宫脱垂是指宫颈外口达
   A. 坐骨结节水平以上　　B. 坐骨结节水平以下
   C. 坐骨棘水平以上　　D. 坐骨棘水平以下
   E. 骶尾骨以下

4. 子宫脱垂最主要的发病因素是
   A. 盆底组织松弛　　B. 慢性咳嗽
   C. 便秘　　D. 产后过早重体力劳动
   E. 分娩损伤

5. 子宫脱垂Ⅲ度是指
   A. 宫颈外口距处女膜＜4cm，未达处女膜缘　　B. 宫颈已达处女膜缘，阴道口可见子宫颈
   C. 宫颈脱出阴道口，宫体仍在阴道内　　D. 部分宫体脱出阴道口
   E. 宫颈及宫体全部脱出阴道口外

6. 患者，50岁，$G_3P_1$。主诉腰骶部酸痛，有下坠感。妇科检查示：患者平卧向下用力时宫颈脱出阴道口，宫体仍在阴道内。其子宫脱垂的程度为
   A. Ⅱ度轻型　　B. Ⅱ度重型

C. Ⅲ度脱垂　　D. Ⅰ度重型

E. Ⅰ度轻型

7. 子宫脱垂患者行阴道前后壁修补术加主韧带缩短及宫颈部分切除术后，适宜的体位为

A. 半坐位　　B. 截石位

C. 平卧位　　D. 侧卧位

E. 俯卧位

8. 指导子宫脱垂患者使用子宫托，下列哪项不正确

A. 经常保持外阴部清洁、干燥　　B. 选择合适的子宫托型号

C. 早晨放入阴道，睡前取出　　D. 上托后应定期到医院检查

E. 子宫托可留置阴道3天，取出后应消毒备用

A3/A4 题型

(9～10题共用题干)

患者，女，38岁，孕2产1，2年前产钳分娩，长时间站立、下蹲后腰背酸痛有下坠感，清洗外阴可及一肿物。妇科检查：见宫颈已脱出阴道口，宫体仍在阴道内。

9. 该患者应诊断为子宫脱垂

A. Ⅰ度轻型　　B. Ⅰ度重型

C. Ⅱ度轻型　　D. Ⅱ度重型

E. Ⅲ度

10. 护士指导患者盆底肌肉组织锻炼的方法为

A. 下肢运动　　B. 收缩肛门运动

C. 仰卧起坐　　D. 俯卧撑

E. 上肢运动

（蒋　佩）

书网融合……

重点回顾　　微课　　习题

# 第十八章　妊娠滋养细胞疾病患者的护理

PPT

学习目标

**知识目标：**

1. **掌握**　葡萄胎、侵蚀性葡萄胎和绒毛膜癌的护理评估和护理措施。
2. **熟悉**　滋养细胞疾病的定义、临床表现、治疗原则及随访指导。
3. **了解**　滋养细胞疾病的分类、病因和病理。

**技能目标：**

学会妊娠滋养细胞疾病患者常用护理操作。

**素质目标：**

具备敬畏生命、大爱无疆的职业精神，拥有评判性思维，能够运用所学知识为滋养细胞疾病患者进行健康宣教。

## 导学情景

**情景描述：**林女士，女，35 岁，孕 2 产 0。停经 3 个月，因阴道流血就诊。入院查体：体温 36.7℃，脉搏 70 次/分，血压 110/72mmHg。妇科检查：阴道通畅，有少量血液，呈咖啡色，子宫如孕 4 个月大小。血 β-hCG 值为 158000U/L；B 超示宫内未见孕囊，充满弥漫光点。林女士担心自己是不是要流产了，想要保胎治疗。

**情景分析：**结合林女士的妇科检查、血 β-hCG 和 B 超结果，可诊断为葡萄胎。葡萄胎是一种异常的妊娠，常发生于育龄期妇女，确诊后需要及时行清宫术。

**讨论：**请问该如何向林女士解释病情，使其安心接受治疗？目前主要存在哪些护理问题？应采取哪些护理措施？

**学前导语：**葡萄胎是良性的妊娠滋养细胞疾病，其特征为绒毛水肿变性和滋养细胞增生。部分葡萄胎患者清宫术后，可能继发妊娠滋养细胞肿瘤，需行化疗。在妊娠滋养细胞疾病患者的护理过程中，需体现爱伤观念，利用护患沟通技巧进行护理及健康指导。

妊娠滋养细胞疾病（gestational trophoblastic disease，GTD）是一组来源于胎盘滋养细胞的增生性疾病。在组织学上可分为：①妊娠滋养细胞肿瘤，包括绒毛膜癌、胎盘部位滋养细胞肿瘤和上皮样滋养细胞肿瘤；②葡萄胎妊娠，包括完全性葡萄胎、部分性葡萄胎和侵蚀性葡萄胎；③非肿瘤病变；④异常（非葡萄胎）绒毛病变。本章仅介绍葡萄胎、侵蚀性葡萄胎和绒毛膜癌。

## 第一节　葡萄胎

葡萄胎是妊娠后胎盘绒毛滋养细胞增生、间质水肿，形成大小不一的水泡，水泡间借蒂相连成串，形如葡萄而得名，也称水泡状胎块。葡萄胎是一种滋养细胞的良性病变，可分为完全性葡萄胎和部分性葡萄胎两类。

【病因】

病因尚不明确，目前认为完全性葡萄胎可能与种族、年龄、营养（缺乏维生素 A、胡萝卜素和动物性脂肪摄入）、社会经济状况、流产、不孕史及受精卵染色体父系来源等因素有关。部分性葡萄胎可能与口服避孕药、不规则月经及染色体多余父源基因等因素有关。

【病理】

**1. 完全性葡萄胎** 大体检查水泡状物大小不一，其间有纤细的纤维素相连。水泡状物占满整个宫腔，胎儿及其附属物缺如。镜下见：①胚胎或胎儿组织缺失；②弥漫性滋养细胞增生；③绒毛水肿；④种植部位滋养细胞呈显著的异型性。

**2. 部分性葡萄胎** 大体检查仅部分绒毛呈水泡状，合并胚胎或胎儿组织，胎儿多已死亡。镜下见：①胚胎或胎儿组织；②局限性滋养细胞增生；③绒毛大小及水肿程度不一；④绒毛呈扇贝样轮廓，间质内见滋养细胞包涵体；⑤种植部位滋养细胞呈轻度的异型性。

【护理评估】

**（一）健康史**

询问患者既往月经史、婚育史及避孕措施，此次妊娠的反应，有无剧烈呕吐和阴道流血等。如有阴道流血，应注意详细询问阴道流血的量、性质、时间，是否伴有水泡状物排出。

**（二）身体评估**

**1. 临床表现**

（1）停经后阴道流血 最常见。多数患者先有 8～12 周停经史，再出现不规则阴道流血，出血量多少不定，有时随出血自行排出葡萄胎组织。流血时间长又未及时治疗者，可导致贫血及感染。

（2）子宫异常增大变软 子宫大于停经月份，质地变软，hCG 水平异常升高，少数患者可因水泡退行性变致子宫小于停经月份。

（3）妊娠呕吐 常见于 hCG 水平异常增高者，出现妊娠呕吐较正常妊娠早、持续时间长且症状严重，若未及时纠正可导致水、电解质紊乱。

（4）子痫前期征象 常见于子宫异常增大者，妊娠 24 周前即可发生高血压、水肿、蛋白尿。

（5）甲状腺功能亢进 可出现心动过速、皮肤潮湿、震颤，血清游离 $T_3$、$T_4$ 水平增高等轻度甲状腺功能亢进征象。

（6）腹痛 因葡萄胎增长过速及子宫过度快速扩张可致阵发性下腹隐痛，常发生在阴道流血前，若发生卵巢黄素化囊肿扭转或破裂，可出现急腹痛。

（7）卵巢黄素化囊肿 大量 hCG 刺激卵巢卵泡内膜细胞发生黄素化而形成囊肿，称为卵巢黄素化囊肿。常为双侧性，黄素化囊肿常在葡萄胎排出后 2～4 个月自行消退。

**2. 辅助检查**

（1）超声检查 是诊断葡萄胎的重要方法，完全性葡萄胎的典型超声图像为宫腔内充满不均质密集状或短条状回声，呈“落雪状”或“蜂窝状”；宫内无妊娠囊或胎心搏动；常可测到一侧或双侧卵巢囊肿。部分性葡萄胎宫腔内见水泡状胎块引起的超声图像改变及胎儿，胎儿多合并畸形。

（2）hCG 测定 血清 hCG 测定是诊断葡萄胎的另一项常用检查。葡萄胎患者血清 hCG 值明显高于正常妊娠。完全性葡萄胎血清 hCG＞8 万 U/L 支持诊断。

（3）组织学检查 是葡萄胎的最终诊断依据。全部或部分绒毛变性、肿胀呈葡萄样水泡，无胚胎、脐带、羊膜等胎儿附属物。镜下可见三个特点：滋养细胞增生；绒毛间质水肿；间质血管稀少或消失。

（4）其他检查 DNA 倍体分析、印迹基因检测、胸部 X 线等。

**（三）心理－社会评估**

评估患者对疾病的接受能力。当治疗效果不好或明确诊断后，患者及家属常感不安，表现出对清宫手术的恐惧，并担忧此次妊娠的结局及今后是否能生育正常孩子。

**（四）处理原则**

**1. 清宫**　是首选的治疗方法，一经确诊后及时清除宫腔内容物。因葡萄胎清宫时出血多，易穿孔，所以清宫应在手术室内进行。子宫大于妊娠 16 周或有合并症者应转送至有治疗葡萄胎经验的医院进行治疗。

**2. 卵巢黄素囊肿**　囊肿在葡萄胎清宫后可自行消退，一般无需处理。

**3. 预防性化疗**　不常规推荐。仅适用于子宫明显大于相应孕周、清宫后血 hCG 下降缓慢、黄素化囊肿直径 >6cm、年龄 >40 岁、重复葡萄胎或无条件随访的完全性葡萄胎患者。

**4. 子宫切除术**　目前应用极少，仅用于患者合并其他需要切除子宫的指征。

**【常见护理诊断/问题】**

**1. 焦虑**　与担心清宫手术及预后有关。

**2. 功能障碍性悲哀**　与分娩期望得不到满足及担心将来妊娠有关。

**3. 有感染的危险**　与反复阴道流血、贫血造成免疫力下降有关。

**4. 知识缺乏**　缺乏有关妊娠滋养细胞疾病治疗及随访的知识。

**【护理目标】**

（1）患者能掌握减轻焦虑的技能，积极配合清宫手术。

（2）患者及家属能接受葡萄胎的结局。

（3）患者的感染征象得到预防和控制。

（4）患者能陈述随访的重要性及方法。

**【护理措施】**

**1. 一般护理**　嘱患者注意卧床休息，进食高蛋白、高热量、富含维生素 A、易消化的食物；每日清洁外阴，预防感染。

**2. 心理护理**　向患者及家属解释葡萄胎的相关知识和清宫术治疗过程，鼓励患者表现出悲伤情绪。向患者介绍治疗效果好的病例，以解除其顾虑，增强信心。

**3. 病情观察**　严密观察患者腹痛及阴道流血情况，并检查阴道排出物内有无水泡状组织；准确估计出血量；发现阴道大出血时，应立即报告医生，并做好急诊手术准备。

**4. 清宫术护理**

（1）术前　完善相关辅助检查，并配血备用；嘱患者排空膀胱，取膀胱截石位；建立有效的静脉通道，备好催产素、抢救药品及物品。

（2）术中　充分扩张宫颈管，选用大号吸管吸引，待大部分葡萄胎组织吸出后，感宫腔缩小，可改用刮匙轻柔刮宫，开始吸宫后遵医嘱使用催产素。清宫时需监测患者生命体征，注意有无休克征象，有无呼吸困难、呛咳等羊水栓塞表现，发现异常立即报告医生。

（3）术后　注意观察患者阴道出血及腹痛情况；及时选取靠近宫壁种植部位、新鲜无坏死的组织送病理检查；一次不能刮净者，需要第二次刮宫；遵医嘱使用抗生素，预防感染。

**5. 预防性化疗**　应在葡萄胎排空前或排空时实施，选用单一药物，多疗程化疗至 hCG 阴性。

**6. 健康指导**

（1）注意营养及休息，保持外阴清洁，清宫术后禁止性生活及盆浴 1 个月。

（2）随访指导　向患者及家属宣传定期随访可早期发现滋养细胞肿瘤的知识，以便及时治疗。①健康史：询问有无不规则阴道流血、咳嗽、咯血及其他转移灶症状。②妇科检查：注意阴道流血、阴道壁紫蓝色转移结节、子宫复旧情况、黄素化囊肿是否消退等。③血、尿 hCG 定期测定。④影像学检查：必要时可选择盆腔 B 超、胸部 X 线或 CT 检查等。⑤随访时间：葡萄胎清宫术后每周 1 次，直至 hCG 连续 3 次阴性，以后每月一次共 6 个月，然后每 2 个月一次，共 6 个月，自第一次阴性后共计 1 年。

（3）避孕指导　嘱患者随访期间应严格避孕 6 个月。可采用避孕套或口服避孕药，不宜选用宫内节育器，以免混淆子宫出血的原因或造成子宫穿孔。

**【护理评价】**

（1）患者和家属能理解清宫手术的重要性，配合医护人员顺利完成清宫术。

（2）患者和家属理解疾病结局，焦虑减轻，有信心康复后再妊娠。

（3）患者未发生感染。

（4）患者和家属了解随访的重要性，并能正确地参与随访全过程。

## 第二节　妊娠滋养细胞肿瘤

侵蚀性葡萄胎是指葡萄胎组织侵入子宫肌层局部或有远处转移，引起组织破坏。绒毛膜癌（简称绒癌）是继发于正常或异常妊娠后的滋养细胞肿瘤。

**【病因】**

侵蚀性葡萄胎均继发于葡萄胎，低度恶性，多数仅造成局部侵犯，预后较好。绒癌其中 60% 发生于葡萄胎妊娠，30% 继发于流产，10% 继发于足月妊娠或异位妊娠。绒癌具有高度恶性，早期即通过血行转移至全身，破坏组织和器官，引起出血坏死。

**【病理】**

侵蚀性葡萄胎的大体检查可见子宫肌壁内有大小不等、深浅不一的水泡状组织。当侵蚀病灶近子宫浆膜层时，子宫表面可见紫蓝色结节。镜下可见绒毛结构及滋养细胞增生和分化不良。绒毛膜癌多原发于子宫，肿瘤常位于子宫肌层内，单个或多个，无固定形态，与周围组织分界清，质地软而脆。镜下表现为滋养细胞极度不规则增生，排列紊乱，广泛侵入子宫肌层及血管，无绒毛结构。

**练一练**

侵蚀性葡萄胎与绒毛膜癌最主要的区别点是（　）

A. 阴道流血时间长短　　B. 距葡萄胎排空后时间长短

C. 活组织病检镜有无绒毛结构　　D. 子宫大小程度不同

E. 尿中 hCG 值高低不同

答案解析

**【护理评估】**

**（一）健康史**

询问患者既往滋养细胞疾病史、月经史、生育史等。若有葡萄胎病史，应详细询问葡萄胎第一次清宫的时间、病理检查结果、术后阴道流血情况。询问术后随访情况，特别是血清 hCG 下降情况；询问有无转移灶的症状；有无化疗史及化疗的药物名称、剂量、疗效、疗程及机体的反应情况。

### （二）身体评估

#### 1. 临床表现

（1）无转移妊娠滋养细胞肿瘤　大多数继发于葡萄胎妊娠。

1）阴道流血　在葡萄胎排空、流产、足月产后，有持续的不规则阴道流血；或月经正常一段时间后又出现阴道流血。

2）子宫复旧不全　葡萄胎排空4～6周后，子宫未恢复到正常大小，质地偏软。

3）黄素化囊肿　葡萄胎排空后，黄素化囊肿持续存在。

4）腹痛　一般无腹痛，若子宫病灶穿破浆膜层、黄素化囊肿发生扭转或破裂时可引起急性腹痛。

5）假孕症状　乳房增大，乳头及乳晕着色，外阴、阴道、宫颈着色等。

（2）转移性妊娠滋养细胞肿瘤　多见于非葡萄胎妊娠后，主要经血行播散，转移发生早而广泛。最常见的转移部位是肺（80%），其次是阴道（30%），以及盆腔（20%）、肝（10%）和脑（10%）等。滋养细胞的生长特点之一是破坏血管，因此各转移部位的共同特点是局部出血。

1）肺转移　最常见，典型表现为胸痛、咳嗽、咯血及呼吸困难。可因肺动脉滋养细胞瘤栓形成，造成急性肺梗死，出现肺动脉高压、急性右心衰竭。

2）阴道转移　转移灶常位于阴道前壁及穹隆，呈紫蓝色结节，破溃后引起阴道不规则流血或大出血。

3）肝转移　预后不良，表现为右上腹部或肝区疼痛、黄疸等，若病灶穿破肝包膜，可出现腹腔内出血，导致死亡。

4）脑转移　为主要死因，患者可出现一过性脑缺血症状、头痛、喷射性呕吐、偏瘫、昏迷，甚至形成脑疝而死亡。

5）其他部位转移　如脾、肾、膀胱、消化道、骨等，症状视转移部位而异。

**想一想**

患者，女，29岁，因葡萄胎清宫术后3个月，阴道少量流血20天，伴咳嗽10天就诊。查体：体温36.8℃，脉搏80次/分，呼吸20次/分，血压110/80mmHg，一般情况好，心、肺、腹部检查未及异常。妇科检查：阴道少量血迹，子宫增大如妊娠2个月大小，质软。尿hCG测定（+）。B超检查：子宫壁见强光点与暗区相间的蜂窝样病灶。

答案解析

**请问：**（1）患者目前可能的诊断是什么？

（2）还需进行哪些辅助检查？

#### 2. 辅助检查

（1）血hCG测定　是主要的诊断依据。葡萄胎清宫后随访hCG异常者；流产、足月产、异位妊娠后，出现异常阴道流血或转移灶症状；结合hCG异常结果、临床表现，并除外妊娠物残留或再次妊娠，可考虑为妊娠滋养细胞肿瘤。

（2）胸部X线　是诊断肺转移的重要检查方法。肺转移的典型X线表现为棉球状或团块状阴影。

（3）B超检查　是诊断子宫原发病灶最常用的方法。

（4）CT和磁共振检查　CT可显示脑和肺部较小的转移灶，磁共振成像可诊断脑、肝、盆腔的病灶。

（5）组织学检查　如在子宫肌层或子宫外转移灶中见到绒毛或绒毛阴影为侵蚀性葡萄胎；如见成片滋养细胞浸润及坏死出血、无绒毛结构，则为绒毛膜癌。

### （三）心理-社会评估

患者往往感到悲哀、痛苦，不能接受现实；因常要多次化疗，医疗费用多，表现出焦虑不安；因化疗副反应重，难以承受，同时担心疾病预后不佳而恐惧；对手术患者，常因子宫切除造成无法生育而绝望。

### （四）处理原则

采取化疗为主，手术、放疗为辅的综合治疗。

**1. 化疗** 首选。低危患者选择单一药物化疗，高危患者选择联合化疗。单一化疗常用的一线化疗药物有甲氨蝶呤（MTX）、放线菌素-D（Act-D）、氟尿嘧啶（5-FU）等。联合化疗方案首选EMA-CO方案或氟尿嘧啶为主的联合化疗方案。

**看一看**

**表18-2 联合化疗方案及用法**

| 方案 | 剂量、给药途径、疗程日数 | | 疗程间隔 |
|---|---|---|---|
| EMA-CO | | | 2周 |
| 第一部分 EMA | | | |
| 第1天 | VP16 100mg/$m^2$ | 静脉滴注 | |
| | Act-D 0.5mg | 静脉注射 | |
| | MTX 100mg/$m^2$ | 静脉注射 | |
| | MTX 200mg/$m^2$ | 静脉滴注12小时 | |
| 第2天 | VP16 100mg/$m^2$ | 静脉滴注 | |
| | Act-D 0.5mg | 静脉注射 | |
| | 四氢叶酸（CF）15mg | 肌内注射 | |
| | （从静脉注射MTX开始算起24小时给药，每12小时1次，共2次） | | |
| 第3天 | 四氢叶酸15mg，肌内注射，每12小时1次，共2次 | | |
| 第4~7天 | 休息（无化疗） | | |
| 第二部分 CO | | | |
| 第8天 | VCR 1.0mg/$m^2$ | 静脉注射 | |
| | CTX 600mg/$m^2$ | 静脉注射 | |
| 5-FU+KSM | | | 3周* |
| | 5-FU 26~28mg/（kg·d） | 静脉滴注8天 | |
| | KSM 6μg/（kg·d） | 静脉滴注8天 | |

*特指上一疗程化疗结束至下一疗程化疗开始的间隔时间。

**2. 手术** 常为化疗的辅助治疗。对控制大出血等并发症、切除耐药病灶和缩短化疗疗程等方面有一定作用。

**3. 放疗** 主要用于发生肝、脑转移和耐药病灶的治疗，较少应用。

### 【常见护理诊断/问题】

**1. 自我形象紊乱** 与接受化疗、较长时间住院、疾病转归有关。

**2. 潜在并发症** 阴道大出血、肺转移、脑转移。

**3. 有感染的危险** 与反复阴道流血、化疗有关。

### 【护理目标】

（1）患者接受疾病现状，积极配合治疗。

（2）患者未发生肺转移、阴道转移、脑转移等新的转移灶或能较好地控制转移病灶。

（3）患者未发生严重感染。

【护理措施】 e 微课

**1. 一般护理** 嘱患者进食高蛋白、高维生素、富含营养素、易消化的食物，如鸡蛋、牛奶、蔬菜、水果等。保证休息和睡眠，尤其是有转移灶症状者应卧床休息。保持外阴清洁，避免感染，促进患者康复。

**2. 病情观察** 严密观察患者生命体征、阴道流血和腹痛情况，注意有无黄素化囊肿蒂扭转及癌肿穿破子宫出现的剧烈腹痛；动态观察并记录血 hCG 的变化；准确识别转移灶症状，发现异常立即报告医生。

**3. 转移性妊娠滋养细胞肿瘤患者的护理**

（1）肺转移患者的护理　①呼吸困难者予半坐卧位、吸氧；②大咯血者取头低患侧卧位，保持呼吸道通畅，轻拍背部，排出积血；③迅速通知医生，配合医生止血、抗休克治疗。

（2）阴道转移患者的护理　①应减少局部刺激，禁止做不必要的阴道检查；②密切观察转移结节有无破溃出血，若病灶破溃出血时，立即通知医生，用纱条填塞阴道压迫止血，纱条需在 24 ~ 48 小时如数取出；③密切观察患者生命体征，按医嘱用抗生素预防感染。

（3）脑转移患者的护理　①嘱患者卧床休息，起床时应有人陪伴，防止跌倒造成意外损伤；②严密观察病情，预防各种并发症的发生；③配合医生实施各项对症性诊疗措施，严格控制补液总量和补液速度；④昏迷、偏瘫者按相应的护理常规实施护理。

**护爱生命**

48 岁的王女士，因 3 个月未来月经，自以为进入了围绝经期，故没有引起重视。但近 1 周开始感觉下腹隆起，并出现恶心、呕吐等早孕反应，便自行用早孕试纸检测，提示强阳性。遂来医院检查，B 超示：子宫增大，约妊娠 5 个月大小，宫内呈无胎儿结构，宫腔内充满短条状回声呈“落雪状”，考虑为葡萄胎。入院行清宫手术后的病检结果提示侵蚀性葡萄胎，胸部 CT 发现肺部广泛转移，必须给予联合化疗，需治愈至少要联合化疗 10 个周期以上。幸好我们国家对葡萄胎这类型的疾病治疗的效果非常好，死亡率现在已经大大降低。通过这个故事，提示我们不管多大年龄的女性，只要发现月经跟平时不一样或停止来潮，首先要给自己用早孕试纸做个测试，同时尽早去医院做妇科彩超检查，排除妊娠或妊娠相关的并发症。早发现早治疗，避免导致严重的后果。

**4. 化疗患者的护理**

（1）准确测量并记录体重　化疗时应根据体重来准确计算和调整化学药物的剂量，应在每个疗程的用药前和用药中各测一次体重，应在早上、空腹、排空大小便后进行测量，酌情减去衣服重量。

（2）正确使用药物　①根据医嘱严格查对制度，正确溶解和稀释药物，并做到现用现配，常温下不超过 1 小时。②对放线菌素 D、顺铂等需避光的药物，使用过程中用避光输液器或黑布包裹。③联合用药应注意药物的使用顺序，遵医嘱严格控制输液速度。④腹腔化疗时，嘱患者变动体位，促进疗效。

（3）合理使用与保护静脉血管　从远端开始，有计划地选择血管，用药前先注入生理盐水，确认针头进入静脉后，再注入化疗药物。若出现化疗药物外渗需立即停止滴入，用生理盐水或普鲁卡因局部封闭，并给予局部冷敷和金黄散外敷，以减轻局部疼痛、肿胀、坏死。化疗结束前用生理盐水冲管，以降低穿刺部位静脉内的残留浓度，起到保护血管的作用。对经济条件允许的患者建议使用 PICC 及输液港等给药，可起到保护静脉和减少反复穿刺痛苦的作用。

（4）动脉灌注化疗　拔管后应密切观察穿刺点有无渗血及皮下瘀血或大出血。用沙袋压迫穿刺部位6小时，穿刺肢体制动8小时，卧床休息24小时。若有渗出应及时更换敷料，出现血肿或大出血者立即报告医师对症处理。

（5）化疗药物常见副反应的护理

1）骨髓抑制的护理　保持环境清洁，定时通风，限制探视，监测白细胞计数结果，当白细胞计数低于$3.0\times10^9/L$，应报告医生，遵医嘱停药，当白细胞计数低于$1.0\times10^9/L$实行保护性隔离。随时注意患者血常规变化，严格无菌操作，遵医嘱应用抗生素和升白细胞药物等。

2）消化道副反应的护理　指导患者进食喜好的清淡可口饮食、少量多餐，创造良好的进餐环境等；鼓励患者呕吐后再进食；对不能自行进食者，主动提供帮助；合理安排用药时间，遵医嘱在化疗前后给予镇静、止吐药物，必要时通过静脉输注营养。保持口腔清洁卫生，进食前后用生理盐水，进食后用软毛牙刷刷牙，避免进食刺激性食物，可进食温凉的流质或软食。如口腔疼痛影响进食，可于进食前15分钟用丁卡因溶液涂敷溃疡面，进食后漱口并用冰硼散等局部涂抹。

3）脱发的护理　解释脱发的原因，说明化疗停止后头发能再生，消除患者的顾虑。指导患者在开始化疗之前准备好合适的假发、头巾、帽子等，在脱发期间佩戴，以保持自尊心。

**5. 手术治疗患者的护理**　按妇科手术前、术后护理常规实施护理。

**6. 心理护理**　多与患者亲切交谈，鼓励其表达悲伤情绪。讲解疾病发展及转归，介绍治疗成功的典型病例，解除其思想顾虑和担忧，增强治愈疾病的信心并主动配合治疗。

**7. 健康指导**　出院后严密随访，出院后3个月第一次随访，之后每半年1次至3年，以后每年1次至5年。随访内容同葡萄胎。随访期间应严格避孕，一般于化疗结束后超过12个月方可妊娠。

**【护理评价】**

（1）患者获得化疗自我护理知识和技能，能积极配合治疗。

（2）患者在治疗期间未发现转移病灶。

（3）患者在治疗期间未发生感染症状。

## 目标检测

答案解析

### 选择题

A1/A2型题

1. 患者，女，38岁，完全性葡萄胎清宫术后1周，无阴道出血。护士进行健康教育时告知患者出院后定期监测血、尿hCG，其主要目的是
   A. 及早发现妊娠　B. 了解卵巢黄素化囊肿变化　C. 了解子宫复旧情况
   D. 及早发现恶变　E. 指导避孕方法
2. 患者，女，29岁。葡萄胎清宫术后4个月。因阴道不规则流血，血hCG持续增高，诊断为侵蚀性葡萄胎。侵蚀性葡萄胎可能出现的临床表现是
   A. 宫颈抬举痛　B. 宫颈接触性出血　C. 阴道异常排液
   D. 阴道紫蓝色结节　E. 下腹及腰骶部疼痛
3. 患者，女，34岁。葡萄胎清宫术后9个月出现不规则阴道流血来医院就诊，诊断为绒毛膜癌。正确的治疗原则是
   A. 化疗为主，手术、放疗为辅　B. 手术为主，化疗为辅　C. 手术为主，放疗为辅
   D. 放疗为主，手术为辅　E. 手术、放疗、化疗同时进行

4. 葡萄胎清宫术后随访测血 hCG 阴性，还需随访的时间是
A. 6 个月　　B. 1 年　　C. 2 年
D. 3 年　　E. 5 年

5. 患者，女，24 岁，已婚，未生育。停经 2 个月余，阴道不规则出血 1 周来院检查。血 hCG 高于正常妊娠月份，B 超提示子宫如孕 3 个月大小，双侧卵巢有黄素化囊肿，诊断为葡萄胎。该患者需立即进行下列哪项处理
A. 手术切除子宫及卵巢　　B. 子宫全切术　　C. 清除宫腔内容物
D. 遵医嘱给止血药物　　E. 预防性化疗

6. 患者，女，30 岁。半年前诊断为侵蚀性葡萄胎。近来出现咳嗽、痰中带血，伴胸痛。该患者可能出现了哪个部位的转移
A. 脑　　B. 肝　　C. 肺
D. 阴道　　E. 腹腔

7. 绒癌患者，已发生肺转移，正在进行化疗，最好的给药途径是
A. 静脉给药　　B. 肌内注射　　C. 口服给药
D. 腔内注射　　E. 颈动脉鞘内注射

8. 患者，女，28 岁，因侵蚀性葡萄胎入院行 5 - FU 单药化疗，下列护理措施中正确的是
A. 化疗病室定期消毒，室温在 28℃ 左右
B. 化疗患者住院后常规探视
C. 化疗前测体重，以后每日测量一次，以便调整用药剂量
D. 常温下药物配制到使用，不超过 1 小时
E. 静脉注射若药物漏出，用温水热敷

9. 患者，女，30 岁。停经 9 周，阴道不规则出血 15 天，诊断为葡萄胎，立即行清宫术。患者术后首选的避孕方法是
A. 宫内节育器　　B. 口服避孕药　　C. 阴茎套
D. 安全期避孕　　E. 皮下埋植

10. 绒癌患者化疗前需要准确测量体重的理由是
A. 精确计算输入量　　B. 精确计算药物剂量　　C. 精确计算患者饮食需要量
D. 精确计算补液量　　E. 确定化疗的疗效

（徐洁欢）

书网融合……

重点回顾　　微课　　习题

# 第十九章　子宫内膜异位症患者的护理

PPT

**学习目标**

**知识目标：**

1. **掌握**　子宫内膜异位症和子宫腺肌病的临床表现、护理措施及健康教育。
2. **熟悉**　子宫内膜异位症和子宫腺肌病的辅助检查及治疗原则。
3. **了解**　子宫内膜异位症和子宫腺肌病的病因、病理。

**技能目标：**

1. 能识别子宫内膜异位症和子宫腺肌病。
2. 能宣教子宫内膜异位症和子宫腺肌病的病因及预防措施。
3. 能说出子宫内膜异位症和子宫腺肌病的主要护理问题并实施护理措施。

**素质目标：**

具有爱伤意识和良好的人际沟通能力，能充分尊重患者，保护其隐私。

**导学情景**

**情景描述：**患者，女，34岁。既往月经正常，婚后一年育有一女婴。患者于近2年出现月经来潮时下腹部疼痛，近一年痛经进行性加重，伴有性交痛，因准备生育第二胎停止避孕，至今未孕。妇科检查：外阴无异常，宫颈光滑，直肠子宫陷凹触及有触痛的结节，子宫后位，正常大小，质地中等，活动度差，右侧附件区触及一拳头大小囊性肿块，有压痛。诊断：子宫内膜异位症。

**情景分析：**结合妇科检查和以往病史等，患者诊断为子宫内膜异位症。子宫内膜异位症是一种良性病变，合理预防正确护理可以缓解疼痛并改善生育功能。

**讨论：**请问患者存在哪些主要的护理问题？应采取哪些有针对性的护理措施？

**学前导语：**子宫内膜异位症的发病率近几年呈上升趋势，已成为妇科常见病。严重者影响患者的生活质量。为了减轻患者的疼痛和焦虑，护理工作者需要知晓子宫内膜异位症患者的主要护理问题、针对性的护理措施、正确的护理技能。

## 第一节　子宫内膜异位症

子宫内膜异位症（endometriosis，EMT）指具有活性的子宫内膜组织（腺体和间质）出现在子宫体腔以外的部位，简称内异症。异位的子宫内膜绝大多数位于盆腔脏器和壁腹膜，最常见的是卵巢、宫骶韧带，其次是子宫及其他脏腹膜、阴道直肠隔等部位。异位内膜也可出现在手术切口、脐、外阴、肺等部位。

育龄期妇女是内异症的高发人群，其中76%在25～45岁。近年来内异症的发病率呈上升趋势，与剖宫产率增高、宫腔镜和腹腔镜操作及人工流产增多有关。内异症是激素依赖性疾病，绝经后或双侧卵巢切除后异位内膜组织可逐渐萎缩吸收；妊娠或使用性激素抑制卵巢功能，可暂时阻止病情发展。内异症虽为良性病变，但却具有类似恶性肿瘤的远处转移和种植、浸润生长及复发等恶性行为。

【病因】

子宫内膜异位的病因及发病机制至今尚未完全阐明，目前主要有下列学说。

**1. 种植学说**　1921 年 Sampson 首先提出了种植学说，也是目前公认最为重要的学说。该理论认为，经血中所含的子宫内膜细胞可随着经血逆流进入盆腔，种植于卵巢和邻近的盆腔腹膜，并在此处继续生长和蔓延，形成盆腔子宫内膜异位症。临床资料显示，先天性阴道闭锁或宫颈狭窄等致经血逆流者，常发生子宫内膜异位症。剖宫取胎术后继发腹壁切口的子宫内膜异位症及阴道分娩后会阴切口出现子宫内膜异位症的事实，也支持术时将子宫内膜带至切口直接种植的观点。

**2. 体腔上皮化生学说**　19 世纪著名的病理学家 Robert Meyer 认为，盆腔腹膜或卵巢生发上皮都是由具有高度化生潜能的体腔上皮分化而来的，在炎症或卵巢激素的持续刺激下，均可被激活转化为子宫内膜样组织而形成子宫内膜异位症。但该学说尚缺乏充分的临床及实验室依据。

**3. 诱导学说**　诱导形成子宫内膜异位症的理论认为，种植的内膜释放某种未知物质，诱导未分化的间充质形成子宫内膜异位组织。实际上该学说是体腔上皮化生学说的延伸，在动物实验中已被证实，而在人类尚无证据。

虽然有关子宫内膜异位症发病机制的学说甚多，但仍无一种可以解释全部子宫内膜异位症的发病，不同部位的子宫内膜异位症可能有不同的发病机制。

**看一看**

**世界子宫内膜异位症日**

3 月 24 日，是世界子宫内膜异位症日。近年来，这种在育龄期女性中发病率达 10% ~30% 的常见疾病——子宫内膜异位症，其患病年龄正在呈现低龄化的趋势。青春期是由儿童向成人的过渡时期，这段时期孩子的生理及心理都会发生明显变化。但是目前，无论社会、学校还是家庭，对于青春期少女的关注更多的是在学业方面，而在生殖系统方面并没有足够的重视，被“一忍再忍”的花季少女痛经可能就是被忽略的青春期子宫内膜异位症。因此专家呼吁社会、家庭和学校增加对青春期子宫内膜异位症的科普认识，帮助她们健康度过青春期。

【病理】

异位种植的内膜与子宫内膜一样，随着卵巢激素的变化而发生周期性出血，但血液不能经阴道排出，病灶局部反复出血并且吸收缓慢，导致周围纤维组织增生、粘连以及囊肿形成，在病灶部位形成紫褐色斑点或小泡，最终发展成为大小不等的紫褐色实质性结节或囊肿，最常见的是卵巢子宫内膜异位囊肿，约半数患者双侧卵巢受累，囊肿大小不一，囊液似巧克力样糊状陈旧血性液体，故又名“卵巢巧克力囊肿”。在子宫后壁、宫骶韧带及直肠子宫陷凹可见散在紫褐色出血点或结节，也可相互融合而形成团块。异位的子宫内膜也可侵及阑尾、直肠阴道隔、直肠、乙状结肠、膀胱等部位。

【护理评估】　e 微课

**（一）健康史**

询问患者的年龄、婚姻情况等个人信息。了解患者出现继发性痛经典型症状的时间、持续的时间以及就医情况等。详细询问患者的月经史和生育史；有无阴道闭锁、子宫颈管狭窄、多次宫腔检查或手术史等。

**（二）身体评估**

**1. 临床表现**

（1）症状　内异症患者的临床表现因人和病变部位的不同而多种多样，症状特征与月经周期密切相关，约 25% 的患者无任何自觉症状。

1）下腹痛和痛经　约半数以上患者以痛经为主要症状，其特点为继发性痛经且进行性加重；典型的痛经常于经前1～2天开始，经期第1天最重，以后逐渐减轻并持续至整个月经期。疼痛的部位多为下腹深部和腰骶部，并可向会阴、肛门、大腿放射。部分患者同时合并直肠刺激症状，表现为稀便和大便次数增多。疼痛严重程度与病灶大小不平行，粘连严重的卵巢异位囊肿可能并无任何疼痛，而盆腔内单个微小病灶也可引起难以忍受的疼痛。也有腹痛时间与月经期不同步者。少数患者长期下腹痛，形成慢性盆腔痛，经期加剧。但也有部分患者无痛经。

2）不孕　内异症患者中不孕率可高达40%，引起不孕的原因复杂，如卵巢子宫内膜异位病灶破坏卵巢实质导致不排卵或导致卵巢周围粘连而影响排卵，盆腔子宫内膜异位病灶不同程度地导致输卵管变硬、僵直或蠕动异常，影响输卵管拾卵和受精卵输送等。

3）月经失调　有15%～30%的患者有经量增多、经期延长、月经淋漓不尽或经前期点滴出血。可能与病灶破坏卵巢组织、影响卵巢的内分泌功能导致排卵障碍和黄体功能不良或合并有子宫腺肌瘤和子宫肌瘤有关。

4）性交痛　因性交时子宫收缩上提或碰撞而引起疼痛，一般表现为深部性交痛，月经来潮前性交痛最为明显。

5）其他　盆腔外任何部分有异位内膜种植生长时，均可在局部出现周期性疼痛、出血和肿块，并出现相应的症状。肠道内异症可出现腹痛、腹泻、便秘或周期性少量便血等。脐部、腹壁切口瘢痕等处的内异症，可在月经期明显增大，并有周期性局部疼痛。肺部、膀胱等处内异症，可发生周期性咯血、血尿等症状。

较大的卵巢子宫内膜异位囊肿发生破裂时囊内液流入盆腹腔，患者可出现突发性剧烈腹痛，伴恶心、呕吐和肛门坠胀，引起急腹症。

（2）体征　妇科检查：典型的盆腔子宫内膜异位症可发现子宫粘连、后倾、活动受限甚至固定。子宫正常大小或略大饱满并有轻压痛；一侧或双侧附件区可触及与子宫相连的不活动囊性包块，有轻压痛；子宫骶韧带、子宫后壁或直肠子宫陷凹处可触及不规则的硬结节，触痛明显。若阴道直肠受累，可在阴道后穹隆部触及甚至看到突出的紫蓝色结节。部分患者下腹部可有轻度压痛，囊肿破裂时可有腹膜刺激征。

**2. 辅助检查**

（1）影像学检查　超声检查可以确定卵巢子宫内膜异位囊肿的位置、大小和形状，并可发现盆腔检查时未能触及的包块。其诊断敏感性和特异性均很高，是诊断内异症及其病灶部位的重要方法。盆腔CT和磁共振对盆腔内异症有诊断价值，但费用昂贵，不作为初选的诊断方法。

（2）腹腔镜检查　是目前国际公认的诊断子宫内膜异位症的最佳方法，特别是对盆腔检查和超声检查均无阳性发现的不孕或腹痛患者更是首选方法。镜下看到典型病灶或可疑病变进行活组织检查即可确诊。如今腹腔镜辅助下手术也是治疗子宫内异症最常用的方法。

（3）血清CA125测定　子宫内膜异位症患者血清CA125值可能升高，重症患者更为明显，但变化范围很大，多用于重度内异症和怀疑有深部异位病灶者。但在其他疾病如卵巢癌、子宫内膜癌、盆腔炎症时血清CA125也会增高，所以其诊断内异症的特异性和敏感性均较低，不作为独立的诊断依据，但有助于监测病情变化、评估疗效和预测复发。

**（三）心理－社会评估**

患者及其家属往往对进行性加重的痛经表现出紧张，甚至恐惧，严重者影响日常生活和工作。患者在治疗过程中对不孕产生焦虑和担忧，以及要面对家庭和社会等各方面的压力，因此要评估患者的家庭和社会支持系统。

### （四）治疗原则

治疗子宫内膜异位症的根本目的是“缩减和去除病灶，减轻和控制疼痛，治疗和促进生育，预防和减少复发”。治疗方法应依据患者年龄、症状、病变部位和范围以及对生育要求等加以全面考虑，强调治疗个体化。

**1. 非手术治疗**　症状轻微者可定期随访，药物治疗适用于症状轻及有生育要求的患者。

**2. 手术治疗**　治疗的目的是切除病灶、恢复解剖。适用于药物治疗后症状不缓解、局部病变加剧、生育功能未恢复者或较大的卵巢子宫内膜异位囊肿者。腹腔镜手术是首选的手术方式，目前认为腹腔镜确诊、手术＋药物治疗为内异症治疗的“金标准”。手术方式如下。

（1）保留生育功能手术　适用于药物治疗无效、年轻和有生育要求的患者。手术切除病灶，保留子宫、一侧或双侧卵巢。术后复发率约40%，因此术后宜尽早妊娠或使用药物以减少复发。

（2）保留卵巢功能的手术　切除盆腔内病灶及子宫，保留至少一侧卵巢或部分卵巢。适用于年龄45岁以下且无生育要求的重症患者，术后复发率约5%。

（3）根治性手术　将子宫、双侧附件及盆腔内所有异位内膜病灶予以切除和清除。适用于45岁以上重症患者。术后不用雌激素补充治疗者，几乎不复发。

## 【常见护理诊断/问题】

**1. 疼痛**　与异位内膜经期出血和炎性刺激周围组织中的神经有关。

**2. 焦虑**　与进行性加重性疼痛、不孕等有关。

**3. 知识缺乏**　缺乏疾病相关预防知识。

## 【护理目标】

（1）患者疼痛减轻或消失。

（2）患者能正视患病的事实，积极面对。

（3）患者情绪稳定，焦虑减轻。

## 【护理措施】

### （一）一般护理

指导患者加强营养，劳逸结合，保持心情舒畅，适当进行体育锻炼，有助于缓解疼痛；经期注意保暖，热敷下腹部，进食热饮热食，忌辛辣及刺激性食物；子宫后位者采取俯卧位可缓解不适；必要时给予药物缓解疼痛。

### （二）心理护理

子宫内膜异位性疾病应被视为需要制订长期治疗计划的慢性疾病。其所导致的疼痛、性交痛和不孕症常常影响患者的家庭幸福和生存质量。另外，除根治性手术外，其复发率较高，所以在治疗和随访的过程中需观察患者及其家庭的反应和应激状况。针对患者急需解决的不同问题给予相应治疗会产生良好的心理缓解作用。应根据患者及其家庭的需求，个性化地制订治疗和护理方案。

### （三）保守疗法患者的护理

**1. 定期随访**　适用于盆腔病变不严重、无明显症状者。一般可每3～6个月随访并做盆腔检查一次。对希望生育的患者，需要做备孕的各项检查，促使尽早受孕。一般在妊娠期间，病变组织多坏死、萎缩，分娩后症状可缓解甚至消失。随访期间，如发现症状或体征加剧时应改用其他治疗方法。

**2. 药物治疗**　治疗的目的是抑制卵巢功能，阻止内异症的发展。适用于有慢性盆腔痛、经期痛症状明显、有生育要求及无卵巢囊肿形成的患者。临床常用的药物治疗为性激素抑制治疗，使子宫内膜萎缩、退化、坏死。

责任护士需要明确患者的用药类型和具体情况，让患者了解用药目的、剂量、具体方法及可能出现的不良反应与应对方法，并耐心给予具体的指导，直至确定其正确掌握。

（1）非甾体类抗炎药（NSAIDs） 主要作用机制是通过抑制前列腺素的合成，减轻疼痛。用法：根据需要应用，间隔不少于6小时。副作用主要为胃肠道反应，偶有肝、肾功能异常。长期应用要警惕胃溃疡的可能。

（2）口服避孕药 适用于轻度内异症患者，长期连续服用避孕药造成类似妊娠的人工闭经，称为“假孕疗法”。临床上常用低剂量高效孕激素和炔雌醇复合制剂，用法为每日1片，连续用6~9个月。副作用主要有恶心、呕吐，并警惕血栓形成风险。

（3）孕激素 各种制剂疗效相近。所用剂量为避孕剂量3~4倍，连续应用6个月，如甲羟孕酮30mg/d，副作用有恶心、轻度抑郁、水钠潴留、体重增加及阴道不规则点滴出血等。患者在停药数月后痛经缓解，月经恢复。

（4）达那唑 又称假绝经疗法，适用于轻度及中度内异症痛经明显的患者。用法：月经第1天开始口服200mg，每天2~3次，持续用药6个月。若痛经不缓解或未闭经，可加至每日4次。疗程结束后约90%症状消失。停药后4~6周恢复月经及排卵。副作用有恶心、头痛、潮热、乳房缩小、体重增加、性欲减退、多毛、痤疮、皮脂增加、肌痛性痉挛等，一般能耐受。药物主要在肝脏代谢，已有肝功能损害者不宜使用，也不适用于高血压、心力衰竭、肾功能不全者。

（5）孕三烯酮 具有雄激素、抗孕激素和中度抗雌激素作用。

（6）促性腺激素释放激素激动剂（GnRH-α） 此疗法又称“药物性卵巢切除”。常用的GnRH-α类药物有亮丙瑞林、戈舍瑞林等。

### （四）手术患者的护理

#### 1. 腹腔镜手术患者的护理

（1）术前准备 ①全面评估患者的身心状况，核实手术适应证并准备用物。②向患者讲解腹腔镜手术的目的、操作步骤及注意事项，消除患者因知识缺乏而产生的顾虑。③按医嘱认真完成各项术前准备，包括核对术前各项化验检查等。腹部进行常规消毒，范围与一般腹部手术相同，在进行腹部皮肤准备时应注意脐孔部的清洁。术前嘱患者排空膀胱，携带导尿管进手术室，在手术需要时留置。

（2）术中护理 ①患者排空膀胱，取膀胱截石位。手术中随着$CO_2$气体进入腹腔，将患者取头低臀高15°体位，以使肠管滑向上腹部，充分暴露手术野，并遵照手术者的要求及时更换所需体位。②术中注意观察患者生命体征的变化情况，发现异常及时与医师联系并配合处理。

（3）术后护理 ①术后根据手术需要确定拔除尿管的时间，通常于术后第1天晨拔除。②继续严密观察患者生命体征，发现异常及时汇报医师并配合处理。③一般术后24小时内，可以按医嘱给予各种止痛药物以缓解患者的不适。④注意观察伤口情况，鼓励患者及时下床活动，以尽快排出腹腔气体。一般手术后第1天可进半流食，术后第2天肠蠕动恢复后可进普食。⑤行全子宫切除术者，术后6周复查，术后3个月内禁止性生活、盆浴；行单纯卵巢或附件切除术者，术后4周复查，术后1个月内禁止性生活、盆浴。⑥按医嘱给予抗生素。

**2. 腹部手术患者的护理** 对于粘连严重、病灶广泛、巨大卵巢子宫内膜异位囊肿者则需要开腹手术。按腹部手术常规进行术前、术中和术后护理。

### （五）健康指导

**1. 防止经血逆流**

（1）月经期避免剧烈运动，避免性交。

（2）先天性生殖道畸形如阴道横隔、残角子宫、无孔处女膜、宫颈闭锁或后天性炎性阴道狭窄、宫颈管粘连等所引起的经血潴留者，应及时手术治疗，以避免经血逆流入腹腔。

**2. 防止医源性异位内膜种植**

（1）月经期避免性交和盆腔检查，若有必要应避免重力挤压子宫内膜。

（2）月经前禁做输卵管通畅试验、宫颈及阴道手术等。

（3）人工流产吸宫术时，宫腔内压力不宜过高，避免突然将吸管拔出使宫腔血液和内膜碎片随负压吸入腹腔，动作轻柔，避免造成宫颈损伤，导致宫颈粘连。

（4）切开子宫的手术注意保护好腹壁切口。

**3. 适龄婚育和药物避孕**

（1）妊娠可延缓子宫内膜异位症的发生发展。

（2）已有子女者可口服避孕药抑制排卵，促使内膜萎缩和经量减少，使子宫内膜异位症发生机会相应减少。

**4. 复查与随诊**　患者出院后应定期门诊复查，了解术后康复情况，并给予妊娠指导、自我保健和健康指导，使患者了解任何时候出现不适或异常症状，均需及时随诊。

**练一练**

子宫内膜异位症的预防，禁忌的是（　）

A. 防止经血倒流

B. 月经期应避免不必要的盆腔检查

C. 避免手术操作时引起的内膜种植

D. 人工流产时，不要突然降低负压

E. 输卵管通液术应在月经来潮前进行

答案解析

### 【护理评价】

（1）患者疼痛减轻或消失。

（2）患者能积极配合治疗。

（3）患者情绪稳定，焦虑减轻。

**想一想**

陈某，28岁，孕1产0。既往月经规律，经期无异常。2年前，自人工流产后出现痛经并逐渐加重，未避孕而未再孕。妇科检查：子宫正常大小，后倾固定，盆腔后部扪及触痛性结节。

**请问：**该患者最主要的诊断是什么？

答案解析

## 第二节　子宫腺肌病

当子宫内膜腺体及间质侵入子宫肌层时，称为子宫腺肌病（adenomyosis）。多发生于30～50岁经产妇，约15%同时合并内异症，约半数合并子宫肌瘤。对尸检和因病切除的子宫做连续切片检查，发现10%～47%子宫肌层中有子宫内膜组织，但其中35%无临床症状。子宫腺肌病与子宫内膜异位症病因不同，但均受雌激素的调节。

【病因】

子宫腺肌病患者部分子宫肌层中的内膜病灶与宫腔内膜直接相连，故认为子宫腺肌病是由基底层子宫内膜侵入肌层生长所致，多次妊娠及分娩、人工流产、慢性子宫内膜炎等造成子宫内膜基底层损伤与腺肌病发病密切相关。由于内膜基底层缺乏黏膜下层，内膜直接与肌层接触，缺乏黏膜下层的保护作用，使得在解剖结构上子宫内膜易于侵入肌层。腺肌病常合并有子宫肌瘤和子宫内膜增生，提示高水平雌孕激素刺激可能是促进内膜向肌层生长的原因之一。

【病理】

异位内膜在子宫肌层多呈弥漫性生长，累及后壁居多，故子宫呈均匀性增大，前后径增大明显，呈球形，一般不超过12周妊娠子宫大小。剖面见子宫肌壁显著增厚且硬，无旋涡状结构，于肌壁中见粗厚肌纤维带和微囊腔，腔内偶有陈旧血液。少数腺肌病病灶呈局限性生长，形成结节或团块，似肌壁间肌瘤，称为子宫腺肌瘤，因局部反复出血导致病灶周围纤维组织增生所致，故与周围肌层无明显界限，手术时难以剥出。

【护理评估】

**（一）健康史**

询问患者的年龄、婚姻情况等个人信息。了解患者出现典型症状的时间、持续的时间以及就医情况等。详细询问患者的月经史和生育史；有无多次宫腔检查或手术史等。

**（二）身体评估**

**1. 临床表现**

（1）症状　主要症状是经量过多、经期延长和逐渐加重的进行性痛经，疼痛位于下腹正中，常于经前1周开始，直至月经结束，痛经的发生率为15%～30%。有35%患者无典型症状，40%～50%患者表现为连续数个月经周期中月经期出血量多，一般大于80ml，并影响女性身体、心理、社会和经济等方面的生活质量。

（2）体征　子宫多呈均匀性增大，一般不超过12周妊娠子宫大小，质地较硬，可有压痛。少数子宫表面不规则，呈结节状突起，可能为局限性腺肌瘤或伴子宫肌瘤所致。月经期由于病灶充血、水肿及出血，子宫可增大，质地变软，有压痛或压痛较平时明显。

**2. 辅助检查**

（1）B超检查　子宫均匀增大，边界清楚，可见肌层不规则回声增强。

（2）腹腔镜或宫腔镜检查　可作为辅助诊断的方法。

（3）活体组织检查　在腹腔镜下对可疑子宫肌层病变进行活检可以确诊。

**（三）心理－社会评估**

患者及其家属往往对经量过多、进行性加重的痛经表现出紧张，甚至恐惧，严重者影响日常生活和工作。患者要面对家庭和社会等各方面的压力，因此要评估患者的家庭和社会支持系统。

**（四）处理原则**

治疗方法应依据患者年龄、症状、病变部位和范围以及对生育的要求等加以全面考虑，强调治疗个体化。

【常见护理诊断/问题】

**1. 经量过多**　与子宫内膜面积增加、子宫肌层纤维增生使子宫肌层收缩不良有关。

**2. 焦虑**　与经量过多、进行性加重的疼痛等有关。

**3. 知识缺乏**　缺乏疾病相关预防知识。

**【护理目标】**

（1）患者经量减少、经期正常。

（2）患者能正视患病的事实，积极面对。

（3）患者情绪稳定，焦虑减轻。

**【护理措施】**

**1. 保守治疗患者的护理**　目前无根治性的有效药物，对年轻、有生育要求或近绝经期患者可试用达那唑、孕三烯酮或 GnRH－a 进行治疗，均可缓解症状，但需要注意药物的副作用，并且停药后症状可复现。

**2. 手术治疗患者的护理**　若患者药物治疗无效且长期有剧烈痛经则应行全子宫切除术，卵巢是否保留取决于患者年龄和卵巢有无病变。对子宫腺肌瘤的年轻、要求保留生育功能的患者行病灶切除术，可明显改善症状但术后易复发。

### 护爱生命

从中医的角度来看，子宫内膜异位的病因病机和症状特点是：经脉不通则痛经、盆腔痛；离经之血则月经失调；胞脉阻滞、两精不能结合则不孕。其中，血瘀是中医方面子宫内膜异位症的公认病机，贯穿着本病全程的病理变化。基于三型辩证理论提出的中药治疗方法相比目前经典的西药治疗方案，展现出相近的有效性和更高的安全性，患者的生活质量与妊娠率都得到显著提高。因此，在临床中包块体积较小的患者也可给予积极的中医药干预，同时术后应尽早进行中西医药干预，抑制复发，促进生育。

**【护理评价】**

（1）患者经量和经期恢复正常。

（2）患者积极配合治疗。

（3）患者情绪稳定，焦虑明显减轻。

## 目标检测

答案解析

### 选择题

A1/ A2 型题

1. 子宫内膜异位症患者的典型症状是

   A. 撕裂样疼痛　　B. 转移性腹痛

   C. 继发性渐进性痛经　　D. 脐周疼痛

   E. 牵拉性疼痛

2. 子宫内膜异位症最常见的侵犯部位是

   A. 子宫肌层　　B. 卵巢

   C. 阴道后穹隆　　D. 盆腔腹膜

   E. 直肠子宫陷凹

3. 患者，女，45 岁。因“继发性痛经逐渐加重 10 年”就诊。双侧卵巢囊性增大，考虑为子宫内膜异位症。既能诊断又能治疗该疾病的最佳方法是

A. 双合诊　　B. 三合诊

C. 腹腔镜　　D. CA125 测定

E. 盆腔 B 超

4. 患者，女，32 岁，痛经 2 年，呈进行性加重，子宫后倾固定，子宫后壁触及 3 个结节，给予达那唑治疗。目前最重要的护理措施

A. 保持心情愉快　　B. 避免剧烈活动

C. 湿热敷下腹部　　D. 指导规范用药

E. 给予清淡饮食

5. 患者，女，39 岁，继发痛经，进行性加重，非月经期下腹痛，妇科检查：可触及较大异位囊肿及子宫粘连的肿块，医生诊断为子宫内膜异位症。该患者最简便的诊断方法是

A. 超声波检查　　B. CA125 测定

C. 腹腔镜检查　　D. 宫腔镜检查

E. 阴道镜检查

（张煜欣）

**书网融合……**

重点回顾　　微课　　习题

# 第二十章　女性生殖内分泌疾病患者的护理

PPT

**学习目标**

**知识目标：**

**1. 掌握**　异常子宫出血的定义、分类、临床表现、治疗原则及激素治疗的护理措施；痛经的定义；绝经综合征的临床表现；激素补充治疗的护理措施及健康教育。

**2. 熟悉**　痛经及月经失调患者的主要护理问题。

**3. 了解**　女性生殖内分泌疾病的发病机制。

**技能目标：**

能够运用护理程序对异常子宫出血、痛经、绝经综合征个案进行整体护理，初步建立临床思维。

**素质目标：**

具有爱心、同情心、责任心，耐心听取患者的倾诉，细心观察患者的病情，关心生殖内分泌疾病患者的身心状况，注意保护患者隐私，耐心指导患者顺利康复。

**导学情景**

**情景描述：**患者，女，16岁。15岁月经初潮，此后月经一直不规则，经量多少不定。末次月经2021年2月，因“近2个月来阴道不规则出血，量较多，伴有血块，自觉头晕、乏力”到妇科门诊就诊。患病以来无腹痛及发热病史，精神欠佳，既往身体健康，否认血液病及性生活史。查体：贫血貌，营养中等，未见出血点及瘀斑。B超检查：盆腔未发现异常。血常规：Hb 65g/L。诊断：异常子宫出血、贫血。

**情景分析：**结合体格检查、实验室检查和以往病史等，患者诊断为异常子宫出血、贫血。异常子宫出血是青春期女性的常见病，了解发病机制、合理地采取止血措施可以有效改善患者的贫血症状。

**讨论：**请问患者存在哪些主要的护理问题？应采取哪些有针对性的护理措施？

**学前导语：**异常子宫出血属于女性生殖内分泌疾病，是妇科常见疾病。为了减轻患者的焦虑，及时纠正贫血，预防感染的发生，护理工作者需要知晓患者的主要护理问题，有针对性地实施护理措施及正确的护理技能。

女性生殖内分泌疾病是妇科常见病，通常由下丘脑-垂体-卵巢轴功能异常或靶器官效应异常所致，部分还涉及遗传因素、女性生殖器发育异常等。这类疾病主要临床表现为月经周期、经期、经量的异常或伴发某些异常的症状。护士的主要任务是帮助患者和家属正确认识生殖内分泌疾病的发病原因，并采取积极措施，改善相关症状，提高患者的生活质量。

## 第一节　异常子宫出血

异常子宫出血（abnormal uterine bleeding，AUB）是妇科常见的症状和体征，是指与正常月经的周期频率、规律性、经期长度、经期出血量中的任何1项不符，源自子宫腔的异常出血。AUB包括两大类9个类型。本节内容仅限定于无排卵性异常子宫出血和排卵性异常子宫出血两类，既往称“功能失调性子宫出血（功血）”。

## 一、无排卵性异常子宫出血

**【病因及发病机制】**

无排卵性异常子宫出血好发于青春期和绝经过渡期妇女，也可发生于育龄期妇女。青春期异常子宫出血的患者下丘脑－垂体－卵巢轴激素间的反馈调节尚未成熟，大脑中枢对雌激素的正反馈作用存在缺陷，FSH持续低水平，不能形成促排卵性的LH陡直高峰而不能排卵。绝经过渡期妇女因卵巢功能下降，卵巢对垂体促性腺激素的反应低下，卵泡发育受阻而不能排卵。育龄期妇女有时因为应激等因素的干扰，也会发生无排卵。各种因素引起的无排卵均可导致子宫内膜受单一的雌激素刺激而无孕酮对抗，引起雌激素突破性出血或撤退性出血。

雌激素突破性出血有两种类型：雌激素缓慢累积维持在阈值水平，可发生间断性少量出血，内膜修复慢，出血时间长；雌激素累积维持在较高水平，子宫内膜持续增厚，但因无孕激素作用，脆弱脱落而局部修复困难，临床表现为少量出血、淋漓不断或一段时间闭经后的大量出血。无排卵性异常子宫出血的另一机制是雌激素撤退性出血，即在单一雌激素的持久刺激下，子宫内膜持续增生。此时，若有一批卵泡闭锁，或由于大量雌激素对FSH的负反馈作用，使雌激素水平突然下降，内膜因失去雌激素支持而剥脱，其表现与外源性雌激素撤退所引起的出血相似。

**【子宫内膜病理改变】**

无排卵性异常子宫出血患者的子宫内膜受雌激素持续作用而无孕激素拮抗，可发生不同程度的增生性改变，少数亦可呈萎缩性改变。

**1. 增殖期子宫内膜** 子宫内膜所见与正常月经周期的增殖内膜无区别，只是在月经周期后半期甚至月经期仍表现为增殖期形态。

**2. 子宫内膜增生** 可分为以下几类。

（1）不伴有不典型的增生 指子宫内膜腺体过度增生，大小和形态不规则，腺体和间质比例高于增殖期子宫内膜，但无明显的不典型细胞。包括既往所称的单纯型增生和复杂型增生，发生子宫内膜癌的风险极低。

（2）不典型增生/子宫内膜上皮内瘤变 指子宫内膜增生伴有不典型细胞。镜下表现为管状或分支腺体排列拥挤，并伴有不典型细胞，病变区域内腺体比例超过间质，腺体拥挤仅有少量间质分隔。发生子宫内膜癌的风险较高，属于癌前病变。

**3. 萎缩型子宫内膜** 内膜萎缩菲薄，腺体少而小，腺管狭而直，腺上皮为单层立方形或矮柱状细胞，间质少而致密，胶原纤维相对增多。

**【护理评估】** e 微课

**（一）健康史**

询问患者年龄、月经史、婚育史、避孕措施、既往有无慢性疾病（如肝病、血液病、高血压、代谢性疾病等）。了解患者发病前有无精神紧张、情绪打击、过度劳累及环境改变等引起月经紊乱的诱发因素。回顾发病经过如发病时间、目前阴道出血情况、出血前有无停经史及诊治经历，包括所用激素的名称、剂量、效果和诊刮的病理结果。询问有无贫血和感染征象。

**（二）身体评估**

**1. 临床表现**

（1）子宫不规则出血 是临床最常见的症状。表现为月经紊乱，即失去正常周期和出血自限性；

出血间隔长短不一，短者几日，长者数月，常误诊为闭经；出血量多少不一，出血量少者只有点滴出血，多者大量出血。出血期间一般无腹痛或其他不适。出血的类型取决于雌激素水平及其下降速度、雌激素对子宫内膜持续作用的时间及子宫内膜的厚度。

（2）贫血　患者出血量多或时间长，导致继发贫血，大量出血者可出现休克。

**2. 辅助检查**

（1）血常规　确定有无贫血及血小板减少。

（2）凝血功能检查　排除凝血和出血功能障碍性疾病。

（3）B 超检查　行盆腔 B 超检查明确有无宫腔占位病变及其他生殖器官器质性病变。

（4）尿妊娠试验或血清 hCG 检测　排除妊娠及妊娠相关疾病。

（5）血清性激素测定　适时测定孕酮水平可确定有无排卵及黄体功能。测定血睾酮、催乳素水平及甲状腺功能，排除其他内分泌疾病。

（6）诊断性刮宫　简称诊刮，其目的是止血和明确子宫内膜病理诊断。适用于年龄 >35 岁、药物治疗无效或存在子宫内膜癌高危因素的异常子宫出血患者。子宫内膜病理检查可见增殖期内膜或子宫内膜增生，无分泌期出现。诊刮时机的选择：为确定有无排卵或黄体功能，于月经前 1 ~2 天或月经来潮 6 小时内刮宫；不规则阴道出血或大量出血时，随时刮宫。

（7）宫腔镜检查　直接观察子宫内膜情况。在宫腔镜直视下选择病变区进行活检，可诊断各种宫腔病变，如子宫内膜息肉、子宫黏膜下肌瘤、子宫内膜癌等。

（8）基础体温测定　是测定卵巢功能简单易行的方法，不仅有助于判断有无排卵，还可了解黄体功能。无排卵性异常子宫出血者体温呈单相型（图 20 -1）。

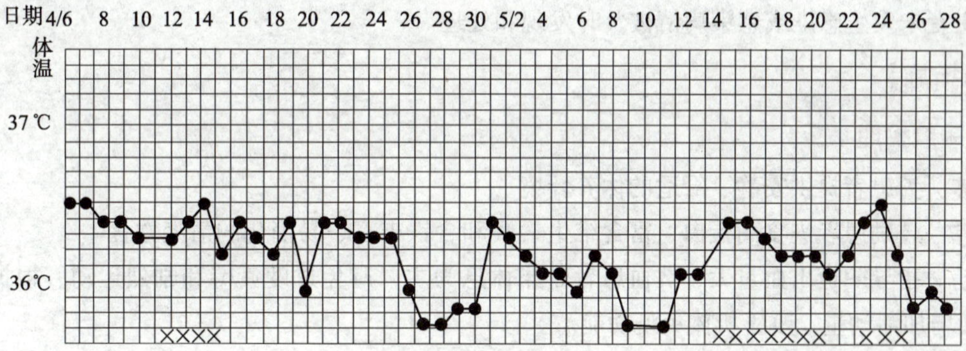


图 20 -1　基础体温单相型（无排卵性异常子宫出血）

（9）其他　经前行宫颈黏液结晶检查协助判断有无排卵，阴道脱落细胞涂片检查可间接反映卵巢功能，同时判断雌激素影响程度。

## （三）心理 - 社会评估

月经紊乱、异常出血都会造成患者心理压力增大。年轻患者，常因害羞或其他顾虑不及时就诊，导致病程长并发贫血、感染，进一步加重恐惧和焦虑，影响身心健康和工作学习。绝经过渡期患者因担心疾病严重程度、怀疑患肿瘤而焦虑不安，甚至恐惧。评估患者心理状态和情绪反应、对疾病的认知、家庭及社会支持系统状况。

## （四）处理原则

处理原则是出血期止血并纠正贫血，血止后调整周期，有生育要求者可促排卵治疗。青春期少女以止血、调整月经周期为主；生育期妇女以止血、调整月经周期和促排卵为主；绝经过渡期妇女则以止血、调整月经周期、减少经量、防止子宫内膜癌变为主。常用性激素药物止血和调整月经周期。出血期可辅以促进凝血和抗纤溶药物，促进止血。必要时手术治疗。

看一看

### 异常子宫出血的辨证论治

中医学对异常子宫出血的病因认识主要从三方面入手：虚、热、瘀。“肾藏生殖之精即先天之精”“经水出诸肾”“卵乃女性生殖之精”“脾为气血生化之源、后天之本”。青春期功能失调性子宫出血是因肾阳虚，经来无期，出血量多或淋漓不尽，色淡质清，畏寒肤冷，面色晦暗，腰腿酸软，小便清长。舌淡，苔薄白，脉沉细。治宜温肾固冲，止血调经。肾为先天之本，主藏精，主生殖发育。肾虚则封藏失司，天癸失调，不能制约经水，子宫藏泻失常发为崩漏。因此，补肾调天癸乃治经之本，故以此为根本自拟止血汤和调经汤。出血期“止血”当治标，用止血汤；出血停止后“调经”以治本，用调经汤，标本同治，从而达到有效止血、恢复正常月经的目的。

【常见护理诊断/问题】

**1. 焦虑**　与治疗周期长、缺乏疾病相关知识、担心预后有关。

**2. 疲乏**　与子宫异常出血导致的继发性贫血有关。

**3. 有感染的危险**　与持续阴道出血、贫血造成免疫力下降有关。

【护理目标】

（1）患者了解疾病相关知识，焦虑程度减轻。

（2）患者生活得到适当照顾，身体疲乏改善。

（3）患者未发生感染或感染病情被及时发现和处理。

【护理措施】

**（一）一般护理**

**1. 环境**　为患者提供安静、舒适的休养环境。

**2. 营养**　鼓励患者进食高蛋白、富含维生素 C 和含铁丰富、易消化的清淡饮食。

**3. 活动**　指导阴道出血量大、贫血患者卧床休息为主，避免过度疲劳和剧烈运动。根据身体恢复情况，逐渐增加活动量，改善机体免疫功能。

**4. 清洁卫生**　注意个人卫生，保持外阴清洁、干燥，预防感染。

**5. 协助辅助检查**　根据医嘱，指导患者合理安排相关辅助检查。

**（二）治疗护理**

**1. 止血**

（1）性激素　为首选药物，需根据出血量选择合适的制剂和方法。对少量出血患者，使用最低有效剂量，减少药物副作用。对大量出血患者，要求性激素治疗 6 小时内见效，24～48 小时内出血基本停止，若 96 小时以上仍不止血，应考虑有器质性病变存在的可能。①雌孕激素联合用药：性激素联合用药的止血效果优于单一药物。采用孕激素占优势的口服避孕药，可以有效治疗青春期和生育期无排卵性 AUB。目前使用第三代短效口服避孕药，如去氧孕烯炔雌醇片、复方孕二烯酮片或复方醋酸环丙孕酮片。②雌激素：应用大剂量雌激素可促使子宫内膜迅速生长，短期内修复创面而止血，也称“子宫内膜修复法”，适用于血红蛋白低于 80g/L 的青春期患者。患者止血后每 3 天递减 1/3 量，每次减量不得超过原用量的 1/3，直至维持量。常用药物有结合雌激素（片剂、针剂），戊酸雌二醇等。所有雌激素疗法在血红蛋白计数增加至 80～90g/L 以上后均必须加用孕激素，使内膜转化，并在与雌孕激素同时撤退后同步脱落。③孕激素：可使雌激素作用下持续增生的子宫内膜转化为分泌期，停药后子宫内膜脱落较完全，也称"子宫内膜脱落法"或"药物刮宫"。适用于体内已有一定雌激素水平、血红蛋白>80g/L、生命体征稳定的患者。常用药物包括地屈孕酮、微粒化孕酮、醋酸甲羟孕酮、黄体酮等。④雄激素：有拮抗雌激素的作用，减少出血量，单独应用止血效果不佳。

（2）刮宫术　刮宫可迅速止血，并具有诊断价值，适用于急性大出血、存在子宫内膜癌高危因素、病程长的生育期患者和绝经过渡期的患者。对无性生活史的青少年，不轻易做刮宫术，仅适用于大量出血且药物治疗无效、需立即止血或检查子宫内膜组织者。

**2. 调整月经周期**　应用性激素止血后，需进一步调整月经周期。青春期及生育期无排卵性异常子宫出血的患者，需恢复正常的内分泌功能，以建立正常月经周期；绝经过渡期患者需控制出血及预防子宫内膜增生症的发生。

（1）雌、孕激素序贯法　即人工周期。通过模拟自然月经周期中卵巢的内分泌变化，序贯应用雌、孕激素，使子宫内膜发生相应变化，引起周期性脱落。适用于青春期及生育期内源性雌激素水平较低者。从撤退性出血第5天开始，口服戊酸雌二醇或结合雌激素片，每晚1次，连服21天，服雌激素第12天起加用孕激素，如醋酸甲羟孕酮或地屈孕酮，连用10天。一般连续3个周期。若正常月经仍未建立，应重复上述序贯疗法。

（2）雌、孕激素联合法　常用口服避孕药，尤其适用于有避孕需求的生育期患者。孕激素可限制雌激素的促内膜生长作用，使撤退性出血逐步减少，雌激素则可预防治疗过程中孕激素突破性出血。一般自撤退性出血第5天起，每天1片，连服21天，1周为药物撤退性出血间隔，连续3个周期为一个疗程。病情反复者酌情延至6个周期。有血栓性疾病、心脑血管疾病等高危因素及40岁以上吸烟的女性不宜使用口服避孕药。

**练一练**

16岁女中学生，月经初潮后一直紊乱1年半，本次月经持续1周不止，量多。检查：面色苍白，阴道口可见暗红褐色血块，子宫稍小于正常，双附件正常。为止血首选的处理是（　）

A. 雌激素止血　　B. 孕激素止血　　C. 雌、孕激素止血

D. 催产素止血　　E. 诊刮止血

答案解析

（3）孕激素法　适用于有内源性雌激素的青春期或组织学检查为增生期内膜的患者。于月经周期后半期（撤药性出血的第16~25天）口服孕激素，如地屈孕酮、微粒化孕酮、醋酸甲羟孕酮等，或肌内注射黄体酮，酌情应用3~6个周期。

（4）宫内孕激素释放系统　放置含孕酮或左炔诺孕酮缓释系统的宫内节育器，每日释放左炔诺孕酮20μg，能在宫腔内局部抑制子宫内膜生长。适用于生育期或围绝经期、无生育需求的患者。

**3. 促排卵**　适用于生育期、有生育需求者，尤其是不孕患者。常用药物有氯米芬、人绒毛膜促性腺激素、尿促性素（HMG）等，可根据病情由有经验的医师在有B超和激素水平监测的条件下用药。

**4. 手术治疗**　对于药物治疗疗效不佳或不宜用药、无生育要求的患者，尤其是不易随访的年龄较大患者，应考虑子宫内膜去除术或子宫切除术等手术治疗。

**5. 支持治疗**　补充铁剂、维生素C和蛋白质，改善全身状况；必要时输血；出血时间长、机体抵抗力低下或有合并感染的临床征象时，应及时使用抗生素。

### （三）心理护理

关注患者的心理状态，耐心听取患者的倾诉，及时解答其疑问。主动向患者介绍异常子宫出血诊

断、治疗及护理相关知识，提供病情、治疗方案及预后等信息，解除不必要的思想顾虑，减轻其紧张、焦虑情绪。

【护理评价】

（1）患者充分了解疾病相关知识，焦虑程度减轻。

（2）患者生活得到适当照顾，身体疲乏状况改善。

（3）患者未发生感染或感染病情被及时发现和处理。

## 二、排卵性异常子宫出血

排卵性异常子宫出血（排卵性月经失调）较无排卵性少见，多发生于生育期女性。患者有周期性排卵，因此临床上有可辨认的月经周期。主要包含黄体功能不足、子宫内膜不规则脱落和子宫内膜局部异常所致异常子宫出血。

【病因与发病机制】

**1. 黄体功能不足** 病因复杂，引起黄体功能不足的原因包括卵泡发育不良、LH排卵高峰分泌不足、LH排卵峰后低脉冲缺陷。

**2. 子宫内膜不规则脱落** 由于下丘脑－垂体－卵巢轴调节功能紊乱，或溶黄体机制失常，引起黄体萎缩不全，内膜持续受孕激素影响，以致不能如期完整脱落。

**3. 子宫内膜局部异常所致异常子宫出血** 指原发于子宫内膜局部异常所引起的异常出血，其机制可能涉及子宫内膜局部凝血调节机制异常、子宫内膜修复机制异常（如子宫内膜炎症、感染、炎性反应）或子宫内膜血管生成异常等。

【病理】

**1. 黄体功能不足** 子宫内膜形态一般表现为分泌期内膜，腺体分泌不良，间质水肿不明显或腺体与间质发育不同步，或在内膜各个部位显示分泌反应不均。内膜活检显示分泌反应较实际周期日至少落后2天。

**2. 子宫内膜不规则脱落** 常表现为混合型子宫内膜，即残留的分泌期内膜与出血坏死组织及新增生的内膜混合共存。

【护理评估】

（一）健康史

询问患者的年龄、月经史、婚育史、避孕措施。了解患者有无慢性病史，如肝病、血液病、甲状腺疾病、肾上腺疾病或垂体疾病等，有无精神紧张、情绪打击等诱发月经紊乱的因素。了解患者本次患病经过，包括发病时间、出血前有无停经史、治疗经过、目前出血情况等。

（二）身体评估

**1. 临床表现**

（1）黄体功能不全　月经周期缩短，表现为月经频发（周期<21天）。有时月经周期虽在正常范围内，但是卵泡期延长、黄体期缩短（<11天），以致患者不易受孕或在妊娠早期流产。

（2）子宫内膜不规则脱落　表现为月经周期正常，但经期延长，可达9～10天，且出血量多。

（3）子宫内膜局部异常所致异常子宫出血　表现为月经过多、月经间期出血或经期延长，而周期持续时间正常。

**2. 辅助检查** 同无排卵性异常子宫出血。其中，诊断性刮宫进行子宫内膜活组织检查的时机和结果、基础体温测定判断黄体功能的结果如下。

（1）子宫内膜活组织检查　怀疑黄体功能不足者，应在月经前1～2天或月经来潮6小时内刮宫，结果显示分泌反应至少落后2天。疑为子宫内膜不规则脱落者，应在月经第5～6天刮宫，能见到呈分泌反应的内膜，残留的分泌期内膜及出血坏死组织与新增生的内膜混合共存。

（2）基础体温测定　黄体功能不足者基础体温呈双相型，但高温相小于11天（图20－2）。子宫内膜不规则脱落者基础体温呈双相型，但高温期体温下降缓慢（图20－3）。

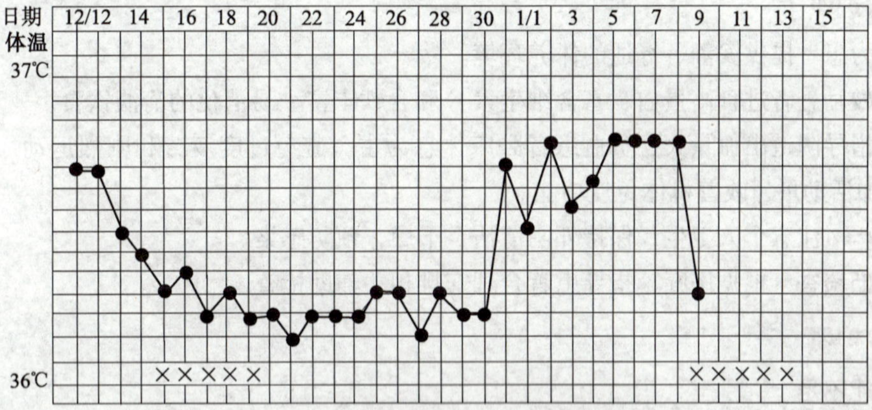


图20－2　基础体温双相型（黄体功能不足）

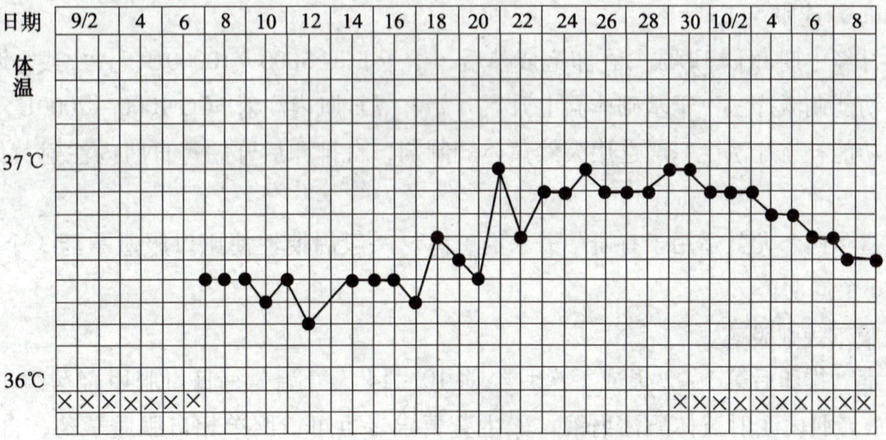


图20－3　基础体温双相型（子宫内膜不规则脱落）

**（三）心理－社会评估**

长期月经过多、月经频发及经期延长，导致患者身体舒适度下降、乏力等，造成其烦躁不安、焦虑。有生育要求的患者，担心不能正常受孕，伴有不孕或孕早期流产时，心理负担更重。评估患者心理状态和情绪反应、对疾病的认知、家庭及社会支持系统状况。

**（四）处理原则**

**1. 黄体功能不足**　针对发生原因，调整性腺轴功能，促使卵泡发育和排卵，以利于正常黄体的形成。

**2. 子宫内膜不规则脱落**　促进黄体功能，使黄体及时萎缩，内膜按时完整脱落。

**【常见护理诊断/问题】**

**1. 焦虑**　与月经紊乱、疾病导致不孕或流产有关。

**2. 有感染的危险** 与出血量多导致严重贫血、机体免疫力下降有关。

**【护理目标】**

(1) 患者能表达对疾病的感受，焦虑程度减轻。

(2) 患者未发生感染或感染病情被及时发现和处理。

**【护理措施】**

### (一) 一般护理

**1. 环境** 为患者提供安静、舒适的休养环境。

**2. 营养** 鼓励患者进食高蛋白、富含维生素C和含铁丰富、易消化的清淡饮食。

**3. 活动** 指导阴道出血量大、贫血患者卧床休息为主，避免过度疲劳和剧烈运动。根据身体恢复情况，逐渐增加活动量，改善机体免疫功能。

**4. 清洁卫生** 注意个人卫生，保持外阴清洁、干燥，预防感染。

**5. 协助辅助检查** 根据医嘱，指导患者合理安排相关辅助检查。

### (二) 治疗护理

**1. 黄体功能不足**

(1) 促进卵泡发育 针对发生原因，促使卵泡发育和排卵。①卵泡期使用低剂量雌激素：月经第5天起每日口服妊马雌酮0.625mg或戊酸雌二醇1mg，连续5～7天。②氯米芬：月经第3～5天每日开始口服氯米芬50mg，连服5天。

(2) 促进月经中期LH峰形成 在卵泡成熟后，给予hCG 5000～10000U，一次或分两次肌内注射。

(3) 黄体功能刺激疗法 于基础体温上升后开始，隔日肌内注射hCG 1000～2000U，共5次。

(4) 黄体功能补充疗法 一般选用天然黄体酮制剂，自排卵后开始每日肌内注射黄体酮10mg，共10～14天。

(5) 口服避孕药 尤其适用于有避孕需求的患者。一般周期性使用口服避孕药3个周期，病情反复者酌情延至6个周期。

**2. 子宫内膜不规则脱落**

(1) 孕激素 排卵后第1～2天或下次月经前10～14天开始，每日口服甲羟孕酮10mg，连服10天。有生育要求者肌内注射黄体酮注射液。无生育要求者也可口服单相口服避孕药，自月经周期第5天始，每日1片，连续21天为一周期。

(2) 绒促性素 用法同黄体功能不足，有促进黄体功能的作用。

(3) 复方短效口服避孕药 抑制排卵，控制周期。

### (三) 心理护理

关注患者的心理状态，耐心倾听患者的倾诉，及时解答其疑问。主动向患者介绍异常子宫出血诊断、治疗及护理相关知识，提供病情、治疗方案及预后等信息，解除不必要的思想顾虑，减轻其紧张、焦虑情绪。

### (四) 健康指导

**1. 随访指导** 告知患者在治疗期间及治疗后定期随访，出现异常出血时，及早就诊治疗。治疗无效者，要按医嘱进一步检查，明确原因。

**2. 生活指导** 出血期间，注意保持外阴清洁干燥，避免盆浴及性生活，预防感染。贫血者，减少活动量和外出，避免过度劳累和发生意外。

【护理评价】

（1）患者能表达对疾病的感受，焦虑程度减轻。

（2）患者未发生感染或感染被及时发现和处理。

## 第二节　痛　经

痛经（dysmenorrhea）为妇科最常见的症状之一，是指行经前后或月经期出现下腹部疼痛、坠胀、腰酸或合并头痛、乏力、头晕、恶心等其他不适，严重者可影响生活和工作质量。痛经分为原发性痛经和继发性痛经，前者指生殖器官无器质性病变的痛经，占痛经90%以上；后者指由于盆腔器质性疾病如子宫内膜异位症、盆腔炎等引起的痛经。本节只介绍原发性痛经。

【病因及发病机制】

原发性痛经的发生主要与月经时子宫内膜释放前列腺素（PG）含量增高有关。痛经患者子宫内膜和月经血中 $PGF_{2\alpha}$ 和 $PGE_2$ 含量均较正常妇女明显升高，尤其是 $PGF_{2\alpha}$ 含量升高是造成痛经的主要原因。$PGF_{2\alpha}$ 含量升高可引起子宫平滑肌过强收缩，血管挛缩，造成子宫缺血、缺氧状态而出现痛经。增多的前列腺素进入血液循环，还可引起心血管和消化道等症状。血管加压素、内源性催产素以及β－内啡肽等物质的增加也与原发性痛经有关。此外，原发性痛经还受精神、神经因素影响，疼痛的主观感受也与个体痛阈有关。无排卵的增殖期子宫内膜因无孕酮刺激，所含前列腺素浓度很低，通常不发生痛经。

【护理评估】

**（一）健康史**

了解患者年龄、月经史、婚育史以及有无诱发痛经的相关因素。详细询问疼痛与月经的关系，疼痛发生的时间、部位、性质及程度，疼痛时伴随的症状，自觉最能缓解疼痛的方法，是否服用止痛药缓解疼痛及用药量、持续时间、效果。

**（二）身体评估**

**1. 临床表现**　原发性痛经在青春期多见，常在初潮后1～2年内发病。月经期下腹痛是原发性痛经的主要症状，疼痛多自月经来潮后开始，最早出现在经前12小时，以行经第1天疼痛最剧烈，持续2～3天后疼痛即可缓解。疼痛呈痉挛性，通常位于下腹部耻骨上，可放射至腰骶部和大腿内侧，可伴有恶心、呕吐、腹泻、头晕、乏力等症状，严重时面色发白、出冷汗。妇科检查无异常发现。

**2. 辅助检查**　为排除继发性痛经和其他原因造成的疼痛，可作盆腔超声检查、腹腔镜检查、子宫输卵管造影、宫腔镜检查，用于排除子宫内膜异位症、子宫腺肌症、盆腔粘连、盆腔炎性疾病等。

**（三）心理－社会评估**

痛经影响患者正常生活，引起患者焦虑、恐惧，认为来月经是“倒霉”“痛苦”，甚至出现神经质的性格。评估患者心理状态及对疾病的认知。

**（四）处理原则**

应重视精神心理治疗，说明月经时的轻度不适是生理反应，消除紧张和顾虑可缓解疼痛。足够的休息和睡眠、规律而适度的锻炼、戒烟均对缓解疼痛有一定帮助。疼痛不能忍受时可辅以药物治疗。

【常见护理诊断/问题】

**1. 疼痛**　与月经期子宫收缩，子宫肌组织缺血、缺氧，刺激疼痛神经元有关。

**2. 恐惧**　与长时期痛经造成的精神紧张有关。

**3. 睡眠型态紊乱** 与痛经有关。

**【护理目标】**

（1）患者的疼痛症状缓解。

（2）患者月经来潮前及月经期无恐惧感。

（3）患者在月经期得到足够的休息和睡眠。

**【护理措施】**

**1. 一般护理** 月经期注意休息，避免剧烈运动和劳累，保证充足睡眠；正常进食，避免冰冷、辛辣刺激性食物，可进食热的饮品如热汤或热茶；注意经期清洁卫生；经期禁止性生活；使用合适的非药物方法减轻痛经，如听音乐、看书、热敷等。

**2. 治疗护理**

（1）做好用药护理 ①前列腺素合成酶抑制剂：可抑制前列腺素合成酶的活性而减少 PG 的产生。常用药物有布洛芬、酮洛芬、甲氯芬那酸等。②口服避孕药：可抑制排卵，减少经血中 PG 含量，适用于有避孕要求的痛经妇女，疗效达 90% 以上。

（2）经期习惯服用止痛剂的患者，应防止药物成瘾；需用麻醉药物减轻疼痛时应严格遵医嘱给药。

**3. 心理护理** 是痛经患者护理的重要环节。关心并理解患者的不适和恐惧心理，说明月经期可能出现的生理反应，如小腹坠胀和轻度腰酸，不影响日常生活、学习和工作，消除其紧张和顾虑。

**【护理评价】**

（1）患者诉说疼痛症状减轻，并能够列举疼痛减轻的应对措施。

（2）患者恐惧的行为表现和体征减少，在心理和生理上的舒适感增加。

（3）患者自诉在月经期睡眠良好。

## 第三节 绝经综合征

绝经综合征（menopause syndrome）指妇女绝经前后出现性激素波动或减少所致的一系列躯体及精神心理症状。绝经分为自然绝经和人工绝经。自然绝经是指随年龄增长卵巢内卵泡生理性耗竭所致的绝经；人工绝经是指双侧卵巢经手术切除或受放射线照射等所致的绝经。人工绝经者更易发生绝经综合征。

绝经前后最明显变化是卵巢功能衰退，随后表现为下丘脑－垂体功能退化。卵巢功能衰退的最早征象是卵泡对 FSH 敏感性降低，FSH 水平升高，FSH/LH＞1。在卵泡完全停止生长发育后，雌激素水平迅速下降，绝经后卵巢极少分泌雌激素，但妇女循环中仍有来自肾上腺皮质和周围组织转化而来的低水平雌激素。绝经过渡期卵巢尚有排卵功能，因黄体功能不良，孕酮分泌减少，绝经后无孕酮分泌。

**【护理评估】**

**（一）健康史**

了解患者年龄、婚育史、月经史等信息。了解既往史，排除器质性病变如肝病、高血压、糖尿病、冠心病及精神疾病。了解既往有无子宫和卵巢的手术史及是否接受过盆腔放射治疗等。了解绝经综合征出现的时间及严重程度，是否就医治疗及疗效等。

**（二）临床表现**

**1. 近期症状**

（1）月经紊乱 是绝经过渡期最早出现的症状，由于稀发排卵或无排卵，表现为月经周期不规则、月经稀发（>35 天）或月经频发（<21 天）、经期持续时间长、经量增多或减少。

（2）血管舒缩症状　主要表现为潮热，为血管舒缩功能不稳定所致，是雌激素降低的特征性症状。其特点是反复出现短暂的面、颈部及胸部皮肤阵发性发红，伴有轰热，继之出汗，一般持续 1~3 分钟。症状轻者每日发作数次，严重者十余次或更多，夜间或应激状态易促发。该症状可持续 1~2 年，有时长达 5 年或更长。潮热严重时可影响妇女的工作、生活和睡眠，是绝经后期妇女需要性激素治疗的主要原因。

（3）自主神经失调症状　常出现如心悸、眩晕、头痛、耳鸣、失眠等自主神经失调症状。

（4）精神神经症状　妇女常表现为注意力不易集中，并且情绪波动大，如激动易怒、焦虑不安或情绪低落、抑郁、不能自我控制等情绪症状。记忆力减退也较常见。

**2. 远期症状**

（1）泌尿生殖道症状　主要表现为泌尿生殖道萎缩症状，出现阴道干燥、性交困难及反复阴道感染，排尿困难、尿痛、尿急等反复发生的尿路感染。

（2）骨质疏松症　绝经后妇女雌激素缺乏使骨质吸收速度快于骨质生成，导致骨量快速丢失，而出现骨质疏松症。50 岁以上妇女半数以上会发生绝经后骨质疏松症，一般发生在绝经后 5~10 年内，最常发生在椎体。

（3）阿尔茨海默病　绝经后期妇女比老年男性患病风险高，可能与绝经后内源性雌激素水平降低有关。

（4）心血管病变　绝经后妇女糖脂代谢异常增加，动脉硬化、冠心病的发病风险较绝经前明显增加，可能与雌激素低下有关。

**3. 体征**　妇科检查有内外生殖器萎缩的表现。例如外阴萎缩，大、小阴唇变薄；阴道萎缩，皱襞减少，如合并感染，阴道分泌物增多，味臭；子宫颈及子宫萎缩变小；尿道口因萎缩而呈红色等。

**4. 辅助检查**

（1）血清 FSH 值及 $E_2$ 值测定　检查血清 FSH 值及 $E_2$ 值了解卵巢功能。绝经过渡期血清 FSH > 10U/L，提示卵巢储备功能下降。闭经、FSH >40U/L 且 $E_2$ <10 ~ 20pg/ml，提示卵巢功能衰竭。

（2）抗米勒管激素（AMH）测定　AMH 低至 1.1ng/ml 提示卵巢储备下降；若低于 0.2ng/ml 提示即将绝经；绝经后 AMH 一般测不出。

（3）超声检查　基础状态卵巢的窦状卵泡数减少、卵巢容积缩小、子宫内膜变薄。

（4）其他　心电图、心脏超声检查了解心血管状况。

### （三）心理 - 社会评估

围绝经期妇女因绝经综合征影响日常生活，加之工作上的失落、子女长大离家、夫妻关系紧张等事件可引起忧虑、孤独、多疑。也有部分妇女认为绝经后摆脱了妇女生理上的烦恼，反而焕发出青春的活力。评估患者近期日常活动、工作、学习相关事件，以及对患者的影响。评估患者心理状态及社会家庭支持系统。

### （四）处理原则

绝经综合征的处理原则是缓解近期症状，能早期发现和有效预防骨质疏松症、动脉硬化等老年性疾病。

### 【常见护理诊断/问题】

**1. 自我形象紊乱**　与月经紊乱，出现精神和神经症状有关。

**2. 焦虑**　与绝经综合征干扰正常生活、家庭和社会环境改变等有关。

**3. 有感染的危险** 与雌激素水平下降、泌尿生殖道抵抗力下降有关。

**【护理目标】**

（1）患者能够积极参加社会活动，正确评价自己。

（2）患者能够描述自己的焦虑心态和应对方法。

（3）患者不发生膀胱炎、阴道炎等感染。

**想一想**

张女士，47岁，$G_3P_2$。因经期延长、经量增多半年就诊。患者平素月经规律，周期28～30天，经期4～5天，量中，无痛经。自6个月前开始，无明显诱因出现月经周期18～60天，经期延长为8～12天，经量多，伴全身乏力。查体：体温36.6℃，心率76次/分，呼吸18次/分，血压90/60mmHg。实验室检查：红细胞$3.5\times10^{12}$/L，血红蛋白100g/L。妇科检查：外阴已婚已产型，阴道有暗红色血液；子宫颈已产型，无举痛；子宫体大小如常，质中，活动，无压痛；两侧附件未见异常。

答案解析

**请问：**患者目前主要的护理诊断是什么？

**【护理措施】**

**（一）一般护理**

帮助患者选择既有营养又符合饮食习惯的食物，多摄入奶制品、豆制品及钙含量丰富的食品。保证充足睡眠，必要时可使用镇静剂。鼓励患者加强体育锻炼，保持一定运动量，如散步、打太极拳、骑自行车等。鼓励患者增加社交和脑力活动，以促进正性心态。帮助患者建立适应绝经过渡期生理、心理变化的新生活形态，使其安全度过该阶段。

**（二）治疗护理**

帮助患者了解药物的适应证和禁忌证，了解用药方法、药物剂量及不良反应等，定期随访。

**1. 激素补充治疗（HRT）** 是针对绝经相关健康问题而采取的一种医疗措施，可有效缓解绝经相关症状，改善生活质量。有适应证且无禁忌证时选用。

（1）适应证 ①绝经相关症状：月经紊乱、潮热出汗、睡眠障碍、疲倦、情绪障碍，如易激动、烦躁、焦虑、紧张或情绪低落等。②泌尿生殖道萎缩相关问题：阴道干涩、疼痛，排尿困难，性交痛，反复发作的阴道炎，反复尿路感染，夜尿多，尿频和尿急。③低骨量及骨质疏松症：有骨质疏松症的危险因素（如低骨量）及绝经后骨质疏松症。

（2）禁忌证 已知或可疑妊娠、原因不明的阴道出血、已知或可疑患有乳腺癌、已知或可疑患有性激素依赖性恶性肿瘤、最近6个月内患有活动性静脉或动脉血栓栓塞性疾病、严重肝肾功能障碍、血卟啉症、耳硬化症、脑膜瘤（禁用孕激素）等。

（3）慎用情况 应根据具体病情来判定。慎用情况包括：子宫肌瘤、子宫内膜异位症、子宫内膜增生史、尚未控制的糖尿病及严重高血压、有血栓形成倾向、胆囊疾病、癫痫、偏头痛、哮喘、高泌乳素血症、系统性红斑狼疮、乳腺良性疾病、乳腺癌家族史等。

（4）制剂 主要药物为雌激素，可辅以孕激素。①雌激素制剂：原则上应选择天然制剂。常用雌激素有戊酸雌二醇、结合雌激素、尼尔雌醇、17β-雌二醇经皮贴膜等。②孕激素制剂：常用药物有醋酸甲羟孕酮、微粒化孕酮等。③组织选择性雌激素活性调节剂：如替勃龙。

（5）用药途径及方案

1）口服 是HRT时常规应用的给药途径，主要优点是血药浓度稳定，但对肝脏有一定损害，还可刺激产生肾素底物及凝血因子。用药方案有：①单用雌激素，适用于已切除子宫者。②雌、孕激素联合，适用于有完整子宫者，包括序贯用药和联合用药。两种用药方法又分周期性和连续性用药，前者每周期停用激素 5 ~ 7 天，有周期性出血，适用于年龄较轻、绝经早期或愿意有月经样定期出血者；后者连续性用药，避免周期性出血，适用于年龄较大或不愿意有月经样出血的绝经后期妇女。

2）胃肠道外途径　能缓解潮热，防止骨质疏松，避免肝脏首过效应，对血脂影响较小。①经阴道给药：常用药物有结合雌激素软膏、$E_3$栓、$E_2$阴道环等，用于治疗下泌尿生殖道局部低雌激素症状。②经皮肤给药：包括皮肤贴膜和凝胶，主要药物为17β－雌二醇。

（6）用药剂量与时间　HRT 需个体化用药，应在综合考虑绝经期具体症状、治疗目的和危险性的前提下，选择能达到治疗目的的最低有效剂量。在卵巢功能开始减退并出现相关绝经症状后即开始给予 HRT，可达到最大的治疗益处。至少每年进行 1 次个体化危险/受益评估，明确受益大于风险方可继续应用。停止雌激素治疗时，一般主张应缓慢减量或间歇用药，逐步停药，防止症状复发。

（7）副作用及危险性　应注意观察服用性激素的副作用。性激素补充治疗时可能引起子宫异常出血，多为突破性出血，必须高度重视，查明原因，必要时行诊刮，排除子宫内膜病变。其他副作用包括：雌激素剂量过大可引起乳房胀、白带多、头痛、水肿、色素沉着等；孕激素可引起抑郁、易怒、乳房痛和水肿，患者常不易耐受。长期 HRT 可增加患者子宫内膜癌、卵巢癌、乳腺癌、心血管疾病及血栓性疾病、糖尿病的发病风险。

**2. 非激素类药物**

（1）选择性 5－羟色胺再摄取抑制剂　如盐酸帕罗西汀，可有效改善血管舒缩症状及精神神经症状。

（2）维生素 D　与钙剂合用有利于钙的完全吸收。

（3）谷维素　可调节自主神经功能，缓解潮热症状。

### （三）心理护理

医护人员应与患者建立良好的相互信任的关系，认真倾听，让患者表达自己的困惑和忧虑，帮助患者及其家属了解绝经过渡期的生理和心理变化，以减轻患者焦虑和恐惧的心理，并争取家人的理解和配合，护患双方共同努力，缓解患者的症状。

### （四）健康指导

**1. 随访指导**　告知患者用药期间定期随访，主要了解 HRT 的疗效和副作用，并根据情况调整用药。用药后出现副反应时，及早就诊。

**2. 生活指导**　指导患者合理饮食、坚持锻炼，注意劳逸结合，保证充足睡眠，调整性生活，适应目前身心状况，建立健康的生活方式。

**3. 围绝经期妇女社区健康宣教**

（1）提供围绝经期妇女生理、心理变化的相关知识，使妇女对即将发生的变化有心理准备，减轻其焦虑情绪。

（2）介绍缓解和预防绝经综合征症状的方法和措施，如适当活动、补充钙质和维生素 D，降低骨质疏松症的发生率。

（3）绝经前后定期防癌检查，主要是女性生殖道肿瘤和乳腺肿瘤。

（4）积极防治围绝经期妇女常见病、多发病，如糖尿病、高血压、冠心病、肿瘤、骨质疏松症、阴道炎、子宫脱垂、尿失禁等。

（5）宣传 HRT 的有关知识。

## 护爱生命

### 激素与疾病

绝经后激素补充治疗是缓解绝经相关症状、预防或减少各种慢性病发生最有效的方法，被越来越多的女性接受，但大部分女性对医学知识了解不够，对 HRT 的认识不到位，认为激素治疗会增加乳腺癌风险，那么这到底是不是真的呢，有必要谈激素色变吗？其实，雌、孕激素不是致癌物质，如果患者没有乳腺癌存在，则不会诱发乳腺癌；如果已经存在乳腺癌，又应用了雌激素或雌孕激素，则会促进乳腺癌细胞的快速增殖。故女性在进行激素治疗前一定要进行全面的安全性检查，排除激素治疗的禁忌证后才可以进行激素治疗，另外激素治疗一定要结合个人的情况，进行个体化的治疗。所以，大家不要紧张，对正常人体而言，机体有很好的免疫力，不会轻易得癌的。

【护理评价】

（1）患者能正确评价自己，能积极参加社会活动。

（2）患者情绪稳定，无焦虑。

（3）患者接受治疗后绝经综合征的症状有所改善，未发生感染，舒适度增加。

## 目标检测

答案解析

### 选择题

A1/ A2 型题

1. 关于青春期异常子宫出血患者的处理，错误的是

A. 大量雌激素止血　　B. 调整周期

C. 大量孕激素＋睾酮止血　　D. 诱发排卵

E. 纠正贫血，改善全身情况

2. 下列不属于绝经综合征的是

A. 生殖器官逐渐萎缩　　B. 阴道分泌物增多

C. 尿频、尿失禁　　D. 潮红、潮热、出汗

E. 阵发性心动过速

3. 青春期无排卵性异常子宫出血的治疗原则是

A. 止血、减少月经量　　B. 减少月经量、调整月经周期、促排卵

C. 调整垂体和性腺功能　　D. 止血、调整月经周期

E. 止血、防止子宫内膜病变

4. 35 岁已婚妇女，近年来，月经周期 30～32 天，月经持续 10～15 天，经量时多时少。基础体温呈双相，为明确诊断需行刮宫术，时间应在

A. 月经来潮前 1 周　　B. 月经来潮 12 小时内

C. 月经第 3 天　　D. 月经第 5 天

E. 月经来潮 24 小时内

5. 关于无排卵性异常子宫出血的描述，错误的是

A. 多见于青春期和绝经过渡期　　B. 基础体温呈单相型

C. 月经周期短、规律，经量多少不定　　D. 月经前诊刮，内膜显示处于增生期

E. 青春期异常子宫出血患者治疗原则为止血、调整周期

6. 绝经过渡期异常子宫出血妇女大量阴道出血时，适宜的处理是

A. 直接应用激素治疗　　B. 行刮宫术以排除子宫器质性病变

C. 应用促排卵药物　　D. 直接行子宫切除术

E. 查血常规

7. 关于排卵性异常子宫出血的描述，错误的是

A. 常见类型包括黄体功能不足与子宫内膜不规则脱落

B. 基础体温呈单相型

C. 可表现为月经周期缩短

D. 可出现孕早期流产

E. 治疗以恢复黄体功能为目标

8. 原发性痛经的临床特点不包括

A. 以下腹部疼痛多见　　B. 见于青少年女性

C. 呈阵发性痉挛性疼痛　　D. 腹部热敷可以缓解疼痛

E. 经期结束前疼痛最剧烈

9. 患者，女，50 岁，月经紊乱半年，伴焦虑、潮热等不适。医嘱性激素治疗。患者询问护士性激素替代治疗的主要目的，以下哪项正确

A. 纠正与性激素不足的相关问题　　B. 提前绝经

C. 延后绝经　　D. 预防乳腺癌

E. 预防宫颈癌

（张煜欣）

**书网融合……**

重点回顾　　微课　　习题

# 第二十一章 计划生育妇女的护理

PPT

**学习目标**

**知识目标：**

1. **掌握** 避孕的方法、适应证、禁忌证及注意事项。
2. **熟悉** 终止妊娠的方法、适应证及注意事项；计划生育方法的选择。
3. **了解** 绝育的方法及护理。

**技能目标：**

能够指导育龄妇女选择合适的避孕方法。

**素质目标：**

具有爱心、同情心、责任心，尊重关爱妇女，保护患者隐私。

**导学情景**

**情景描述：**张女士，35岁，孕2产2，2年前已分娩一男婴。近几年不打算再生育，来医院咨询如何避孕。

**情景分析：**张女士已有2个子女，近几年不打算再生育。在选择避孕方法前，应先评估张女士的身体情况，指导其选用长效避孕方法，首选宫内节育器，如不适合放宫内节育器者，可选用短效口服避孕药、长效避孕药、避孕套等其他方法。

**讨论：**根据张女士的实际情况，应如何向其介绍合适的避孕方法？应该如何对其进行避孕的健康指导？

**学前导语：**计划生育是通过采用科学的方法实施生育调节，实现人口与经济、资源、环境和社会发展计划相适应。计划生育措施包括避孕、输卵管绝育术及避孕失败后的补救措施，其中避孕是计划生育的主要内容，护士应指导女性选择安全、有效、适宜的避孕措施，指导其正确实施避孕措施。

## 第一节 避 孕

避孕（contraception）是指采用药物、器具及利用妇女的生殖生理自然规律，使妇女暂时不受孕。主要的避孕方法有工具避孕、药物避孕和其他避孕方法（紧急避孕、安全期避孕、阴道杀精剂等）。

### 一、工具避孕

工具避孕是利用工具阻止精子与卵子结合或改变宫腔内环境干扰孕卵着床而达到避孕目的。

#### （一）宫内节育器

宫内节育器（intrauterine device，IUD）是一种安全、简便、有效、经济、可逆的避孕方法，是目前我国育龄妇女的主要避孕措施。

**【种类】**

IUD大致分为两大类。

（1）惰性 IUD　为第一代 IUD，由金属、硅胶、塑料或尼龙等惰性材料制成。由于带器妊娠率和脱落率较高，已停止生产使用。

（2）活性 IUD　为第二代 IUD，内含活性物质，如铜离子、激素、药物或磁性物质等，可以提高避孕效果，减少副作用。主要包括含铜 IUD、药物缓释 IUD、含铜含药 IUD 三类。①含铜 IUD：是目前我国临床常用的 IUD，有 T 形、V 形、宫形等多种形态，放置时间可长达 10 ~ 15 年。②药物缓释 IUD：如左炔诺孕酮 IUD（曼月乐），有效期可维持 5 年。③含铜含药 IUD：包括 γ 型含铜含吲哚美辛宫内节育器、宫型含铜含吲哚美辛宫内节育器等。

【避孕原理】

**1. 对精子和胚胎的毒性作用**　IUD 放置后引起宫腔内局部炎性反应，使宫腔液具有细胞毒性作用；带铜 IUD 释放的铜离子对精子和胚泡具有毒性作用。

**2. 干扰受精卵着床**　IUD 改变宫腔内生化环境，使子宫内膜与胚泡成熟不同步，受精卵着床受阻；含孕激素 IUD 释放孕酮，使子宫内膜腺体萎缩，间质蜕膜化，不利于受精卵着床；孕激素还可改变宫颈黏液性状使宫颈黏液变稠，不利于精子穿透。

【宫内节育器放置术】

**1. 适应证**　已婚育龄妇女自愿要求放置且无禁忌证者。

**2. 禁忌证**　①妊娠或可疑妊娠；②生殖器官炎症；③生殖器官畸形；④生殖器官肿瘤；⑤宫颈过松、重度宫颈裂伤、子宫脱垂；⑥月经过多过频或不规则阴道流血；⑦严重的全身性疾病；⑧宫腔 < 5.5cm 或 > 9.0cm；⑨人工流产术、分娩或剖宫产后疑有妊娠组织残留或感染；⑩有铜过敏史。

**3. IUD 放置时间**　①月经干净后 3 ~ 7 天且无性交；②正常分娩 42 天后且子宫恢复正常；③剖宫产术后 6 个月；④人工流产术后，宫腔深度 < 10cm；⑤哺乳期或月经延期者需排除妊娠；⑥自然流产于转经后，药物流产于 2 次月经正常后放置；⑦含孕激素 IUD 在月经第 3 天放置；⑧紧急避孕应在性交后 5 天内放置。

**4. 放置方法**　受术者排尿后取膀胱截石位；双合诊检查子宫大小、位置及附件情况；常规消毒外阴，铺无菌洞巾，充分暴露宫颈后消毒阴道、宫颈及宫颈管；以宫颈钳钳夹宫颈前唇，用子宫探针按子宫屈向探测宫底深度；用放环器将节育器推送至宫腔底部，若放置带有尾丝的节育器则在距宫颈外口 2cm 处剪断尾丝。观察无出血后即可取出宫颈钳和阴道窥器。

**5. 护理要点**

（1）术前准备　①物品准备：阴道窥器 1 个，宫内节育器 1 个，放环包（内有子宫颈钳、手术用双翼阴道扩张器、止血钳 1 把、长镊子 1 把、4 ~ 5 号宫颈扩张器各 1 根、子宫探针 1 个、放环器 1 个、剪刀 1 把），一次性臀垫，手套 1 副。②受术者准备：排空膀胱，取膀胱截石位。

（2）术后护理　术后休息 3 天，1 周内避免重体力劳动，2 周内禁止性生活和盆浴，保持外阴清洁；术后 3 天可能有少量阴道出血及下腹部不适，轻者无需处理，症状严重者及时就医；术后第 1、3、6、12 个月于月经干净后 3 ~ 7 天各复查 1 次，以后每年复查 1 次；术后 3 个月内每次行经或排便时注意有无 IUD 脱落。

【宫内节育器取出术】

**1. 适应证**　①放置期限已满需更换者；②计划再生育者或不再需避孕者；③副反应严重或出现并发症治疗无效者；④带器妊娠者；⑤改用其他避孕措施或绝育者；⑥绝经过渡期停经 1 年内者。

**2. 禁忌证**　生殖器官及盆腔急性炎症或严重的全身性疾病。

**3. 取器时间** ①月经干净后3～7天；②出血多者随时可取；③带器妊娠者于人工流产时取出；④带器异位妊娠者可于术前诊刮或术后取出。

**4. 取器方法** 常规消毒外阴、阴道及宫颈，铺无菌洞巾。有尾丝者，用血管钳夹住尾丝后轻轻牵引取出；无尾丝者，先用子宫探针探查清楚IUD位置，再用取环钩或取环器取出IUD。取器困难者，可在B超、X线引导下或借助宫腔镜取出。

**5. 护理要点** 术前准备同放置术，物品准备取环包。术后休息1天，2周内禁止性生活和盆浴，保持外阴清洁，预防感染。

**【宫内节育器副作用及护理】**

**1. 阴道流血** 多发生于放置IUD最初3个月内，主要表现为经量过多、经期延长、月经周期中点滴出血，一般无需特殊处理，3～6个月后自行好转。若需药物治疗，可遵医嘱给予前列腺素合成酶抑制剂。出血时间长者，应补充铁剂和抗生素。经上述处理无效，应考虑取出IUD，改用其他避孕方法。

**2. 腰腹酸胀感** IUD与宫腔形态大小不符时，引起子宫频繁收缩致使腰腹酸胀。轻者无需处理，重者应更换合适的节育器。

**【宫内节育器并发症及护理】** 微课

**1. 感染** 放置IUD时无菌操作不严格、IUD尾丝过长导致上行感染，明确感染者，在抗感染治疗的同时取出IUD。

**2. IUD异位** 多是由于术中操作不当造成子宫穿孔，将IUD放于子宫外。哺乳期子宫壁薄而软，极易发生子宫穿孔，操作者应谨慎。当发生IUD异位时，应经腹（包括腹腔镜）或经阴道取出IUD。

**3. IUD脱落** 多是由于IUD与宫腔形态、大小不符，放置时未将节育器放置宫底，宫颈内口松弛，经量过多等原因造成。脱落多发生于放置IUD后第1年内。

**4. IUD嵌顿或断裂** 多是由于放置IUD时损伤子宫壁，放置时间过长，绝经后取出IUD过晚，导致部分器体嵌入子宫肌壁或发生断裂。一经确诊，需尽早取出。取出困难者，应在B超或X线引导下或借助宫腔镜取出。

**5. 带器妊娠** 多见于IUD嵌顿、异位、下移者。带器妊娠易发生流产，也有妊娠至足月分娩者。一旦确诊，行人工流产终止妊娠同时取出宫内节育器。

### （二）阴茎套

阴茎套为男性避孕工具，为筒状优质薄乳胶制品，直径（mm）有29、31、33、35四种规格，顶端呈小囊状，射精时精液储留在小囊中。使用前选择合适的型号并吹气检查有无漏孔，性生活时将其套在阴茎上。排精后在阴茎尚未软缩时，捏紧套口，将阴茎从阴道中取出。

### （三）女用避孕套

女用避孕套即阴道套，是一种由聚氨酯（或乳胶）制成的宽松、柔软袋装物。开口处为一直径7cm的柔韧“外环”，套内有一直径6.5cm的“内环”（图21－1）。女用避孕套既能避孕，也能防止性疾病传播。阴道过紧、生殖道畸形、子宫Ⅱ脱垂、生殖道急性炎症、对女用避孕套过敏者，不宜使用。

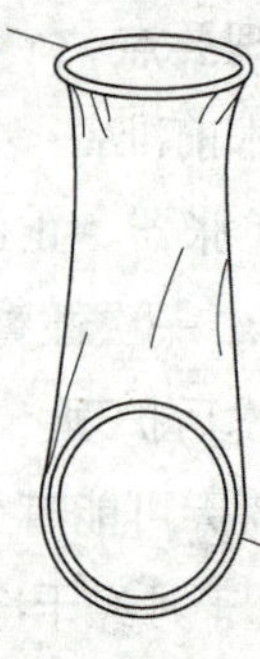

图21－1 女用避孕套

## 二、药物避孕

药物避孕也称激素避孕，是指应用甾体激素达到避孕目的，大多为人工合成由雌激素和孕激素配伍组成。

【避孕原理】

**1. 抑制排卵**　通过干扰下丘脑－垂体－卵巢轴的正常功能，抑制下丘脑释放 GnRH，使垂体分泌的 LH 和 FSH 减少；同时影响垂体对 GnRH 的反应，不出现排卵前的 LH 高峰，从而抑制排卵。

**2. 干扰受精和受精卵着床**　孕激素使宫颈黏液高度黏稠，拉丝度减小，不利于精子穿透，阻碍受精；受雌、孕激素的持续作用，输卵管的蠕动频率和分泌功能发生改变，干扰受精卵着床；改变子宫内膜的功能和形态，使子宫内膜分泌不典型，不利于受精卵着床。

【适应证与禁忌证】

**1. 适应证**　健康育龄妇女而无避孕药禁忌证者。

**2. 禁忌证**　①严重心血管疾病者；②急、慢性肝炎或肾炎；③癌前病变、恶性肿瘤、子宫或乳房肿块者；④哺乳期妇女；⑤血液病或血栓性疾病；⑥内分泌疾病，如糖尿病、甲亢；⑦月经稀少或年龄大于 45 岁者；⑧精神性疾病生活不能自理者。

【种类与用法】

常用的甾体激素避孕药包括口服避孕药、长效避孕针、缓释系统避孕药和避孕贴剂。常用药物种类及用法用量（表 21－1，表 21－2）。

**表 21－1　常用的女用甾体激素复方短效口服避孕药**

| 名称 | 雌激素含量（mg） | 孕激素含量（mg） | 剂型 | 给药途径 |
|---|---|---|---|---|
| 复方炔诺酮片（避孕片 1 号） | 炔雌醇 0.035 | 炔诺酮 0.6 | 22 片/板 | 口服 |
| 复方甲地孕酮片（避孕片 2 号） | 炔雌醇 0.035 | 甲地孕酮 1.0 | 22 片/板 | 口服 |
| 复方左炔诺孕酮片 | 炔雌醇 0.03 | 左炔诺孕酮 0.15 | 22 片/板 | 口服 |
| 复方去氧孕烯片（妈富隆） | 炔雌醇 0.03 | 去氧孕烯 0.15 | 21 片/板 | 口服 |
| 复方孕二烯酮片 | 炔雌醇 0.03 | 孕二烯酮 0.075 | 21 片/板 | 口服 |
| 炔雌醇环丙孕酮 | 炔雌醇 0.035 | 环丙孕酮 2.0 | 21 片/板 | 口服 |
| 屈螺酮炔雌醇片（优思明） | 炔雌醇 0.03 | 屈螺酮 3.0 | 21 片/板 | 口服 |
| 左炔诺孕酮/炔雌醇三相片 | | | 21 片/板 | 口服 |
| 第一相（第 1～6 片） | 炔雌醇 0.03 | 左炔诺孕酮 0.05 | | |
| 第二相（第 7～11 片） | 炔雌醇 0.04 | 左炔诺孕酮 0.075 | | |
| 第三相（第 12～21 片） | 炔雌醇 0.03 | 左炔诺孕酮 0.0125 | | |

**表 21－2　其他女用甾体激素避孕药**

| 类别 | 名称 | 雌激素含量（mg） | 孕激素含量（mg） | 剂型 | 给药途径 |
|---|---|---|---|---|---|
| 探亲避孕药 | 炔诺酮探亲避孕片 | | 炔诺酮 5.0 | 片 | 口服 |
| | 甲地孕酮探亲避孕片 1 号 | | 甲地孕酮 2.0 | 片 | 口服 |
| | 炔诺孕酮探亲避孕片 | | 炔诺孕酮 3.0 | 片 | 口服 |
| | 53 号避孕药 | | 双炔失碳酯 7.5 | 片 | 口服 |
| 长效避孕针 | 醋酸甲羟孕酮避孕针 | | 甲羟孕酮 150.0 | 针 | 肌内注射 |
| | 庚炔诺酮注射液 | | 庚炔诺酮 200.0 | 针 | 肌内注射 |
| | 复方庚炔诺酮避孕针 | 戊酸雌二醇 5.0 | 庚炔诺酮 50.0 | 针 | 肌内注射 |

续表

| 类别 | 名称 | 雌激素含量（mg） | 孕激素含量（mg） | 剂型 | 给药途径 |
|---|---|---|---|---|---|
| 皮下埋置剂 | 左炔诺孕酮硅胶棒Ⅰ | | 左炔诺孕酮36/根 | 6根 | 皮下埋植 |
| | 左炔诺孕酮硅胶棒Ⅱ | | 左炔诺孕酮75/根 | 2根 | 皮下埋植 |
| 阴道避孕环 | 甲地孕酮硅胶环 | | 甲地孕酮200.0或250.0 | 只 | 阴道放置 |
| | 左炔诺孕酮阴道避孕环 | | 左炔诺孕酮5.0 | 只 | 阴道放置 |

**1. 口服避孕药** 包括短效口服避孕药和长效口服避孕药。

（1）短效口服避孕药 以孕激素为主，辅以雌激素的复方避孕药，有单相片、双相片、三相片3种。①单相片：整个周期中雌、孕激素剂量固定。自月经周期第5天起，每晚服用1片，连服21天或22天不间断。②双相片：孕激素在前7片中剂量小，在后14片中明显增加，雌激素在整个周期中变化不大。③三相片：三相片中每一相雌、孕激素含量是根据妇女生理周期而制定不同剂量，药盒内的每一相药物颜色不同，每片药旁标有星期几，提醒服药者按箭头所示顺序服药。三相片的服药方法是每天1片，连服21天。

注意事项：若漏服应在12小时内补服1片，以免引起突破性出血或避孕失败。一般停药后2～3天出现撤药性出血，类似月经来潮，于下一次月经第5天，开始下一个周期用药。若停药7天尚无阴道出血，则当晚或第2天开始服第2周期药。

（2）长效口服避孕药 主要由长效雌激素和人工合成的孕激素配伍制成。首次最好在月经周期第5天服1片，月经周期第10天服用第二片，以后按第一次服药日每月1片。因副反应多，应用较少。

**2. 探亲避孕药** 又称速效避孕药或事后避孕药，有孕激素制剂、雌孕激素复合制剂和非孕激素制剂。服药不受月经周期时间的限制，探亲前1天或当天中午服用1片，以后每晚服用1片，连续服用10～14天。若已服14天而探亲期未满，可改服短效口服避孕药直至探亲结束。由于剂量大，现在很少使用。

**3. 长效避孕针** 目前供应有单孕激素制剂和雌、孕激素复合制剂两种。单孕激素制剂适用于哺乳期妇女避孕，每3个月肌注1支。雌、孕激素复合制剂每月肌注1次，首次使用于月经周期第5天和第12天各肌注1支，第2个月起于每次月经周期第10～12天肌注1支，一般在注射后12～16天月经来潮。

**4. 缓释避孕药** 是指控制药物释放制剂，是将避孕药（主要是孕激素）与具有缓释性能的高分子化合物相结合制成各种剂型，一次给药在体内持续、恒定、缓慢释放，达到长效避孕效果。

（1）皮下埋植剂 是将左炔诺酮制成硅胶棒，埋于育龄妇女的上臂皮下，恒定缓慢地向血液循环中释放左炔诺酮，产生避孕效果。药物不含雌激素，不影响乳汁质量，可用于哺乳期妇女。

注意事项：皮下埋植时间应在月经来潮7天内，局麻后在上臂内侧作皮下扇形插入，放置24小时后即可发挥避孕作用，一组埋植剂有效期为5年。副作用主要有不规则少量阴道流血或点滴出血，少数患者出现闭经，一般3～6个月后逐渐减轻或消失。

（2）缓释阴道避孕环 是以硅胶为载体携带甾体激素避孕药，制成环状放于阴道，阴道黏膜上皮直接吸收药物，产生避孕作用。国产的硅胶阴道环也称甲硅环，一次放置避孕1年，经期不需取出。

（3）微球和微囊避孕针 是一种新型缓释系统避孕针，采用具有生物降解作用的高分子聚合物与甾体激素避孕药混合或包裹制成。将其注入皮下，药物缓慢恒定释放，载体在体内降解、吸收，无需取出。每3个月皮下注射一次，可避孕3个月。

（4）避孕贴剂 是一种外用的缓释系统避孕药。避孕药储存在贴剂中，贴于皮肤后，按一定的药物浓度和比例释放，通过皮肤吸收发挥避孕作用。贴片于月经周期第1天使用，每周1贴，连用3周，停药1周。

【药物副作用及处理】

**1. 类早孕反应**　服药后出现食欲减退、恶心、呕吐、困倦、头晕、乳房胀痛等类似早孕反应。轻者不需处理，坚持服药数日后可自行缓解；严重者按医嘱口服药物。

**2. 不规则阴道流血**　多因漏服或不定时服药、服药方法错误等所致。若点滴出血，则不需处理；若出血量稍多，可每晚加服炔雌醇 1 片，与避孕药同时服用至 22 天停药；阴道流血量多，应停止用药，在流血第 5 天再开始下一周期用药，或更换避孕药。

**3. 月经减少或停经**　绝大多数停经者，在停药后月经能恢复。若停药后月经仍不来潮，应在停药第 7 天开始服用下一周期避孕药。若连续发生 3 个月停经者，应停药观察。

**4. 体重增加**　少数妇女较长时间服用避孕药出现体重增加，一般无需特殊处理，症状严重者改用其他避孕措施。

**5. 色素沉着**　极少数妇女颜面部出现蝶形淡褐色色素沉着，停药后多数可自行消退或减轻。

**6. 其他**　偶可出现头痛、乳房胀痛、复视、皮疹、皮肤瘙痒等，可对症处理，严重者应停药。

## 三、其他避孕方法

### （一）紧急避孕

紧急避孕是指在无保护性生活或避孕失败后的几小时或几天内，妇女为防止非意愿妊娠而采取的避孕方法。紧急避孕不能代替常规避孕而作为常用避孕方法，护士应加强宣传与指导，保护妇女生殖健康。

紧急避孕常用方法包括口服紧急避孕药和放置宫内节育器。紧急避孕药主要有：①激素类，如左炔诺孕酮片，在无保护性性生活后 3 天（72 小时）内首剂 1 片，12 小时后再服 1 片；②非激素类，米非司酮在无保护性性生活后 5 天（120 小时）内口服，单次服用 10mg。宫内节育器一般选用采用含铜 IUD，在无保护性生活后 5 天内放置，避孕有效率达 95% 以上。

### （二）安全期避孕

安全期避孕也称自然避孕法，是指根据妇女的自然生理规律，不用任何避孕药物或器具，在月经周期中的不易受孕期（安全期）进行性交来达到避孕的目的。月经周期规则的育龄女性，排卵多在下次月经前 14 天左右，排卵前后 4 ~ 5 天内是易受孕期，其余时间不易受孕则为安全期。此方法受多种因素影响，安全期避孕失败率高，不宜采用。

### （三）阴道杀精剂

阴道杀精剂的主要成分是壬苯醇醚，具有高效快速的杀精能力。目前常用的有栓剂、胶胨、片剂和避孕药膜。性生活前 5 ~ 10 分钟放置女性阴道深处，待其溶解后即可性交。

# 第二节　输卵管绝育术

女性绝育法是指女性通过手术或药物达到永远不生育的目的。主要的方法有经腹输卵管绝育术和经腹腔镜输卵管绝育术。

## 一、经腹输卵管绝育术

【适应证】

（1）自愿接受绝育手术且无禁忌证者。

(2) 患有严重心脏病、肝脏疾病等全身疾病不宜生育者。

(3) 患遗传性疾病不宜生育者。

【禁忌证】

(1) 急性生殖道和盆腔感染，腹部皮肤感染者。

(2) 全身状况差不能耐受手术者，如心力衰竭、失血性休克等。

(3) 24 小时内两次间隔 4 小时测量体温≥37.5℃。

(4) 严重的神经官能症。

(5) 各种疾病急性期。

【手术时间】

(1) 非孕妇女月经干净后 3～7 天为宜。

(2) 人工流产或分娩后宜在 48 小时内手术，剖宫产实施同时即可做绝育术。

(3) 哺乳期或闭经妇女绝育须先排除妊娠。

【手术方法】

**1. 受术者准备** 排空膀胱，取仰卧位，常规消毒，铺巾。

**2. 切口** 取下腹正中耻骨联合上两横指（4cm）处作 2cm 纵切口，产后则在宫底下 2cm 处做纵行切口。依次打开腹壁进入腹腔。

**3. 提取输卵管** 术者先用左手伸入腹腔，沿宫底后方宫角处滑向一侧，达到卵巢或输卵管后，右手持弯头无齿卵圆钳提取输卵管，再以两把短无齿镊交替夹取输卵管直至暴露出其伞端，确认输卵管无误，同时检查卵巢有无异常。

**4. 结扎输卵管** 主要有抽芯包埋法、压挫结扎切断法两种方法。目前我国主要采用抽芯包埋法，具有血管损伤少、并发症少、成功率高等优点。具体方法：选择输卵管峡部背侧浆膜下注入 0.5% 利多卡因液或 0.9% 氯化钠溶液 1ml，再将浆膜层纵行切开，用弯蚊钳游离出该段输卵管约 2cm，再用两把弯蚊钳夹住其两端，切除其间的输卵管 1～1.5cm，用 4 号丝线分别结扎两断端，1 号丝线连续缝合浆膜，将近端包埋于输卵管系膜内，远端留在系膜外。检查无出血后，送回腹腔。同法处理对侧输卵管。

【术后并发症及处理】

**1. 出血或血肿** 因手术时动作粗暴，过度牵拉、钳夹而损伤输卵管或其系膜，或是因为创面血管结扎不紧或漏扎。一旦发生，立即止血后再缝合。

**2. 感染** 多因手术指征掌握不严格、未严格执行无菌操作所致。术前要严格掌握手术适应证和禁忌证，术中严格执行无菌操作原则。一旦发生感染，立即对症处理。

**3. 脏器损伤** 多因操作不熟练、粗暴或解剖关系辨认不清导致膀胱、肠管损伤。一旦损伤应立即修补，并加强术后观察。

**4. 绝育失败** 即绝育术后再孕。主要由于绝育方法本身缺陷、手术操作技术误差引起。应注意异位妊娠的可能。

## 二、经腹腔镜输卵管绝育术

【适应证】

同经腹输卵管绝育术。

【禁忌证】

腹腔粘连、心肺功能不全、膈疝等，余同经腹输卵管绝育术。

【手术方法】

（1）采用局麻、连续硬膜外麻醉或全身静脉麻醉。常规消毒腹部皮肤，于脐孔下缘作1cm横弧形切口，将气腹针刺入腹腔，充气（$CO_2$）2～3L，形成气腹后，改为头低仰卧位，插入套管，置入腹腔镜。

（2）在腹腔镜直视下用弹簧夹钳夹或硅胶环套于输卵管峡部，中断输卵管通道。也可采用双极电凝法烧灼输卵管峡部1～2cm。

（3）排出腹腔内气体，取出套管，缝合腹壁切口，手术结束。

## 三、输卵管绝育术妇女的护理

【护理评估】

### （一）健康史

询问受术者的年龄、月经史、婚育史，了解过去和现在有无手术禁忌证，注意了解有无药物过敏史、其他腹腔手术史等。

### （二）身体评估

**1. 生命体征和全身一般情况**　妇科检查注意有无内外生殖器官及盆腔急慢性炎症及肿瘤等。

**2. 辅助检查**　血、尿常规，出凝血时间，血小板计数，肝、肾功能等检查。

### （三）心理－社会评估

评估受术者及其配偶对绝育术的认知程度；了解受术者对手术的心理反应，是否担心手术对今后个人生活质量、夫妻生活及家庭生活有负面的影响。

【常见护理诊断/问题】

**1. 恐惧**　与缺乏手术相关知识有关。

**2. 感染**　与手术操作、出血有关。

【护理目标】

（1）患者能简单叙述手术过程及术后注意事项等，恐惧感减轻或消失。

（2）患者无感染发生。

【护理措施】

### （一）术前护理

**1. 做好术前准备**　协助医生了解有无手术禁忌证，完成各项术前准备工作，如器械、敷料、腹部手术备皮、药物过敏试验等。

**2. 心理护理**　主动与受术者交流，使其消除对手术的恐惧心理，了解手术过程及术后情况，能轻松愉快接受手术，并主动配合。

### （二）术后护理

（1）卧床休息，密切观察受术者生命体征，评估有无腹痛、内出血或脏器损伤等征象。如无不适，数小时后可下床活动。

（2）保持腹部切口敷料干燥、清洁。

（3）鼓励受术者及早排尿。

（4）做好健康指导，告知受术者术后休息3～4周，禁止性生活1个月。

## 第三节　终止妊娠

因意外妊娠、疾病等原因不宜继续妊娠者需要终止妊娠，是避孕失败后的补救措施。终止妊娠的方法包括手术流产、药物流产和中期妊娠引产。

### 一、手术流产

手术流产是采用手术方法终止妊娠，包括负压吸引术和钳刮术。

**【适应证】**

（1）妊娠早期要求终止妊娠而无禁忌证者。

（2）因各种疾病不宜继续妊娠者。

（3）负压吸引术适用于妊娠10周内。

（4）钳刮术适用于妊娠10～14周。

**【禁忌证】**

（1）生殖器官急性炎症。

（2）各种慢性疾病急性发作期和各种急性传染病。

（3）全身状况不良不能耐受手术。

（4）术前当日两次体温均在37.5℃以上。

**【物品准备】**

阴道窥器1个，宫颈钳1把，子宫探针1个，宫颈扩张器1套，不同型号吸管各1个，有齿卵圆钳2把，刮匙1把，长镊子2个，弯盘1个，洞巾1块，无菌手套1副，纱布2块，棉球若干，0.5%聚维酮碘液，人工流产负压电吸引器。

**【操作方法】**

**1. 负压吸引术**

（1）体位及消毒　受术者排空膀胱后取膀胱截石位，常规消毒外阴和阴道，铺巾。行双合诊复查子宫位置、大小及附件情况。用阴道窥器扩张阴道、暴露宫颈并消毒。

（2）探测宫腔、扩张宫颈　宫颈钳夹持宫颈前唇或后唇，用子宫探针探测子宫屈向和深度。用宫颈扩张器扩张宫颈管，由小到大依次扩张至比选用的吸管大半号或1号。

（3）负压吸引　连接好吸管试吸无误后，将吸管插入宫腔，按顺时针方向吸引宫腔1～2周，负压一般控制在400～500mmHg。当感觉子宫缩小、子宫壁有粗糙感、吸管头部移动受阻时，表示已吸干净。再用小刮匙轻刮宫腔1周，尤其是宫底及两侧宫角，检查宫腔是否吸净。仔细检查有无绒毛及胚胎组织，肉眼观有异常者送检。

**2. 钳刮术**　适用于妊娠10～14周。由于胎儿较大，为保证钳刮术顺利进行，必须要充分扩张宫颈管。术前口服、肌注或阴道放置扩张宫颈药物，如前列腺素制剂，可使宫颈软化扩张。宫颈扩张充分后，用卵圆钳顺子宫屈向进入宫腔，夹破胎膜使羊水流尽，再酌情应用催产素。钳夹胎儿及胎盘，必要时刮宫腔1周，检查钳出物是否完整，必要时送病理检查；检查是否出血。

【并发症及处理】

**1. 人工流产综合反应** 也称人工流产综合征，受术者在术中或手术刚结束时出现恶心、呕吐、心动过缓、心律不齐、血压下降、面色苍白、头晕、甚至出现昏厥和抽搐等迷走神经兴奋表现。主要的预防措施为扩张宫颈时操作要轻柔，切忌用力过猛；吸宫时注意掌握适当负压，吸净宫腔后不反复吸刮宫壁。一旦发生，立即停止手术，给予氧气吸入，静脉注射0.5~1mg阿托品，症状多可缓解。

**2. 子宫穿孔** 是手术流产的严重并发症。多见于哺乳期子宫、瘢痕子宫、子宫过度倾屈或畸形者及操作技术不熟练等。表现为手术时突然感到无宫底感觉，或手术器械进入深度超过原来所测的深度。一旦发生应立即停止手术，使用催产素和抗生素，密切观察受术者的生命体征，腹痛情况及有无内出血等征象。若发现内出血增多或怀疑腹内脏器损伤，应立即行剖腹探查术或腹腔镜探查术准备。

**3. 吸宫不全** 是手术流产常见并发症。主要表现为术后阴道流血超过10天，血量过多，或出血减少后又有多量出血。一旦确诊，应再次行清宫术。

**4. 漏吸** 未能吸出胚胎或胎盘绒毛组织，主要与子宫畸形、子宫过度屈曲以及术者操作技术不熟练等有关。应重新探查宫腔，再行吸宫术。

**5. 术中出血** 多由于妊娠月份较大、子宫收缩欠佳等原因所致。在扩张宫颈管后注射催产素，及时清除宫腔内残余组织。

**6. 术后感染** 多由于吸宫不全或流产后过早性交、器械消毒不严及术中无菌操作不规范所致。主要表现为发热、腹痛、白带增多异味、阴道不规则出血等。治疗包括半卧位休息，全身支持疗法，应用广谱抗生素。

**7. 远期并发症** 宫颈粘连、宫腔粘连、月经不调、慢性盆腔炎、继发性不孕等。

【护理要点】

（1）协助术者了解有无手术禁忌证；做好受术者的心理护理；积极准备手术用物。

（2）保持外阴清洁，术后禁止性生活、盆浴1个月。

（3）吸宫术术后休息2周，钳刮术术后休息4周。

（4）有发热、腹痛、阴道流血持续不净或增多者，应及时就诊。

（5）指导夫妻双方选择合适的避孕措施。

**护爱生命**

**爱护生命、避免流产**

人工流产是避孕失败后的补救，无论是手术流产还是药物流产，都可能会对女性的身体造成损害，引发输卵管阻塞、子宫穿孔、宫腔粘连、子宫内膜异位症等并发症，还可能导致女性继发不孕，多次重复人工流产导致并发症及继发不孕的风险更高。有人工流产史特别是多次人工流产的妇女即使怀孕，也会增加自然流产、早产、胎盘异常等不良妊娠结局的发生风险，危害母婴安全。女性应该学会保护自己，爱护生命，如果不想怀孕必须要做好避孕措施，不要等到意外怀孕再选择人工流产来解决问题。

## 二、药物流产

药物流产是用药物终止早期妊娠的方法。常用的药物是米非司酮片和米索前列醇联合应用，米非司酮是孕激素拮抗剂，能和孕酮竞争受体，阻断孕酮活性使妊娠终止。米索前列醇是前列腺素衍化物，具有兴奋子宫、诱发子宫收缩和软化宫颈作用。

【适应证】

（1）妊娠 <7 周，确诊为宫内妊娠者，本人自愿要求使用药物终止妊娠者。

（2）手术流产的高危对象，如瘢痕子宫、多次流产手术及严重骨盆畸形等。

（3）对手术流产有恐惧心理者。

【禁忌证】

**1. 使用米非司酮的禁忌证** 内分泌疾病、肝或肾功能异常、血液病、血栓性疾病等。

**2. 使用前列腺素药物的禁忌证** 心血管疾病、青光眼、哮喘、癫痫等。

**3. 其他** 过敏体质、异位妊娠、带器妊娠、妊娠剧吐等。

【用药方法】

**1. 顿服法** 用药第 1 天顿服米非司酮 200mg，第 3 天早上口服米索前列醇 0.6mg。

**2. 分服法** 米非司酮 150mg 分次口服，第 1 天早上服 50mg，8 ~ 12 小时后再服 25mg，第 2 天早、晚各服 25mg，第 3 天上午 7 时再服 25mg。每次服药前后至少空腹 1 小时。于第 3 天服用米非司酮 1 小时后，口服米索前列醇 0.6mg。

【护理要点】

**1. 护理评估** 用药前详细评估孕妇健康史及身心状况，排除禁忌证。

**2. 用药指导** 指导孕妇掌握用药的方法，说明用药注意事项及不良反应。

（1）药物在空腹或进食 2 小时后，温水服药。

（2）服药后少数孕妇会出现恶心、呕吐或腹泻等症状，大多会自行消失。

（3）服药后会出现少量阴道流血，注意观察流血量及有无排出物，如见有组织排出应及时送医院就诊。

（4）药物流产失败、阴道流血过多或不全流产者，需行清宫术。

**想一想**

杨女士，25 岁，因“停经 45 天，晨起恶心、呕吐 4 ~ 5 天，自己在家测早孕试纸，显示出现两条红线，怀疑怀孕”来妇产科门诊就诊。行 B 超检查后，确诊为宫内早孕。杨女士暂时不想要小孩，想做药物流产。

**请问：** 应如何向杨女士介绍药物流产的适应证及注意事项？

答案解析

## 三、中期妊娠引产术

中期妊娠引产可采用依沙吖啶引产和水囊引产。依沙吖啶是一种强力的杀菌剂，注入羊膜腔内或羊膜外宫腔内，能刺激子宫收缩，也能使胎儿中毒死亡。

【适应证】

（1）妊娠 13 ~ 28 周，要求终止妊娠而无禁忌证者。

（2）孕妇因某种疾病不宜继续妊娠者。

（3）孕期检查发现胎儿畸形者。

【禁忌证】

（1）急、慢性肝肾疾病和肝肾功能不全者。

（2）各种疾病的急性阶段。

（3）生殖器官急性炎症，如阴道炎、盆腔炎、穿刺部位皮肤感染等。

（4）剖宫产术或肌瘤挖出术2年内、瘢痕子宫、宫颈陈旧性裂伤等。

（5）术前1天内2次体温≥37.5℃。

【物品准备】

**1. 羊膜腔内注入法** 卵圆钳2把，7号或9号腰椎穿刺针1个，弯盘1个，5ml及50ml注射器各1个，洞巾1块，纱布4块，棉球若干，0.5%聚维酮碘液，0.2%依沙吖啶25～50ml，无菌手套1副，胶布。

**2. 宫腔内羊膜腔外注入法** 长镊子2把，阴道窥器1个，宫颈钳1把，敷料镊2把，橡皮导尿管1根，5ml及50ml注射器各1个，洞巾1块，布巾钳2把，纱布6块，棉球若干，0.5%聚维酮碘液，0.2%依沙吖啶25～50ml，无菌手套1副，药杯，10号丝线。

【操作方法】

**1. 羊膜腔内注射法** ①体位：孕妇取平卧位。②确定穿刺点：将宫底与耻骨联合中点、腹中线偏外侧1cm处，或胎儿肢体侧、囊性感最明显处作为穿刺点。可用B超进行定位。③消毒铺巾：以穿刺点为中心，常规消毒，铺无菌巾。④穿刺注药：用腰椎穿刺针自穿刺点皮肤垂直进针，注入0.2%依沙吖啶液25～50ml。⑤退出穿刺针：拔出穿刺针，局部消毒，纱布压迫数分钟后，胶布固定。

**2. 羊膜腔外宫腔内注入法** ①体位：孕妇排空膀胱后取膀胱截石位。②消毒铺巾：常规消毒，铺无菌巾。③暴露宫颈：用阴道窥器暴露宫颈及阴道，再次消毒阴道及宫颈，用宫颈钳钳夹宫颈前唇。④插入导尿管：无菌导尿管轻柔缓慢地插入子宫壁与胎囊之间。⑤注入药液：将0.2%依沙吖啶液25～50ml的注射器接于导尿管外口上，缓慢推入药液，折叠并结扎外露的导尿管，置入阴道穹隆处并填塞纱布，24小时后取出纱布及导尿管。

【术后并发症及处理】

**1. 全身反应** 偶有在24～48小时内体温升高，一般不超过38℃。

**2. 阴道流血** 80%受术者出现阴道流血，量少于100ml。

**3. 胎盘胎膜残留** 疑有胎盘胎膜残留，可行清宫术。

**4. 感染** 发生率低，一旦发生感染征象，应立即处理。

【护理要点】

（1）术前协助术者了解有无药物或手术引产禁忌证；积极准备好药物、手术环境及用物。

（2）术后观察宫缩及阴道流血情况，若发现异常情况应及时报告，配合手术者急救处理。

（3）术后注意休息，6周内禁止性生活、盆浴，保持外阴清洁卫生。

（4）若出院后出现发热、腹痛及阴道流血量多者，均应及时就诊。

（5）指导选择合适的避孕措施。

**看一看**

### 水囊引产

水囊引产是将无菌水囊放置于子宫壁和胎膜之间，向囊内注入适量无菌生理盐水，增加宫内压和机械性刺激宫颈管，诱发和引起子宫收缩，促使胎儿和胎盘排出的终止妊娠方法。

水囊引产的操作方法为孕妇排尿后取膀胱截石位，常规消毒外阴及阴道，铺无菌巾，用阴道窥器暴露宫颈及阴道，再次消毒阴道及宫颈，用宫颈钳钳夹宫颈前唇，并用宫颈扩张器扩张宫颈，用敷料镊将无菌水囊轻柔缓慢地插入子宫壁与胎膜之间，将整个水囊放入为止。用注射器向囊内缓慢注入无菌生理盐水，盐水内注入几滴亚甲蓝。按每妊娠月100ml注入计算，最多不超过500ml。注液完毕，折叠导尿管扎紧后置于阴道穹隆，填塞纱布。手术结束。

## 第四节　计划生育方法的选择

**1. 新婚夫妇**　新婚夫妇受孕机会最多，如果暂时无怀孕计划，可以选择简单、短效、能够迅速恢复生育能力的避孕方法。如短效口服避孕药、外用避孕药、避孕套。

**2. 哺乳期妇女**　选用不影响乳汁质量及婴儿健康的避孕方法，首选男用阴茎套，不宜选用甾体激素避孕药。

**3. 生育后夫妇**　已有子女的夫妇，若要求较长时间的避孕，首选宫内节育器；不适合放宫内节育器者，可选用口服短效口服避孕药、长效避孕药避孕套等方法。

**4. 围绝经期妇女**　围绝经期女性卵巢功能逐渐衰退，生育力下降，但卵巢还会不规则地排卵，仍有怀孕的可能，应坚持避孕到完全绝经为止。可选的避孕方法包括避孕套（配合润滑剂），宫内节育器（原使用者可继续使用，并于绝经1年内取出），外用避孕药等。

**练一练**

患者，女，32岁，患有滴虫阴道炎。近来月经不规则，前来咨询避孕措施，护士应指导其选用（　）

A. 口服避孕药　　B. 长效避孕针　　C. 安全期避孕

D. 阴茎套　　E. 宫内节育器

答案解析

## 目标检测

答案解析

### 选择题

**A1/A2型题**

1. 下列哪项不适于药物流产

A. 带宫内节育器妊娠　　B. 瘢痕子宫

C. 畸形子宫　　D. 哺乳期

E. 宫颈坚韧

2. 人工流产吸宫术适用于妊娠

A. 6周内　　B. 8周内　　C. 10周内　　D. 12周内　　E. 14周内

3. 输卵管结扎部位是输卵管的

A. 间质部　　B. 峡部　　C. 壶腹部　　D. 伞部　　E. 漏斗部

4. 下述不是宫内节育器并发症的是

A. 感染　　B. 节育器异位

C. 节育器脱落　　D. 带器妊娠

E. 血肿

5. 紧急避孕可采用的方法是

A. 避孕套　　B. 放置宫内节育器
C. 服用米索前列醇　　D. 皮下埋植避孕
E. 阴道隔膜

6. 下列避孕方法中，失败率最高的是
A. 口服短效避孕药　　B. 放置宫内节育器
C. 安全期避孕　　D. 避孕套避孕
E. 阴道隔膜

7. 某产妇，30 岁，产后 2 个月，母乳喂养，产妇需求对避孕方式进行指导，最适宜的避孕方法是
A. 长效口服避孕药　　B. 短效口服避孕药
C. 安全期避孕　　D. 避孕套
E. 探亲避孕药

8. 患者，女，27 岁，已婚未孕育，来院咨询常用的避孕方法，你认为最不恰当的是
A. 应用阴道隔膜　　B. 放置宫内节育器
C. 应用阴茎套　　D. 口服避孕药
E. 进行输卵管结扎

9. 王女士，36 岁，$G_2P_1$ 使用药物避孕，其口服第一片短效口服避孕药的时间是月经来潮的
A. 第 3 天　　B. 第 5 天　　C. 第 10 天　　D. 第 14 天　　E. 第 21 天

10. 患者，女，35 岁。入院行经腹腔镜输卵管绝育术，术前护士发现以下哪种情况需及时告知医生考虑更改手术时间
A. 体温 38.5℃　　B. 脉搏 60 次/分
C. 呼吸 22 次/分　　D. 血压 130/88mmHg
E. 血红蛋白 120g/L

（蒋　佩）

书网融合……

重点回顾　　微课　　习题

# 第二十二章　妇产科常用护理操作技术

PPT

**学习目标**

**知识目标：**

1. **掌握**　妇产科常用护理操作技术的目的、适应证；操作方法的要领。
2. **熟悉**　妇产科常用护理操作技术的物品准备及护理要点。

**技能目标：**

能够根据临床需要熟练进行护理技术操作。

**素质目标：**

具有爱心、同情心、责任心。在操作过程中，动作轻柔，尊重关爱妇女，保护患者隐私。

## 导学情景

**情景描述：**李女士，35岁，$G_2P_1$，有糖尿病病史5年，近2个月来出现外阴奇痒，分泌物增多、呈白色豆腐渣样。妇科检查：外阴有抓痕，黏膜上附有白色膜状物。辅助检查：见假丝酵母菌的芽孢及菌丝。

**情景分析：**结合李女士的临床表现和检查结果，可诊断为外阴阴道假丝酵母菌病。该病为女性常见的阴道炎症，主要临床表现为出现白色稠厚凝乳状或豆腐渣样的白带。治疗包括口服或局部使用抗真菌药物，护士应指导患者正确使用药物，达到治疗的目的。

**讨论：**需要给予该产妇何种妇产科常用护理技术？在实施该技术时，有哪些护理要点？

**学前导语：**妇产科常用护理操作技术包括会阴擦洗、会阴湿热敷、阴道冲洗、阴道或宫颈上药和坐浴。护士应该根据患者的情况选择适宜的护理技术，达到预防感染、控制和治疗炎症、促进伤口愈合等目的。实施过程中，操作规范，动作轻柔，保护患者隐私，提供人文关怀。

## 第一节　会阴擦洗

会阴擦洗是利用消毒液对会阴部进行擦洗和消毒的技术，以保持会阴及肛门局部清洁，预防和减少生殖道、泌尿道的逆行感染，是妇科临床护理操作中常用的护理技术之一。

**【目的】**

保持会阴清洁，预防感染，促进舒适和伤口愈合。

**【适应证】**

（1）产后会阴部有伤口。

（2）妇科或产科手术后留置导尿管者。

（3）会阴部手术术后患者。

（4）长期卧床、生活不能自理的患者。

【物品准备】

会阴擦洗包（内有弯盘2个、无菌镊子或卵圆钳2把、无菌纱布、无菌棉球若干），治疗巾或一次性垫单1块，一次性手套1副，便盆1个，水温计1支。据患者病情选择合适的溶液500ml，调节水温，临床常用1∶5000高锰酸钾溶液、0.025%碘伏溶液、2.5%乳酸、2%～4%碳酸氢钠溶液等。

【操作方法】

（1）核对患者的床号、姓名，评估患者会阴情况，向其说明会阴擦洗的目的、方法，取得理解和配合。

（2）嘱患者排尿，关闭门窗，用屏风遮挡。

（3）协助患者摆体位，护士站在患者右侧，协助患者屈膝仰卧，双腿略外展，将对侧裤腿脱下，放于近侧腿上，对侧腿用盖被遮挡保暖，暴露会阴部。

（4）在患者臀下垫治疗巾以保护床单。

（5）行会阴擦洗　操作者戴一次性手套，将会阴擦洗包打开后置于两腿间，双手持钳擦洗会阴部，一般擦洗3遍。第1遍自上而下，由外而内，先对侧后近侧。按照阴阜→大腿内上1/3→大阴唇→小阴唇→会阴及肛门的顺序擦洗。初步擦去外阴的血迹、分泌物等。第2、3遍以会阴切口或尿道口为中心，由内向外，自上而下，先对侧后近侧。每擦洗一个部位更换一个棉球，以防止伤口、尿道口、阴道口被污染。

（6）操作结束后，协助患者穿衣裤，取舒适体位，撤去臀下橡胶单和治疗巾。

（7）整理用物，洗手，记录。

【护理要点】

（1）操作中动作轻柔，严格执行无菌原则。

（2）擦洗时注意观察会阴部及伤口情况，有无红肿、分泌物性质和伤口的愈合情况；如有异常，及时报告医生并做好相关记录。

（3）擦洗时应该掌握由上到下的原则，凡是擦过肛门的棉球和卵圆钳均不可再用。

（4）留置尿管的患者，应注意尿管是否通畅，避免脱落、打结或牵拉。

**看一看**

### 中药会阴擦洗

产后会阴侧切伤口使用中药擦洗和中药熏洗法，能缓解疼痛、促进伤口的愈合、缩短愈合时间及提高产妇满意度。操作方法如下。

1. 取苦参20g、蛇床子20g、鹤虱草30g、白鲜皮30g、黄柏20g、土槿皮20g、地肤子30g、蒲公英30g、蛇舌草30g，加水用文火煎后用冰片10g冲入烊化，煎至500～600ml，去渣后灌入消毒后的容器内备用。

2. 嘱产妇排便后清洗外阴及伤口。

3. 将煎好的药液部分倒入治疗碗中冷却至38～41℃，泡入无菌大棉球6～8个。

4. 给产妇进行会阴切口擦洗，每日2次。

5. 把剩余药液加入适量开水放入熏洗盆中，让产妇先坐在熏洗架上熏蒸。待药液温度适宜时，将会阴部放入药液中浸泡几分钟，然后再清洗，每次熏洗时间约30分钟，每天2～3次。

指导产妇熏洗时可用浴巾或小毛毯围住腰臀部，以防蒸汽散失。熏洗过程中注意安全。

## 第二节　会阴湿热敷 微课

会阴湿热敷是应用热原理及药物化学反应直接接触患区，促进局部血液循环，增强局部白细胞吞噬作用和组织活力的一种护理技术。

**【目的】**

促进局部血液循环，加强组织再生，消炎、消肿、止痛，以促进伤口愈合。

**【适应证】**

（1）会阴部水肿及会阴血肿的吸收期。

（2）会阴伤口硬结及早期感染等。

**【物品准备】**

治疗碗2个，无菌镊2把，无菌纱布若干，无菌治疗巾，棉签若干，医用凡士林，热水袋或红外线灯，热敷溶液常用95%乙醇或50%硫酸镁溶液。

**【操作方法】**

（1）核对患者的床号、姓名，向其说明会阴湿热敷的目的、方法和效果，取得理解和配合。

（2）嘱患者排空膀胱，协助患者松解衣裤，暴露会阴部，臀下铺治疗巾。

（3）热敷部位先涂一薄层凡士林，盖上无菌纱布，再轻轻敷上热敷溶液中的温纱布，外面覆盖棉布垫保温。

（4）每3~5分钟更换一次热敷垫，热敷时间15~30分钟。可将热水袋置于棉布垫外保温，减少敷料更换次数，或使用红外线灯照射。

（5）热敷完毕，移去敷料，观察热敷部位皮肤，用纱布擦净皮肤上的凡士林。

（6）撤去治疗巾，协助患者穿好衣裤，整理床单位。

（7）整理用物，洗手，记录。

**【护理要点】**

（1）会阴湿热敷应在行会阴擦洗、清洁局部伤口后进行。

（2）湿热敷的温度一般为41~46℃。

（3）湿热敷面积应为病损面积的2倍。

（4）湿热敷过程中注意观察患者的反应，对休克、昏迷及术后皮肤感觉不灵敏的患者应密切观察，警惕烫伤。

（5）湿热敷过程中，护理人员应随时评价热敷效果，为患者提供生活护理。

**想一想**

王女士，28岁，自然分娩，产后2天，主诉会阴疼痛，水肿明显。

**请问：**（1）护士应该采用哪种护理技术以减轻会阴水肿？

（2）在实施该护理技术时，有哪些护理要点？

答案解析

## 第三节　阴道冲洗

阴道冲洗是利用消毒液对阴道进行清洗的技术。通过阴道冲洗使宫颈和阴道保持清洁，避免子宫切除过程中阴道和盆腔相通、细菌或病原体进入盆腔引起感染，以减少术后阴道残端炎症等并发症。

**【目的】**

清洁阴道，减少阴道分泌物，促进血液循环，缓解局部充血，达到控制和治疗炎症的目的。

**【适应证】**

（1）各种阴道炎、宫颈炎的治疗。

（2）子宫切除术前或阴道手术前的常规阴道准备。

**【物品准备】**

一次性阴道冲洗器1个（带有控制冲洗压力和流量的调节开关）、阴道窥器1个、弯盘1个、卵圆钳1把、无菌棉球和纱布若干、一次性手套1副、治疗巾或一次性垫巾各1块、水温计1支、输液架1个、便盆1个。冲洗液（常用的溶液有0.02%碘伏溶液、0.1%苯扎溴铵溶液、生理盐水、2%～4%碳酸氢钠、0.5%醋酸、1%乳酸、4%硼酸溶液、1∶5000高锰酸钾）。

**【操作方法】**

（1）核对患者的床号、姓名，向其说明阴道冲洗的目的和方法，取得理解和配合。

（2）嘱患者排空膀胱，协助患者上检查床，取膀胱截石位，臀下铺治疗巾，放置便器。

（3）根据患者的病情配置冲洗液500～1000ml，将装有冲洗液的阴道冲洗器挂于床旁输液架上，其液面距离床沿60～70cm，排去管内空气，试水温（41～43℃）适当后备用。

（4）操作者戴一次性手套，一手持冲洗器，打开开关，冲洗外阴。另一只手分开小阴唇，将冲洗头沿阴道侧壁缓慢插入阴道至后穹隆处，边冲洗边将冲洗头在阴道内左右上下轻轻移动，使冲洗液能达到阴道各部；阴道冲洗也可用阴道窥器暴露宫颈后再进行，边冲洗边转动阴道窥器，将整个阴道穹隆及阴道壁冲洗干净后再将阴道窥器撤出，使阴道内残留的液体完全流出。

（5）当冲洗液剩下100ml左右时，关上开关。用阴道窥器扩开阴道者轻轻下压窥器，使阴道里的液体流出。扶患者坐于便盆上，保证阴道内残留液体流出。

（6）冲洗结束后，用干纱布擦干外阴，撤去便盆、治疗巾，协助患者穿衣裤。

（7）整理用物，洗手，记录。

**【护理要点】**

（1）冲洗液以41～43℃为宜，温度过低可使患者不舒适，温度过高则可能烫伤阴道黏膜。

（2）冲洗器与床沿的距离不超过70cm，以免压力过大，使冲洗液体或污物进入子宫腔或洗液与局部作用的时间不充足。

（3）冲洗头插入位置不宜过深，操作时，动作要轻柔，切勿损伤阴道黏膜和宫颈组织。

（4）产后10天或妇科手术2周后的患者，若合并阴道分泌物混浊、有臭味，阴道伤口愈合不良、黏膜感染坏死时可行低位冲洗，冲洗器的高度一般不超过床沿30cm。

（5）未婚女性一般不做阴道冲洗，必要时可用导尿管冲洗，不能使用窥器。宫颈癌患者有活动性出血者，为防止大出血，禁止冲洗，可行外阴擦洗。月经期、妊娠期、产褥期、人工流产术后宫颈口未闭、不规则阴道出血的患者禁忌阴道冲洗，以免引起上行感染。

## 第四节 阴道或宫颈上药

阴道或宫颈上药是将治疗性药物涂在阴道黏膜上，达到局部治疗作用的一项技术。阴道或宫颈上药操作简单，既可在医院门诊由护士完成，也可教会患者或其家属在家自行上药。

**【目的】**

治疗各种阴道或宫颈炎症。

**【适应证】**

各种阴道炎、子宫颈炎及术后阴道残端炎症。

**【物品准备】**

阴道窥器1个、长镊子1把、一次性手套1副、无菌治疗巾1块、消毒长棉签、带尾线的大棉球/纱球、无菌棉球若干、便盆。

常用药品如下。

（1）阴道后穹隆塞药　甲硝唑、制霉菌素等片剂、丸剂、栓剂等。

（2）局部非腐蚀性药物　1%甲紫、新霉素或氯霉素等。

（3）腐蚀性药物　20%～50%的硝酸银溶液、20%或100%的铬酸溶液等。

（4）宫颈棉球上药　止血药、消炎止血药、抗生素等。

（5）喷雾器上药　土霉素、呋喃西林、乙烯雌酚、磺胺嘧啶等。

**【操作方法】**

（1）核对患者的床号、姓名，向其说明操作的目的、方法和效果，取得理解和配合。

（2）嘱患者排空膀胱，协助患者上检查床，取膀胱截石位，臀下铺治疗巾或一次性臀垫。

（3）上药前应行先进行阴道冲洗或擦洗，用阴道窥器暴露宫颈，用消毒的干棉球试去宫颈黏液或炎性分泌物，使药物直接接触炎性组织面以取得良好效果。根据病情及治疗目的可采用以下的方法。

1）阴道后穹隆塞药　常用于治疗滴虫阴道炎、阴道假丝酵母菌病、萎缩性阴道炎及慢性宫颈炎等患者。护士可以用长镊子夹取药片放置道阴道后穹隆处，也可指导患者自行用药。指导患者洗净双手或戴一次性指套，用食指及中指夹住药物沿阴道后壁推至示指完全伸入为止。为保证药物局部作用的时间，宜睡前用药。

2）局部用药　包括腐蚀性及非腐蚀性药物的应用，常用于治疗宫颈炎或阴道炎患者。①非腐蚀性药物：如1%甲紫、新霉素或氯霉素，可用长棉球蘸药液直接涂擦于阴道壁或子宫颈。②腐蚀性药物：用长棉签蘸少许20%～50%硝酸银溶液涂于宫颈糜烂面，并插入宫颈管内约0.5cm，片刻后用生理盐水棉球洗去表面残余的药液，再用干棉球吸干，每周1次，2～4次为一疗程。20%或100%铬酸溶液每20～30天上药1次，直至糜烂面完全光滑为止。

3）宫颈棉球上药　适用于子宫颈亚急性或急性炎症伴有出血者。操作时，用阴道窥器充分暴露子宫颈，用长镊子夹持带有尾线的宫颈棉球蘸药液后塞压至子宫颈处，同时将窥器轻轻退出阴道，然后取出镊子，以防退出窥器时将棉球带出或移动位置，将线尾露于阴道口外，并用胶布固定于阴阜侧上方。嘱患者放药12～24小时后牵引棉球尾线自行取出。

4）喷雾器上药　适用于非特异性阴道炎及萎缩性阴道炎患者。各种粉剂阴道用药如土霉素、呋喃西林等均可用喷雾器喷射，使药物粉末均匀散布于炎性组织表面上。

（4）上药完毕，撤去治疗巾，协助患者穿衣裤，取舒适体位。

（5）整理用物，洗手，记录。

【护理要点】

（1）使用非腐蚀性药物时，应转动窥器，使阴道四壁均能涂上药物。

（2）应用腐蚀性药物时要保护阴道壁及正常组织。上药前应将纱布或小棉球垫于阴道后壁及后穹隆部，以免药液下流灼伤正常组织；药物涂好后用棉球吸干，如数取出所垫的纱布或棉球。

（3）阴道栓剂等最好晚上或休息时上药，以免活动时脱出，影响治疗效果。

（4）棉棍上的棉花必须捻紧，涂药须向同一方向转动，以防棉花落入阴道难以取出。

（5）未婚妇女上药时不用窥器，可用长棉棍涂抹或手指将药片推入阴道。

（6）经期或子宫出血者不宜阴道给药。

（7）用药期间应禁止性生活。

**护爱生命**

在妇产科护理工作中，护士常常会实施一些专科护理操作技术帮助患者解除痛苦，如会阴擦洗、会阴湿热敷、阴道冲洗等。这些操作涉及女性隐私部位，具有一定的特殊性和私密性。在操作过程中，护士不仅要操作规范、动作轻柔、避免简单粗暴，更要有良好的服务态度，保护患者隐私，尊重和关爱妇女，具有爱心、同情心和责任心，耐心向患者解释操作目的和配合要点，提供人性化的护理服务，解除患者心理负担，建立良好的护患关系。

## 第五节　坐　浴

坐浴是指借助水温及药液的作用，促进局部血液循环，减轻炎症、缓解疼痛。

【目的】

清洁外阴，控制和治疗炎症，促进阴道血液循环，利于组织修复。

【适应证】

（1）外阴、阴道手术或经阴道子宫切除术前准备。

（2）治疗或辅助治疗外阴、阴道炎症，子宫脱垂。

（3）会阴切口愈合不良患者。

（4）膀胱阴道松弛者。

【物品准备】

坐浴盆1个、30cm高的坐浴架1个、消毒小毛巾、水温计。

根据患者病情选择合适溶液。

（1）滴虫阴道炎　常用1%乳酸、0.5%醋酸溶液、1∶5000高锰酸钾。

（2）阴道假丝酵母菌病　2%～4%碳酸氢钠溶液。

（3）外阴炎及其他非特异性阴道炎、外阴阴道术前准备　选用1∶5000高锰酸钾、1∶1000苯扎溴铵、0.02%碘伏等溶液。

【操作方法】

（1）核对患者的床号、姓名，向其说明坐浴的目的、方法和效果，取得理解和配合。

（2）根据患者病情及治疗目的，配置合适坐浴液2000ml并调节温度。将坐浴盆置于坐浴架上。

（3）嘱患者排空膀胱后全臀和外阴部浸泡于溶液中。坐浴时间一般持续20分钟，坐浴完毕用消毒小毛巾擦拭外阴部。

根据目的不同，坐浴分为3种。①热浴：水温41～43℃，适用于渗出性病变，急性炎症，持续20分钟左右；②温浴：水温35～37℃，适用于慢性盆腔炎、术前准备，持续20分钟左右。③冷浴：水温14～15℃，刺激肌肉神经，使其张力增加，改善血液循环。适用于膀胱阴道松弛、性功能障碍等，持续2～5分钟。

（4）整理用物，洗手，记录。

### 练一练

患者，女，43岁，诊断为滴虫阴道炎，在阴道上药前，需要坐浴。以下关于坐浴护理不正确的是（ ）

A. 坐浴前先将外阴及肛门周围擦洗干净

B. 坐浴前配置2%～4%碳酸氢钠溶液500ml

C. 水温适中，不能过高，以免烫伤皮肤

D. 注意保暖，以防受凉

E. 坐浴溶液应严格按比例配置

答案解析

**【护理要点】**

（1）严格按照比例配置坐浴溶液，以免浓度过高损伤皮肤黏膜或浓度过低影响治疗效果。

（2）坐浴前将外阴及肛门周围擦洗干净。

（3）坐浴水温适中，不能过高，以免烫伤皮肤。

（4）坐浴时需将臀部及外阴全部浸入药液中。

（5）阴道流血、月经期、妊娠期及产后7天内的妇女禁止坐浴。

（6）坐浴过程中观察患者反应，若出现头晕、心慌、乏力、面色苍白、出汗，应立即停止坐浴。

## 目标检测

答案解析

### 选择题

**A1/A2型题**

1. 下列禁忌阴道冲洗的情况是

A. 慢性子宫颈炎　　B. 阴道炎局部治疗

C. 术前的阴道清洁准备　　D. 月经期、产后

E. 阴道残端上药前常规阴道清洁冲洗

2. 下列关于会阴湿热敷的描述，错误的是

A. 常用于会阴水肿、伤口硬结患者　　B. 湿热敷的温度一般为41～46℃

C. 热敷面积等于病损面积　　D. 会阴伤口红肿可用95%乙醇湿热敷

E. 注意防止烫伤

3. 阴道冲洗一次冲洗液量为

A. 1300～1500ml　　B. 1100～1200ml

C. 900～1000ml　　D. 500～1000ml

E. 300～400ml

4. 会阴湿热敷的时间为

A. 40～60分钟　　B. 20～30分钟
C. 15～30分钟　　D. 5～10分钟
E. 5～8分钟

5. 以下不属于会阴擦洗目的的是

A. 防止生殖系统和泌尿系统的逆行感染　　B. 保持会阴部清洁
C. 消除外阴部水肿、减轻疼痛　　D. 会阴、肛门手术前准备
E. 宫颈炎的治疗

6. 以下不属于会阴湿热敷目的的是

A. 术前准备　　B. 减轻局部肿胀
C. 软化会阴伤口　　D. 促进局部血液循环
E. 消除疼痛

7. 宫颈癌患者有活动性出血者为防止大出血，应禁止

A. 会阴擦洗　　B. 阴道冲洗
C. 坐浴　　D. 会阴湿热敷
E. 阴道上药

8. 患者，女，40岁，患有急性宫颈炎并伴有出血，在行宫颈棉球上药后，棉球取出的时间是

A. 24～72小时　　B. 24～48小时
C. 12～24小时　　D. 8～10小时
E. 1～2小时

9. 患者，女，50岁，因“妇科手术2周后，阴道伤口愈合不良等”行低位灌洗，冲洗与床沿距离不超过

A. 20cm　　B. 30cm
C. 40cm　　D. 50cm
E. 60cm

10. 患者，女，58岁。医生诊断为外阴炎，护士正确的指导是

A. 搔抓　　B. 热水烫
C. 穿紧身内衣　　D. 坐浴
E. 输液治疗

（蒋　佩）

**书网融合……**

重点回顾　　微课　　习题

# 参考文献


[1] 谢幸，孔北华，殷涛．妇产科学［M］．9版．北京：人民卫生出版社，2018.

[2] 蒋莉，蔡晓红．妇产科护理学［M］．北京：中国医药科技出版社，2018.

[3] 安力彬，陆虹．妇产科护理学［M］．6版．北京：人民卫生出版社，2017.

[4] 张秀平．妇产科护理学［M］．3版．北京：人民卫生出版社，2018.

[5] 谭严，王玉．妇科护理学［M］．北京：中国医药科技出版社，2018.

[6] 夏海鸥．妇产科护理学［M］．4版．北京：人民卫生出版社，2019.

[7] 魏碧蓉．助产学［M］．2版．北京：人民卫生出版社，2019.

[8] 吴欣娟，姜梅，卢契．助产士专科培训［M］．北京：人民卫生出版社，2019.

[9] 尹红，杨小玉．妇产科护理学［M］．2版．北京：中国医药科技出版社，2019.

[10] 杨小玉，柳韦华．助产学［M］．北京：中国医药科技出版社，2018.

[11] 王泽华，王艳丽．妇产科学［M］．8版．北京：人民卫生出版社，2019.

[12] 中华医学会妇产科学分会妇科盆底学组．盆腔器官脱垂的中国诊治指南（2020年版）［J］．中华妇产科杂志，2020，55（5）：300-306.

[13] 戚红霞．妇产科损伤粪瘘患者的护理干预［J］．世界最新医学信息文摘，2016，16（15）：194-195.

[14] 龙国清．中药擦洗和熏洗促进产后会阴切口愈合的疗效观察［J］．中国当代医药，2012，19（28）：114-116.